◎白话彩插典藏版◎

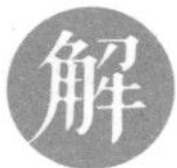

# 伤寒论

回归中医的根本

（东汉）张仲景◎原著　《图解经典》编辑部◎编著

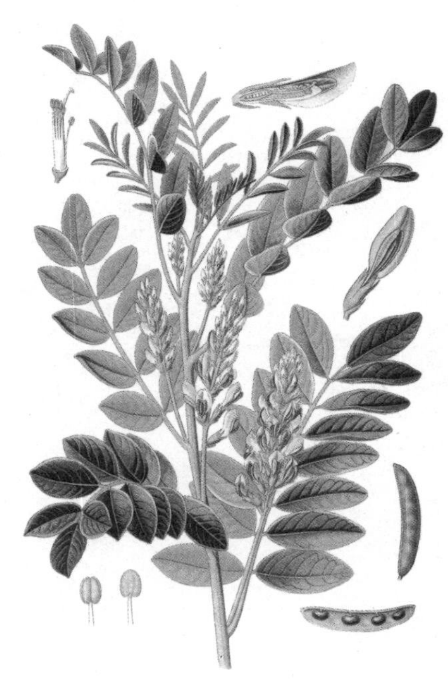

四川科学技术出版社

# 辨证论治的经典巨著

《伤寒杂病论》是东汉名医张仲景的代表作品，也是任何一个学中医的人必读的著作。它是一部论述外感杂病的医学著作，但是它的价值远远不限于此，它还提出了独特的六经辨证体系，《伤寒杂病论》中的辨证理论是后世中医学的典范。

《伤寒杂病论》的作者张仲景（生于公元150—154年，卒于公元215—219年），本名机，字仲景，东汉南阳人。他从小就爱好医术，立志做一位医生，长大后终于成为一代名医，并写下了千古名著《伤寒杂病论》。《伤寒杂病论》最突出的贡献在于，它确立了中医在临床上的基本原则——辨证论治。正是由于这部巨著，张仲景被誉为“医中之圣，方中之祖”。

《伤寒杂病论》把《黄帝内经》提出的经络理论归纳为太阳、阳明、少阳、太阴、少阴、厥阴等六经，创立了独特的六经辨证体系，利用六经辨证法分析疾病，并据此得出治疗方法。除此之外，《伤寒杂病论》中还有十分完备的脏腑辨证理论。张仲景去世之后，《伤寒杂病论》在当时的乱世中几乎失传了，到了西晋时期，太医王叔和得到了它的一些残篇，经整理之后，定名为《伤寒论》。而它的另一部分直到北宋时期才以《金匮要略》之名得以刊行。今天我们看到的《伤寒论》，多数都是北宋重新刊定的版本。

《伤寒论》全书共10卷，22篇，记载了397种方法，113首方剂，主要论述的就是对外感伤寒辨证及治疗方法。《伤寒论》中的“伤寒”，实际上是一切外感病的总称。

中医有两个主要特征，一个是整体观念，另一个就是辨证论治。《伤寒论》就是辨证论治观念的创立者。六经辨证是《伤寒论》独创的辨证方法。六经即太阳经、阳明经、少阳经、太阴经、少阴经、厥阴经，六经辨证将外感疾病中的各种证候表现按照六经归属分为六大类，以此来解释发病的部位，判断疾病的发病规律，并最终找出治疗这种疾病的方法。

方剂学成就也是《伤寒论》的一大贡献。《伤寒论》中的方剂类型丰富多样，大大超越了以前的医书。在方剂的选择上，《伤寒论》兼顾到了汗、吐、下、和、温、清、消、补等八种治疗方法，真正做到了“对证下药”。经过了两千多年的检验，这些方剂至今仍然在发挥着作用。

《伤寒论》不但是中医诊疗方面的巨著，而且有着非常丰富的养生学知识，体现了中医传统的“防病重于治病”的观念。《伤寒论》十分注重饮食疗法，并提倡用调理脏腑、补养气血的方法增强机体的免疫力，这种宝贵的养生方法在今天得到了广泛推崇，充分体现了一代“医圣”张仲景的独特眼光。

在近两千年的医学发展过程中，《伤寒论》中提倡的辨证论治和养生理念发挥了十分重要的作用，背诵《伤寒论》原文，这几乎已经成为历代名医的必修课和基本功。而对于今天学中医的人来说，《伤寒论》也是一部不可不读的经典。

《伤寒论》虽然有这么多的优点，但是它的“缺点”也是显而易见的：辨证过程不易懂，某些方剂的用药量不够明确，这些“缺点”为初学者带来了一定的困难。针对这个现状，我们特意编写了《图解伤寒论》一书，用现代化的方式将《伤寒论》的古老智慧展现在人们的面前。

本书以在历史上影响最大的宋本《伤寒论》为底本，参考成无己等各大名家对《伤寒论》的注解，将其翻译成流畅优美的现代文，并引进了现代化的图表方法，变复杂为简单，化抽象为具体，以期人人都能读懂这部千古名著。

在本书的末尾，附有《伤寒论》方剂索引，以备读者查阅。《伤寒论》内容博大精深，而编者水平有限，所以书中还存在着一些不足之处，请广大读者批评指正。

# 张仲景原序

余每览越人入虢之诊，望齐侯之色，未尝不慨然叹其才秀也。怪当今居世之士，曾不留神医药，精究方术，上以疗君亲之疾，下以救贫贱之厄，中以保身长全，以养其生。但竞逐荣势，企踵权豪，孜孜汲汲，惟名利是务，崇饰其末，忽弃其本，华其外而悴其内。皮之不存，毛将安附焉？卒然遭邪风之气，婴非常之疾，患及祸至，而方震栗；降志屈节，钦望巫祝，告穷归天，束手受败。赍百年之寿命，持至贵之重器，委付凡医，恣其所措。咄嗟呜呼！厥身已毙，神明消灭，变为异物，幽潜重泉，徒为啼泣。痛夫！举世昏迷，莫能觉悟，不惜其命，若是轻生，彼何荣势之云哉？而进不能爱人知人，退不能爱身知己，遇灾值祸，身居厄地，蒙蒙昧昧，惷若游魂。哀乎！趋世之士，驰竞浮华，不固根本，忘躯徇物，危若冰谷，至于是也！

余宗族素多，向余二百。建安纪年以来，犹未十稔，其死亡者，三分有二，伤寒十居其七。感往昔之沦丧，伤横夭之莫救，乃勤求古训，博采众方，撰用《素问》《九卷》《八十一难》《阴阳大论》《胎胪药录》，并《平脉辨证》，为《伤寒杂病论》合十六卷，虽未能尽愈诸病，庶可以见病知源，若能寻余所集，思过半矣。

夫天布五行，以运万类；人禀五常，以有五脏。经络府俞，阴阳会通，玄冥幽微，变化难极。自非才高识妙，岂能探其理致哉？上古有神农、黄帝、岐伯、伯高、雷公、少俞、少师、仲文，中世有长桑、扁鹊，汉有公乘阳庆及仓公。下此以往，未之闻也。

观今之医，不念思求经旨，以演其所知；各承家技，终始顺旧。省疾问病，务在口给；相对斯须，便处汤药。按寸不及尺，握手不及足，人迎趺阳，三部不参，动数发息，不满五十。短期未知决诊，九候曾无仿佛，明堂阙庭，尽不见察，所谓窥管而已。夫欲视死别生，实为难矣！

孔子云：“生而知之者上。学则亚之。多闻博识，知之次也。”余宿尚方术，请事斯语。

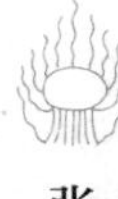

# 宋刻《伤寒论》序

夫伤寒论，盖祖述大圣人之意，诸家莫其伦拟。故晋皇甫谧序《甲乙针经》云："伊尹以元圣之才，撰用《神农本草》，以为《汤液》；汉张仲景论广《汤液》，为十数卷，用之多验；近世太医令王叔和，撰次仲景遗论甚精，皆可施用。"是仲景本伊尹之法，伊尹本神农之经，得不谓祖述大圣人之意乎？张仲景《汉书》无传，见《名医录》云："南阳人，名机，仲景乃其字也。举孝廉，官至长沙太守。始受术于同郡张伯祖，时人言，识用精微过其师。所著论，其言精而奥，其法简而详，非浅闻寡见者所能及。"自仲景于今八百余年，惟王叔和能学之，其间如葛洪、陶（弘）景、胡洽、徐之才、孙思邈辈，非不才也，但各自名家，而不能修明之。开宝中，节度使高继冲曾编录进上，其文理舛错，未尝考正。历代虽藏之书府，亦阙于雠校，是使治病之流，举天下无或知者。国家诏儒臣校正医书，臣奇续被其选。以为百病之急，无急于伤寒，今先校定张仲景《伤寒论》十卷，总二十二篇，证外合三百九十七法，除复重，定有一百一十二方。今请颁行。

太子右赞善大夫臣　高保衡
尚书屯田员外郎臣　孙奇
尚书司封郎中秘阁校理臣　林亿等谨上

# 凡 例

《伤寒论》所著年代为汉代，故所用剂量单位皆为汉代标准，与现今所用标准不同。为避免读者产生误会，下文特意将汉代所用剂量单位换算为现今所用的单位。其中，质量单位包括斤、两、分、铢、黍和钱匕，容量单位包括斗、升、合、龠、撮、圭和方寸匕，长度单位有尺、寸和分。

### 质量单位

1 斤 =16 两，1 两 =24 铢。1 两 =4 分，1 分 =6 铢，1 铢 =10 黍。

1 斤 =250 克，1 两 =15.625 克，1 分 =3.906 克，1 铢 =0.651 克。

1 钱匕：草木类中药重 0.5 ～ 2 克。各散剂因具体药物不同，重量各异。

注：因煮服方法古今不同（汉代为一煎三服）的缘故，本书药方中的药量仅取其 1/3。为安全计，读者可按照 1 两为 4 克进行换算。

以麻黄汤为例：麻黄 3 两，桂枝 2 两，甘草 1 两，杏仁 70 个，以水九升，煮取二升半，分三次服，每次仅服八合药液，实为全方药量的三分之一，即“一服”。桂枝汤方后云：“一服汗出病差，停后服，不必尽剂”，麻黄汤方后云：“余如桂枝法将息。”既然一服就可以达到汗出病差的目的，所以麻黄汤原方三分之一的药量就是一次治疗量。由于现在采取了一剂药煮一次、一次服完的方法，所以现在的一剂药用经方的一次治疗量即可。

### 容量单位

1 斗 =10 升，1 升 =10 合，1 合 =2 龠，1 龠 =5 撮，1 撮 =4 圭。

1 斗 =2 000 毫升，1 升 =200 毫升，1 合 =20 毫升。

1 方寸匕：草木类中药重 1 ～ 2 克，金石类中药重 3 ～ 4 克。因具体药物不同，重量各异。

### 长度单位

1 尺 =10 寸，1 寸 =10 分。

1 尺 =23.20 厘米，1 寸 =2.32 厘米。

# 本书阅读导航

**卷序号**
本书每卷统一用卷号标示，提契全文

**本卷主标题**
本节所要探讨的主题

**正文**
通俗易懂的文字，让你轻松阅读

1.辨脉法：：

## 阴阳病脉之辨析

辨脉法，即为辨别脉象之大法，包括对脉的阴阳，各种病脉以及所主疾病的分辨和辨析。

**如何辨析阴阳脉象**

问：脉象有阴脉和阳脉之说法，分别是什么意思呢？

答：大体来说，如果脉象的表现为大、浮、数、动、滑，属于有余之脉，便是阳脉；如果脉象的表象为沉、涩、弱、弦、微，属于不足之脉，便是阴脉。凡是阴性病出现了阳脉，即为正能压邪，疾病易愈且预后良好；凡是阳性病出现了阴脉，即为正不胜邪，多属危候。

问：如何区分阳结证和阴结证的脉象？

答：病人的脉象浮且数，能饮食而大便秘结的，便属于燥热实邪内结，即为阳结，大约17天之后，病情便会加重。病人的脉象沉且迟，无法饮食且身体困重，大便反而结硬的，便属于阴寒实邪内结，即为阴结，大约到发病的第14天，病情便会加重。

问：有一种病证，病人既有恶寒又有发热的表现，为什么会这样呢？

答：阴不足则阳气得以乘之，所以发热；阳不足则阴气得以乘之，所以恶寒。

问：阳不足是什么意思？

答：以脉来举例，如果寸口脉微，即为阳不足，阳虚则阴气乘之，阴盛则寒，就会像凉水洒在身上而感觉寒冷。

问：阴不足是什么意思？

答：尺部脉弱，即为阴不足，阴不足便会导致阳气乘之，阳气旺盛便会发热。

**各种脉象的辨析**

病人如果寸脉浮，尺脉弱，便是阳气浮于外，阴血虚于内的表现。由于卫阳衰虚而不能外固，所以汗出如流珠；阴血亏虚而不能濡养筋脉，因此会出现筋脉挛急的状况。假如病人脉沉，属于营气衰弱之人，这时再用烧针治疗的话，只会更伤营阴，加剧阳热，从而产生发热和躁扰心烦的变证。

**阳结脉与阴结脉**：脉象盛大就像车盖从下往上攒聚，产生的原因即为阳气偏胜，这便是阳结脉；由于阴气偏胜而导致脉象如强直且连绵不断的长竿一样，这便是阴结脉。脉象如果轻浮于上，像肉汤上的油脂一样漂浮，便是阳气衰微

图解《伤寒论》

24

**图解标题**
针对内文所探讨的重点图解分析，帮助读者深入领悟

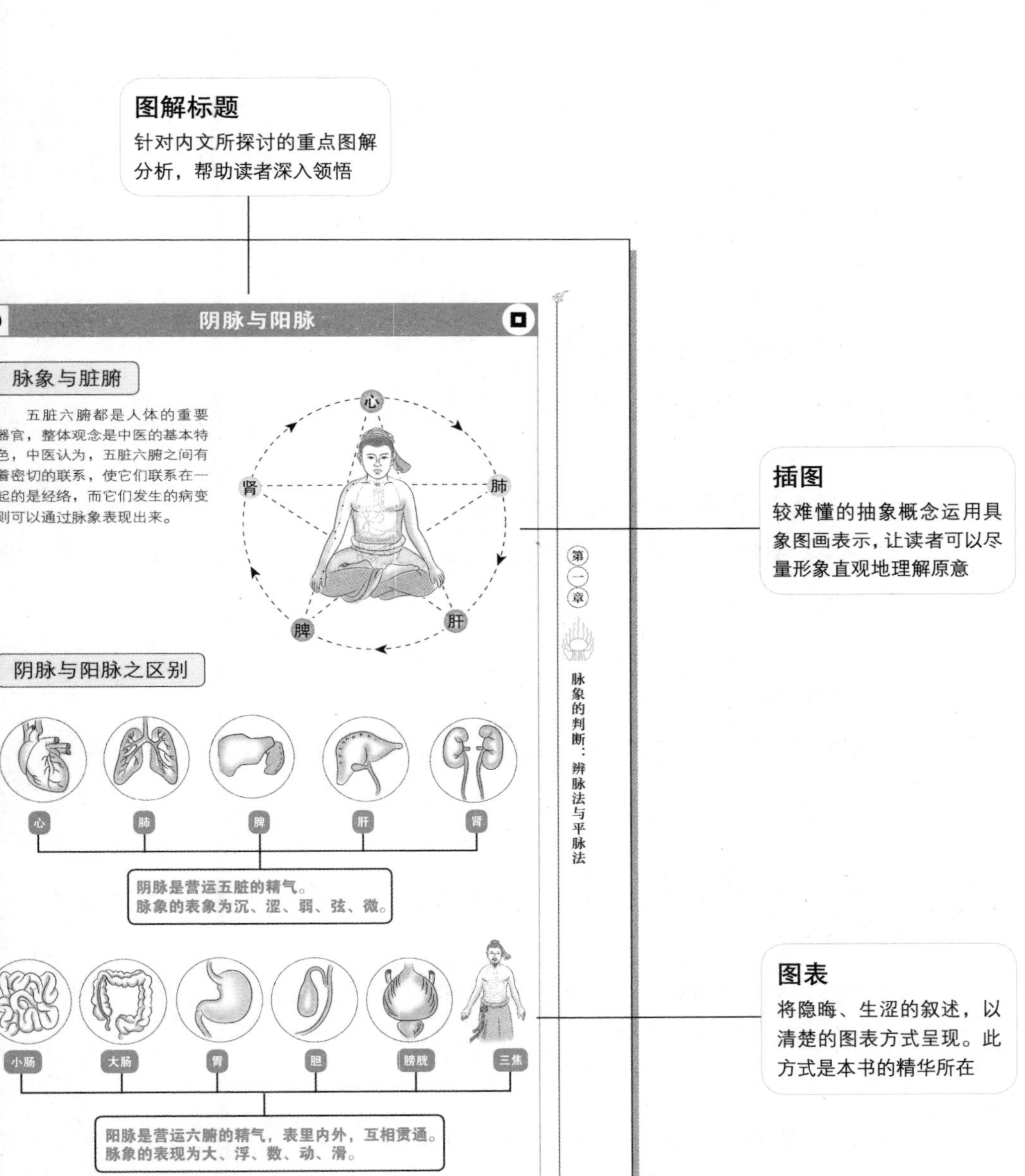


**插图**
较难懂的抽象概念运用具象图画表示，让读者可以尽量形象直观地理解原意

**图表**
将隐晦、生涩的叙述，以清楚的图表方式呈现。此方式是本书的精华所在

# 目录

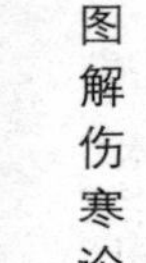



## 绪论 中医与《伤寒论》

## 第五章 伤寒病的第二阶段：阳明与少阳病的治法



## 第六章 伤寒病的后期：阴经病的治法



## 第七章 汗法的应用：辨可发汗与不可发汗



## 第八章 吐法的应用：辨可吐与不可吐



## 第九章 下法的应用：辨可下与不可下



## 第十章 变证的治疗：伤寒病的综合疗法



## 附录

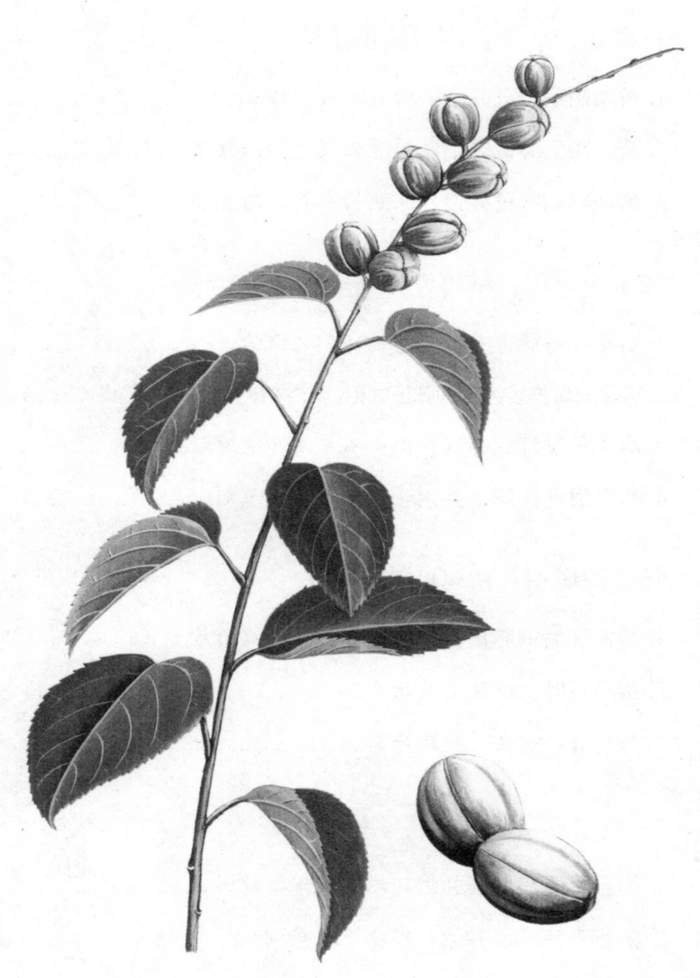

# 绪论

# 中医与《伤寒论》

《伤寒论》全书共10卷，22篇，397法，重点论述人体感受风寒之邪而引起的一系列病理变化及如何进行辨证施治的方法。这本书总结了前人的医学成就和丰富的实践经验，集汉代以前医学之大成，并结合著者张仲景自己的临床经验，不仅为诊治外感疾病提出了辨证纲领和治疗方法，也为中医临床各科提供了辨证论治的规范，从而奠定了辨证论治的基础。

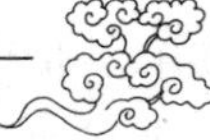

# 1.黄帝的遗产：

# 中医的基本理论

中医有数千年的历史，是中华民族在长期的生产和生活中总结出来的一套宝贵经验，它对认识生命、维护健康有着重大的意义。

## 中医学概述

中医是中国传统医学的总称，是古人研究人体与疾病的一门科学，它包括阴阳、五行、脏象、经络等基础理论，以及医药、针灸、预防等方面的知识。中医受到了中国传统哲学深刻的影响，如阴阳、五行、虚实等理论，就直接来源于中国传统哲学。

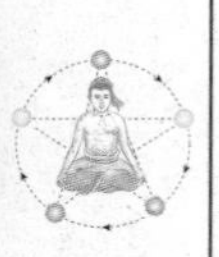



中医学理论体系有两个基本特点：一是整体观念，一是辨证论治。整体观念就是说中医认为的人体是一个不可分割的整体，贯通全身的经络把身体的各个部位紧密联系在一起，各种脏腑之间密切相关；辨证论治是中医认识疾病和治疗疾病的基本原则，是中医学对疾病的一种特殊的研究和处理方法。

## 中医的历史

中医发源于几千年前的黄河流域，在漫长的传承过程中，经过了无数人的创新和发展，才形成了现在我们看到的中医体系。

神农尝百草的传说反映了古人认识自然、征服疾病的愿望，也生动地描绘出中医创立初期人们对药物的艰苦探索过程。在 3 000 年前的《诗经》中，就有了关于药物的记载。《黄帝内经》是托名黄帝所作的一部中医学巨著，它也是现存最早的中医理论典籍。现在我们看到的许多中医理念，都是来源于《黄帝内经》。《神农本草经》则是秦汉时期出现的一部药学专著，标志着中国药学的诞生。到了汉朝，中医理论突飞猛进，出现了“外科之祖”华佗、“医圣”张仲景等医学大家，张仲景的《伤寒杂病论》是中医学的经典名著。

魏晋南北朝时期，名医王叔和所著的《脉经》，成为脉诊法的奠基之作；皇甫谧的《针灸甲乙经》是我国第一部针灸学的专著。

隋唐时期，中医学有了很大的发展。《诸病源候论》是中国最早的论述各种疾病病因和证候的专著，孙思邈的《千金要方》是一部大型方书，唐朝《唐本草》是世界上第一部药典性本草，大大促进了中医学的发展。

## 中医的理论基础

中医的理论基础是哲学上的阴阳和五行理论。如果阴阳平衡，那么人体就能保持健康；如果阴阳失调，人体就会产生各种疾病。

### 中医中的阴阳

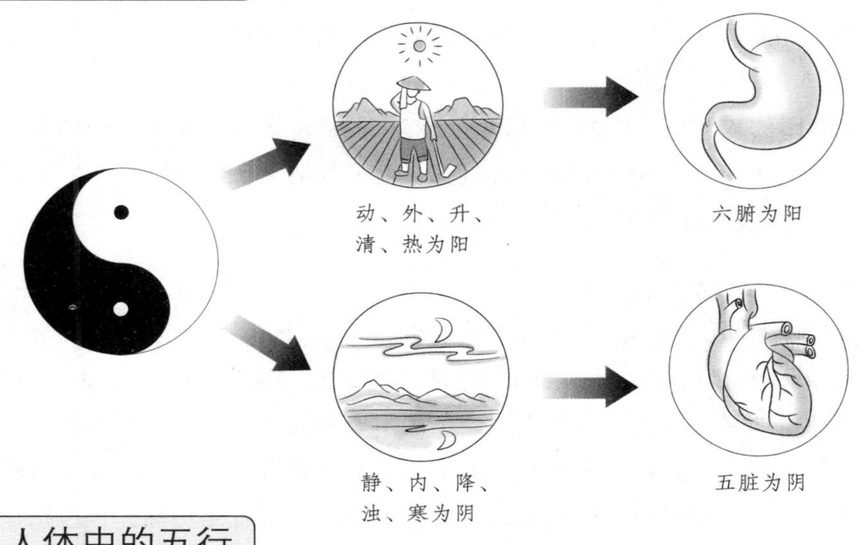


### 人体中的五行

五行生克是中医论治的理论依据，人体的脏和腑都有自己的五行属性。

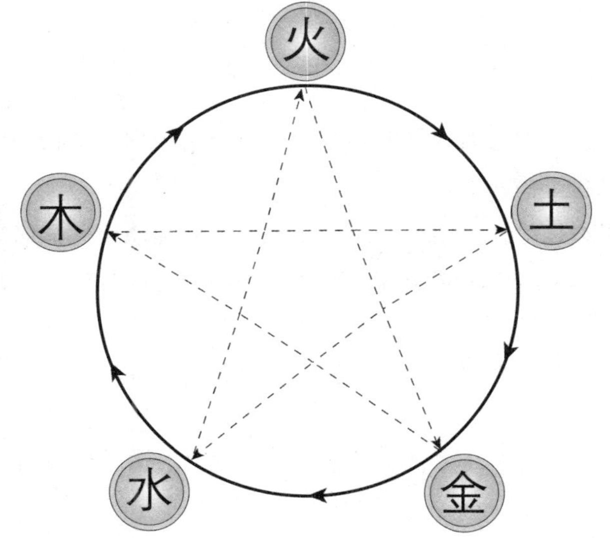


| 五行 | 五脏 | 五腑 |
|---|---|---|
| 木 | 肝 | 胆 |
| 火 | 心 | 小肠 |
| 土 | 脾 | 胃 |
| 金 | 肺 | 大肠 |
| 水 | 肾 | 膀胱 |

→ 表示相生关系

- - → 表示相克关系

唐、宋以后的中医学主要发展的是针灸、温病、本草等，随着西医的传入，中医学也出现了新的面貌。但是从根本上说，它始终没有脱离《黄帝内经》提出的理论。

### 中医对人体的认识

中医学认为，人体是以心为主宰，五脏为中心，结合六腑、奇恒之腑、精、气、血、津液、经络等构成的一个有机整体，各个部位之间的生理功能相互协调，相互为用，以维持体内外环境的相对平衡和稳定，保证人体的正常生命活动。

在健康的人体中，阴阳二气达到平衡，各部位之间才能协调得很好；当这些平衡被打破时，某些部位功能就过强，而另外的部位功能则减弱，在人体中具体的表现就是出现各种病证。

### 中医的基本诊断方法

诊断病情的第一步是扁鹊提出的四诊法，即望、闻、问、切这四种基本方法。

望诊是用肉眼观察病人外部的神色和形态，根据这些来推断疾病。闻诊利用的是医生的听觉和嗅觉，根据病人说话的声音和发出来的气味来判断病证。问诊就是询问病人的病情，了解病人的主观感受，病人的感受有时候是诊断的关键因素。切诊是根据病人的脉象来诊断的方法，主要就是切脉，也包括对病人体表一定部位的触诊。

辨证论治是中医的基本诊断方法。“辨证”就是辨别症状，将四诊法所得的资料进行分析归纳，以此判断疾病的原因、性质，从而做出正确的诊断，为治疗疾病提供依据。

### 中药与方剂

中医的医疗过程离不开中药，中药的种类繁多，大致可分为植物、动物、矿物和人工合成四大类，其中取材于植物的占多数。

在实际应用中，中药往往不是单独使用的，而是多种药物搭配使用。如何搭配使用不同性质的中药，这是方剂学的研究内容。我们常说的各种“秘方”，其实就是不同类型的方剂。

中医治病时不仅用药物，有时还会用其他的方法，如针灸、推拿等。

# 中医的五脏理论

五脏是心、肝、脾、肺、肾五个器官的合称。“脏”古称“藏”，意思是含藏，五脏的主要生理功能是生化并储藏精、气、血、津液等物质，所以五脏对人体生命活动具有十分重要的作用。人体经络就是联系五脏的桥梁。

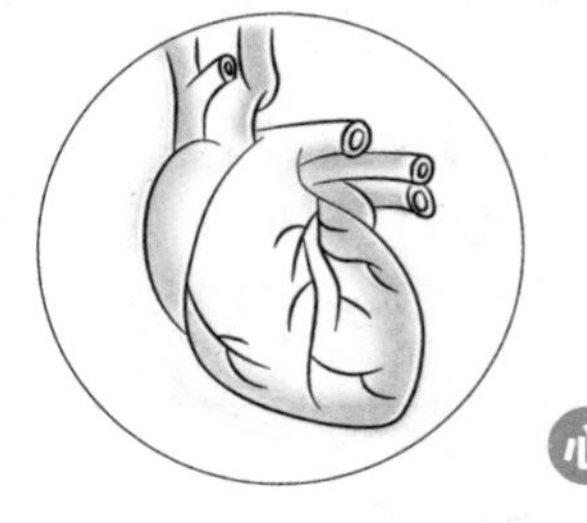

心

主血脉：能推动血液在血管中运行。
主藏神：古人认为它是思维活动的中心。
对应经脉：手少阴心经。

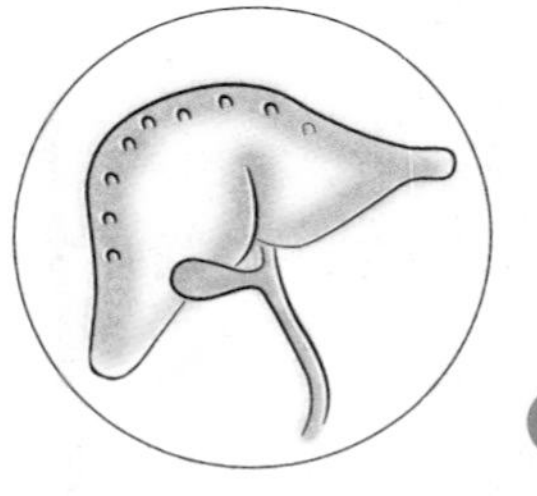

肝

主疏泄：能疏通全身之气。
主藏血：贮藏血液，调节血量。
对应经脉：足厥阴肝经。

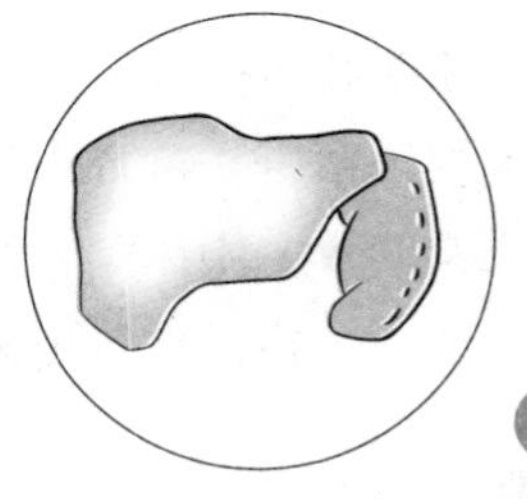

脾

主运化：能把水谷转化成津液。
主统血：统摄血液，防止血液逸出脉外。
对应经脉：足太阴脾经。

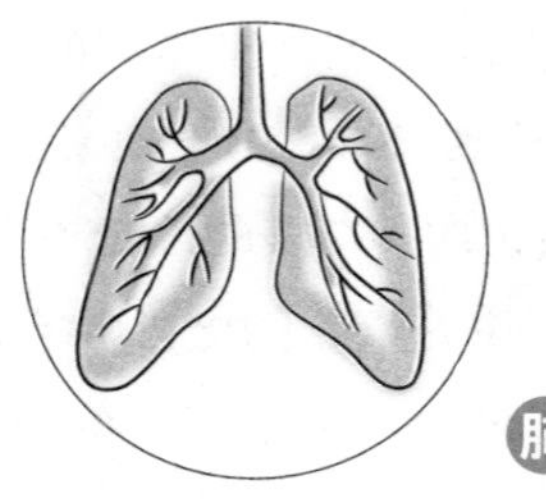

肺

主气：司呼吸，是气体交换的场所。
主行水：调节水液的输布和排泄。
朝百脉：血液经百脉流经肺输布于全身。
对应经脉：手太阴肺经。

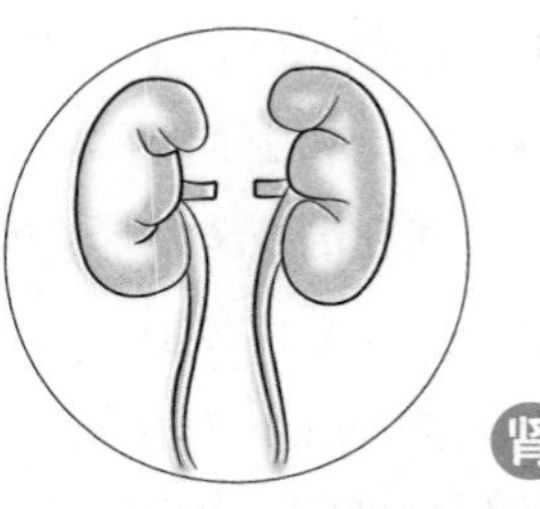

肾

主藏精：与人体发育和生殖能力相关。
主水：能调节人体水液代谢。
主纳气：摄纳肺吸入之清气。
对应经脉：足少阴肾经。

## 2.医中之圣，方中之祖：

# 张仲景与《伤寒论》

张仲景是东汉时期著名的医学家，有“医圣”之称。张仲景的传世名著《伤寒杂病论》是古代最重要的医书之一，后人将其分为《伤寒论》和《金匮要略》两部书。六经辨证是《伤寒论》的独创。

### “医圣”张仲景

张仲景，名机，字仲景，东汉南阳人。张仲景从小就爱好医术，经过多年的艰苦探索，他终于成为一代名医，被誉为“医中之圣，方中之祖”。

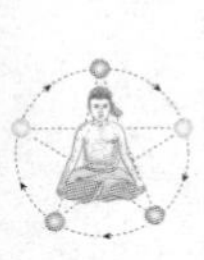

张仲景生活在东汉末年，当时军阀连年混战，各地又连续暴发瘟疫，张仲景见到了无数人死于各种传染病，其中多数是伤寒病，所以他立志学医，专门研究伤寒病的诊断和治疗。



张仲景刻苦钻研《黄帝内经》，广泛搜集各种医方，写出了中医学的传世巨著《伤寒杂病论》。书中确立了伤寒类疾病的诊疗方法，并载有多种药方，《伤寒杂病论》奠定了张仲景一代大师的地位。

### 《伤寒论》

《伤寒杂病论》与《黄帝内经》《黄帝八十一难经》《神农本草经》并称为“中医四大经典”，都是学中医者不可不读的著作。

《伤寒杂病论》是张仲景的一部巨著，它确立了中医在临床上的基本原则——辨证论治，并以六经论伤寒，以脏腑论杂病。《伤寒杂病论》对方剂学也作出了巨大贡献，记载了200多个药方，几乎囊括了临床各科所有常用的方剂。后人将《伤寒杂病论》分成了两部书:《伤寒论》和《金匮要略》。《伤寒论》主要讨论外感热病的诊断和治疗方法,《金匮要略》主要讨论内科杂病的诊断和治疗方法。

《伤寒论》全书共10卷，22篇，397法，除去重复的之外共有药方113个。全书针对人体感受风寒之邪引起的疾病展开辨证论治，把病证分为太阳、阳明、少阳、太阴、厥阴、少阴六种。

六经辨证是《伤寒论》独创的辨证方法。六经即太阳经、阳明经、少阳经、太阴经、少阴经、厥阴经，六经辨证将外感疾病中的各种证候表现，按照六经分为六个类型，用来解释发病的部位，判断疾病的发病规律，找出治疗这种疾病的方法。六经辨证和病因辨证、经络辨证、脏腑辨证、三焦辨证等都是中医常用的辨证方法。

# 医圣张仲景

## 张仲景简介

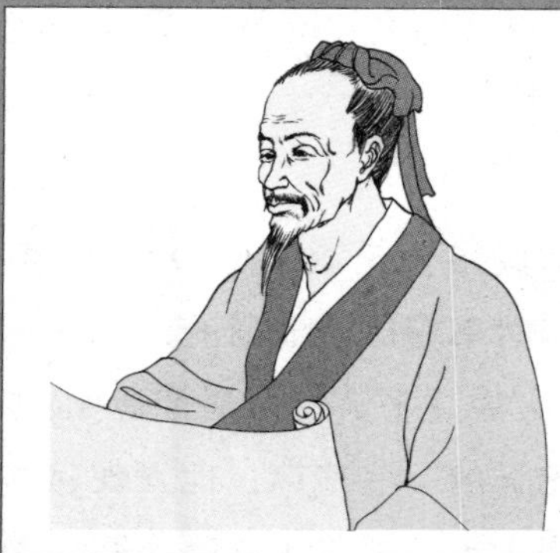

**人物：** 张仲景

**尊称：** 医圣

**时代：** 东汉

**代表作：**《伤寒杂病论》

**贡献：** 对外感热病的诊疗有深刻的见解，完善了六经辨证理论，并提出了许多十分有效的方剂，对中医的发展产生了巨大的影响。

## 其他中医著名典籍

中医历史源远流长，在漫长的历史过程中，出现了无数中医学名著，正是这些名著推动了中医学的发展。

| 典籍 | 作者 | 简介 |
|---|---|---|
| 《黄帝内经》 | 托名黄帝 | 现存最早的一部中医学典籍，确立了中医的理论基础 |
| 《神农本草经》 | 托名神农 | 现存最早的药物学专著，中药分类及配伍理论的第一次系统总结 |
| 《难经》 | 扁鹊 | 论述人体腑脏功能形态、诊法脉象、经脉针法等 |
| 《脉经》 | 王叔和 | 现存最早的脉学专著，论述针灸的理论基础 |
| 《针灸甲乙经》 | 皇甫谧 | 系统论述针灸学的专著 |
| 《雷公炮炙论》 | 雷敩 | 最早的中药炮制学专著 |
| 《诸病源候论》 | 巢元方 | 第一部论述以内科为主的各科病病因和证候的专著 |
| 《唐本草》 | 李勣、苏敬等 | 唐朝颁布的药典，也是世界上第一部药典 |
| 《千金要方》 | 孙思邈 | 集唐代以前诊治经验之大成 |
| 《本草纲目》 | 李时珍 | 本草学巨著，集16世纪以前药学成就之大成 |
| 《温病条辨》 | 吴瑭 | 温病学的代表作，以三焦辨证为主 |

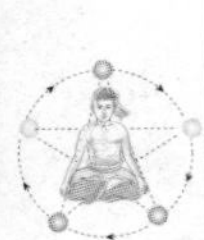

## 3.几乎失传的经典：
# 《伤寒论》的历史与版本

张仲景的原书并不叫《伤寒论》，而是叫《伤寒杂病论》。这部著作问世后，经历了800多年的流传才分成了我们现在看到的《伤寒论》和《金匮要略》。

### 《伤寒论》的形成

《伤寒杂病论》约成书于东汉末年的建安年间（公元200—219年）。但该书在问世的初期并没有产生巨大的影响，因为当时书籍广泛流通的条件还不具备。张仲景去世后，《伤寒杂病论》在长年的战火中几乎失传。到了晋代，《脉经》的作者太医王叔和偶然得到了《伤寒杂病论》的一些残篇，他发现这本书的价值非常大，于是全力搜集各种抄本，最后终于集齐了关于外感伤寒病的部分，重新整理之后，王叔和将其命名为《伤寒论》。王叔和整理的《伤寒论》共22篇，记述了397条治法，载方113首，全文5万余字。《伤寒论》部分从此成了行医者的必读之书。

《伤寒杂病论》中杂病部分只有一小部分在世上流传，而大部分直到北宋才重新被人发现。北宋时，一名翰林学士在翰林院的书库里发现了一部叫《金匮玉函要略方论》的竹简，后被确认是《伤寒杂病论》的节略本，内容与《伤寒论》有重复。经重新刊定之后，才有了我们今天看到的《金匮要略》。《金匮要略》共25篇，载方262首。至此，张仲景的《伤寒杂病论》才得以重见天日。

### 《伤寒论》的版本

现在通行的《伤寒论》主要有两种版本：宋版本和成注本。宋版本是北宋发现《金匮玉函要略方论》后重新刊定的版本，成注本是金代医生成无己注解的版本。

一直有人认为，《伤寒论》和《金匮要略》都经过了王叔和的重新编纂，两本书中有很大一部分是王叔和自己的思想，我们今天已无法看到张仲景著作的原貌了。但是无论怎样，今天通行的《伤寒论》10卷和《金匮要略》3卷都是定型于北宋校正医书局重新校正之时。

除此之外，还有在敦煌莫高窟藏经洞发现的敦煌本，流传于日本又传回国内的康治本，荆南国节度使高继冲藏本等，但都影响不大。

## 《伤寒论》的形成

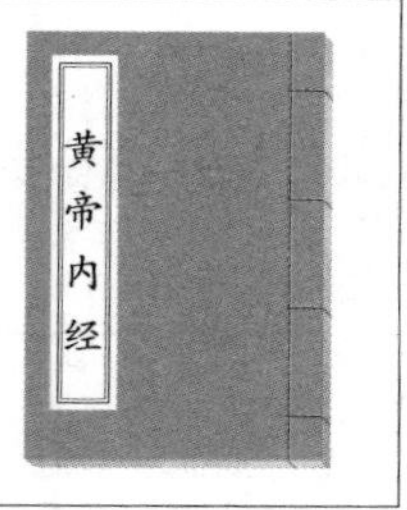


《黄帝内经》是中医理论的总纲

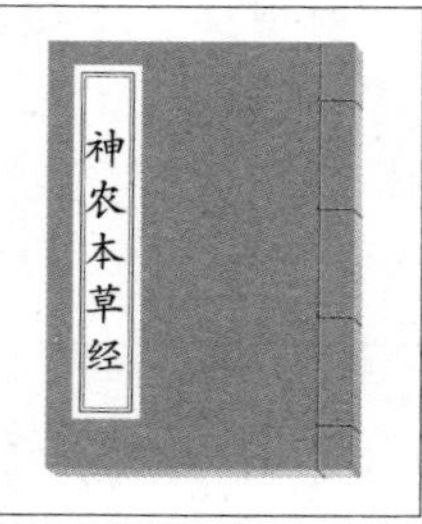


《神农本草经》提出了最早的药学思想

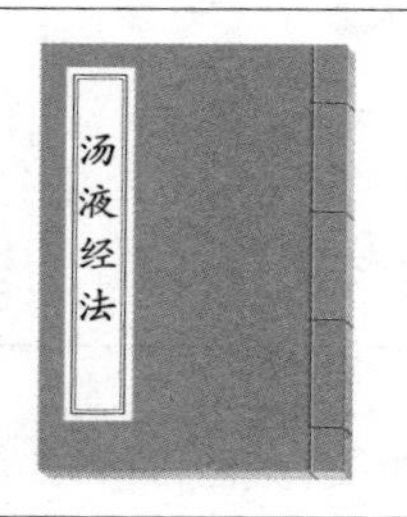


《汤液经法》对《伤寒杂病论》有重大影响

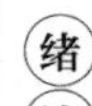
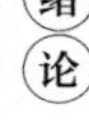
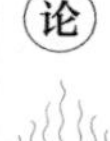

《伤寒杂病论》不是张仲景凭空写出来的，《黄帝内经》等几部著作反映的思想已经为它做好了铺垫。当然张仲景自己的创造也是十分重要的。

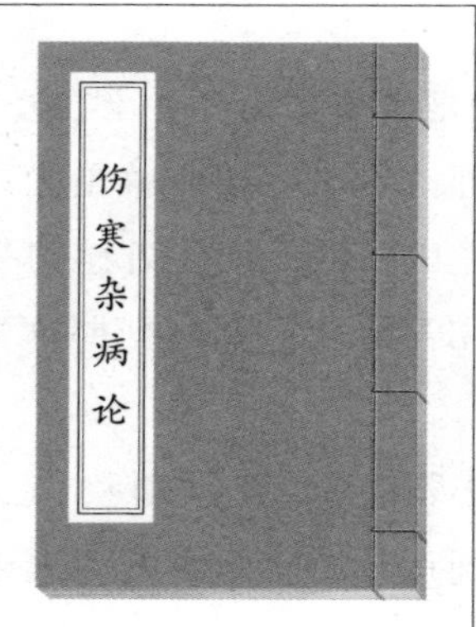


和同时代另一位名医华佗的命运类似，《伤寒杂病论》在张仲景去世之后几乎失传了。幸运的是，《伤寒杂病论》在后来又得以重见天日。

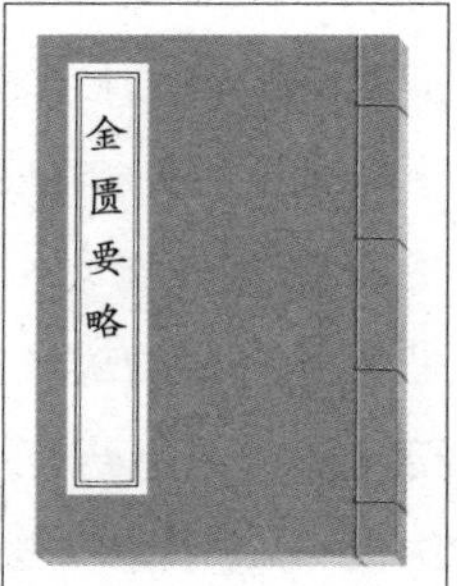


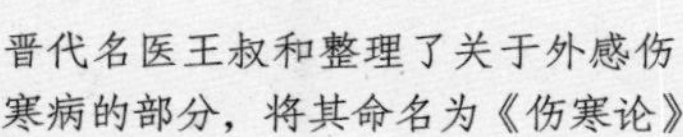

晋代名医王叔和整理了关于外感伤寒病的部分，将其命名为《伤寒论》

直到北宋时期，《伤寒杂病论》的另一部分才被发现，经过重新整理后，才有了我们今天看到的《金匮要略》

# 4.独特的辨证体系：《伤寒论》的影响

《伤寒论》是中医最重要的著作之一，一向被历代医家奉为经典，其主要贡献在于确立了六经辨证原则，并且还收录了不少著名的方剂。

根据论治和诊疗方法的不同，中医可分为七大派：伤寒派、千金派、局方派、温补派、攻邪派、温病派、汇通派。其中伤寒派创立的时间最早，流传最久远，影响也最大。《伤寒论》最重要的影响有三点：一是创立了六经辨证论治的体系，这是《伤寒论》的最大贡献；二是系统提出了外感热病的治疗方法；三是收录了不少著名的方剂。

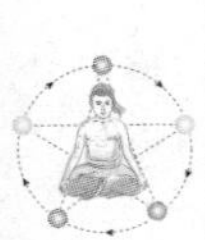



## 《伤寒论》中的辨证理论

张仲景在《伤寒论》中把《黄帝内经》十二经脉归结为六经，以此为基础进行辨证论治。在六经辨证理论看来，疾病就是联系人体脏腑的经络关系发生了紊乱。六经病不是某种独立的疾病，而是外感热病在发展过程中呈现出来的综合症状。六经病之间能够相互传变，如何把握这个传变过程，是六经辨证理论的要点。

六经辨证理论比此前的理论更加符合实际，它比较客观地反映了外感热病由表入里、由浅入深、由轻到重、由实转虚的发展变化规律，因此在中医史上享有崇高的地位。

在张仲景之后发展起来的八纲辨证也是一种重要的辨证方法，它运用阴阳、表里、寒热、虚实等中医基本理论，对疾病进行分析。而六经辨证实际上已经发展出了八纲辨证的核心思想，所以六经辨证是八纲辨证的一个源头。

张仲景讨论脏腑辨证的内容主要是在《金匮要略》中，但在《伤寒论》中也有丰富的脏腑辨证思想。从根本上来说，六经病是脏腑疾病的反映，所以脏腑辨证也是十分重要的辨证方法。

六经辨证、八纲辨证和脏腑辨证共同构成了《伤寒论》中丰富的辨证法，对后世中医的发展产生了极为深远的影响。《伤寒论》又被称为“方书之祖”，其中记载的桂枝汤被称为“祖方”。由于这些成就，《伤寒论》奠定了张仲景“医圣”的崇高地位，成为中医史上最重要的经典著作之一。

# 《伤寒论》中的辨证法则

辨证法是中医论治的最基本的依据，《伤寒论》也以其独树一帜的六经辨证而闻名。除了六经辨证之外，《伤寒论》对八纲辨证和脏腑辨证也有很大的贡献。

**八纲辨证**

八纲辨证把疾病的性质、病情的轻重、阴阳双方力量的对比等归纳为八类：阴阳、表里、寒热、虚实，这是中医最基本的辨证方法。阴阳是对疾病的总体认识，表里表示病位的深浅，寒热表示阴阳的偏颇情况，虚实表示邪气与正气的盛衰情况。

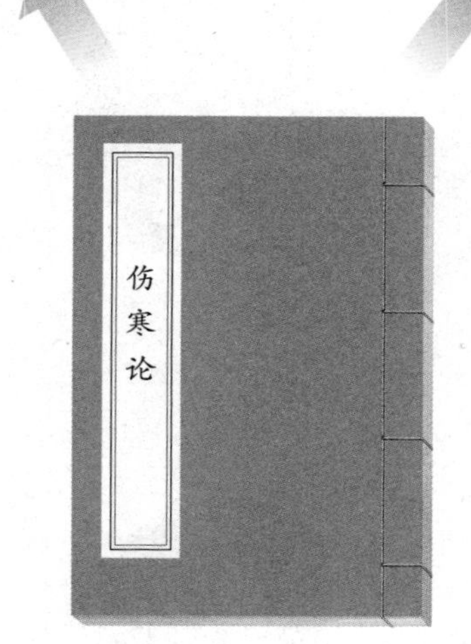


**六经辨证**

六经辨证将外感疾病归结为太阳、阳明、少阳、太阴、少阴、厥阴六经，归纳其病变部位、寒热趋向、邪正盛衰，跟踪疾病的发展变化。本辨证法主要适用于外感热病。

**脏腑辨证**

脏腑辨证根据脏腑的生理功能和病理特点，辨别脏腑病位，判断脏腑的阴阳、虚实、寒热等变化，为治疗提供依据。由于多种辨证法最后都要落实到脏腑的病变上，所以它是临床各科辨证的基础。

## 《伤寒论》中三种辨证法的比较

| | 六经辨证 | 八纲辨证 | 脏腑辨证 |
|---|---|---|---|
| 主要依据 | 六经理论 | 阴阳理论 | 五行理论 |
| 适用范围 | 外感热病 | 多数疾病 | 内伤杂病 |
| 特点 | 能看到疾病的发展变化趋势 | 能从正反两面充分揭示疾病的本性 | 能在其他方法基础上进一步分析疾病的具体变化 |

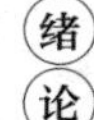
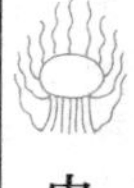

# 八纲辨证（一）

八纲辨证是中医辨证理论的总纲，是其他辨证方法的基础，六经辨证、脏腑辨证等都是八纲辨证的具体化和深入化。八纲辨证包括阴阳辨证、表里辨证、寒热辨证和虚实辨证。

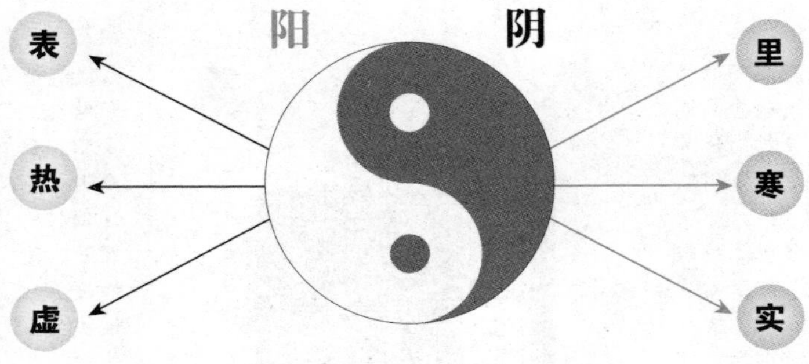


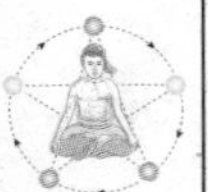

## 阴阳辨证

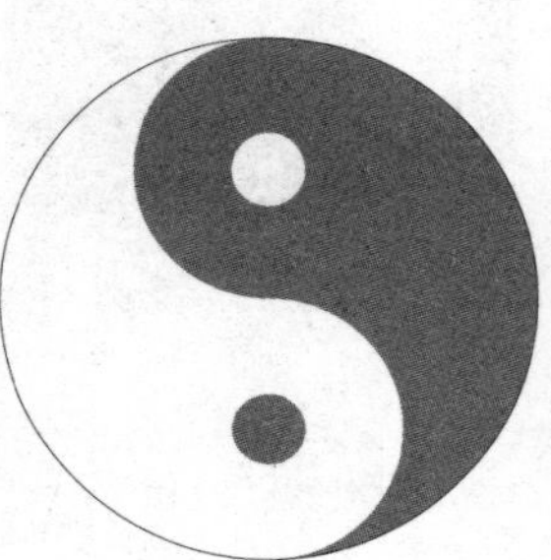

阴阳辨证是八纲辨证的基础，表里、寒热、虚实都可以看成是阴阳的具体表现形式。

阴阳是事物的两大属性，这种观念来自传统哲学，后来它成了中医的指导性理论。

**阴证**

阴证是体内阳气虚衰、阴偏盛的证候。在多数情况下，阴证必见寒象，如怕冷、肢冷、精神萎靡、脉沉无力等。

**阳证**

阳证是体内阳气亢盛，正气未衰的证候。在多数情况下，阳证必见热象，如发热、恶热、肢暖、烦躁口渴、脉数有力等。

# 八纲辨证（二）

表里、寒热、虚实等辨证方法都是阴阳辨证的展开，但它们都有着各自不可替代的作用。

## 表里辨证

表里辨证是用以辨别疾病病位的最基本的纲领。

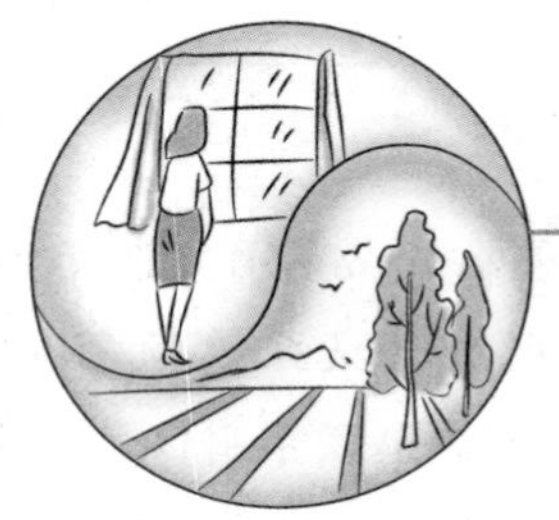

### 表证

表证是病位浅在肌肤的证候，多为外感病初起阶段。表证具有起病急、病程短、病位浅和病情轻的特点。

### 里证

里证是病位在脏腑、气血、骨髓等的证候。里证的临床表现是复杂的，凡非表证的一切证候皆属里证。

## 寒热辨证

寒热是辨别疾病性质的总纲，它可以概括机体阴阳盛衰的两类证候。

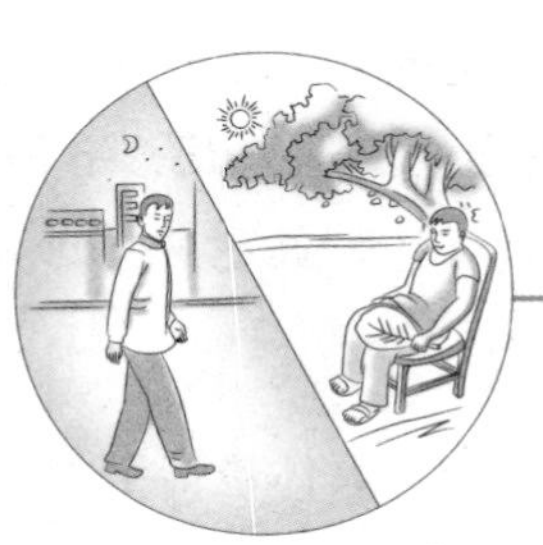

### 寒证

寒证是感阴寒之邪所表现的证候，可分为表寒证和里寒证，一般表现为怕冷、肢冷、面色白、腹痛等。

### 热证

热证是感受阳热之邪、脏腑阳气亢盛、功能活动亢进所表现的证候，可分为表热证和里热证。

## 虚实辨证

虚实是辨别人体的正气强弱和病邪盛衰的总纲。一般而言，虚证指正气不足，实证是邪气过盛。

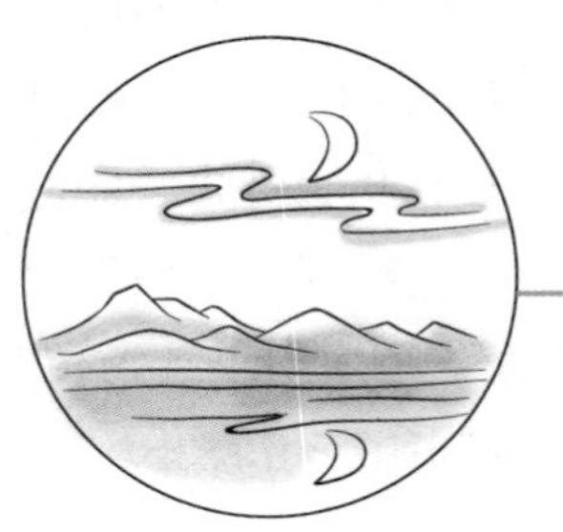

### 虚证

虚证是因体质弱等原因而导致的，表现为面色苍白、精神萎靡、心悸气短、脉虚无力等。

### 实证

实证是由病人体质素壮、外邪侵袭、脏腑气血功能障碍引起体内的某些病理产物生成，如气滞血瘀、痰饮水湿等。

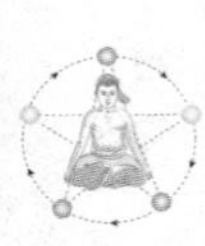

## 5. 人体中的网络：

# 中医经络理论

经络学说是中医学核心理论之一，互为表里的经脉之间有密切的联系，在辨证论治时是重要的诊断依据。《伤寒论》中的六经辨证就是以经络理论为基础的。

### 中医经络学说

经络学说是我国传统医学理论的重要组成部分，是六经辨证和针灸术的理论核心。经络学说在《黄帝内经》中就已经出现了，《黄帝内经》认为经络内联脏腑，外络于肢节，沟通内外，贯通上下，是联系身体各个部分的桥梁。经络系统由十二经脉、奇经八脉、十五络脉和十二经别、十二经筋、十二皮部及孙络、浮络等组成。

中医认为，人体健康的关键在于各个器官的协调和相对平衡，这样气血才可以合理运行，使全身各部分得到充足的营养。经络就是运行气血的通路。

严格来说，"经"和"络"是有区别的。经指经脉，是经络系统中的主干，它贯通上下，沟通内外，就好比人体中的高速公路；络是络脉，是经络系统中的分支，它就像无处不在的网络，纵横交错，通达身体的每一个地方。

### 十二经脉

十二经脉是经络系统的主要组成部分，具体包括手三阴经（手太阴肺经、手厥阴心包经、手少阴心经）、手三阳经（手阳明大肠经、手少阳三焦经、手太阳小肠经）、足三阴经（足太阴脾经、足厥阴肝经、足少阴肾经）、足三阳经（足阳明胃经、足少阳胆经、足太阳膀胱经）。

十二经脉在体表的分布很有规律，六阴经分布于四肢内侧和胸腹等部位，六阳经分布于四肢外侧和头面、躯干等部位。在中医理论中，五脏属阴，六腑属阳，所以阴经属于五脏而络六腑，阳经属于六腑而络五脏。五脏六腑之间有着阴阳对应的关系，所以阴经与阳经也存在相表里的关系。

相表里的经络关系为：手太阴肺经与手阳明大肠经相表里，手厥阴心包经与手少阳三焦经相表里，手少阴心经与手太阳小肠经相表里，足太阴脾经与足阳明胃经相表里，足厥阴肝经与足少阳胆经相表里，足少阴肾经与足太阳膀胱经相表里。

# 人体中的经络

人体是一个有机的整体，五脏六腑虽然有各自的独立性，但是在经络系统的联系下，它们构成了一个完整的系统，共同协调着人体的平衡。

## 经络总览图

**人体经络系统**

- 经脉
  - 十二正经（十二经脉）：气血运行的主要通道，同内在脏腑有直接的络属关系
    - 手三阴经：手太阴肺经、手厥阴心包经、手少阴心经
    - 手三阳经：手阳明大肠经、手少阳三焦经、手太阳小肠经
    - 足三阴经：足太阴脾经、足厥阴肝经、足少阴肾经
    - 足三阳经：足阳明胃经、足少阳胆经、足太阳膀胱经
  - 奇经八脉 → 十二经脉以外的另一些重要的经脉，包括任脉、督脉、冲脉、带脉、阴跷脉、阳跷脉、阴维脉、阳维脉，有统率、联络和调节十二经脉的作用。
  - 十二经别 → 从十二经脉中分出的经脉。能加强十二经脉中互为表里的两经之间的联系。
- 络脉
  - 十五别络 → 从十二经脉及任脉、督脉中各分出一支别络，再加上脾之大络。有加强表里两经在体表的联系和渗灌气血的作用。
  - 孙络 → 细小的络脉。
  - 浮络 → 浮现于体表的络脉。
- 十二经筋 → 十二经脉之气濡养于筋肉、关节的体系。有连缀四肢百骸、主司关节运动的作用。
- 十二皮部 → 十二经脉的功能活动反映于体表的部位。

## 经络在全身分布规律

| 六阴经 | 分布于四肢内侧和胸腹 |
|---|---|
| 六阳经 | 分布于四肢外侧和头面、躯干 |
| 三阴经 | 上肢为手太阴肺经在前，手厥阴心包经在中，手少阴心经在后。下肢为足三阴经在足内踝以下，厥阴在前，太阴在中，少阴在后；至内踝 8 寸以上，太阴交出于厥阴之前 |
| 三阳经 | 上肢为手阳明大肠经在前，手少阳三焦经在中，手太阳小肠经在后。下肢为足阳明胃经在前，足少阳胆经在中，足太阳膀胱经在后 |
| 足少阴肾经 | 行于胸中线旁开 2 寸，腹中线旁开 0.5 寸处 |
| 足太阴脾经 | 行于胸中线旁开 6 寸，腹中线旁开 4 寸处 |
| 足厥阴肝经 | 循行规律性不强 |
| 足阳明胃经 | 分布于胸中线旁开 4 寸，腹中线旁开 2 寸 |
| 足太阳膀胱经 | 行于背部，分别于背正中线旁开 1.5 寸和 3 寸 |
| 足少阳胆经 | 分布于身之侧面 |

# 6.《伤寒论》的基础：
# 六经与六经病

六经辨证是《伤寒论》的基础，《伤寒论》的论治过程就是根据这六经展开的。

《伤寒论》在《黄帝内经》的基础上，将十二经脉合并为六经：太阳经、阳明经、少阳经、太阴经、少阴经、厥阴经。对于外感热病来说，六经病分别对应着疾病的初期、极盛期、亚盛期、轻浅期、衰竭期和终末期。

## 太阳经与太阳病

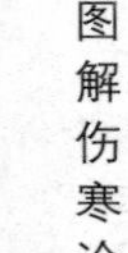

太阳经包括手太阳小肠经和足太阳膀胱经。

手太阳小肠经在体内属小肠，络心，并与胃、眼和内耳相连。在体表起于小指外侧的少泽穴，沿手臂外侧上行至肩部，再到面部，止于耳部。手太阳小肠经有病时，会出现耳聋、目黄、颊肿、咽喉痛等症状。

足太阳膀胱经在体内属膀胱，络肾，并与脑相连。在体表起于眼睛附近的睛明穴，向上越过头顶，然后在背部下行，最后止于小趾端。本经有病时，会出现癫狂、目黄、流泪、头顶痛、腰背痛、尿频、排尿疼痛、小便不利等症状。

## 阳明经与阳明病

阳明经包括手阳明大肠经和足阳明胃经。

手阳明大肠经在体内属大肠，络肺。在体表由食指端的商阳穴开始，上行至面部，止于对侧鼻子旁边的迎香穴。本经有病时，会有泄泻、肠鸣、恶寒、目黄、鼻塞、咽喉痛、牙痛等症状。

足阳明胃经在体内属胃，络脾。在体表起于承泣穴，上行至额角，下行止于第二趾端。本经有病时，会出现胃痛、腹胀、咽喉肿痛、面黑、精神失常等症状。

## 少阳经与少阳病

少阳经包括手少阳三焦经和足少阳胆经。

手少阳三焦经在体内属三焦，络心包，并与耳、眼相连。在体表起于无名指端的关冲穴，沿手臂外侧上行，经肩部、侧颈部到头部，止于眼部。本经有病时，会出现耳鸣、耳聋、咽喉肿痛、目赤肿痛等症状。

# 人体中的气

## 气的含义

气有两种含义：一是指构成人体和维持人体生命活动的物质，如呼吸之气；二是指脏腑的功能活动，如经气。人体之气主要有四种：元气、宗气、营气、卫气。

## 气的功能

**推动作用**
人体的生长发育、脏腑经络的活动、血液的运行等都依赖气的激发。

**温煦作用**
气是人体热量的来源，能维持正常的体温。

**防御作用**
气能护卫肌表，防御外邪，并且能与入侵之病邪作斗争。

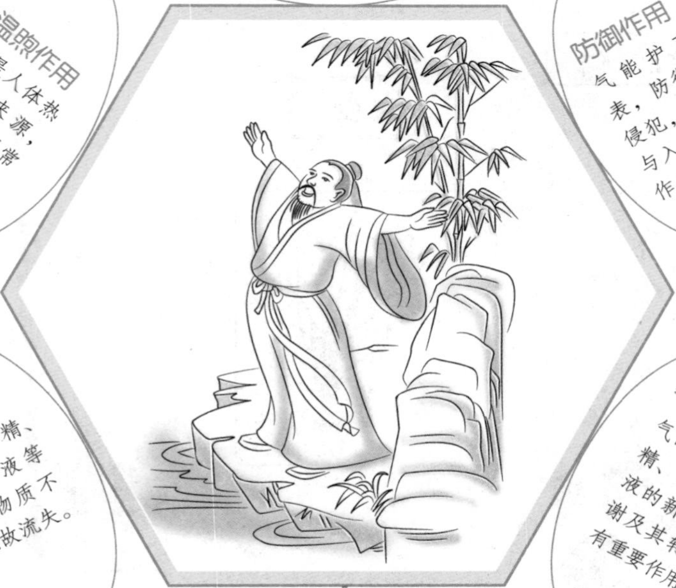

**固摄作用**
气能使精、血、津液等液态物质不会无故流失。

**气化作用**
气的运动对精、血、津液的新陈代谢及其转化有重要作用。

**气病**

**气虚**
当人体正气不足时，就会引起脏腑功能减退，导致人体生病。

**气滞**
当体内气机运行不畅，而停留于某一部位时，该部位就会产生病变。

**气逆**
气逆证为气机升降失调，是指气应下降反而上逆所产生的病变。

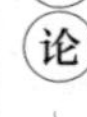
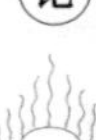

# 人体中的津液

## 津液的概念

津液是人体内一切正常水液的总称。包括体液和各组织器官的分泌物，如胃液、肠液等消化液，有时也包括代谢产物中的尿、汗、泪等。

## 津液的功能

津液的功能主要是滋润和濡养。即润泽皮毛、肌肤，滋润脏腑、经脉，充养骨髓、脑髓，润滑眼、鼻等孔窍和滑利关节等。津液在脉内也是血液的组成部分。

## 津液的运行

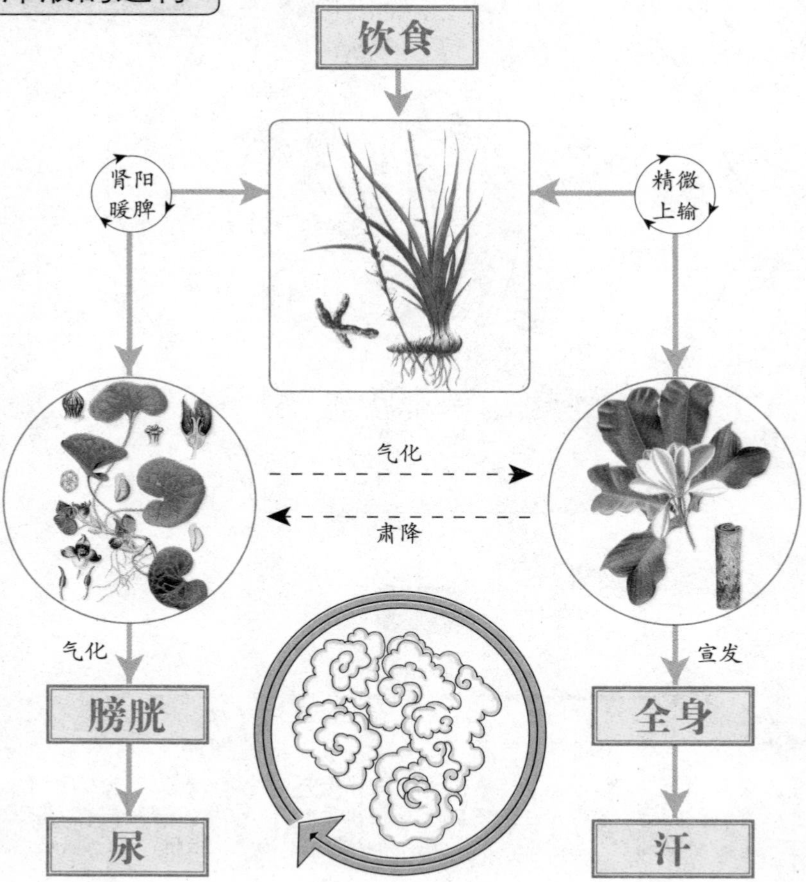

足少阳胆经在体内属胆，络肝。在体表由眼部开始，经身体侧面下行，止于第四趾端。本经有病时，会出现恶寒、头痛、目痛、腋窝肿痛、胸部痛、甲状腺肿大等症状。

### 太阴经与太阴病

太阴经包括手太阴肺经和足太阴脾经。

手太阴肺经在体内属肺，络大肠，并与胃、喉相连。在体表起于胸部，先下行至腹部，再上行至颈部，最后下行止于拇指端的少商穴。本经有病时，会出现咳嗽、咳血、气短、烦躁、背痛、伤风等症状。

足太阴脾经在体内属脾，络胃，并与心及舌根相连。在体表起于足大趾内侧的隐白穴，沿下肢内侧上行，经腹部、胸部，止于胸部侧面。本经有病时，会出现胃痛、腹胀、嗳气、黄疸、水肿、舌痛、小便不通等症状。

### 少阴经与少阴病

少阴经包括手少阴心经和足少阴肾经。

手少阴心经在体内属心，络小肠，并与咽部及眼相连。在体表从腋下极泉穴开始，沿手臂内侧下行，止于小指端。本经有病时，会出现心痛、咽干、目黄、胁痛等症状。

足少阴肾经在体内属肾，络膀胱，并与脊髓、肝、膈膜、喉、舌根、肺、心、胸腔等相连。在体表从小趾开始，沿下肢内侧上行，经腹部，止于胸部。本经有病时，会出现舌干、遗尿、咳血、气喘、心悸、胸痛、惊恐不安等症状。

### 厥阴经与厥阴病

厥阴经包括手厥阴心包经和足厥阴肝经。

手厥阴心包经在体内属心包络，络三焦，并与横膈相连。在体表起于胸部侧面，沿手臂内侧下行，止于中指指尖的中冲穴。本经有病时，会出现心痛、心悸、癫狂、目赤等症状。

足厥阴肝经在体内属肝，络胆，并与生殖器、胃、横膈膜、咽喉、眼球等相连。在体表起于大趾，沿下肢内侧上行，经腹部，止于胸部侧面。本经有病时，会出现呕逆、腰痛、疝气、遗尿、小便不通、月经不调、子宫出血、口咽干燥等症状。



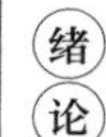

# 十二经脉理论

## 十二经脉的走向规律

《灵枢·逆顺肥瘦》把十二经脉的走向规律归结为“手之三阴从胸走手，手之三阳从手走头，足之三阳从头走足，足之三阴从足走腹”。

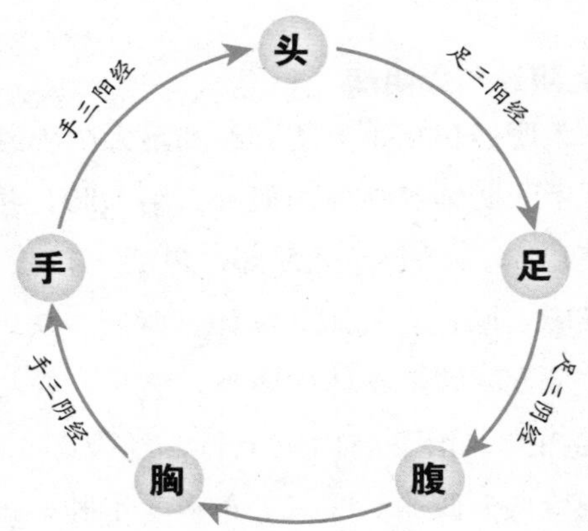


## 十二经脉的流注次序

十二经脉是气血运行的主要通道，气血的运行也是按照经脉依次流注，其次序为：肺经→大肠经→胃经→脾经→心经→小肠经→膀胱经→肾经→心包经→三焦经→胆经→肝经，最后又回到肺经，这是一个周而复始的循环过程。

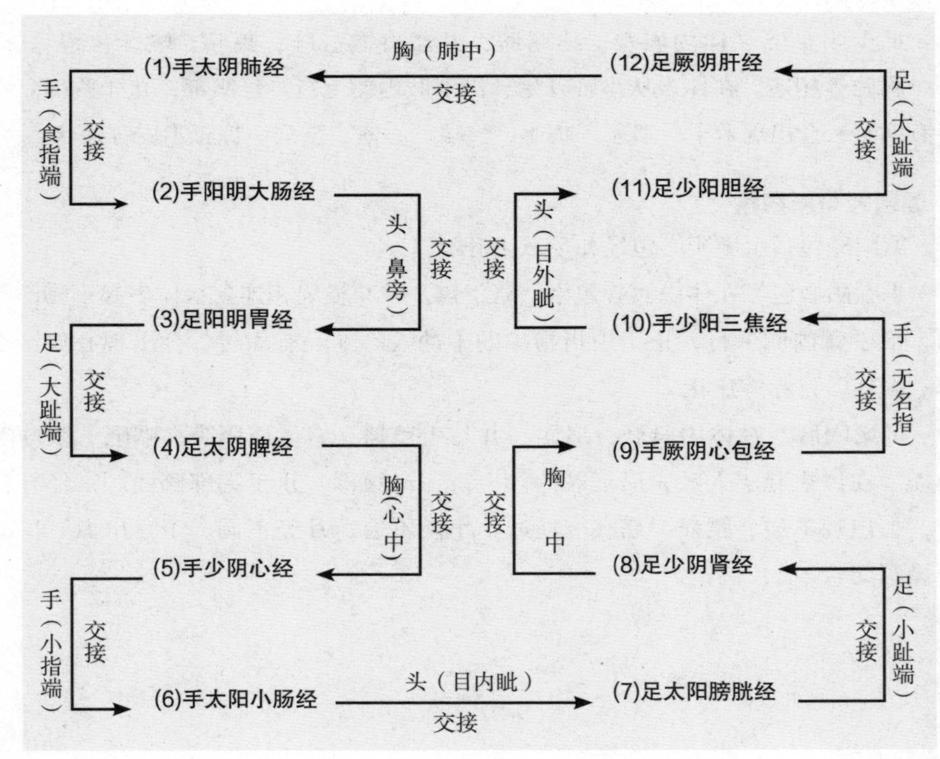

# 六经病的传经规律

六经病证是脏腑或经络病变的反映，一般认为，“传”是指疾病朝着一定的方向发展，“变”是指病情在某些特殊条件下发生性质的转变。所谓六经病的传经规律，就是指病邪从外部侵入后，逐渐向里传播，并在各经间传播的过程。

## 循经传

循经传就是按六经次序相传。一般情况下是按太阳→阳明→少阳→太阴→少阴→厥阴的顺序，不过也有人认为最后两个步骤是先厥阴后少阴。

| | |
|---|---|
| **太阳病** | 外感热病初期 |
| **阳明病** | 外感热病极盛期 |
| **少阳病** | 外感热病亚盛期 |
| **太阴病** | 外感热病正气虚衰的轻浅期 |
| **少阴病** | 外感热病衰竭期 |
| **厥阴病** | 外感热病终末期 |

## 越经传

如果病邪旺盛，正气不足，那么疾病有可能不按照六经的顺序传播，而是隔一经或隔两经相传。例如，太阳病不愈，不传给阳明，而传给少阳，甚至直接传到太阴。

## 表里传

在互为表里的经之间相传，就是表里传。例如太阳传给少阴，少阳传给厥阴等。这种情况多是邪盛，正由实转虚，是病情加剧的证候。下面列出的是十二经脉之间的表里关系。

| **阳经为表** | | | | | |
|---|---|---|---|---|---|
| 手阳明大肠经 | 手少阳三焦经 | 手太阳小肠经 | 足阳明胃经 | 足少阳胆经 | 足太阳膀胱经 |
| **阴经为里** | | | | | |
| 手太阴肺经 | 手厥阴心包经 | 手少阴心经 | 足太阴脾经 | 足厥阴肝经 | 足少阴肾经 |

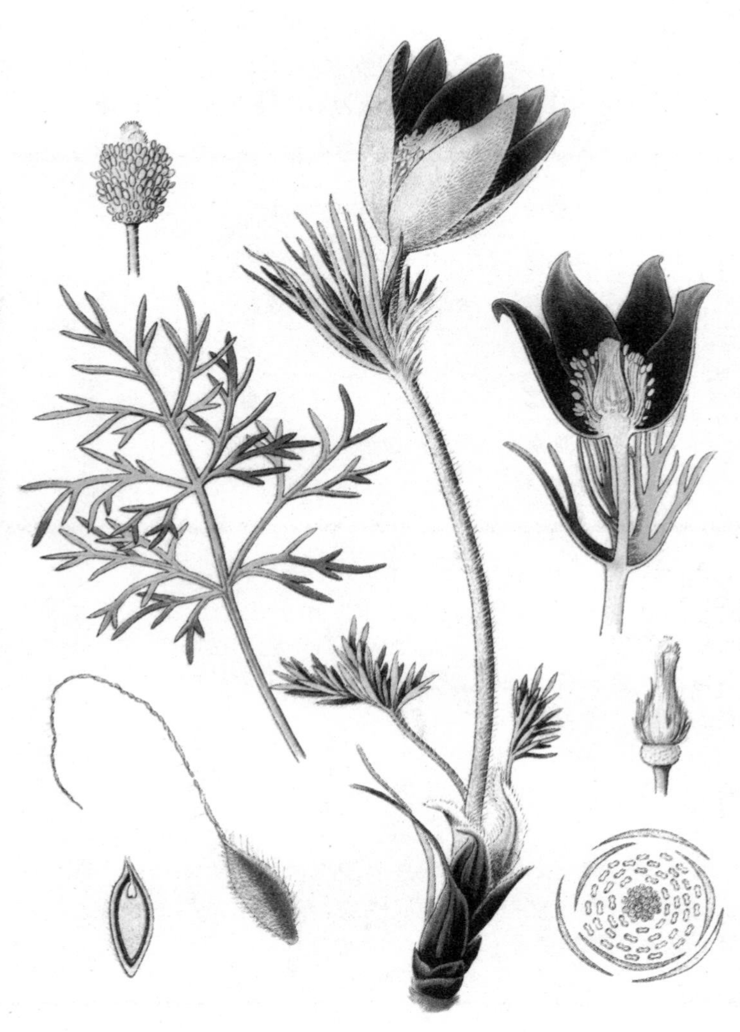

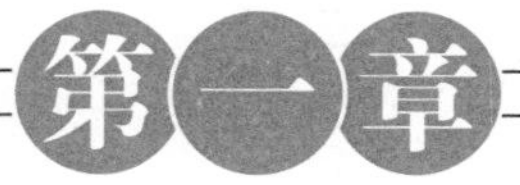

# 第一章

# 脉象的判断：

# 辨脉法与平脉法

《伤寒论》中最主要的辨证方法就是六经辨证法，即通过人体六道主要的经脉来辨别疾病，进行施治。因此，如何正确地辨脉对于病证的治疗是十分重要的。《伤寒论》一开篇便细致入微地讲解了如何根据病人的脉象来正确地判断病情。

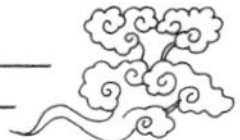

# 1.辨脉法：阴阳病脉之辨析

辨脉法，即为辨别脉象之大法，包括对脉的阴阳，各种病脉以及所主疾病的分辨和辨析。

### 如何辨析阴阳脉象

问：脉象有阴脉和阳脉之说法，分别是什么意思呢？

答：大体来说，如果脉象的表现为大、浮、数、动、滑，属于有余之脉，便是阳脉；如果脉象的表象为沉、涩、弱、弦、微，属于不足之脉，便是阴脉。凡是阴性病出现了阳脉，即为正能压邪，疾病易愈且预后良好；凡是阳性病出现了阴脉，即为正不胜邪，多属危候。

问：如何区分阳结证和阴结证的脉象？

答：病人的脉象浮且数，能饮食而大便秘结的，便属于燥热实邪内结，即为阳结，大约17天之后，病情便会加重。病人的脉象沉且迟，无法饮食且身体困重，大便反而结硬的，便属于阴寒实邪内结，即为阴结，大约到发病的第14天，病情便会加重。

问：有一种病证，病人既有恶寒又有发热的表现，为什么会这样呢？

答：阴不足则阳气得以乘之，所以发热；阳不足则阴气得以乘之，所以恶寒。

问：阳不足是什么意思？

答：以脉来举例，如果寸口脉微，即为阳不足，阳虚则阴气乘之，阴盛则寒，就会像凉水洒在身上而感觉寒冷。

问：阴不足是什么意思？

答：尺部脉弱，即为阴不足，阴不足便会导致阳气乘之，阳气旺盛便会发热。

### 各种脉象的辨析

病人如果寸脉浮，尺脉弱，便是阳气浮于外，阴血虚于内的表现。由于卫阳衰虚而不能外固，所以汗出如流珠；阴血亏虚而不能濡养筋脉，因此会出现筋脉挛急的状况。假如病人脉沉，属于营气衰弱之人，这时再用烧针治疗的话，只会更伤营阴，加剧阳热，从而产生发热和躁扰心烦的变证。

**阳结脉与阴结脉：** 脉象盛大就像车盖从下往上攒聚，产生的原因即为阳气偏胜，这便是阳结脉；由于阴气偏胜而导致脉象如强直且连绵不断的长竿一样，这便是阴结脉。脉象如果轻浮于上，像肉汤上的油脂一样漂浮，便是阳气衰微

## 阴脉与阳脉

### 脉象与脏腑

五脏六腑都是人体的重要器官，整体观念是中医的基本特色，中医认为，五脏六腑之间有着密切的联系，使它们联系在一起的是经络，而它们发生的病变则可以通过脉象表现出来。

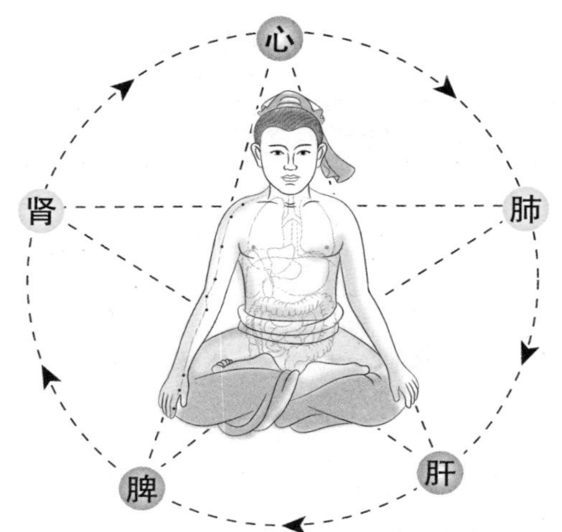


### 阴脉与阳脉之区别

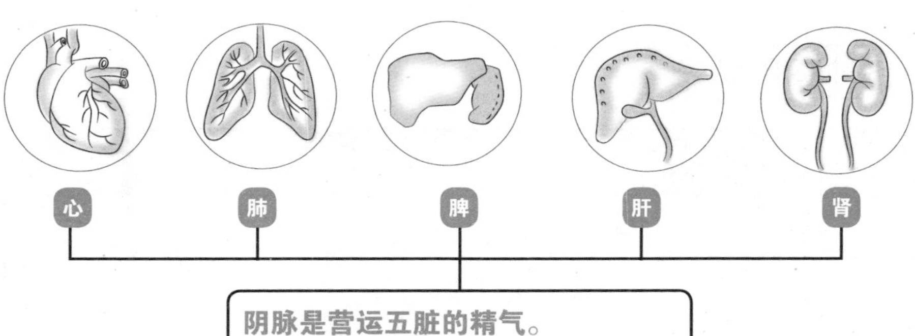


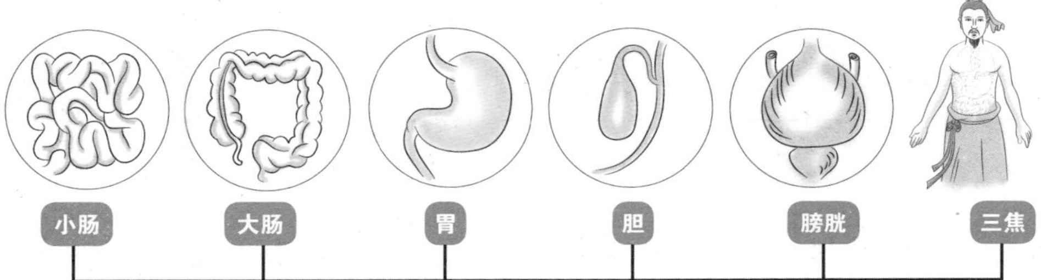

## 诊脉与脉象（一）

### 诊脉的方法

正确诊脉是判断脉象的前提，诊脉分为他人和为自己两种。

为他人诊脉

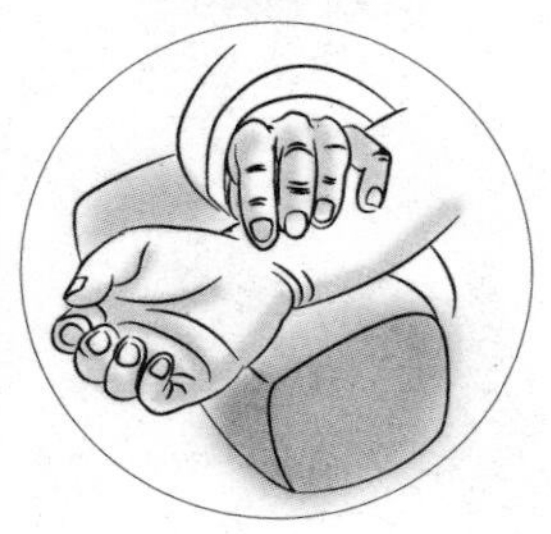

为他人诊脉时，依次以食指、中指、无名指按压寸关尺三部，三者的力度依次增大，有时也可颠倒寸关尺的顺序。

为自己诊脉

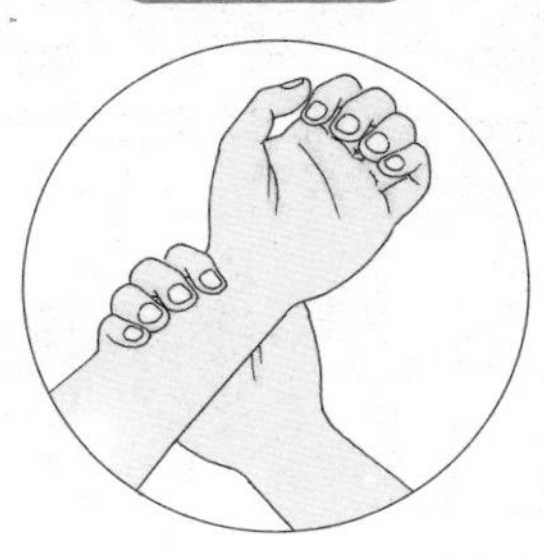

为自己诊脉时，以右手的外侧按压左臂的寸关尺三部，也可以用左手按压右臂，三者的力度依次增大。

### 各种脉象之一

| 名称 | 脉象 |
| --- | --- |
| **结脉** | 脉搏跳动缓慢且时停时跳 |
| **促脉** | 脉搏跳动快且时停时跳 |
| **阳结脉** | 脉象盛大就像车盖从下往上攒聚 |
| **阴结脉** | 脉象如强直且连绵不断的长竿 |
| **动脉** | 脉动快，如豆粒般大小且仅出现在关部 |

的表现。脉象极其细小，如蜘蛛丝一般时，便是阴气衰微的表现。脉象绵软无力，前大后小，就像漆汁泻下来的状况，便是大失血后血脉空虚的症状。

**结脉与促脉：**脉搏跳动缓慢，并且时而停止时而复跳，即为结脉。脉搏跳动很快，并且时而停止时而复跳，即为促脉。脉促是阳盛所致，脉结是阴盛所致，这些脉象都预示着有病。

**动脉**：动脉是因阴阳之气相互搏结，脉气不能贯通三部而产生。如果寸部出现了动脉，即为阳虚不能固外，就会出汗；如果尺中见动脉，便为阴虚阳盛，就要发热；如果既不出汗又不发热，而是形寒畏冷的话，便是因为三焦阳气受伤，不能到达外部造成的。脉动快，仅出现在关部且上下无头无尾，像豆粒般大小，摇动不定的，即为动脉。

**缓脉**：寸部脉浮大且柔软，尺部脉也一样浮大而柔软，寸脉和尺脉等同，则说明阴阳之气呈平和之象，即为缓脉，乃正常人和缓之脉。

## 诊脉与脉象（二）

### 寸关尺的确定

寸关尺三部的划分有着精确的数字依据，正确掌握寸关尺的部位，是准确切脉的基础。

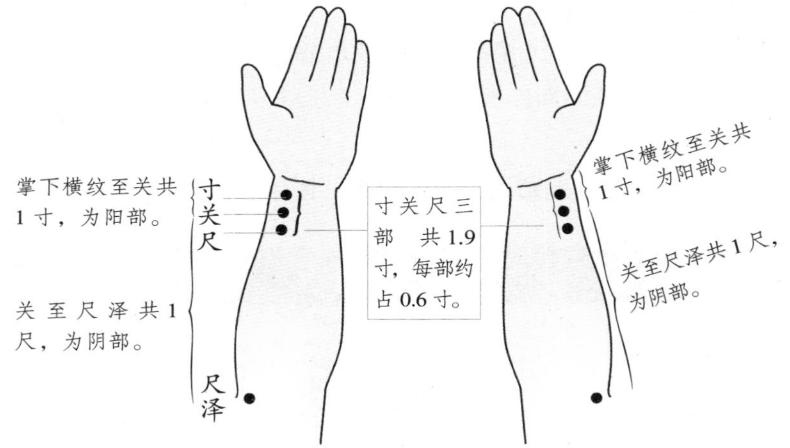


### 各种脉象之二

| | |
|---|---|
| **缓脉** | 寸部脉与尺部脉都浮大而柔软，阴阳之气呈平和之象 |
| **弦脉** | 形状端直，状如弓弦，按之则不动 |
| **紧脉** | 形如转紧的绳索且按之移动 |
| **芤脉** | 脉象弦而大，且中取无力 |
| **革脉** | 阳气衰减生寒，血虚则脉芤，弦芤并见 |

**弦脉**：脉象浮而紧的即为弦脉。不过弦脉的形状端直，状如弓弦，按之不移动；而紧脉形如转紧的绳索且按之移动，两者以此来区分。

**芤脉**：阳气衰减的特征为脉象弦而且大，弦而中取无力；血虚的表现为脉象大而中取无力，实即芤脉。阳气衰减生寒，血虚则脉芤，弦芤并见，即为革脉。如果妇女出现此脉，多会流产或崩漏下血；男子出现此脉，则多患失血或失精的疾病。

### 汗出与否的脉象辨析

问：为什么有的病先发寒战，继而出汗，汗后就随之而痊愈了呢？

答：此类病人脉象浮而紧，当是表证无疑，会发现重按中空，是正气不足的迹象。正气不足，为了驱邪外出，必须与邪激争，所以会发寒战。由于脉象浮，正气则驱邪于外，因此应该汗出而愈。假如脉象浮而数，重按不中空，则说明正气不虚。正气若是充盛则足以驱邪，邪气不能与正气争，所以仅只汗出，表邪即自解，而不会发寒战。

问：为什么有的病人不发寒战而自然汗出便会痊愈呢？

答：此类病人脉象大而浮数，表明正气旺盛，足可驱邪，所以可以不发寒战便可汗出而愈。

问：为何有的病人不发寒战也不出汗却能自行病愈呢？

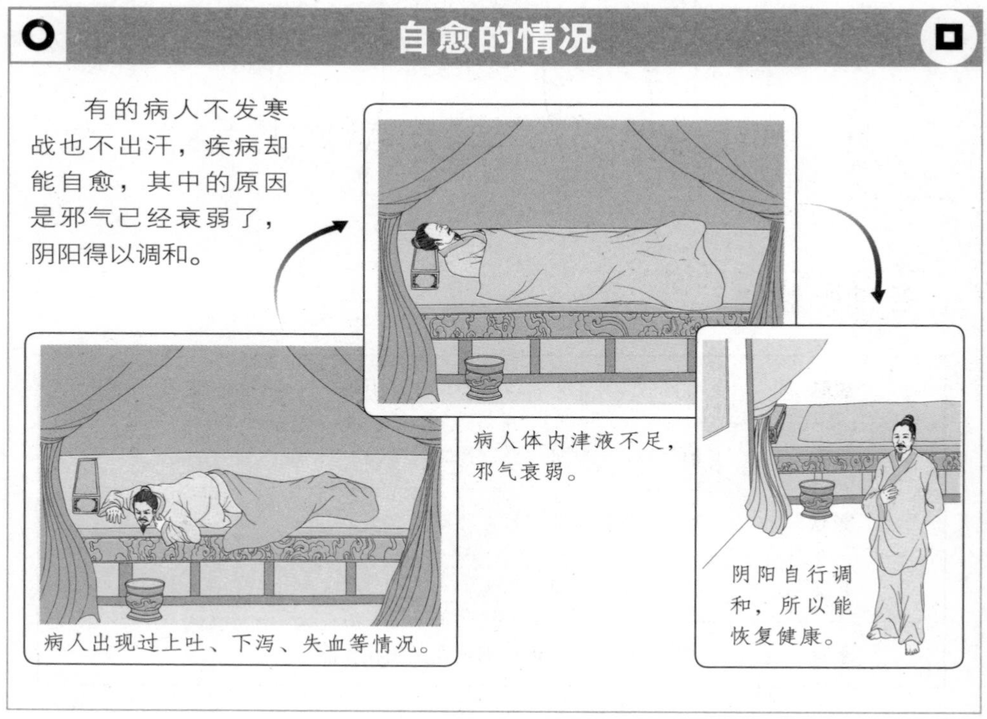

答：此类病人脉象微弱，因为病中曾发过汗，或经过涌吐，或经过泻下，或曾经失血，导致体内津液亏乏，汗源不足，但同时邪气也已衰。此时，阴阳能够自行调和，因此既不发寒战也不出汗也能自愈。

问：患伤寒三天的病人不发热而身上凉和，脉象浮数而微，这是为什么？

答：此乃病将解除的征兆，病解的大概时间为半夜。如果脉浮而病解，即为正气驱邪于外，因此会全身畅汗而病解；脉数而病解，即为胃气旺盛，病人能饮食；脉微而病解，即为病邪已衰，因此定会大汗出而病愈。

### 病愈的脉象辨析

问：诊察疾病时如何判断是否痊愈呢？

答：假如寸口、关上、尺中三部的脉象大小、浮沉、迟数相等，即为阴阳平和之象。此时，即使还有发热怕冷等症状，病情似乎较重，也会痊愈。

老师说：病人在立夏出现洪大脉，此为夏令本应见的脉象。此时，假如病人出现身体疼痛重者，必须用发汗法治疗；假如第二天身体已经不疼不重，则不需要再发汗。为什么全身畅汗，第二天病痛就会解除呢？是因为立夏季节见脉象洪大，乃夏令本脉。脉能应时，表示正气充足，能够顺应时令变化，所以

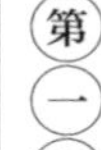

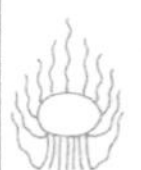



**疾病自愈的诊断**

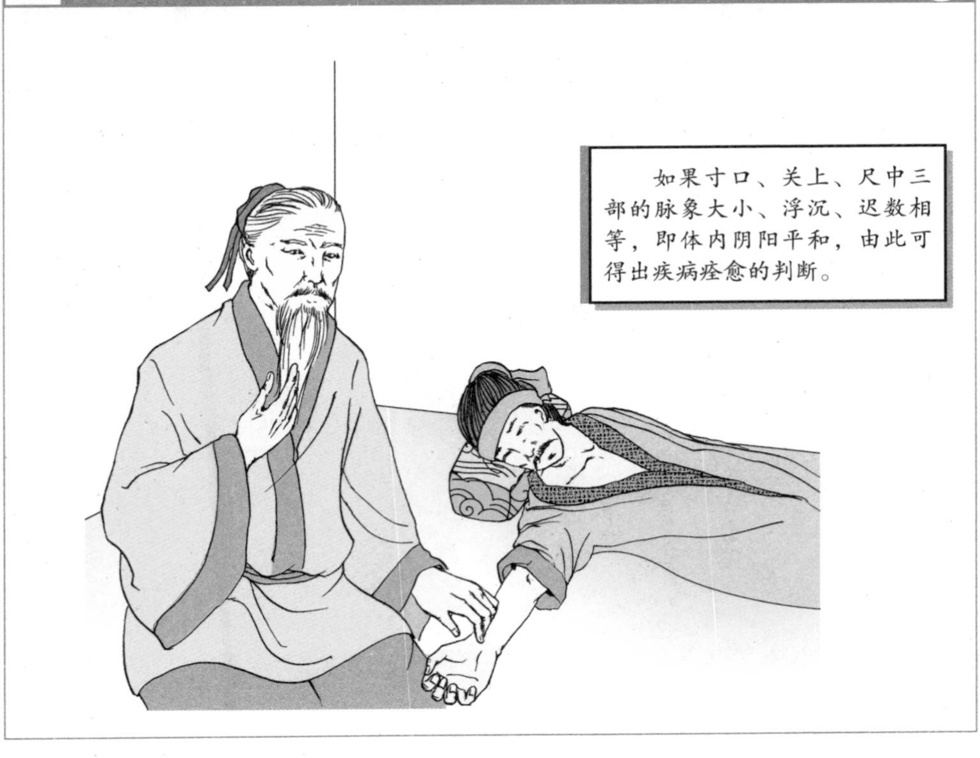

如果寸口、关上、尺中三部的脉象大小、浮沉、迟数相等，即体内阴阳平和，由此可得出疾病痊愈的判断。

知道病当痊愈。其他季节的脉象可以此类推。

问：如何根据起病的时间，来预知某些疾病的病愈时间？

答：如果半夜得病，第二天中午即可痊愈；中午得病，到了半夜即会好转。这是因为，中午为阳，半夜为阴，阳不和得阴就会调和，所以中午得病半夜就会好转；阴不和得阳也会调和，所以半夜得病，第二天中午可自愈。

### 诊脉要点

寸口脉浮则病在表，脉沉则病在里。脉数的为病在腑，脉迟的为病在脏。

为什么趺阳脉浮而涩，而少阴太溪脉正常，便可得知主病在脾且依理应当腹泻呢？因为脉见浮而大的，是气实血虚，现在趺阳脉不是浮大，而是浮而涩，便可知脾胃虚弱，所以应当腹泻。这里所说的少阴脉正常，是指少阴脉弦而浮，这是少阴经气调和之脉，所以说少阴脉正常。假如少阴脉反见滑而数的，则为邪热内郁，应当出现解脓血大便的症状。



**阴阳不和**

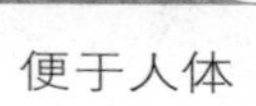

人体是早晨阳气初生，中午阳气隆盛，到了夜晚则阳气内敛，便于人体休息，恢复精力。

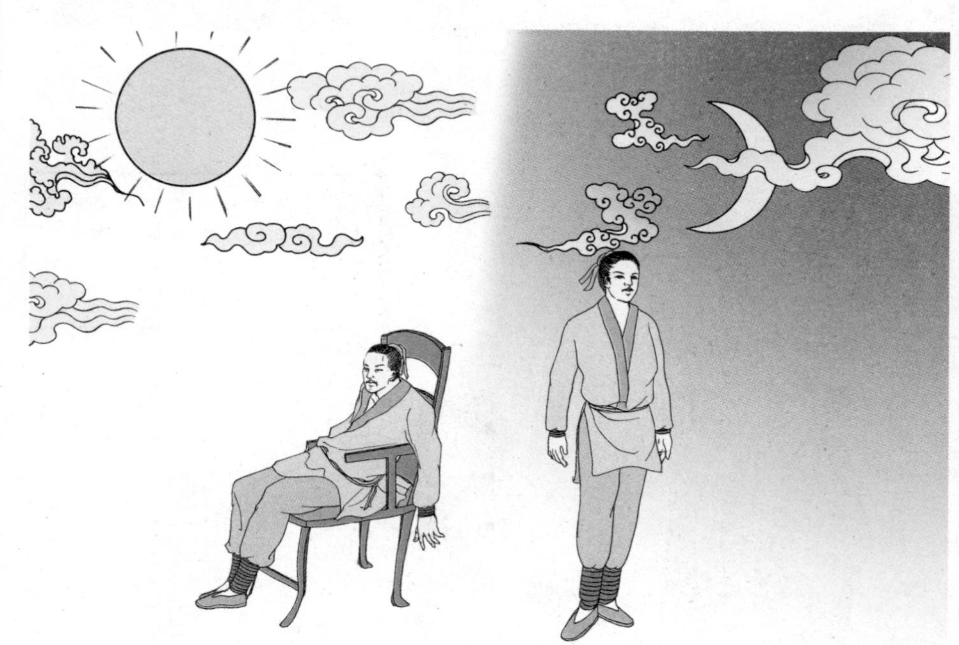

中午得病，为阳，等到半夜为阴时，由于阴阳得和，所以身体便会自我恢复，病在半夜时便会好转。

## 趺阳脉与太溪脉

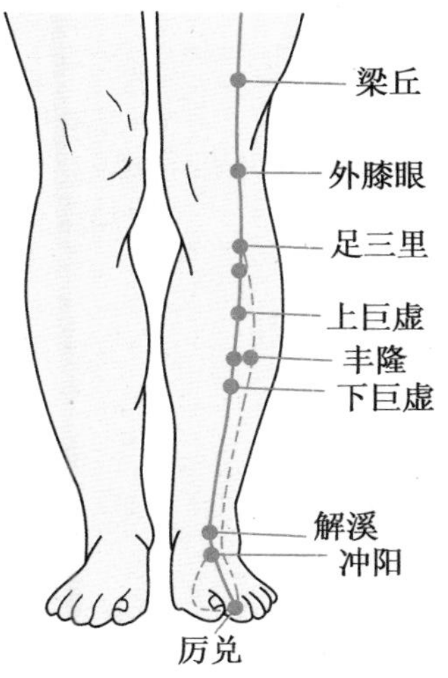


趺阳脉又称冲阳脉，是切脉的部位之一，位于足背胫前动脉搏动处。属足阳明胃经的一个分支脉。

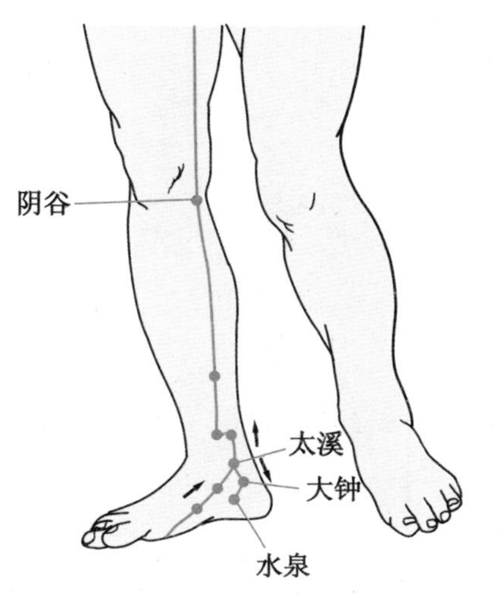


太溪脉位于足外侧踝关节下部，属于足少阴肾经，是切脉的部位之一。

寸口脉浮而紧，浮为风邪外受，紧为寒邪外束；浮紧一并出现时，即为风寒侵表的征象，风邪就会伤卫气，寒邪亦会伤营气。营气、卫气皆病，就会出现骨节疼痛，这是因为风寒袭表，经气不畅而造成的，所以应当采用发汗法治疗。

趺阳脉迟而缓，即主胃气调和无病。假如趺阳脉浮而数，浮是胃气受损的表现，数是脾气被扰的表现，这些征象即说明脾胃两伤。并且这脾胃虚弱并不是原本就有，而是因为医生误用下法造成的。误下致脾气损伤，营卫之气内陷，故数脉变微，因而脉浮仍然存在。因为脾虚不能运化，所以大便硬，得嗳气症减；如果其脉仍浮，主邪之气独留胃中，所以即使腹中饥饿，也不能消化水谷，且有潮热、口渴。假如脉数转为迟缓，并且与病前脉的至数相同，同时知饥能食，便是脾胃功能恢复正常。假如病人脉数始终不去，即为邪热稽留不去，时间久了，就会生恶疮。

老师说：如果病人脉微而涩，便是医生误治造成的病变。由于误用峻汗药发汗，致阳气虚弱；又多次用峻泻药攻下，损伤了阴液，导致阴阳俱虚。所以病人畏寒，接着又会发热，如此反复，没有休止。夏天天气炎热，会想多穿衣服；冬季天气寒冷，却想裸露身体。之所以这样，主要是因为阴阳俱损。阳气衰弱就畏寒，阴血不足就发热。因为五月的天气正值盛夏，阳气趋表，里阳微弱，不能胜阴寒，所以会想多穿衣服；十一月正值冬令，阳气内潜，阴气内弱，

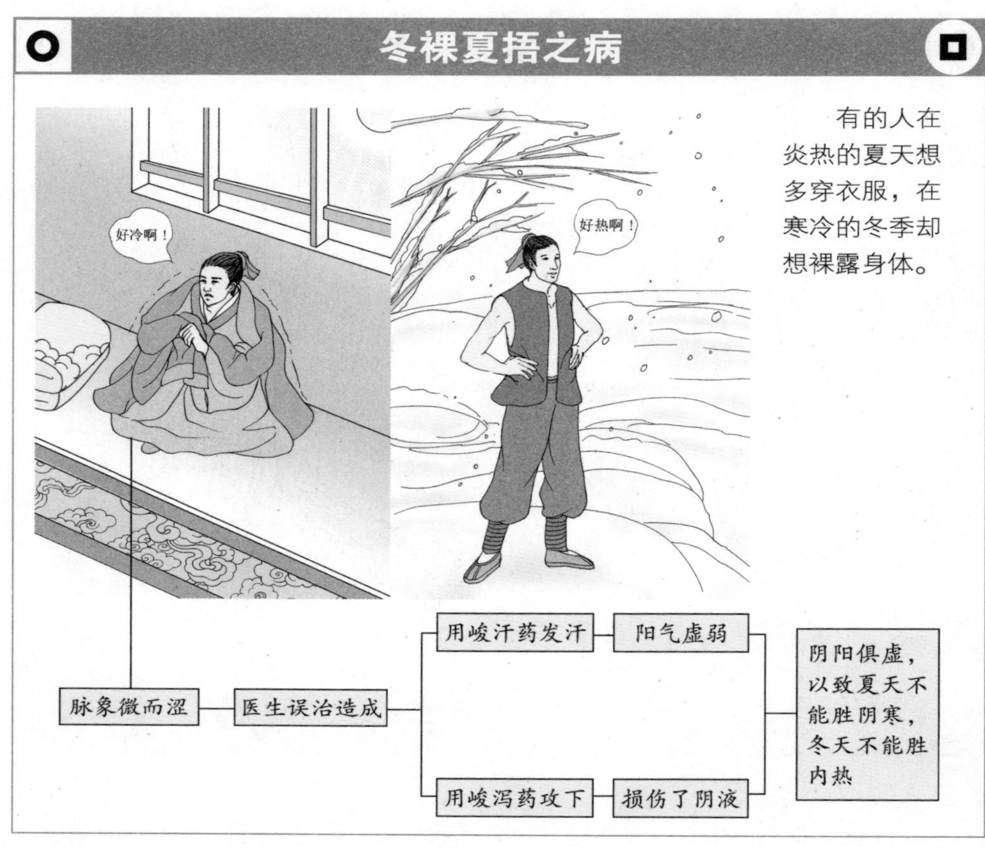


不能胜内热，所以胃中烦热，想减衣裸体。此外，病人尺部脉迟涩，更是营血不足的有力证据。

### 脉象浮而大的病脉辨析

脉象浮而大，浮为邪气在表，大为邪实。脉浮而心下硬满，则可见两种情况：如果热邪内结成实，并有大便硬等症的，便可用下法治疗，不可使用发汗法；如果里实未成，病势偏于表时，就应当先用汗法，不可先攻里，也不可用渗利小便法。因为小便多，津液更伤，大便就会燥结。表证宜汗，如果汗出透，邪随汗泄，就会热退病愈；如果汗出不透，则热不得泻，津液受损，就会导致大便困难。假如出现迟脉且迟脉主寒时，攻下法就需慎用了。

### 脉象浮而洪的病脉辨析

当脉象浮而洪，身上汗出如油，气喘不止，汤水不进，且身体麻木，失去知觉，神情忽而安静忽而躁扰时，便是濒临死亡的脉证。可以根据其他症状来判断哪一脏的脏气会先绝。如果汗出头发湿润而又气喘不休的，便是肺气先绝；如果阳热独盛，肤色如烟熏一般，并伴有两目直视摇头的，便是心气先绝；如

## 如何判断何脏脏气先绝

当病人的脉象浮而洪，身体出汗特别多，喘气不止，汤水不进，并且身体已经失去知觉和麻木时，便为濒临死亡的征象。

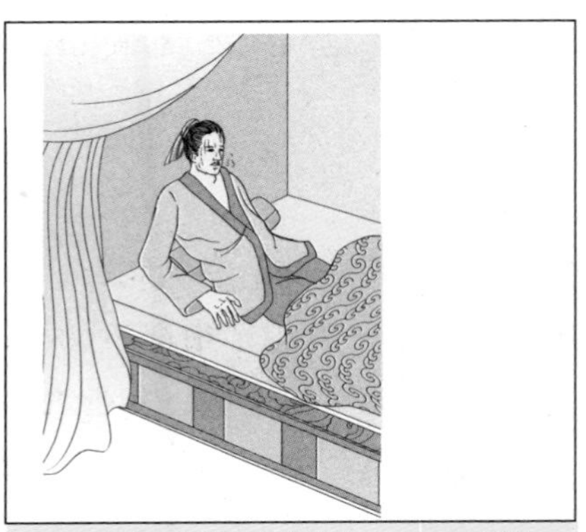

汗水打湿头发而又喘气不止，为肺气先绝。

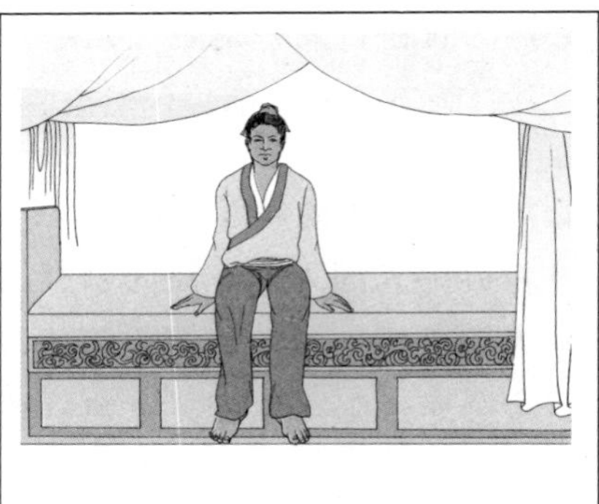

肤色如烟熏，两只眼睛直视前方，为心气先绝。

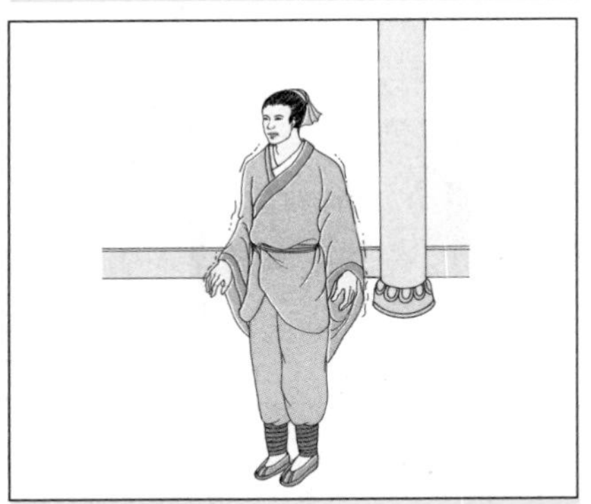

口唇青紫，四肢震颤，为肝气先绝。

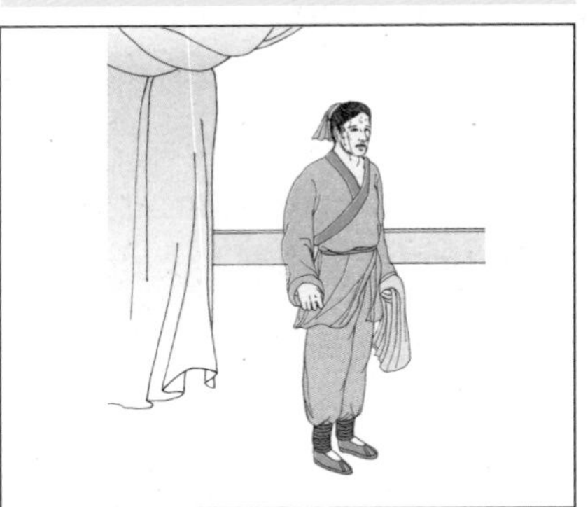

口的周围呈青黑色，冷汗淋漓，为脾气先绝。

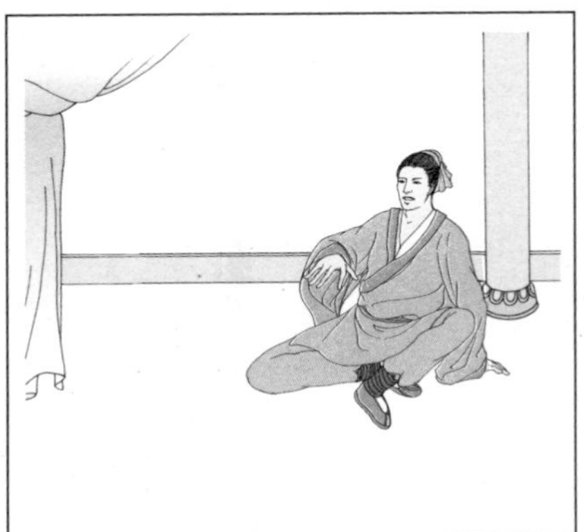

大小便失禁，言语狂乱且两目直视，为肾气先绝。

人死后如果身体为青色，即为阳气先绝而阴气后绝；如果身体为红色，便是阴气先绝而阳气后绝。

果口唇青紫，四肢震颤，摇动不休时，便是肝气先绝；如果口的周围呈青黑色，冷汗淋漓，皮色泛黄的，便是脾气先绝；如果大小便失禁，言语狂乱且两目直视，必是肾气先绝。另外，对任何一脏来说，又有阴先绝或阳先绝的区别，这可从死后的表现来判断。如果是阳气先绝而阴气后绝的情况，那么这种人死后身体必然为青色；如果是阴气先绝而阳气后绝的情况，这种人死后身体必然为红色，并且腋下及心窝部位仍然温暖。

### 寸口脉浮大无力的病脉辨析

寸口脉浮大而无力，浮为阳气虚浮在外，大为中虚有寒，浮大相合，则里寒盛而虚阳外浮，其证属虚。医生如果使用攻下之法，就犯了很严重的错误。误下后将会导致阳气更虚，里寒更甚，里寒凝滞，肠道气机受阻，就会产生肠鸣。医生如果不懂得这个道理，反而使用饮冷水的方法，来发其汗，使得水寒之气相搏结，那么，就会发生气逆噎塞的变证。

### 趺阳脉浮滑的辨析

由于趺阳脉浮，浮则为虚，虚则胃中不和，胃虚气逆，所以会发生气逆而噎塞的症状。如果脉象滑的，为胃虚寒饮内停之象，寒饮上逆，就会出现呃逆。这些都是医生在治疗中犯的过失，他们用治实证的方法治疗虚证，而对于空虚之证，却使用攻逐实邪法来劫迫阴血，致使胃气虚竭。假如脉浮而鼻中干燥，势必会导致鼻孔出血。

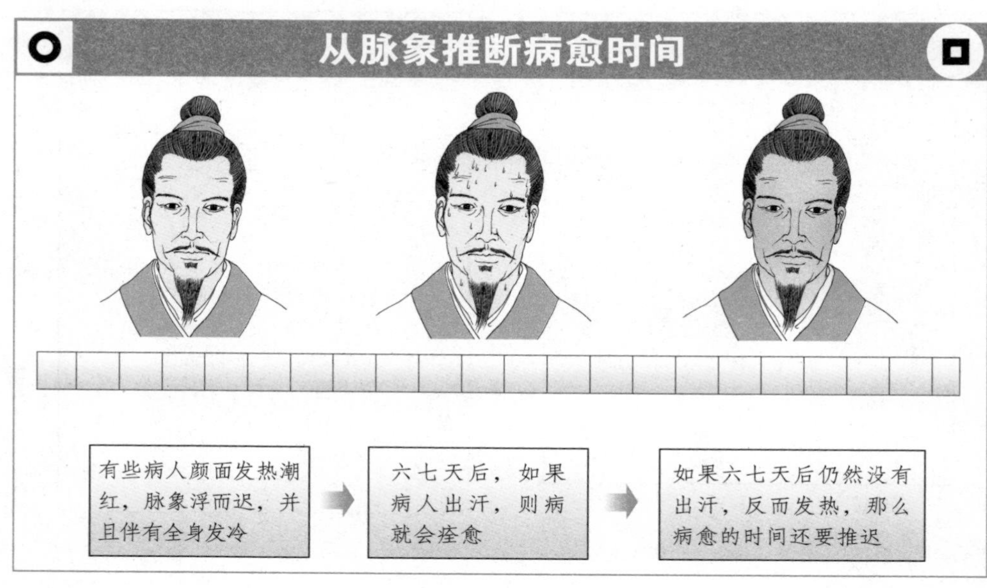

## 脉象浮而迟的病脉辨析

脉象浮数一般多见于表证，并有发热、怕冷的症状。如果身体的某一部位会疼痛，并且饮食和正常人一样，便是局部将患痈肿的表现。

脉象浮而迟，颜面发热潮红，并且同时伴有全身发冷颤抖的，等过去六七天时，就会汗出而愈。如果没有出汗，反而发热的话，那么，病愈的日期就会延迟。这是因为病人脉象迟，便是里阳不足。里阳衰虚，不能蒸化津液作汗外出，邪郁肌表而不得解，所以发热无汗必伴皮肤瘙痒，因此，病愈的时间必然会延长。

## 寸口脉三部呈紧象的病脉辨析

寸口脉三部都呈紧象。寸部脉紧，是雾露等清邪中于上焦；尺部脉紧，是水湿等浊邪中于下焦。因为雾露之邪轻而清，飘浮在上，伤人多伤上焦，所以谓之洁，谓之清；水湿之邪重浊而沉，伤人多伤下焦，所以谓之浑，谓之浊。清邪伤上伤表，就会出现发热、头痛、项强、腰痛、腿酸等表证；浊邪犯下犯内，便会出现心中寒栗、足膝发凉、大小便失禁等症。这些都是因为表气虚弱，里气不能内守，所以外邪得以乘虚侵袭所致。不管是病邪乘表虚而外入伤上，或乘里虚内入伤下，均可造成三焦混乱，表里内外不得通调的状况。如

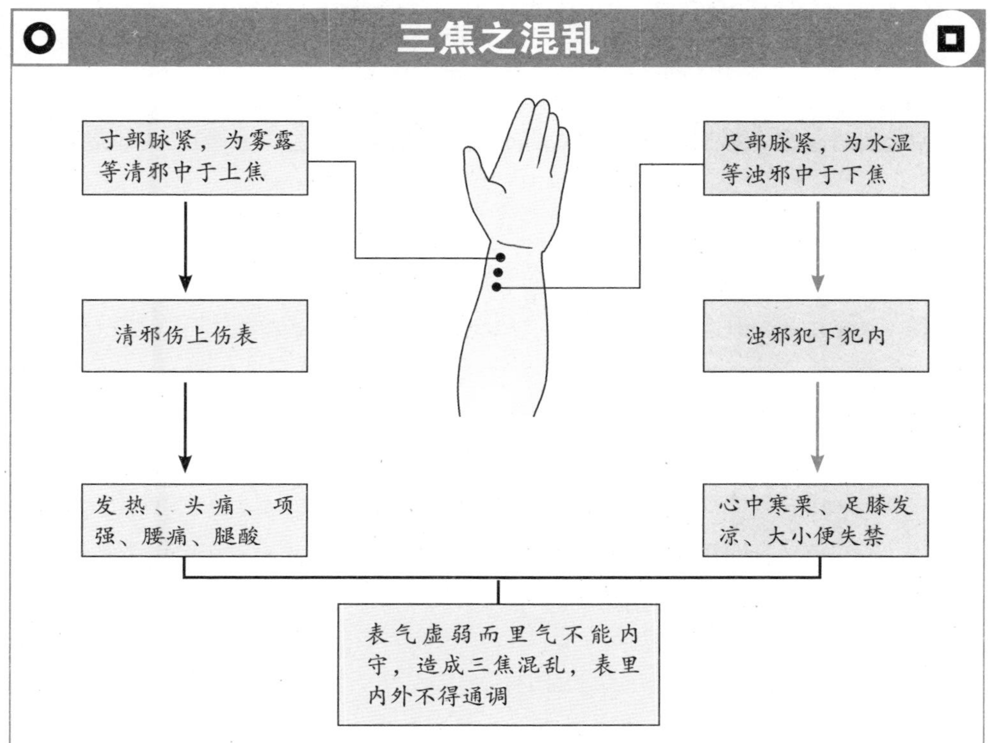


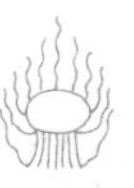

果上焦邪气郁滞不通，内热熏灼于上，便会引起口腔和牙龈糜烂。如果中焦不调，便会影响脾胃运化功能，导致胃气上逆，脾失运化，营卫之气的生化和转输受到破坏。营卫之气不能通调，血脉必然也就不顺畅。此时，假如卫气先得通畅，内郁的邪热随卫气外泻，小便必然黄赤，或经络，或脏腑，凡邪热经过之处，由于邪热熏灼，就会发生痈肿；倘若营阴先得通畅，那么卫气就会虚弱，阴无所使，卫外不固，外邪得以内入，里气与之抗争，就会有打喷嚏、声音混浊难出、咽部梗塞等征象。如果外受的寒气与内在的逆气相搏结而不生热，血被热迫，就会出现大便下血如猪肝色的症状。如果阴阳俱竭，中焦脾气衰败，使体液尽泄于下，下关不固，就会出现大便次数频繁而有后重感、脐腹部拘急绞痛的症状，此时，生命便很难保全。

当脉寸部和尺部都呈紧象，同时出现鼻塞流涕、用口呼吸、唇口干燥、身体蜷曲而卧、足冷、舌苔滑等症状时，便为表里俱病、虚实混淆，既有寒邪郁闭肌表，又有阳虚里寒。在这种情况下，治当精思明辨，应该分清表里之偏重，妥善处置，切勿随意乱投药物。假如病人怕冷发热，有恶心想吐的感觉，便是表寒偏重，病势偏重于表，治宜解表为主，兼顾其里。如果病人腹痛、腹泻，又是里寒偏甚，里证为重为急，治当先救其里，后治其表，或者是温里解表兼施。病至七八天后，如果出现微发热而手足转温，便是正复邪退、疾病向愈的佳兆；若反而发大热的，即为正衰邪盛、虚阳外越，此时，病就比较难治了。

## 辨脉治疗过程

| | |
|---|---|
| 1.辨脉 | 脉寸部和尺部都呈紧象。 |
| 2.观察 | 鼻塞流涕，用口呼吸，唇口干燥，身体蜷曲而卧，足冷，舌苔滑。 |
| 3.诊断 | 表里俱病，既有寒邪郁闭肌表，又有阳虚里寒。 |
| 4.治疗 | ① 如果病人有怕冷发热、恶心想吐的感觉，治疗应以解表为主，兼顾其里。<br>② 如果病人有腹痛、腹泻的感觉，治疗应当先救其里，后治其表或者温里解表兼施。 |
| 5.结果 | ① 身体稍微发热而手足转温，便是疾病向愈的佳兆。<br>② 身体若是发大热，则是病未愈且难治的征兆。 |

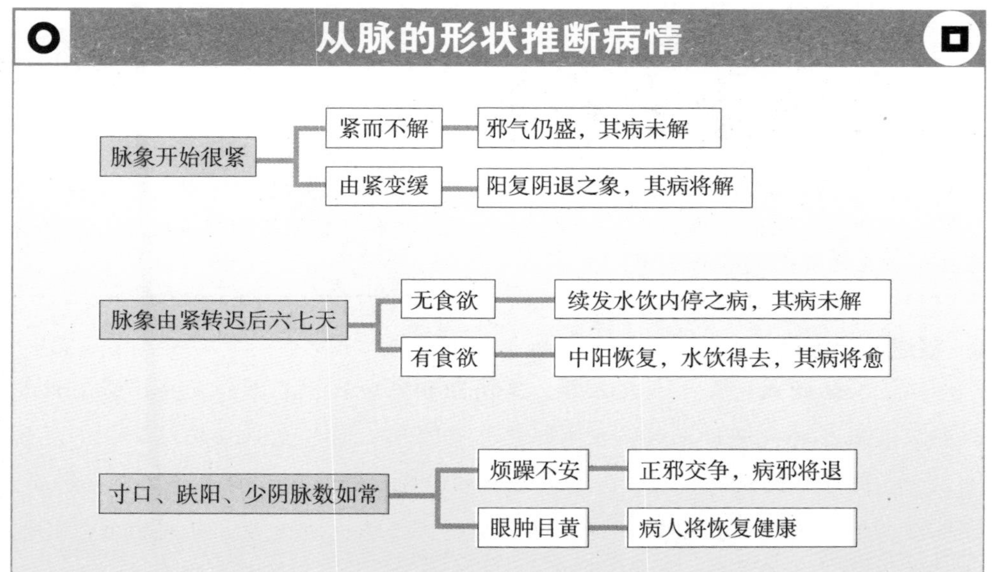


如果脉寸关尺三部都紧，并出现呕吐、腹泻时，即为寒邪内盛之象。如果脉紧不解的，知邪气仍盛，其病未解；如果紧脉已消，脉转和缓的，即为阳复阴退之象，其病将要解除。如果脉象由紧转迟，到了第六七天，也不想吃东西，这是续发水饮内停之病，其病未解；如果食欲恢复正常的，是中阳恢复，水饮得去之兆，其病向愈。病至第六七天，如果寸口、趺阳、少阴三处脉都至数如常，同时出现心烦得厉害、牙关紧咬不能说话、手足躁扰不安的状况，便是正邪交争、病邪将退的佳兆；如果病人脉象调和如常，出现心烦异常、眼胞微肿、目黄的，也是病将愈的征象。

### 脉象浮而数的病脉辨析

脉象浮而数，是风邪伤表的脉证。浮为风邪在表，数为卫阳不足。风属阳邪，阳盛于表，所以会发热；卫阳不足，不能温分肉，所以会怕冷。由于卫阳不足，复为风寒所束，所以身体就像被冷水浇洒一样怕冷。

### 脉象浮而滑的病脉辨析

脉象浮而滑，浮主热在外，滑主邪气盛，浮滑脉并见，为阳热亢盛之象。如果病人的脉象由浮滑转为数疾，并见发热、汗出而不解的，便是阳热亢盛至极、气血运行失去常度的表现，阴液行将枯竭，病情险恶。

伤寒病，咳喘气逆，若见脉形散乱无根并且大骨陷下等形损之证的，即为元气将散、脏气将绝的表现，属于死证。

## 2.平脉法：

# 正常脉象之辨析

平脉法，即指正常人之脉象，如四时平脉、五脏平脉和阴阳相等之脉。平，通“辨”，平脉，又包含辨脉之意，如四时太过不及之脉、脏腑阴阳乘侮之脉、百病错杂之脉、生死不平之脉等。

### 概述辨脉治病

问：人的脉象包含寸关尺三部，是阴阳相互依存、维系的反映。脉的搏动与营卫气血及肺气密切相关。在人体内，营卫气血随气息活动而循环上下，敷布周身，故有脉的跳动。人与天地相应，四时气候的变化，对人势必产生影响，故脉随四时而有变化，呈现多种多样的形态。如春天脉象弦，秋天脉象浮，冬天脉象沉，夏天脉象洪。与此同时，病人的脉象有大小的区别，即使在短时间内，也往往是变化不定的。另外，尺部和寸部脉象可参差不齐，或见短脉，或见长脉；上部和下部的脉象可以不一，有的显示脉搏存在，有的显示脉搏消失。事实上，人一生病，脉搏就会发生变化，或见脉搏跳得快，或见脉搏跳得慢，或见脉浮，或见脉沉。这些脉象都容易使人心迷意惑，动辄就丢掉纲领，请老师详加陈述，以便清楚明白。

答：你所问的，正是医道中的根本问题。脉有三部，即为寸关尺。营卫气血的流行，如尺之量长短，秤之称轻重，准确无误。所以肾脉沉，心脉洪，肺脉浮，肝脉弦，这是各脏正常的本脉，不会有丝毫差错。随呼吸出入，人体营卫之气流行，按漏刻时间循环周身。漏刻中水下二刻，则循环一周。因此，按照寸口之脉，便可察人体虚实，观病情的变化，明阴阳的偏盛偏衰。感受风邪则脉象浮虚，感受寒邪则脉象牢坚；沉伏之脉主水饮停蓄，急弦之脉是水饮为害；动脉主痛，数脉主热甚。如果脉与病证不相对应，则必须了解变化的根源。寸关尺三部的脉象不同，疾病也就大不一样。脉搏太过是病态，不及也是病态。总的来说，邪气并不是空无所见的，如果穷究其源，定能找到病变根本。因此，必须审查病在表在里，分辨出病在上焦、中焦还是下焦，明确邪气所侵犯的部位，诊察推断脏腑的盛衰。如果这些都掌握了，就一定会有独到、高超的见解。为此，分条记述如后，以传给有知识的人。

老师说：脉随着呼吸之气的出入而行。初按脉搏时，如果呼吸之气呼出得快吸进得慢，那么其脉便来得快，去得慢，叫作内虚外实。如果呼吸之气呼出得慢吸进得快，那么其脉则来得慢，去得快，叫作内实外虚。

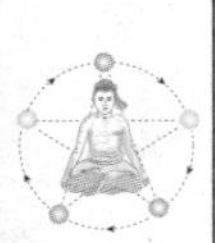

# 辨脉治病之步骤

人的脉象随四时而有变化，呈现多种多样的形态。人一旦生病，脉搏就会发生变化。或见脉搏跳得快，或见脉搏跳得慢；或见脉浮，或见脉沉。只要穷究其源，定能找到病变之根本。

## 诊治环节

1.弄清病在表在里 → 2.分辨病在上焦、中焦还是下焦 → 3.确定邪气侵犯的部位，并诊断出脏腑的盛衰 → 4.得到独到、高超的见解，进而对症下药

## 三焦之部位

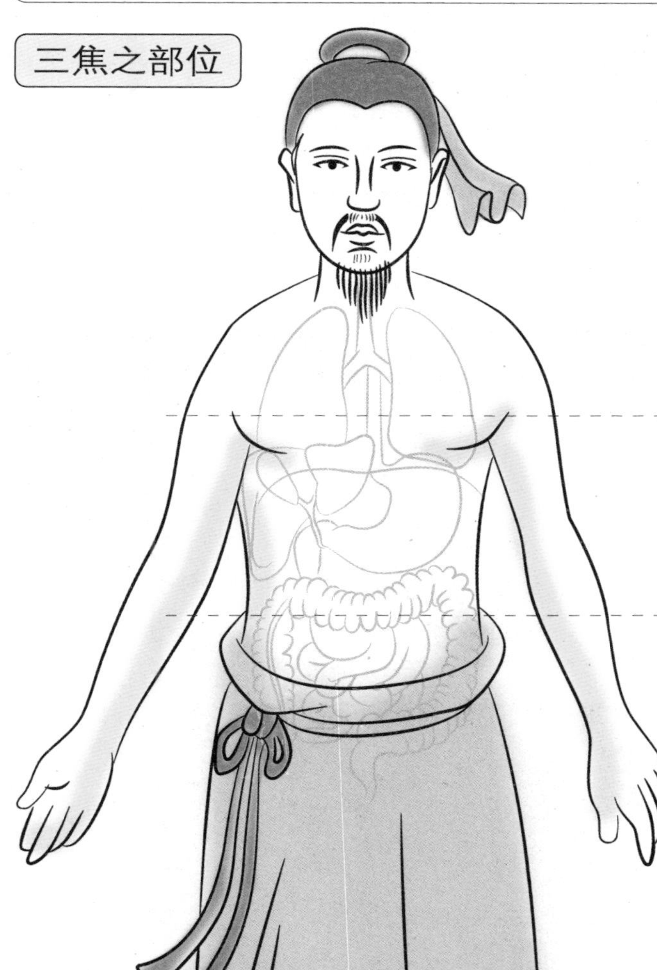

**上焦**

亦为胸腔部，是心肺两脏的居所。上焦之气，即为营气、卫气与呼吸之气相结合的宗气。

**中焦**

亦为腹部，是脾、胃、肝、胆的居所。中焦之气亦称中气，一般认为即脾、胃之气。实则产生营卫之所。

**下焦**

亦为少腹，是肾、大肠、小肠、膀胱的居所。下焦之气，一般指命门之元气，实则这里既有经脉之中的营气，又有经脉之外的卫气，还有水谷精微之气中的浊杂之气受肾气而化生的卫气。

## 如何察言观色辨病情

问：高明的医生，通过察颜观色便能知道病情。一般的医生，通过问诊就能知道病情。而水平低下的医生，只有通过诊脉才能知道病情。请老师给予指教。

答：如果病人家属来请医生时说，病人发热厉害，身体疼痛，但是能自然安睡。到病人家后，诊病人的脉为沉而迟，便知道疾病将要痊愈。这是如何得知的呢？患者发热、身体疼痛，是表证之见证。表证脉应浮大，现在脉反见沉迟，为表证而得里脉，由此得知邪气已衰，疾病将要痊愈。如果病人诉腹部突然疼痛，但能安然自坐，切其脉为浮大，便可知疾病将愈。这是为什么呢？这是因为，患者腹内疼痛，说明病在里；里有病，脉则应当沉而细，可现在脉浮大，是阴证而见阳脉，为正复邪退之兆，所以便能得知疾病将愈。

老师说：病人家属来请医生的时候说，病人发热很厉害。第二天医生到了病人家，看见病人朝墙安然入睡，则表明热已经退了。即使此时脉象还未趋调和，也可断言疾病已经痊愈。假如病人朝墙而睡，医生来后，并不惊坐而起，却会盯着医生，说话吞吐支吾、欲言又止，给他诊察时却吞咽唾液，这便说明病人假装生病。

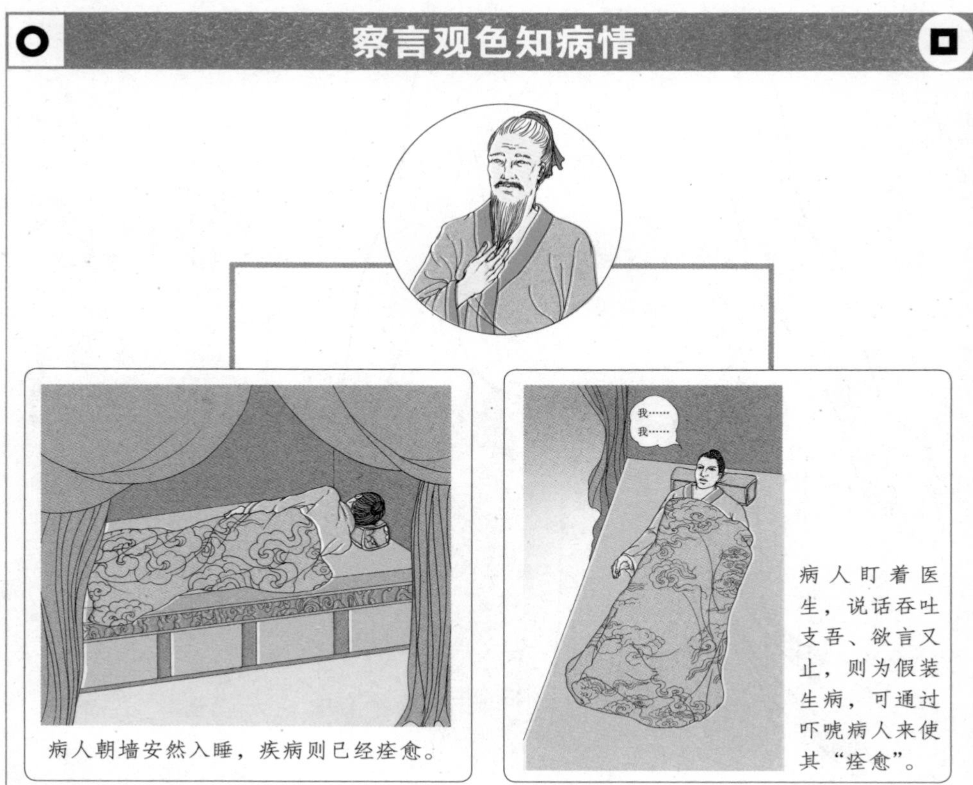


病人朝墙安然入睡，疾病则已经痊愈。

病人盯着医生，说话吞吐支吾、欲言又止，则为假装生病，可通过吓唬病人来使其“痊愈”。

如果医生诊脉时，病人打哈欠，便说明没有病。医生诊脉时，病人呻吟的，才是有病。如果说话迟钝不灵活的，即为风病；摇头说话的，则为里有疼痛的病证；行动迟缓的，即为筋脉强急的病变；俯伏而坐的，则是短气；不能正坐的，为腰痛；双手护腹，好像怀抱鸡蛋不肯放手，惧怕人触碰的，便是脘腹疼痛。

## 看症状断结果

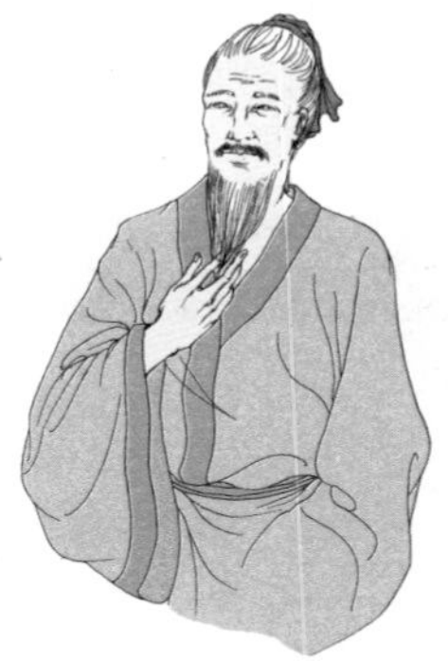

诊脉前，可以通过观察病人的各种外在形态，来判断所患疾病。

| 症状 | 诊断结果 | 症状 | 诊断结果 |
|---|---|---|---|
| 说话迟钝不灵活 | 风病 | 俯伏而坐 | 短气 |
| 摇头说话 | 里有疼痛 | 不能正坐 | 腰痛 |
| 行动迟缓 | 筋脉强急的病变 | 双手护腹，惧怕触碰 | 脘腹疼痛 |

### 及时治疗伏气病

老师说：对于伏气这种病，必须时时留意观察，注意及时发现病人，以便尽早治疗。如果过去确有邪气内伏，则应该及早诊察。如果脉象微弱，便会出现咽喉疼痛剧烈，好像创伤一样，这不是喉痹证。病人会说：咽喉的确疼痛。不过，现在却又想腹泻。

### 恐惧、津液亏损、羞愧时的脉象

问：人在恐惧惊怕的时候，脉的形态是什么样的？

答：这时的脉形就像用手指按丝线，纤细而连贯，同时，病人的面部失色而显苍白。

问：假如人不饮水，以致津液亏虚，脉的表现是怎样的？

答：脉象涩，同时可见唇、口干燥。

问：当人羞愧时，脉的表现是怎样的？

答：脉象浮，并可见面色忽红忽白。

## 切脉力度与病证的关系

问：《难经》中说：脉有三菽重和六菽重的，这是什么意思呢？

答：医生用手指按脉，如果用三粒小豆一样的重量就能切得脉搏的，便是肺气之脉；如果用六粒小豆一样的重量而切得脉搏的，便是心气之脉；如果用九粒小豆一样的重量而切得脉搏的，便是脾气之脉；如用十二粒小豆的重量而切得脉搏的，即为肝气之脉；重按至骨始得脉搏的，是肾气之脉。假如病人腹泻，寸关尺均摸不到脉搏，但尺部时而出现脉微微搏动，随呼吸而至的，便是肾气尚未竭绝的征兆；如果出现一息而脉二至的损脉，则为难治之证。

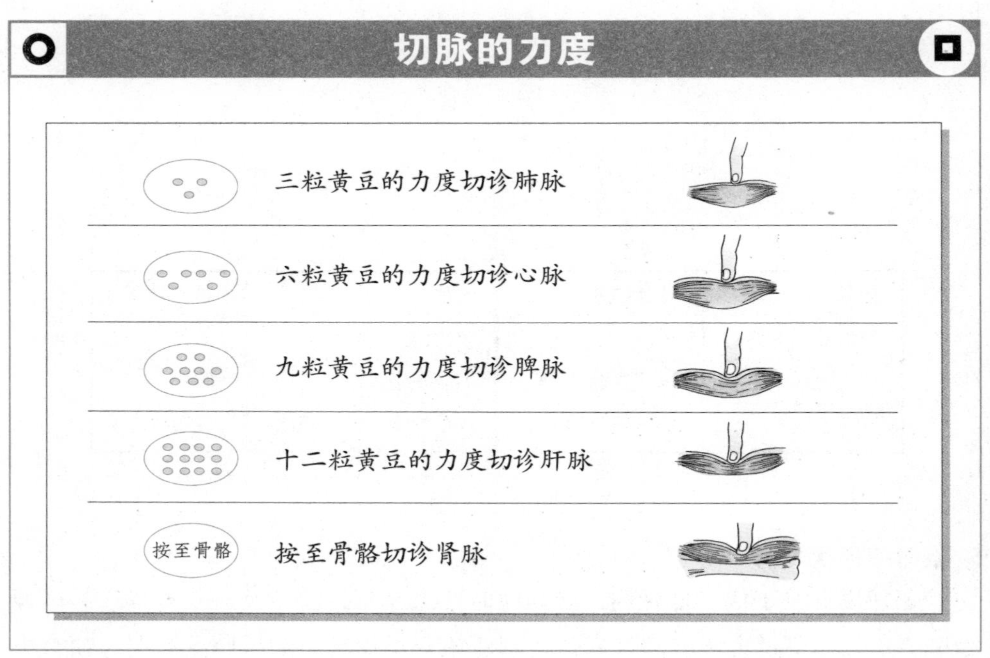


## 病脉的相互关系

问：脉象有相互乘侮，有纵横，有顺逆，是什么意思呢？

答：四时各有平脉，五脏之气与之相应，所以才会有春弦、夏洪、秋浮、冬沉之脉。假如五脏之气相乘相克，即为病脉。其中，如果脏腑之气相乘，克其所胜的，比如夏令脉应洪，反见沉脉，是肾水乘心火；春季脉应弦，反见浮脉的，是肺金乘肝木，这些便叫纵。如果脏腑之气反侮，反乘其不胜的，比如冬季脉应沉，反见洪脉的，是心火反侮肾水；秋令脉当浮，反见弦脉的，是肝木反侮肺金，这些便叫横。如果秋令反见沉脉，是肾水乘肺金；春季反见洪脉，则是心火乘肝木。这些都是子气克母，便叫逆。如果冬令反见浮脉，是肺金乘肾水；夏令反见弦脉，是肝木乘心火。这些都是母气乘子，便叫顺。

## 五行的乘侮

相生与相克是五行之间的正常关系，人体器官就像五行一样也存在着相生相克的关系。当人体患病时，这种关系就会被打破，出现相乘和相侮两种情况。

**相乘**

相乘就是一方的力量太强了，出现克制太过分的情况。水本来是克火的，水势过大，就会克火太过，造成火的不足。

**相侮**

相侮是相克的反面情况，例如金克木是正常现象，但是当木气过于强烈时，就能反而克制起金来。

## 纵横顺逆之解

纵
夏
脉当洪，反见沉脉
春
脉当弦，反见浮脉
横
冬
脉当沉，反见洪脉
秋
脉当浮，反见弦脉
逆
秋
脉当浮，反见沉脉
春
脉当弦，反见洪脉
顺
冬
脉当沉，反见浮脉
夏
脉当洪，反见弦脉


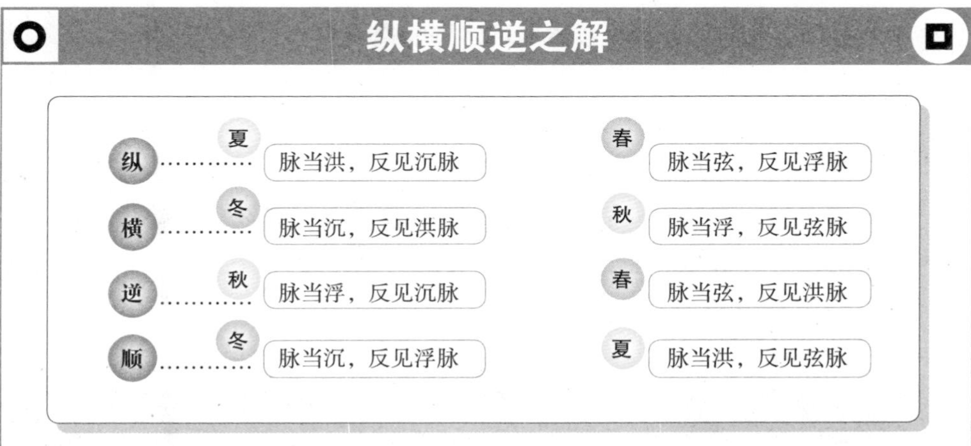

问：脉象中会出现邪气伤人的病脉，为什么呢？

答：脉象中有弦、紧、浮、滑、沉、涩六种，这六种脉象就是邪气伤人所致的病脉，是邪气侵害各经脉所致病变的反映。

### 灾怪——病脉的突发状况

问：脉象中有灾怪，这是为什么？

答：假如有一个病人，既有太阳之脉，又有太阳之证，脉与证相应，于是制作汤药治疗。等到服药后约一顿饭的工夫，病人突然出现剧烈呕吐或者严重腹泻的症状，并见腹中疼痛。而医生就诊时没有这样的症状，是现在才发生的意外变化，这就叫灾怪。

又问：那是什么原因引起的呕吐、腹泻呢？

答：可能是以前服的别的药，到现在才发生作用，所以引起了呕吐、腹泻等症，发生了意外变化。

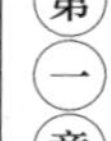

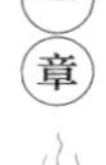

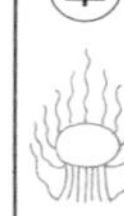

### 肝、心、肺三脉的脉象辨析

问：东方肝脉，它的表现如何？

答：肝，属木，又叫厥阴，其脉微弦濡弱而长，是肝的平脉。假如肝病而见濡弱之脉，则表示疾病将愈。如果为单纯弦脉的，则为预后不良。这是为什么呢？由于其脉如弓弦一样直，便表示肝脏损伤，所以可知预后不良。

问：南方心脉，它的表现怎样呢？

答：心属火，又叫少阴，其脉洪大而长，是心的平脉。心病而见洪大脉，则表示疾病将愈。如果脉象来时微弱去时大，即为反常的现象，叫作“反”，主病在里。如果脉来时小而去时大，便叫“覆”，主病在表。假如脉浮取微而来时小的，就会有汗出的征象。如果脉沉取微而去时大的，则会出现关格不通、没有小便的状况。此时，假如头部无汗的，则病尚可以治疗；如果有汗的，则属于死候。

问：西方肺脉，它的表现怎样呢？

答：肺属金，又叫太阴，其脉如毛之浮，是肺的平脉。假如肺病而见此脉，或见缓迟的，即为疾病将愈。如果出现数脉的，那么疾病就将增剧。这是为什么呢？因为脉数，主南方火邪盛，火克西方金，就会形成痈肿，为难治之证。

#### 心、肝、肺的属性

| 脏名 | 心 | 肝 | 肺 |
|---|---|---|---|
| 五行 | 火 | 木 | 金 |
| 方位 | 南方 | 东方 | 西方 |
| 六经 | 少阴 | 厥阴 | 太阴 |
| 脉的特点 | 洪大而长 | 濡弱而长 | 毛浮 |

### 脉象与四时的关系

问：二月时见毛浮脉，为什么能断言到秋天就会病情加重，甚至死亡？

答：二月期间，脉象应当濡弱，这时反而出现毛浮（如毛之浮），所以知道冬天即会死。二月是肝气当令的时候，肝属木，脉应濡弱，却反而见毛浮脉。毛浮是肺脉，肺属金，金克木，因此知道到秋天就病情加重，甚至死亡。其他各季的脉象都可依此类推。

# 辨脉预亡期

二月时，病人的脉象毛浮，到秋天病情会加重，甚至死亡。


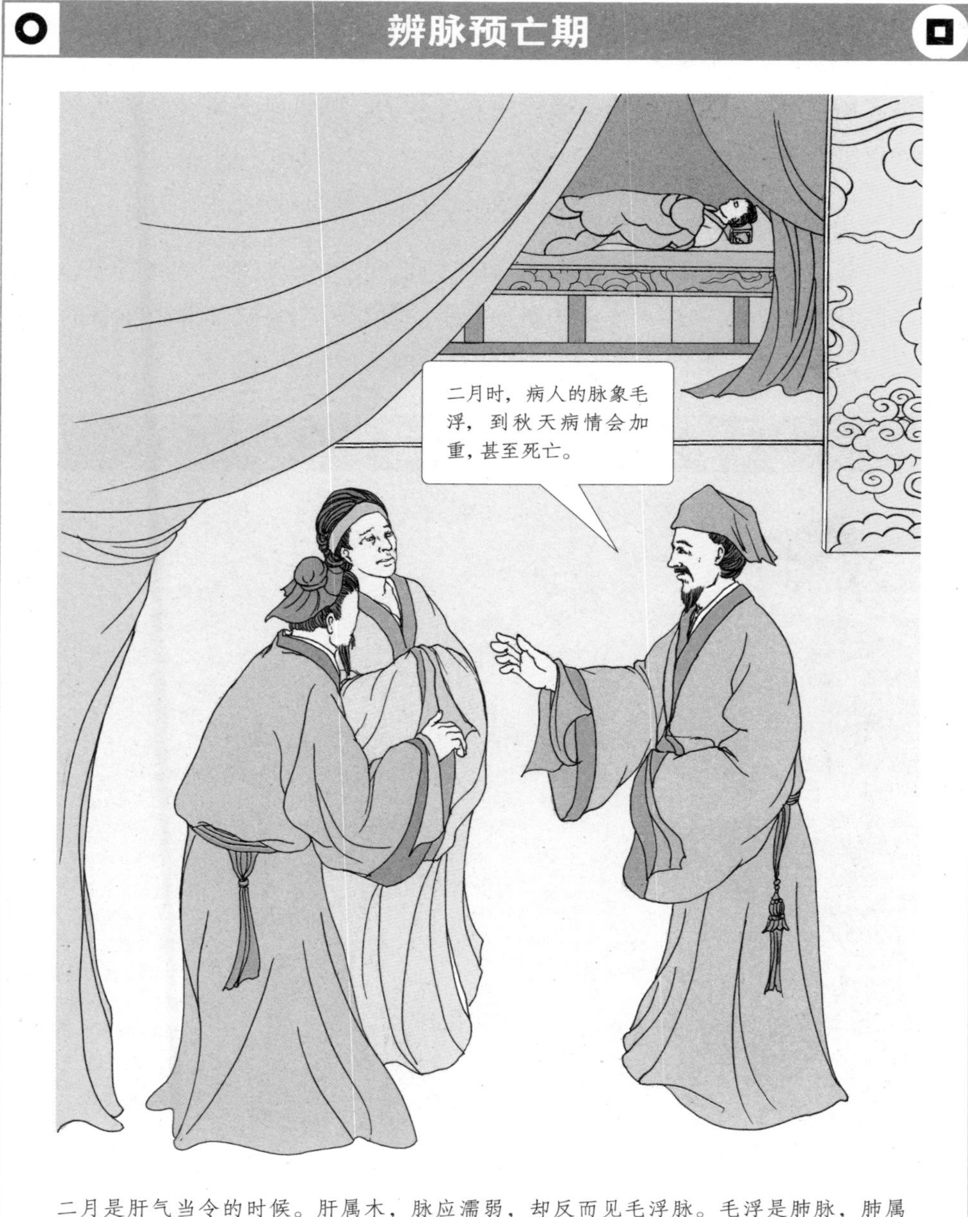

二月是肝气当令的时候。肝属木，脉应濡弱，却反而见毛浮脉。毛浮是肺脉，肺属金，金来克木，因此知道到秋天就病情加重，甚至死亡。

### 胖人、瘦人的不同病脉

老师说：给肥胖的人诊脉，如果脉浮，就应该寻求致浮的原因；为瘦弱的人诊脉，如果脉沉，则应当查找致沉的根源。这是因为，胖人脉象本应当沉，现反而见浮；瘦人脉象本应当浮，现反而见沉，都是反常之脉，所以应该查找原因。

## 不治之症的死脉

老师说：寸脉下不及关，是阳绝于上；尺脉上不达关，是阴绝于下。这些都是不治之候，必死无疑。假如要预测病人的死期，则可以根据月令季节与疾病相克的规律来推算。

## 行尸与内虚的区别

老师说：脉象有病而外形无病的，是脏腑生气已竭的表现，叫作行尸。假如突然昏眩仆倒不省人事的，便会夭折而死亡。如果外形有病而脉象正常的，叫作内虚，是由于缺乏水谷之气所致。虽然身体困苦，却并无危害。

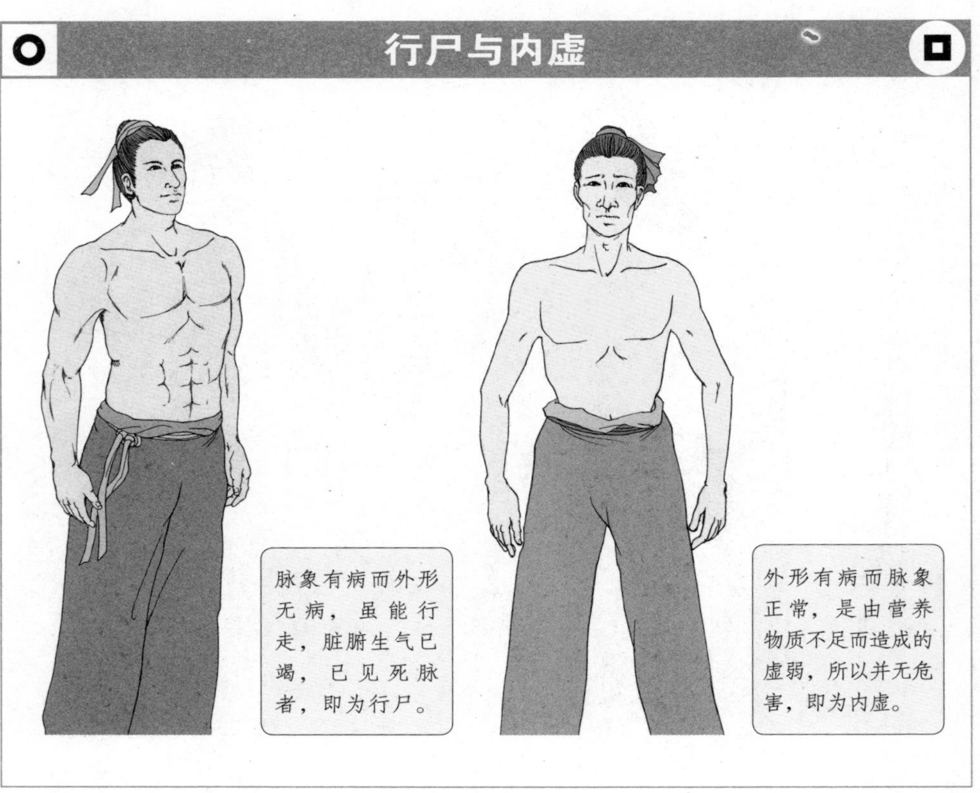


## 滑脉产生的原因

问：脉来大而盛，却忽然沉下，像转珠一样的，叫作滑脉。这是什么意思呢？

答：沉脉是少阴纯阴之象，脉大而盛是阳明正阳之象。少阴为先天之本，阳明是后天之本；阳明少阴两相结合，则气血充盈，流行疾急，因此脉滑，所以关尺脉必自然相平。假如关脉不平而微沉的，为阳明里实未甚，则饮食尚可；如果尺脉不平而微浮紧的，便是少阴阴盛，病人便会出现两大腿内侧出汗、阴部潮湿的症状。

## 紧脉产生的原因

问：我曾被人诘问，紧脉是如何产生的？

答：如果发汗太过，或是催吐，而导致肺脏虚寒的，可致紧脉；如果咳嗽的病人，因喝冷水而致寒饮内停，也能产生紧脉；如果患虚寒腹泻，因为胃中虚寒，所以一样可致紧脉。

紧脉之产生
老师，紧脉是如何产生的呢？
下面三种情况都可致紧脉：
1. 发汗太过或是催吐，导致肺脏虚寒。
2. 咳嗽的病人，因喝冷水而致寒饮内停。
3. 患虚寒腹泻，而导致胃中虚寒。

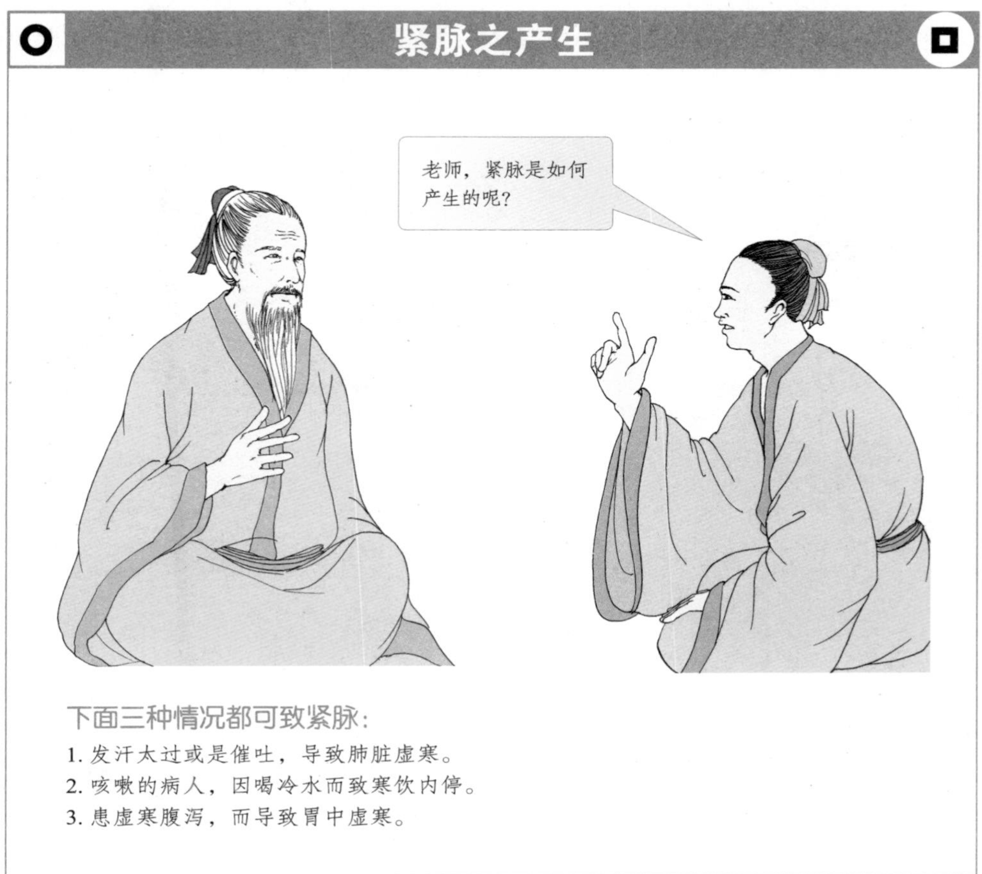

## 几种常见的脉象名称

寸口卫气过盛的，叫作高；营气过盛的，叫作章；营卫之气均盛的，名为纲。卫气弱的名为惵；营气弱的为卑；营卫之气均弱的，名叫损。卫气调和的，名叫缓；营气调和的，名叫迟；营卫之气均调和的，叫作沉。

## 寸口脉、趺阳脉、少阴脉的脉象分析

寸口脉缓而迟，缓脉是卫气调和之象，卫气充盛于外，因此其人皮肤颜色鲜明有光泽，声音清晰高亢，毛发生长旺盛；迟脉则为营气调和之象，营血盛

## 寸口之脉的形态

缓脉表示卫气调和。此类人皮肤有光泽，声音高亢。
迟脉表示营气调和。此类人血脉充盛，肌肉结实。

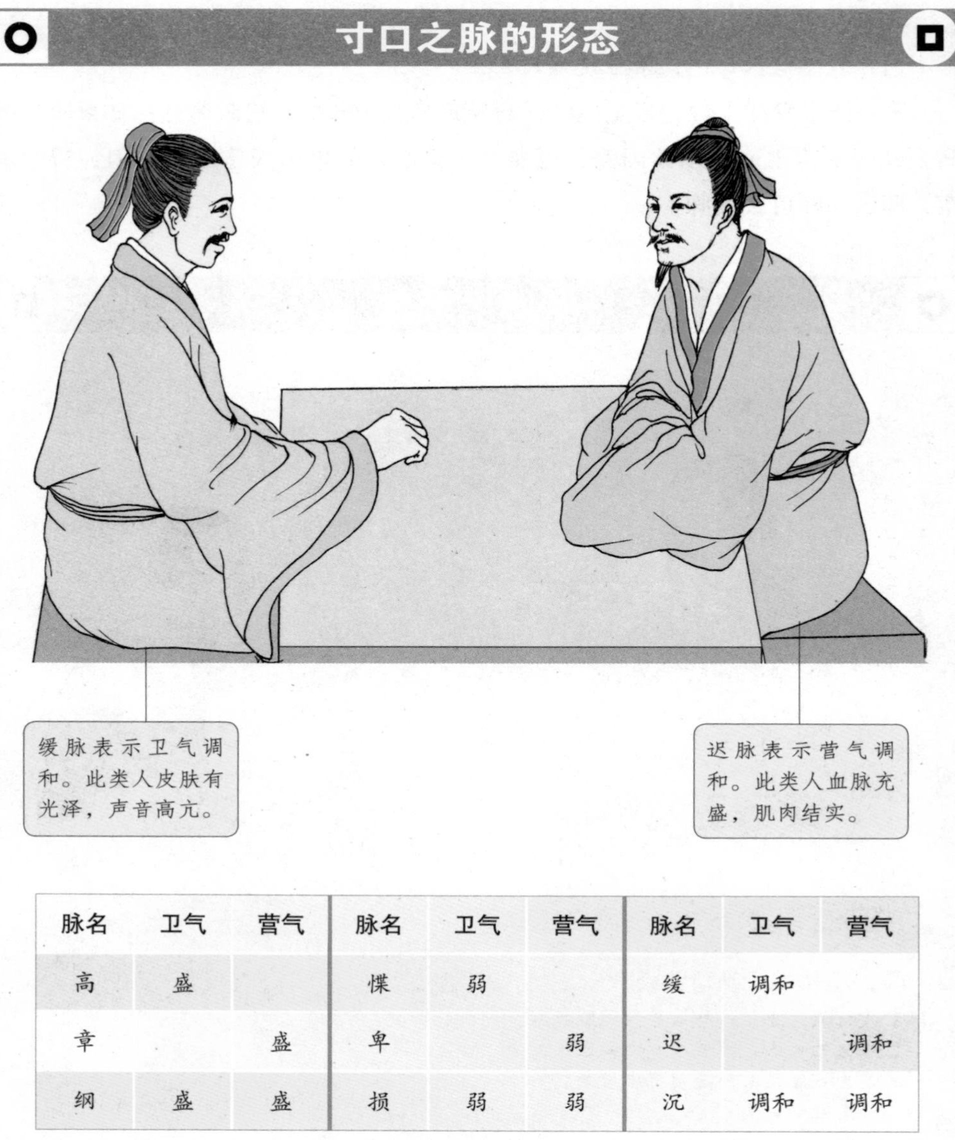

| 脉名 | 卫气 | 营气 | 脉名 | 卫气 | 营气 | 脉名 | 卫气 | 营气 |
|---|---|---|---|---|---|---|---|---|
| 高 | 盛 | | 惵 | 弱 | | 缓 | 调和 | |
| 章 | | 盛 | 卑 | | 弱 | 迟 | | 调和 |
| 纲 | 盛 | 盛 | 损 | 弱 | 弱 | 沉 | 调和 | 调和 |

于内，所以其人骨髓生长，血脉充盛，肌肉丰腴结实。阴阳相互促进，营卫之气流通，刚柔相济，所以身体强壮无病。

趺阳脉滑而紧，滑主胃有实邪，紧主脾有实邪。脾胃之邪相互搏击，各恃其强，自相伤害，就像是用手握住刀口，便会产生创伤。

寸口脉浮而大，浮主正气虚，大主邪气实。浮大脉见于尺部的，是正虚于下，邪气关闭下焦，而致小便不通，这便是“关”；浮大脉见于寸部的，是正虚于上，邪气格拒上焦，所以吐逆，便是“格”。

趺阳脉伏而涩，伏为中焦壅塞，水谷不化，因此吐逆；涩为脏气内结，脾虚不运，因而饮食不能入口，这也叫关格。

脉象浮而大，浮是感受风邪，大是邪气盛。风邪与正气相互搏结，轻的风邪犯肌表而出现皮肤出疹、身体瘙痒，叫作泄风；重的风邪久羁不去，皮肤溃烂结痂，因而形成了痂癞。

寸口脉弱而迟，弱是卫气虚弱，迟是营中有寒。营是血，血中受寒就会发热；卫是气，气不足便会出现胃脘痞满，以致感觉饥饿却无法饮食。

趺阳脉大而紧，脉大为虚，紧为寒盛。正虚而阴寒邪甚，极容易出现腹泻等症状，治疗较为困难。

寸口脉弱而缓，弱主阳气不足，运化不及；缓主胃中谷气有余，饮食停滞，因此会出现嗳气、吞酸、饮食不下、胸脘满闷的症状。

趺阳脉浮而紧，浮为气虚，紧为寒甚；气虚则腹部胀满，寒甚则腹中绞痛。气虚与寒甚相合，则会出现肠鸣，腹中气机转动，气机一转动则胸膈壅滞

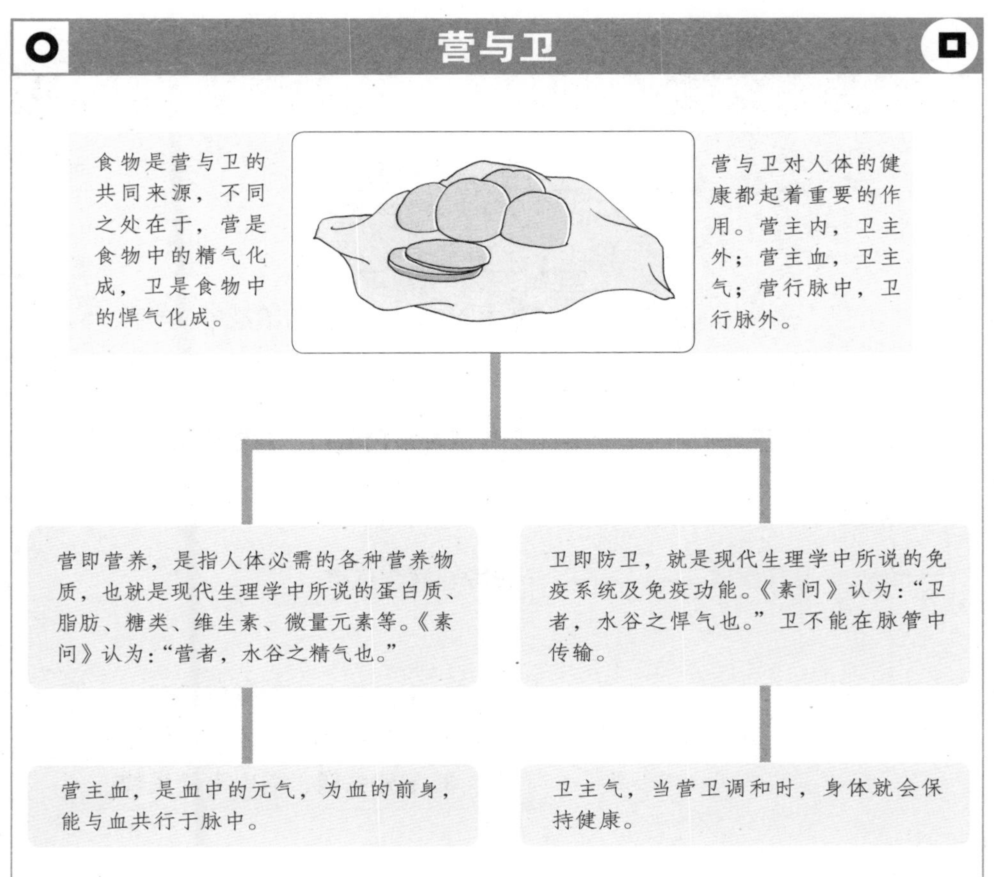

之气得以下行。假如少阴脉不现的，则是虚寒之气结于下焦，以致外阴部肿大而疼痛。

寸口脉微而涩，微是卫气虚，运行不力，涩是营阴不足。卫虚而营不足，营卫不能相互协调，三焦失去依靠，便会导致身体麻痹。营气不足，筋脉失养，身体就会疼痛剧烈，口难说话；卫气虚弱，不能卫外，则会怕冷，呵欠连连。营卫俱虚，三焦失养，不能各司其职，上焦失职，则嗳气吞酸；中焦失职，则不能消化饮食；下焦失职，则大小便失禁。

趺阳脉沉而数，沉主邪实于里，数主热。热能消化水谷，治疗比较容易。如果脉不沉数而沉紧，为里寒甚，则属难治之候。

寸口脉微而涩，微主卫气虚，涩主营气不足。卫气虚弱时，则面色萎黄；营气不足时，则面色发青。营好比树根，卫好比枝叶。营卫俱虚，那么根与枝叶皆枯萎，因此会出现畏寒战栗、咳嗽气逆、唾吐腥臭脓血及涎沫的症状。

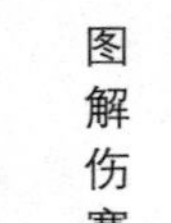

趺阳脉浮而芤，浮主卫气虚，芤主营气伤。营卫之气衰微，不能充养形体，因此身体消瘦、皮肤粗糙，甚至皮肤干燥成鳞甲之状。

## 寸口脉之脉象分析

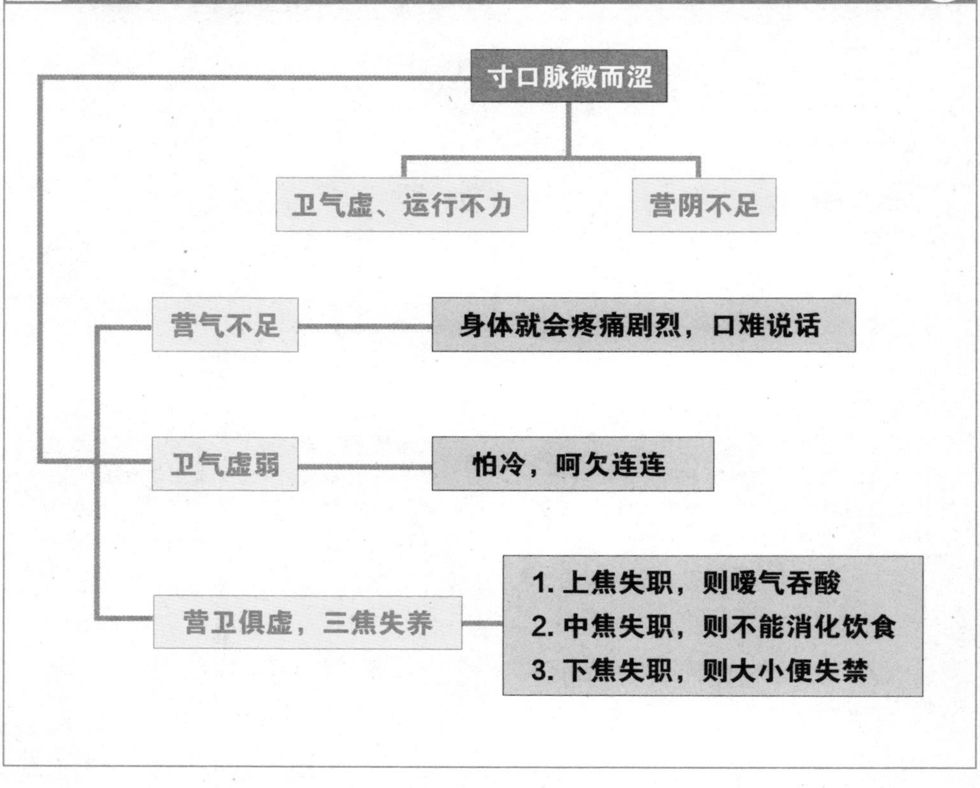

寸口脉微而涩

卫气虚、运行不力

营阴不足

营气不足 —— 身体就会疼痛剧烈，口难说话

卫气虚弱 —— 怕冷，呵欠连连

营卫俱虚，三焦失养 ——

1. 上焦失职，则嗳气吞酸
2. 中焦失职，则不能消化饮食
3. 下焦失职，则大小便失禁

# 营与卫的功能

营与卫在人体中缺一不可，它们的功能不同，而能密切配合，共同维持着人体的健康。

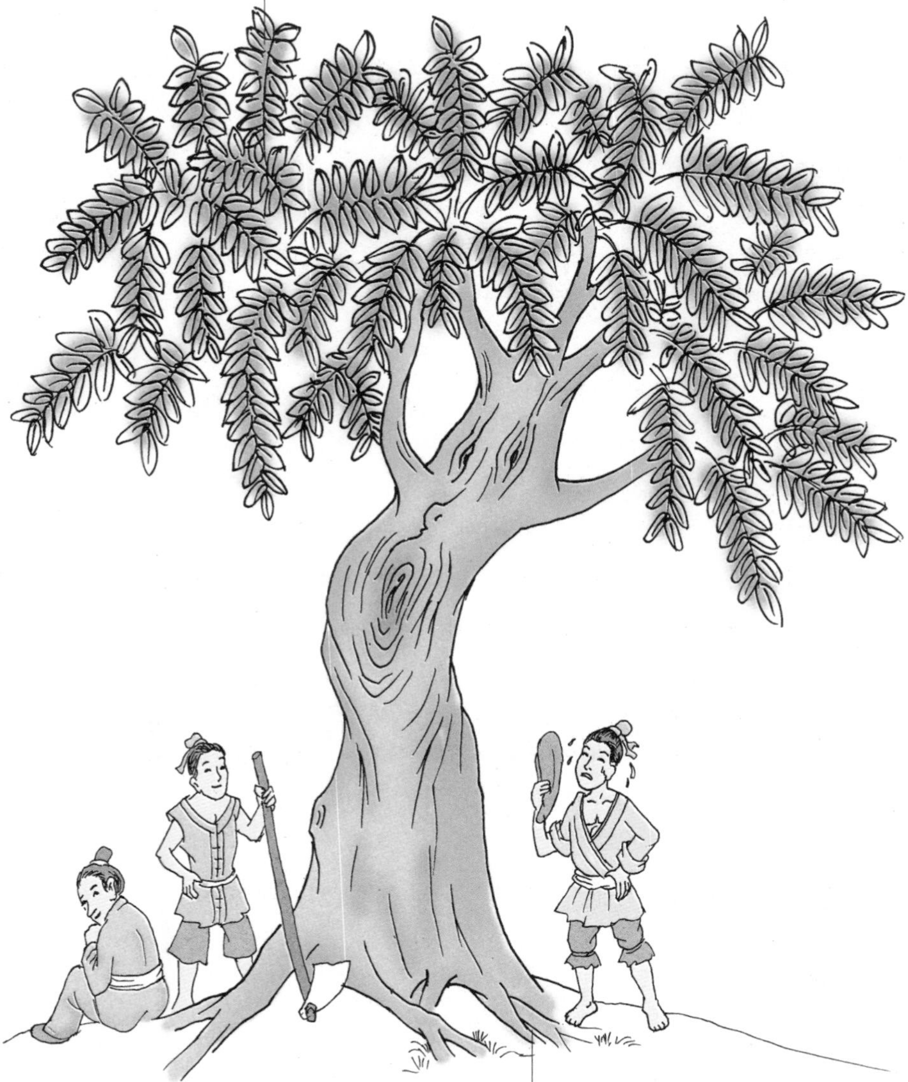

卫好比枝叶，当卫气虚弱时，就会出现面色萎黄的症状。

营好比树根，当营气不足时，就会出现面色发青的症状。



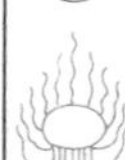

寸口脉微而缓，微为卫气不足，不能固外，则肌腠空虚；缓是胃气有余，胃气充盛则能消化饮食、吸取水分。饮食入胃，才能生成营卫之气，运行于脉道；水分经胃的吸收，输送于经脉，才有血液的生成。营气虽盛而卫气弱，外则不能固护肌表，内则不能固其血，因此就会产生血崩之证。

趺阳脉微而紧，紧为里寒，微为气虚。微紧相合，为脾胃虚寒、中气不足，因此产生短气的症状。

少阴脉弱而涩，弱为阴虚。阴虚心火上炎，则微见心烦；涩为血少，阴血虚少，血行不畅，不能温暖四肢，则为四肢厥冷。

趺阳脉隐伏不显，主脾阳衰微。脾虚不能运化，水谷精微不能营养周身上下，因此身体冷而且皮肤硬。

少阴脉象不显，即为肾气衰竭、精血不足。肾阴虚竭，不能潜阳；阳气上奔，迫促胸膈，宗气反而被阻，聚而不行，致血结心下。阳气若退于下，则阴部及两大腿内侧发热；阳与阴相争，阴阳之气两相郁遏，营卫俱不通行，因此身体会厥冷不仁，失去感觉，状若死人，这就叫作尸厥，应当针刺期门穴、巨阙穴。

寸部脉微，尺部脉紧。微为阳气衰微，紧是阴寒内盛。阴邪常盛而阳衰，因此病人虚弱多汗。

一般来说，寸口脉微主阳虚，濡主血少，弱主阴虚发热，紧主寒。阳虚血少而又被寒邪所乘，气血不能通达内外，轻则出现口紧急，不能言语，畏寒战栗；重则出现四肢厥冷，昏晕而失去知觉。究其根源，则在于胃虚不能纳谷，脾虚不能运化，外不能滋养形骸，内不能营养五脏。

## 趺阳脉之脉象分析

趺阳脉在足背胫前动脉搏动处，又称冲阳脉。

|  |  |
| --- | --- |
| 沉而数 | 治疗比较容易。如果脉不沉数而沉紧，则属难治之候 |
| 浮而芤 | 不能充养形体，以致身体消瘦，皮肤干燥成鳞甲之状 |
| 微而紧 | 微紧相合，为脾胃虚寒、中气不足，因此会产生短气的症状 |
| 隐伏不显 | 脾虚不能运化，水谷精微不能营养周身上下，因此身体冷且皮肤硬 |

## 滋养脏腑的濡弱脉

问：濡弱脉对五脏六腑都适宜，这是为什么？

答：濡弱是胃气之脉。五脏六腑相生相克，俱赖胃气以滋生，因此濡弱脉对五脏六腑都适宜。

## 病入脏腑的脉象

问：如何得知病入于腑？如何得知病入于脏呢？

答：只要见阳脉如浮或数的，就是病入于腑；凡见阴脉如迟或涩的，就是病入于脏。

### 少阴脉之脉象分析

弱而涩 —— 弱为阴虚，涩为血少 → 阴虚心火上炎，则微见心烦；阴血虚少，血行不畅，不能温暖四肢，则为四肢厥冷。

脉象不显 —— 肾气衰竭，精血不足 →
1. 阳气若退于下，则阴部及两大腿内侧发热。
2. 阳与阴相争，阴阳之气两相郁遏，营卫俱不通行，因此身体会厥冷不仁，失去感觉，状若死人，便为尸厥。



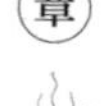

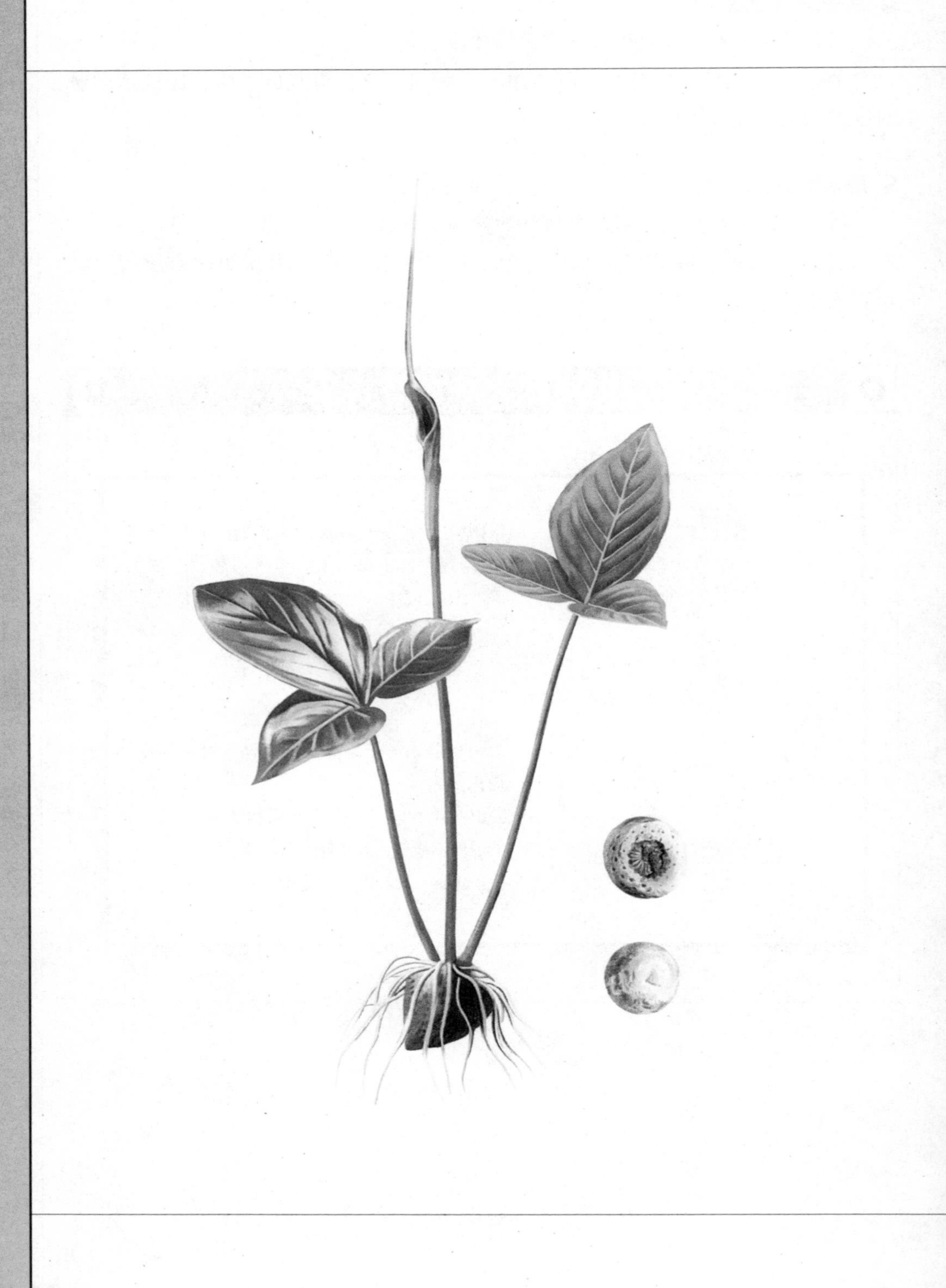

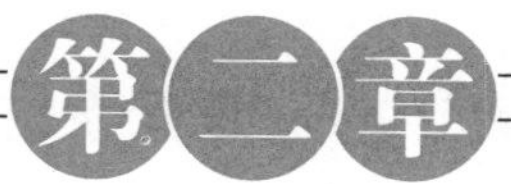


# 序例：

# 伤寒学入门

本章可以看成是《伤寒论》的序例，涉及外感疾病的病因、病机、分类、治疗、护理、预防等问题，所以本章的内容又是对外感病的概述。在后半部分，重点探讨了太阳病的辨脉和治疗方法。

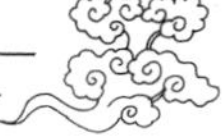

# 1.伤寒例：

# 四时之气皆伤人

伤寒例表面上是《伤寒论》的序例，实则为外感病的概论，涉及外感病的病因、病机、分类、治疗大法、护理、预防、预后等诸多问题。

---

### 四时八节二十四气七十二候决病法

立春正月节斗指艮　雨水正月中指寅

惊蛰二月节指甲　春分二月中指卯

清明三月节指乙　谷雨三月中指辰

立夏四月节指巽　小满四月中指巳

芒种五月节指丙　夏至五月中指午

小暑六月节指丁　大暑六月中指未

立秋七月节指坤　处暑七月中指申

白露八月节指庚　秋分八月中指酉

寒露九月节指辛　霜降九月中指戌

立冬十月节指乾　小雪十月中指亥

大雪十一月节指壬　冬至十一月中指子

小寒十二月节指癸　大寒十二月中指丑

### 节气与斗柄的指向

中医推崇“天人合一”的理论，天时与地理，都对人体有着很大影响。古人根据北斗星斗柄的指向来确定季节，并用天干地支来标志二十四节气。

## 四季与时行病

《阴阳大论》说：春天气候温暖，夏天气候炎热，秋天气候凉爽，冬天气候严寒，这是四季正常气候的变化规律。冬季严寒，自然界各种生物都潜藏、伏匿起来，懂得养生的人能顺应自然之性而防护固密，所以不会被寒邪所伤。假如不慎感受了寒邪，便叫作伤寒。四时之气皆能伤人而致病，但伤寒这种邪气，是最为凛冽、肃杀的邪气，所以为害最烈。

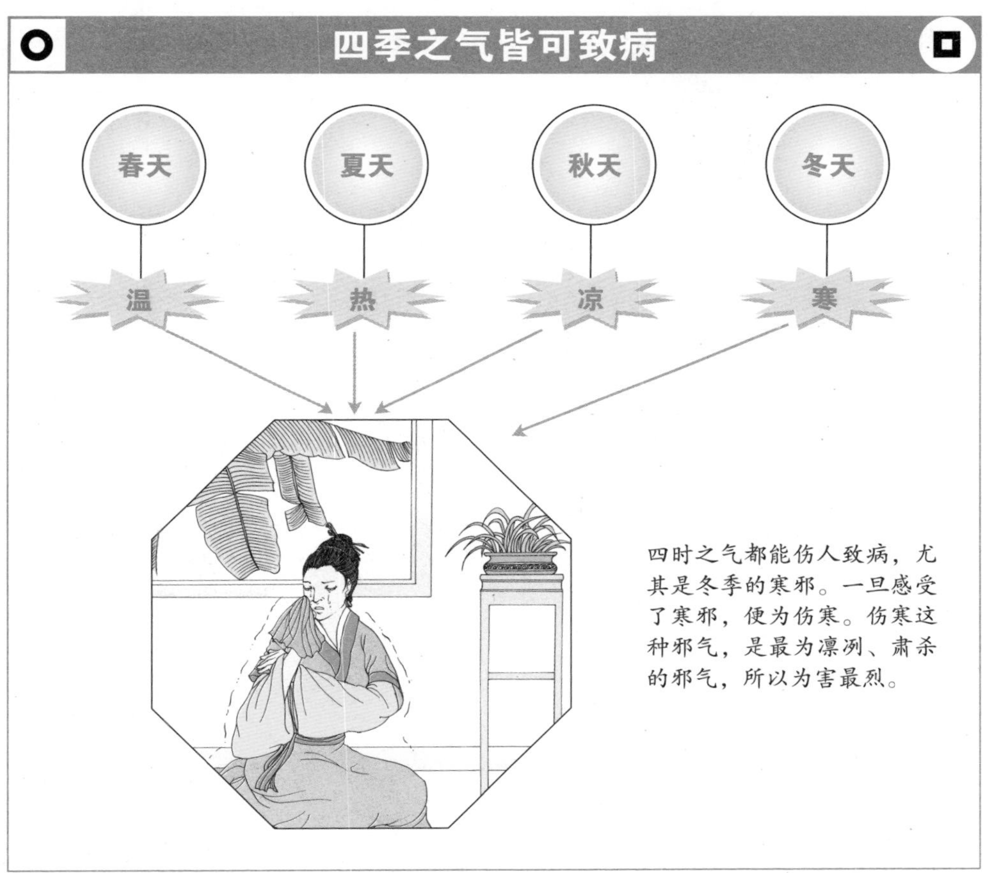


感邪后立即发病的，便叫伤寒。感邪后不立即发病，寒毒邪气藏于肌肤之内，到了春季发病的，便成为温病。到夏季发病的，就成了暑病。所谓暑病，是热甚而重于温病的病证。所以辛苦劳累的人，春夏季之所以多患温热病，并不是感受了时行之气，而是由于冬季触犯了寒邪，寒邪伏藏所致。

所谓时行之气，是指时令的反常气候，比如春季天气应该温暖却很冷，夏季天气应该炎热却很凉爽，秋季天气应该凉爽却反而酷热，冬季天气应该寒冷却反而异常温暖。人们如果感受了时行邪气，不论男女老幼，都会患相似的病证，这便是时行病。

## 寒邪之入侵

感邪后立即发病的，便叫伤寒
到了春季发病的，便成了温病
到夏季发病的，就成了暑病
因此，对于春夏季节多患温热病的人来说，在冬季确保自己不触犯寒邪才是治疗的根本。


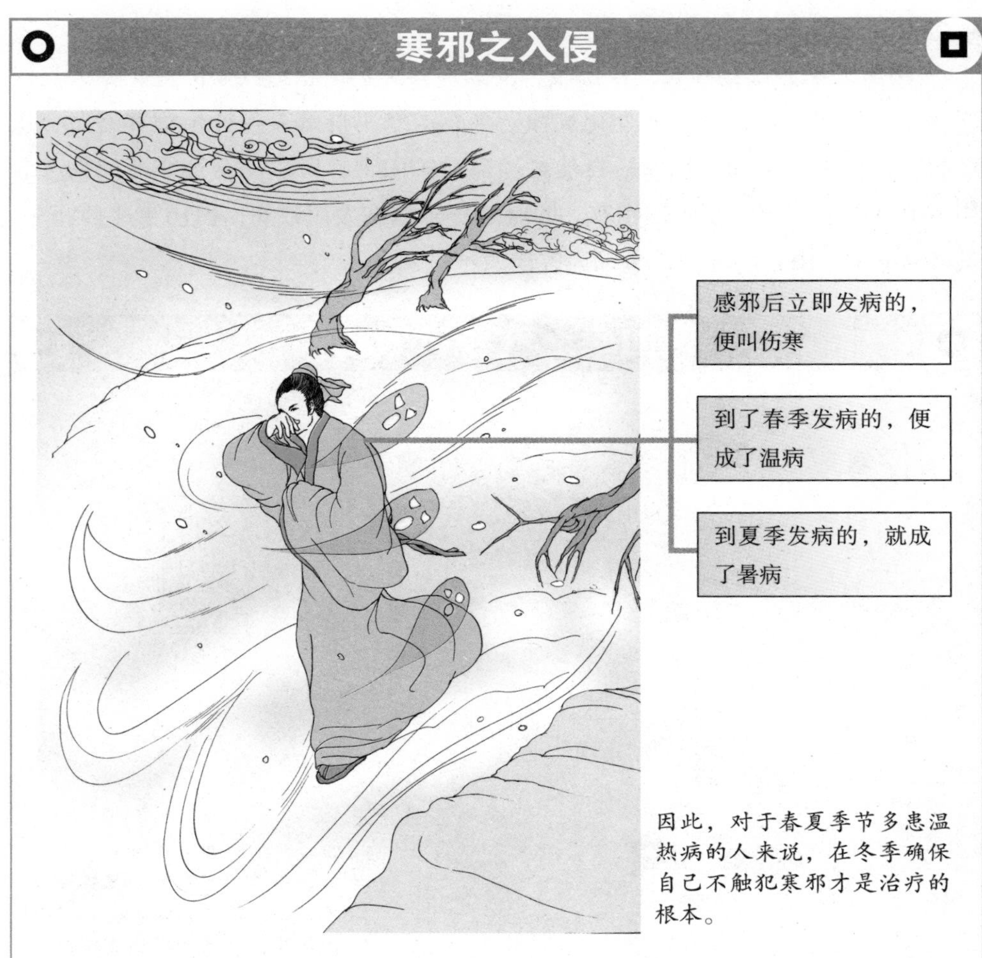

### 伤寒与四时历法

要想知道四时正常气候致病及四时不正常的疫疠之气致病的规律，可以按历法来推算。一般来说，农历九月霜降以后，气候应当逐渐变冷。渐至冬季严寒，一直到正月雨水前后，寒冷才渐渐解除。之所以叫“雨水”，是因为冰雪融化而变为雨水的缘故。到了二月惊蛰前后，气候渐渐温暖，渐至夏季炎热，到了秋季气候又变凉爽。从霜降节以后到春分以前，凡是触犯霜雪雾露，感受寒邪后立即就病的，叫作伤寒。九月、十月间寒气还较轻，致病也较轻微；十一月、十二月间严寒凛冽，致病就重；正月、二月间寒冷渐渐消退，致病也较轻。这些都是冬季调摄不当，恰好感受寒邪，立即就病的病证。假如冬季有反常的温暖，触犯而致病的，就叫冬温。冬温毒邪与伤寒根本不同。冬温的发病有先有后，或交相重叠，病情有轻有重，其治法也就不同，它的证候表现如后章所述。

立春过后，假如既没有出现严寒天气又没有结冰下雪，却突然发生了高热的疾病，便是春天的阳气升发，引动了冬季伏藏的寒邪，变成了温病。

从春分以后到秋分以前，气候突然变冷，因而致病的，都是时行寒疫。三月、四月间，有时天气骤然寒冷，此时人体阳气还较弱，若被寒邪所伤，患热病尚较轻。五月、六月间人体阳气已经旺盛，一旦感受了寒邪，产生的热病就重。七月、八月间人体的阳气已经减弱，此时感受寒邪，产生的热病也轻。这种疾病与温病、暑病相似，但治疗有区别。

### 病因与四季

在一年四季中，每十五天为一节气，每一季度有六个节气，一年共有二十四个节气。一般说来，气候应与节气相应。但是气候的变化异常复杂，有时节气已到，此时的气候却没有到；有时节气未到，此时的气候却提前到来；有时气候虽应时而至，但表现太过，这些都能成为致病的邪气。然而，天地之间，阴阳之气相互鼓动推进，各自禀受一气。所以气候会由春天的温暖，变为夏天的炎热；由秋天的凉爽，变为冬季的严寒。冬至以后，阴气最盛，阴极则阳生，所以阳气开始上升，阴气开始下降。夏至以后，阳气最盛，阳极则阴生，所以阳气开始下降，阴气开始上升。这样，到了冬至、夏至，便是阴阳二气相合之

四季之阴阳变化

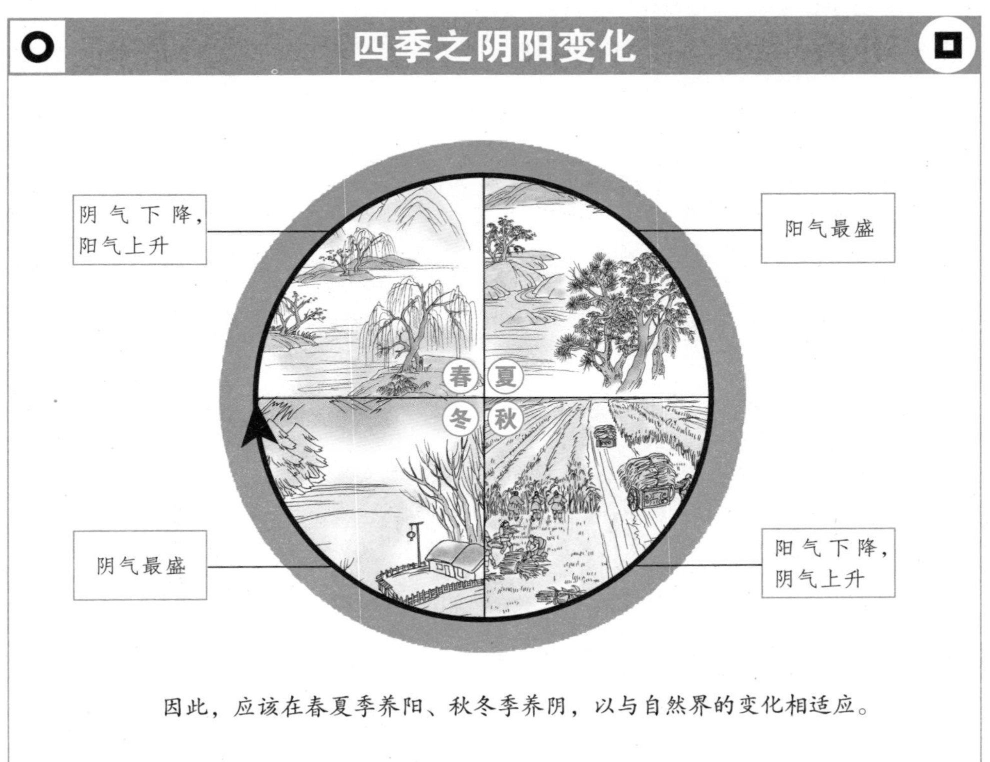


因此，应该在春夏季养阳、秋冬季养阴，以与自然界的变化相适应。

时；春分、秋分，则是阴阳二气相离之期。当阴阳转换之时，人如果不能适应就会生病。所以，懂养生的人在春夏季养阳、秋冬季养阴，以与自然界的变化相适应。不懂养生的人，就不能顺应自然界的变化，触冒四时邪气，就会患急性热病。若要知道这些毒烈的邪气侵害哪一经，产生什么病，就必须详细诊察，才能得出正确结论。所以，春季感受风邪，夏天就发生泄泻；夏天感受暑邪，秋冬就会发疟疾；秋天感受湿邪，冬天就会发咳嗽；冬天受寒，春天就会产生温病。这是正常的规律，医者务须深究明白。

伤寒这种病，是逐渐由浅向深发展的，所以应该根据病情的发展来施治。如今社会上的人患伤寒病，初起时不及时治疗，或者治疗不对证，或者拖延日久，直到病情危重了才去就医，医生又不按规律和次序施治，当然就没有效果。假如医生能够根据病情变化，随证处方施治，就不会收不到效果。

另外，地域有温凉高低不同，物体属性有刚和柔的差异，人们的饮食起居也

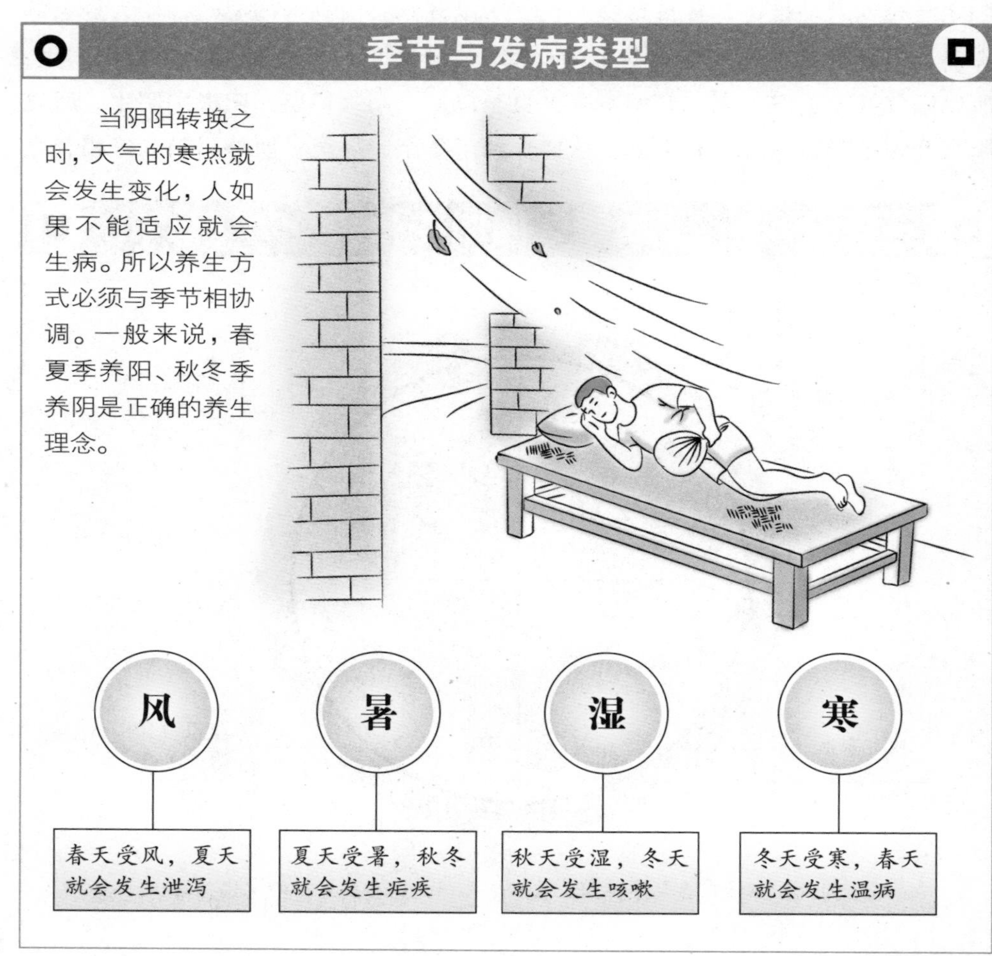

不相同，病证与治法也应有别。所以黄帝提出四方居民治法不同的问题，岐伯则列举了砭石、毒药、微针、灸焫等四种不同的治疗方法及其作用，以教诲后代有知识的人，启发不知道变通的人。诊病的医生，必须一一明察。

### 六经受邪：病证与脉象

大凡感受寒邪，便会形成发热的疾病。发热虽然很严重，却不会导致死亡。但是如果是相表里的两经同时感受寒邪而发病，就容易死亡。

尺部寸部脉象都浮的，是太阳受邪患病，多在一两天内发病。因为太阳经脉上连风府，行于头项、腰脊部位，所以有头项疼痛、腰脊拘紧不柔和等症状。

尺部寸部脉象都长的，是阳明受邪患病，大多在两三天内发病。因为阳明经脉起于鼻旁，行于目下，所以有身体发热、目痛、鼻干燥、不能安卧等症状。

尺部寸部脉象都弦的，是少阳受邪患病，大多在三四天内发病。因为少阳经脉循行胸胁、出入耳中，所以有胸胁疼痛而又耳聋的症状。

太阳、阳明、少阳这三经患病，为病在经脉，邪气尚未传入腑，可以用发汗法治愈。

尺部寸部脉象都沉细的，是太阴受邪生病，大多在四五天内发病。因为太阴经脉络于胃，循行咽部，所以有腹部胀满、咽喉干燥的症状。

尺部寸部脉象都沉的，是少阴受邪生病，大多在五六天内发病。因为少阴经

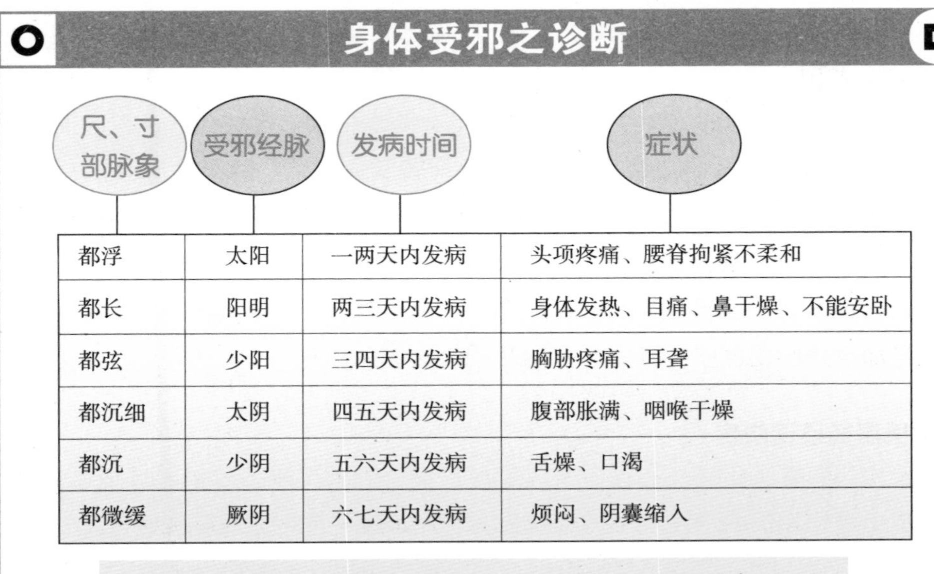
身体受邪之诊断

| 尺、寸部脉象 | 受邪经脉 | 发病时间 | 症状 |
| --- | --- | --- | --- |
| 都浮 | 太阳 | 一两天内发病 | 头项疼痛、腰脊拘紧不柔和 |
| 都长 | 阳明 | 两三天内发病 | 身体发热、目痛、鼻干燥、不能安卧 |
| 都弦 | 少阳 | 三四天内发病 | 胸胁疼痛、耳聋 |
| 都沉细 | 太阴 | 四五天内发病 | 腹部胀满、咽喉干燥 |
| 都沉 | 少阴 | 五六天内发病 | 舌燥、口渴 |
| 都微缓 | 厥阴 | 六七天内发病 | 烦闷、阴囊缩入 |

太阳、阳明、少阳三经患病，为病在经脉，可用发汗法治愈。而太阴、少阴、厥阴三经患病，邪气已经传入腑，可用泻下法治愈。

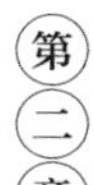
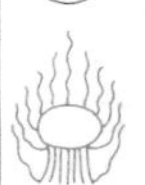

脉穿过肾、络于肺，联系舌根，所以少阴病见舌燥、口渴。

尺部寸部脉象都微缓的，是厥阴受邪生病，大多在六七天内发病。因为厥阴的经脉环绕阴器，络于肝，所以有烦闷、阴囊缩入的症状。

太阴、少阴、厥阴这三经患病，邪气已经传入腑，可用泻下法治愈。

## 两感病：阴阳两经受寒邪

至于说到两感病，是指互为表里的阴阳两经同时感受寒邪而发病。例如，第一天太阳受邪，就与少阴同时发病，出现头痛、口干、心烦、腹部胀满而渴等证；第二天阳明受邪，就与太阴同时发病，出现腹部胀满、身体发热、不想进食、谵语等证；第三天少阳受邪，就与厥阴同时发病，出现耳聋、阴囊缩入、四肢冰冷、汤水喝不进、不省人事等证，大约六天内就会死亡。假如三阴三阳、五脏六腑都受邪患病，导致营卫之气不流行，脏腑不通，则必死无疑。

假如病人不是两感病，又没有发生传经，并且未再感受新的致病邪气的，到第七天，太阳病就会衰退，头痛就会好转；第八天，阳明病衰退，发热就会稍退；第九天，少阳病衰退，耳聋渐渐恢复，就能听得见声音；第十天，太阴病衰退，腹部胀满减轻，恢复到正常，并想吃东西；第十一天少阴病衰退，口渴就会停止，舌干消失，并且打喷嚏；第十二天厥阴病衰退，缩入的阴囊就会松弛复原，少腹拘急缓解，邪气均去，病人精神爽慧。

假如经过了十三天病情仍继续发展，寸关尺三部脉均沉伏不显的，则预后险恶。

## 温病的起因

如果又感受其他邪气，变成其他疾病的，应当依据后述坏病证进行施治。如果尺寸脉都紧而有力，又感受寒邪的，就会转变成温疟。如果寸脉浮滑、尺脉濡弱，感受风邪的，就会转变成风温。如果寸脉洪数、尺脉实大，再感受温热，就会转变成温毒。温毒是最严重的一种病。如果寸脉濡弱、尺脉弦紧的，又感受温邪，就会转变成温疫。这些都是冬季感受寒邪，而变成温病的疾病。总之，必须详加诊察所变之证，因证立法处方，随证施治。

## 求医服药谨遵法度

大凡人们有了疾病，往往不及时就医，反会隐瞒忍耐，希望能够侥幸痊愈，结果成了顽固难治的疾病。小孩及妇女，尤其如此。因此，一旦感受时令不正之气而身体不适，就应该及早告诉医生，及时找出病因，趁邪尚在肌表、病势尚轻浅时，及时进行治疗，多能治愈。如果患病的人隐瞒忍耐，数天后才找医生，邪

## 两感病入侵之人体反应

两感病，就是互为表里的阴阳两经同时感受寒邪而发的病。

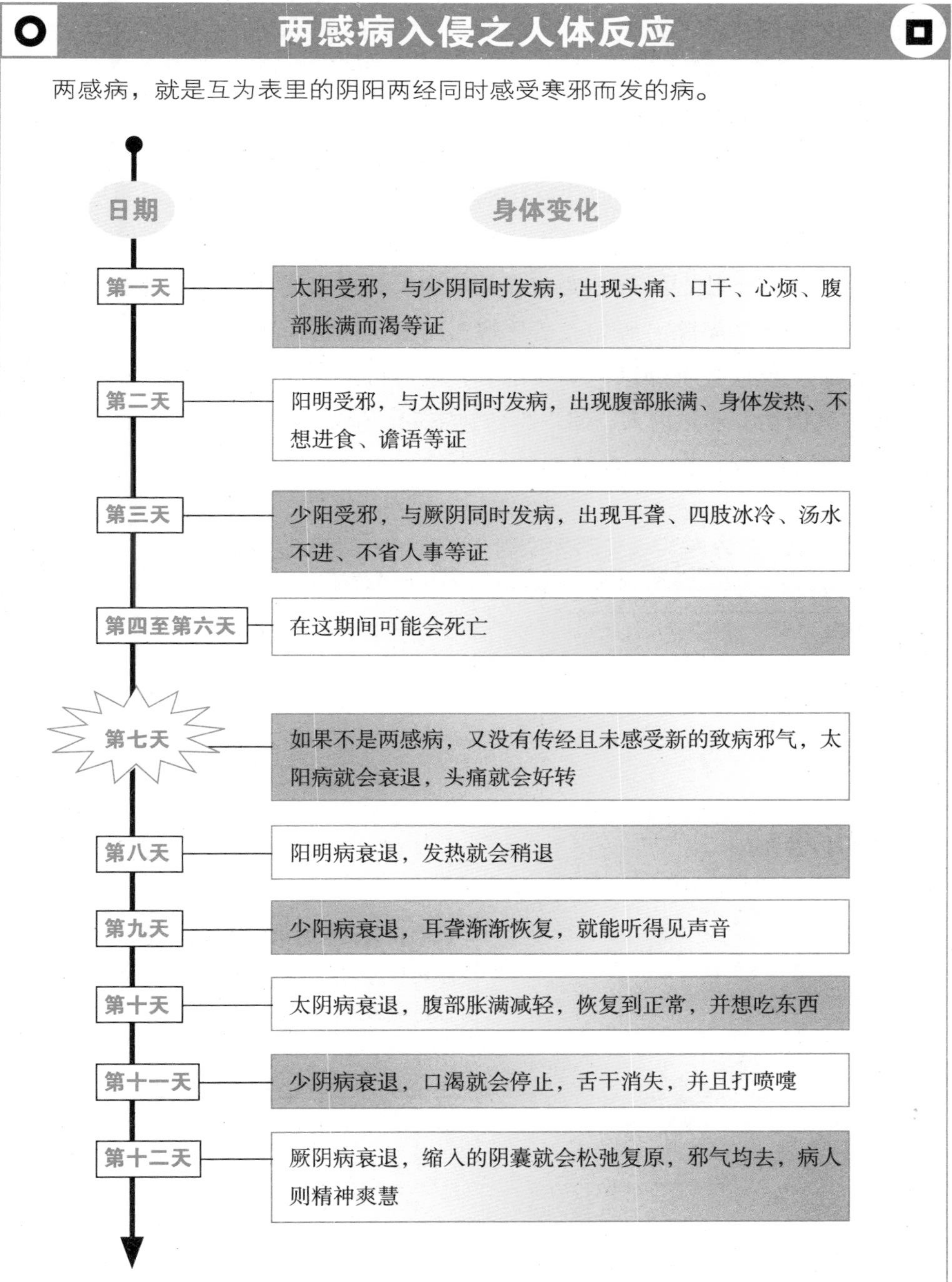


气已经深入脏腑，就难以治疗了。这是那些有患病之人的人家应当注意的要点。凡是制作汤药，要不拘时间，不避早晚，发觉病后，不论早晨晚上，马上煎汤服药治疗，那么疾病就容易痊愈。如果稍有迟误，疾病就会传变，虽然想根治，也无能为力了。此外，服药不遵法度，随意违反医嘱，还不如不治疗。

## 表里先后治伤寒

一般的伤寒病，多为感受风寒所致。风寒开始侵袭肌表，渐由表入里，病邪一旦入里就不容易解除了。因此，凡风寒在表，应及时治疗，施用发汗解表之法，并注意服药后适当盖衣被，使周身温暖而得汗，病邪就会消散。如果不遵循表里先后的证治规律，一起病就行攻下，则会引起变证。因此，如果表证尚未解除，还应当先解表，表解后，才能使用攻下的方法。如果表证已解而里证未除，一般可用下法。但若里实未成，未见大满大实之证，则不可攻下；若过早攻下，则病不能解除。假如表证已解，而里实已甚，肠中燥屎已成，而见大满大实之证，就应攻下燥屎。燥屎得去，则病可愈。如果不能攻下，而妄行攻下，致正气损伤，邪热内入，而产生协热下利、烦躁等各种变证的，不可胜数。病变轻的就会病情加重，重的就会死亡。

### 伤寒治疗顺序

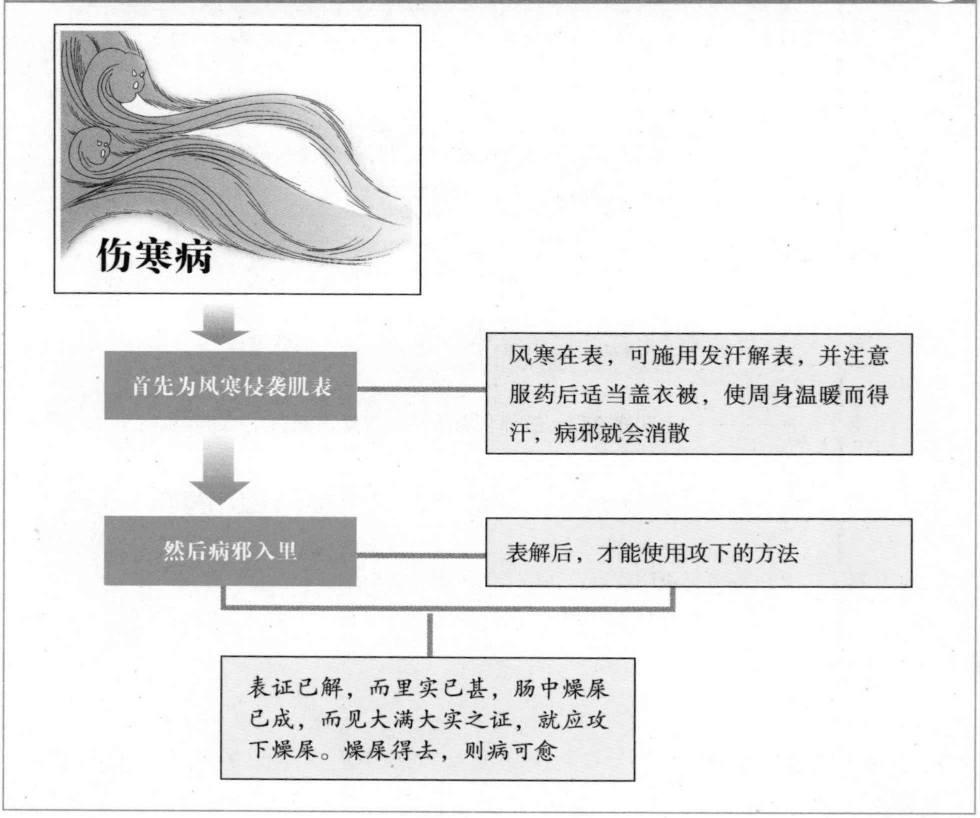

伤寒病

首先为风寒侵袭肌表

风寒在表，可施用发汗解表，并注意服药后适当盖衣被，使周身温暖而得汗，病邪就会消散

然后病邪入里

表解后，才能使用攻下的方法

表证已解，而里实已甚，肠中燥屎已成，而见大满大实之证，就应攻下燥屎。燥屎得去，则病可愈

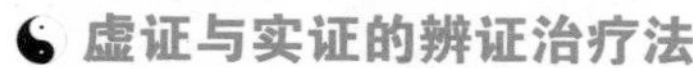

## 虚证与实证的辨证治疗法

阳热炽盛、阴液亏虚的证候，误用发汗法治疗就会导致死亡，用泻下法治疗就

会痊愈。寒邪外盛、卫阳被遏的证候，用发汗法治疗就会痊愈，用泻下法治疗就会导致死亡。如果明白这些道理，又怎么会误用神丹来发汗呢？或是妄用甘遂来泻下？虚证与实证的治疗，相距千里，疾病吉凶安危的变化，与治疗息息相关。治疗得当，就可去邪愈疾；治疗不当，反会促使患者死亡。治疗得当与否与疾病吉凶的变化，真可以说是如影随形，如响应声。由此可见，治病是多么不容易的事！更何况阳热盛的人服下桂枝汤，就会毙命；阴寒盛的人服下承气汤，就会死亡。死亡与生存的关键，发生在顷刻间，甚至在很短的时间内就会眼看着病人死亡。这些阴阳虚实、错综复杂的证候，其表现相差极其微小，如果发汗、吐下正好颠倒，那么灾祸马上就会到来。而一些医术浅薄、知识寡陋的医生，看病懵懵懂懂，不知病的根源，一治疗就发生错误，从而导致病人死亡，还妄称病人该死，致使冤魂堵塞了阴间的道路，死尸堆满了旷野。仁慈的人看到这种情况，怎么能不痛心呢？

### 解表攻里忌臆断

凡属两感病表里同病的，治疗应当有先有后。解表与攻里，本来就属两种不

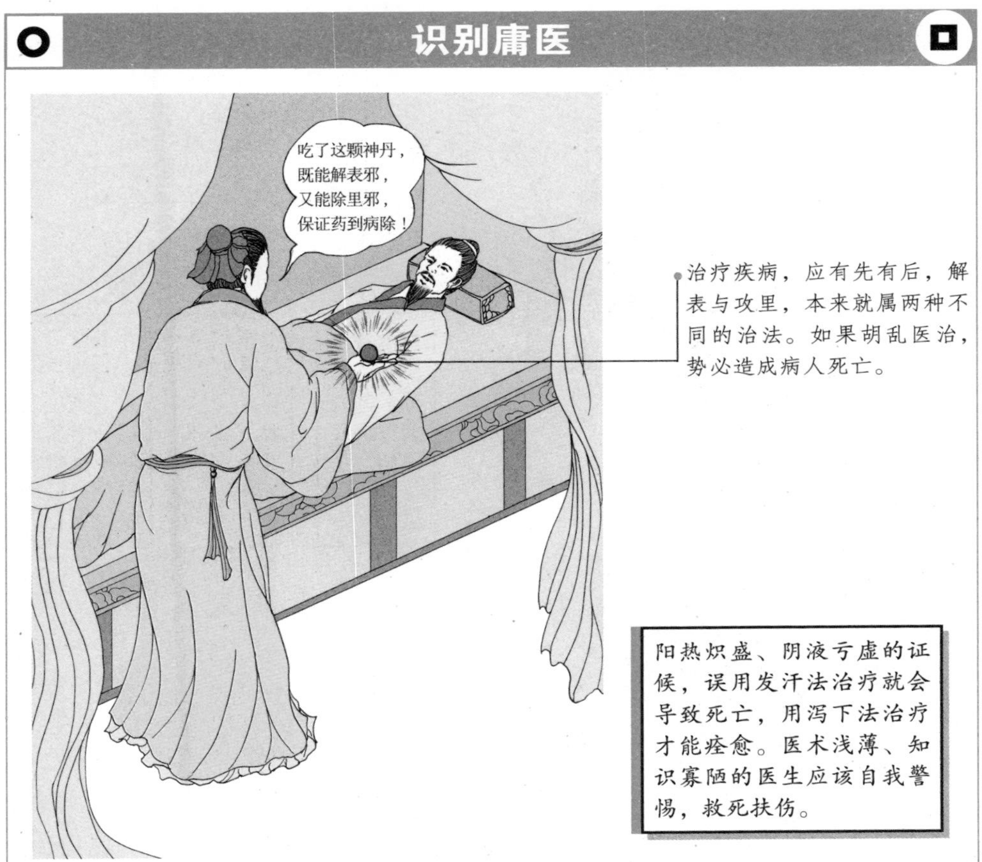

同的治法，但固执错误、主观臆断的人，却说什么神丹、甘遂混合服用，既解表邪，又除里邪，言语虽巧，道理却根本不通。聪明人的举止行动，常审查周严、谨慎从事；而愚蠢人的行为举止，往往鲁莽急躁。医生的行为直接关系到病人的安危，怎么可以置病人安危于不顾，而强行狡辩呢？现今社会上有地位的人，只知追求显赫的荣华富贵，却看不到身体有死亡的危险。只有明白事理的人，才懂得爱护自己的生命，而不为名利所动摇。

凡是温服发汗的汤药，处方后虽然说明一日服三次，可如果病情严重，服一次药后病不能解除的，就应当适当缩短服药间隔时间，可以在半天内服完三次。如果药不对证，服药后就会有不适的感觉。病情重的，应该昼夜服药，并严密

## 服药的注意事项

凡是温服发汗的汤药，如果病情严重，可以缩短服药间隔时间，半天内服完三次
如果药不对证，服药后就会有不适的感觉
如果服完一剂药后，病证还在的，应当再煎制汤药服用
如果服药后始终不出汗的，则属于危险的证候

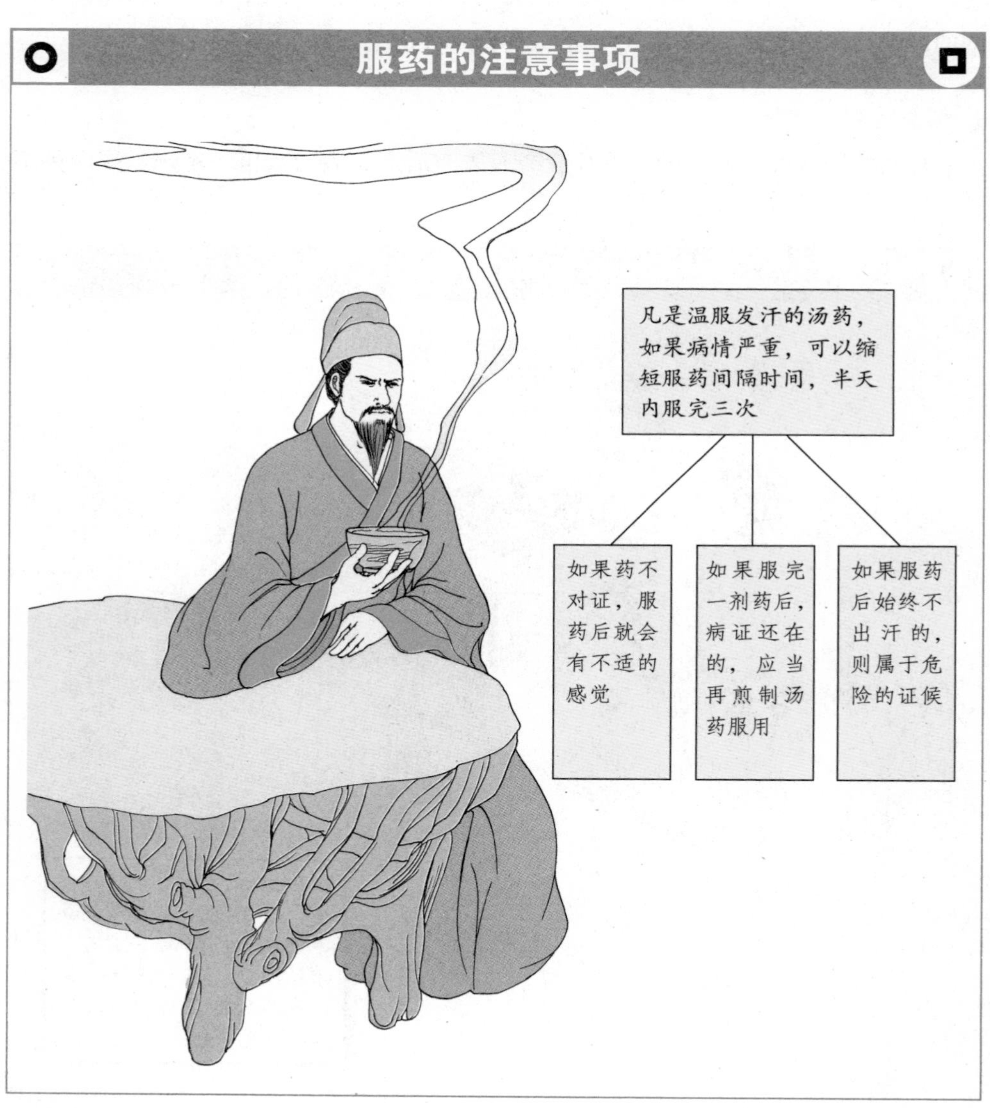

观察二十四小时，以防病情变化。如果服完一剂药后，病证还在的，应当再煎制汤药服用。此外，有的病人服药后不易汗出，直至服完三剂药后才汗出病解。如果服药后始终不出汗的，则属于危险的证候。

## 自愈的征兆与假象

凡是患时气病，到了第五六天，病人口渴想饮水，却又不能多喝的，就不应给病人喝。为什么呢？因为此时病人里热未甚，饮水后不能消耗掉，就会产生疾病。到了第七八天，口渴厉害想要喝水的，应当依病情酌情给予，但不能让病人喝满喝足。譬如，病人说要饮一斗水，只应给予五升。假如喝水后病人感觉腹部胀满，小便不通畅，或气喘，或呃逆，就不能再给予了。假如喝水后突然大汗出的，便是病要自愈的征兆。

一般说来，虚寒证口多不渴，如果反而出现口渴能饮水的，便是阳气恢复、阴寒邪去、疾病将愈之兆。如果有不懂医道的人，偶听说患病能喝水就痊愈，于是见稍口渴的，就勉强给病人喝水，因而酿成变证者，不可胜数。

大凡患病，病人脉象动数，服汤药后变成迟脉；或者原来的脉象浮大，现在变成小脉；或者初起神情躁烦不安，后来转为神情安静，便都是疾病将要痊愈的征象。

大凡治疗温热病，可以针刺人体的 59 个穴位。人体的穴位共有 365 个，其中 39 个穴位禁用艾灸，如果误灸就会对人造成损害；79 个穴位禁用针刺，如果用针刺就会造成灾祸，这是因为针刺或艾灸这些穴位，都会损伤骨髓。

## 通过脉象断病情

一旦出现四损之脉，三天后便会死亡。所谓“四损”，是指正常人呼吸四次，病人脉搏来一次。假如出现五损之脉的，一天后就会死亡。所谓“五损”，是指正常人呼吸五次，病人脉搏来一次。如出现六损之脉的，一个时辰后就会死亡。所谓“六损”，是指正常人呼吸六次，病人脉搏来一次。

脉象盛大而身体怕冷，患的即是伤寒病；脉象虚软而身体发热，患的便是中暑病。

脉象尺部、寸部都盛大，大汗淋漓而病不解的，为正不胜邪之兆，属于死亡的证候。

脉象尺部、寸部都呈虚象，发热不停止的，为正虚邪热亢极，属于危险的证候。

脉搏跳动忽快忽慢，是心气将竭、营卫之气断绝之象，病情危重。

脉搏跳动坚硬搏指，就像扭转的绳索，是真脏脉现之兆，预后不良。

病人神昏而谵言妄语，身体轻微发热，脉象浮大，手足温暖的，尚有生机；如果手足厥冷，脉象沉细的，则预后不良。

以上所叙述的，是伤寒热病的证候。

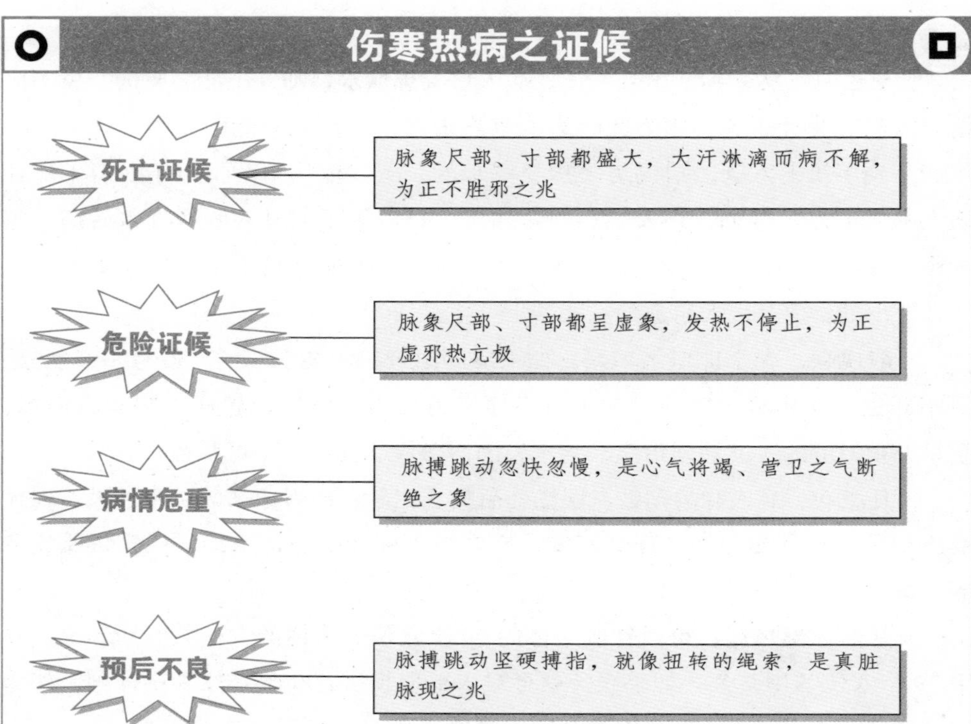


## 伤寒热病的诊断

| 脉象与体征 | 诊断 |
|---|---|
| 脉象盛大，身体发冷 | 伤寒 |
| 脉象虚软，身体发热 | 中暑 |
| 脉象盛大，大汗 | 死候 |
| 脉呈虚象，发热 | 危候 |
| 脉搏不稳，时快时慢 | 病危 |
| 脉搏坚硬 | 预后不良 |
| 脉象浮大，妄语，手足温暖 | 尚有生机 |

# 2.辨痉、湿、暍脉证：

# 治疗外感内伤之根本

痉病，是一种以项背强急、口噤不开甚至角弓反张为主要表现的病证；湿病，则是受湿邪所致的病，又分外湿和内湿；暍病，就是中暑。本节主要讨论外邪所致的痉病，湿病中外湿的证候特点、治则、治禁，暍病的病证特点。

---

外邪所致的痉、湿、暍这三种病，本应该另外讨论。但因为此三者与太阳病的表现相似，所以在本篇叙述。

## 辨析痉病

太阳病，有颈项强急、口噤不开、角弓反张等痉病的表现，又见发热、脉象沉而细的，称为痉，为邪实正虚之候，治疗起来十分困难。

太阳病，由于发汗太过，汗出过多，津液损伤，筋脉失养，从而形成痉病。

病人身上发热，足部发凉，颈项强急，怕冷，有时头部烘热，面部及眼睛发红，头部动摇不停，突然出现牙关紧咬不开、背部强直、角弓反张的，这便是痉病。

太阳病，有痉病的表现，同时又见发热、无汗、怕冷的，称为刚痉。

太阳病，有痉病的表现，同时又见发热、出汗、不怕冷的，称为柔痉。

## 辨析湿病

太阳病，关节疼痛厉害，脉象沉细的，称为湿痹。湿痹的证候表现，多包含小便不通畅、大便溏泄。

久患湿病的人，出现周身疼痛、发热、肌肤发黄、色如烟熏的，这是湿邪久郁化热、湿热郁遏之候。

久患湿病的人，出现头部出汗、背部强硬不舒、形寒怕冷、想要盖被或烤火取暖的，即为寒湿郁于肌表，卫阳被遏之证。治当温阳化湿解表，不可攻下。假如误用攻下，势必损伤正气，导致阳气下陷、湿阻于中，出现呃逆、胸闷、小便不通畅、口渴不能饮、舌苔湿润白滑等证。

久患湿病的人，假如误用攻下，出现额上出汗、微微气喘、小便通利的，是阴竭于下、阳脱于上，病情险恶；假如出现腹泻不停止的，为脾阳衰竭，也属危候。

问：风湿之邪相合，引起周身疼痛，依照治疗法则，应当发汗驱邪，汗出邪散则病可痊愈。如果正好遇到天阴下雨不止，医生说可以发汗，发了汗病却不愈，这是什么原因呢？

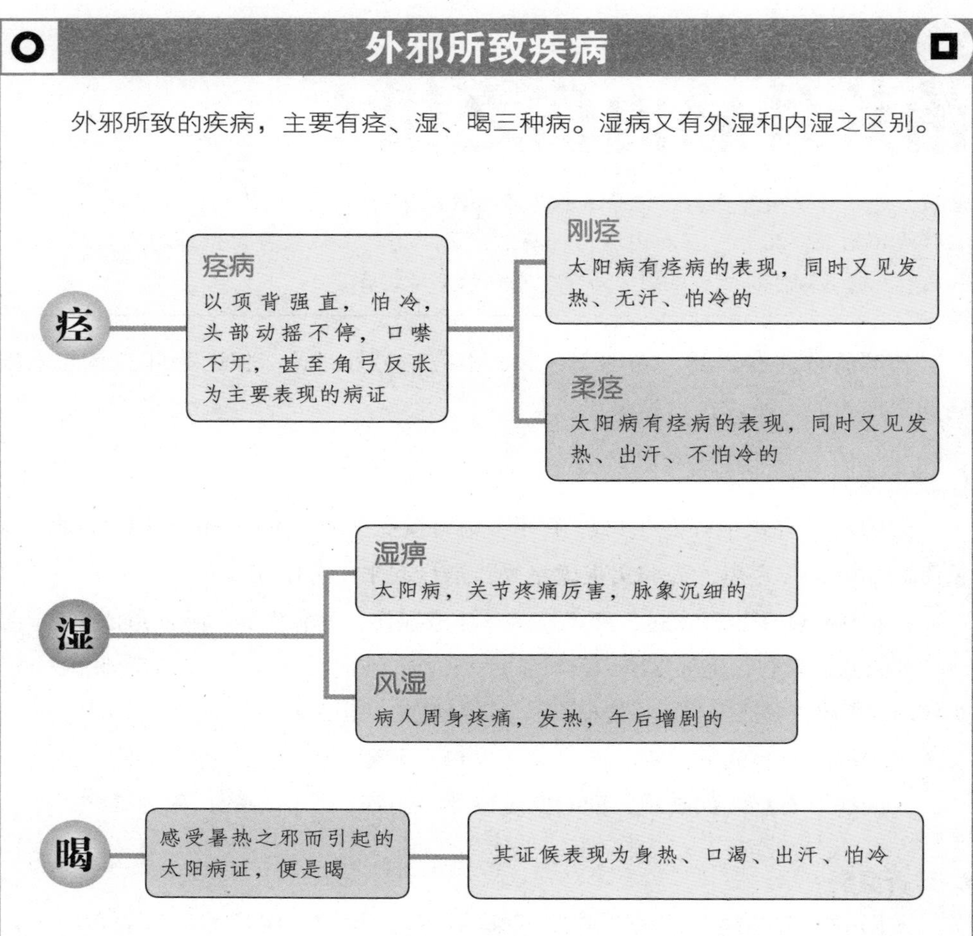


答：这是因为发汗太过，汗出很多，这样只驱除了风邪，而湿邪仍然存在，所以没有痊愈。倘若用发汗法治疗风湿病，只需让病人微微出汗，这样风邪和湿邪才能同时解除。

久患湿病的人，会出现身体疼痛、发热、面色发黄、气喘、头痛、鼻塞、心烦不安，假如病人脉象大，饮食正常，这是胃肠调和无病，湿热郁滞在上所致，所以鼻塞。在治疗上，可用药塞入鼻孔里，即可痊愈。

病人周身疼痛，发热，午后增剧的，即为风湿。风湿的成因，是汗出后感受风邪，或长期贪凉取冷所致。

### 辨析暍病

感受暑热之邪而引起的太阳病证，就是暍。病人证候表现为身热、口渴、出汗、怕冷。

太阳中暑证，出现身体发热、沉重、疼痛，脉象微弱的，这是由于夏季被冷水所伤，水湿侵入肌表所致。

太阳中暑证，出现身体发热、怕冷、身体沉重疼痛、脉象弦细芤迟；解了小便后，就毛骨悚然，怕冷更甚，手足冰凉；稍微劳动，身体就发热，口就张开呼吸，门齿干燥的，这是暑湿相兼而又气阴不足之证，治当清暑益气化湿，禁用发汗、攻下、温针。假如误用发汗法治疗，只会使怕冷更加严重；误用温针，即会使发热更剧；假如屡次攻下，就会出现小便淋涩不通。

## 痉病、湿病、暍病的特点

| 疾病 | 特点 |
| --- | --- |
| 痉病 | 身体发热，足部发凉，怕冷。头部烘热，面部发红<br>有时会出现牙关紧咬、背部强直的现象 |
| 湿病 | 关节疼痛，脉象沉细 |
| 暍病 | 身体发热，怕冷，口渴，出汗 |

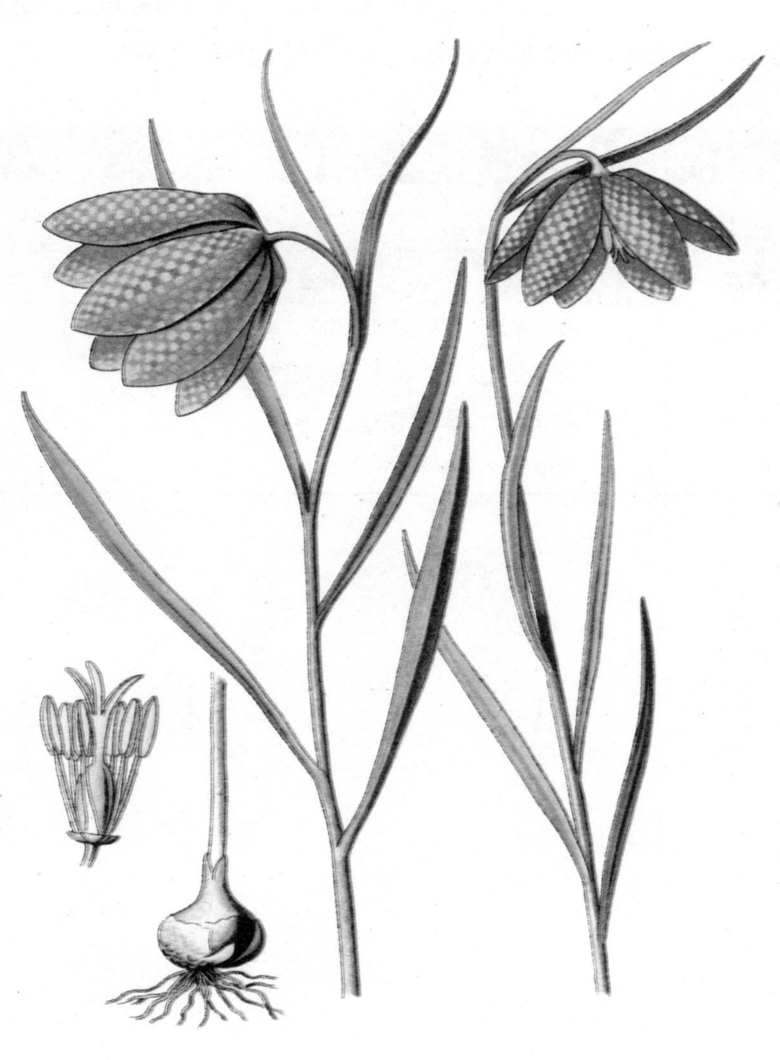

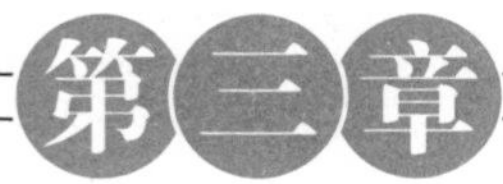


# 扶正祛邪：

# 太阳病的治法之一

本章论述了太阳病的症状、辨脉法和治疗方法，并提出治疗太阳病应注重扶正祛邪，表里双解。太阳病的主要证型属风寒表证，主要治法是辛温发汗解表。

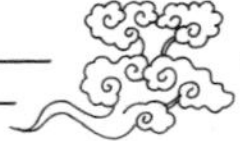

## 1.辨太阳病脉证并治上：

# 体内湿虚与表外阴邪之诊治

太阳病即为发生在外感病初期，外邪侵袭肌表，以发热、畏寒、头痛项强、脉浮为主要表现的病证。主要包括太阳中风证和太阳伤寒证两大类型。

### 太阳伤寒的发病与传变

太阳病的基本证候特征，为脉象浮，头痛，项部拘急不舒，怕冷。

太阳病，发热，汗出，畏风，头痛，项部拘急不舒，脉象浮缓的，便叫作中风。

太阳病，已经发热，或者还未发热，畏冷，头痛，项部拘急不舒，身体疼痛，呕逆，无汗，寸关尺三部脉象均浮紧的，便叫作伤寒。

外感病第一天，邪在太阳，若脉率不快，则疾病未发生传变。若病人总想呕吐，烦躁不安，脉象数而急疾，为邪气传里之象，则病已传变。

外感病经过两三天，已到邪传阳明、少阳之期，如果不见阳明、少阳病见证，而只见太阳病证候的，表示病未传变。

太阳病，出现发热、口渴、不怕冷的，便叫作温病。温病为感受温邪所致，所以禁用辛温发汗，禁用攻下，禁用火攻。假如误用辛温发汗，只会使热势更甚，出现身体灼热，尺部寸部脉象均浮盛，自汗出，身体沉重，时时嗜睡，呼吸时鼻有鼾声，说话困难，这就叫风温。如果误用攻下，耗伤阴液，即出现小便短少不通畅，两目直视，大便失禁。如果误用火攻，只会使邪热更炽，火热内攻，轻的会引起肌肤发黄，严重的会引起手足阵发抽搐，好像惊痫发作一样的症状，肤色发黄很深，像烟火熏过一样。一次误治，病人尚可苟延时日；反复误治，只会断送病人生命。

患外感病，假如出现发热怕冷的症状，即为病在阳经的表现；假如出现无热畏寒的症状，即为病在阴经的表现。病在阳经的，大约七天可以痊愈；病在阴经的，大约六天可以痊愈。这是由于七属于阳数、六属于阴数的缘故。

太阳病，头痛超过七天而自行痊愈的，是因为邪气行尽太阳经的缘故。如果邪气未尽，有向阳明经传变的趋势，可以针刺足阳明经穴，使经气疏通，抗邪力增强，邪气不能内传阳明，疾病便会痊愈。

太阳病将要解除的时间，多在上午九时至下午三时之间。

容易患太阳中风的人，表证解除以后，身体仍感觉不舒适的，需待一定的时日，等到正气恢复，才能痊愈。

# 太阳病

太阳病是外感热病在六经发展过程中的第一步，也是最常见的一类六经病，它是由风寒邪气侵入人体而造成的。常见的有太阳伤寒与太阳中风。

## 太阳病的主要脉象和症状

身体感受风寒之邪，气血会向体表运行以抗邪，表现在脉象上是脉浮，反映在症状上则是发热。

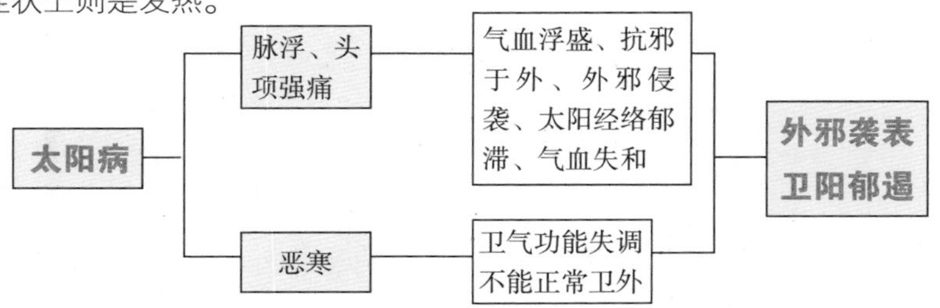


## 太阳中风的脉证特点

本证属于太阳病的重要类型之一，张仲景称之为中风，其脉象和证候特点是汗出和脉缓，发热和脉浮是同时出现的。

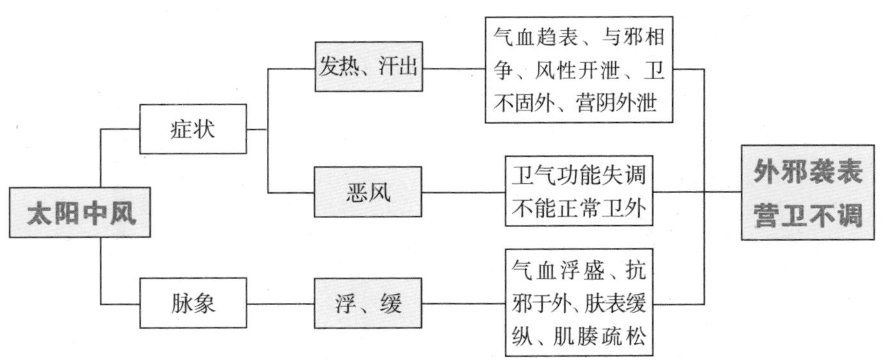


## 太阳伤寒的脉证特点

本证是太阳病的另一重要类型，为后世所说狭义伤寒。其证候特点为身痛、脉紧，而脉浮则在不言之中。

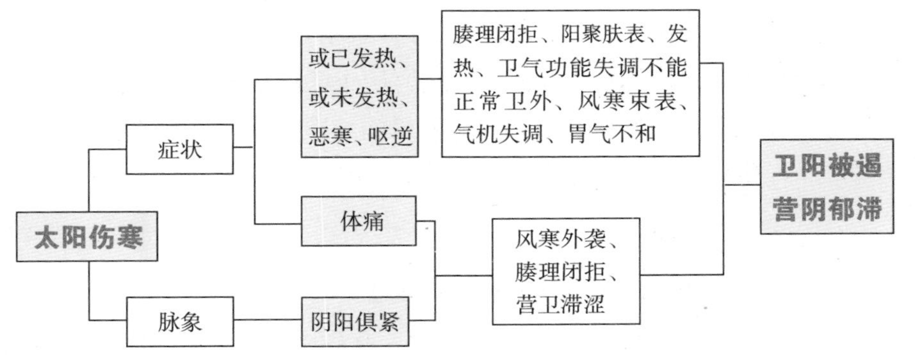




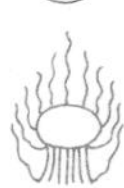

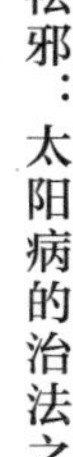

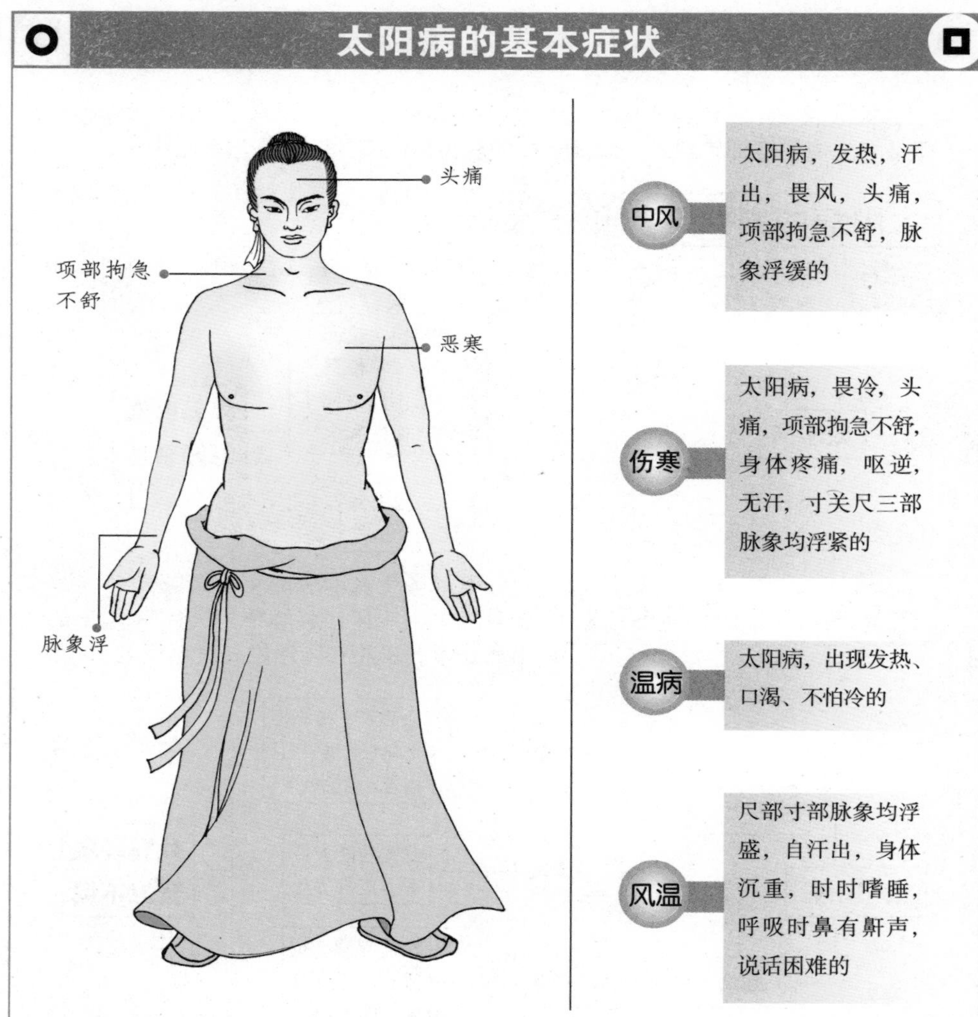


### 病机与治疗方剂

病人体表发热，反而想穿很多衣服，这是外部假热、内部真寒的表现；体表怕冷，反而不想穿衣服，这是外部假寒、内部真热的反映。

太阳中风证，卫阳抗邪而浮盛于外，营阴不能内守而弱于内；卫阳浮盛于外就发热，营阴不能内守则汗自出；病人畏缩怕冷，瑟瑟畏风，像皮毛覆盖身上一样发热，鼻塞气息不利，干呕的，应当用桂枝汤主治。

**桂枝汤方**

桂枝三两，去皮　芍药三两　甘草二两，炙　生姜三两，切片　大枣十二枚，剖开

**用法：**以上五味药，前三味药切成饮片，与后两味药混合，加水七升，用微

## 太阳中风证之治疗

太阳中风证，即为卫阳抗邪而浮盛于外，营阴不能内守而弱于内；卫阳浮盛于外就发热，营阴不能内守则汗自出。

**症状** 病人畏缩怕冷，瑟瑟畏风，像皮毛覆盖身上一样发热，鼻塞气息不利，干呕。

### 桂枝汤

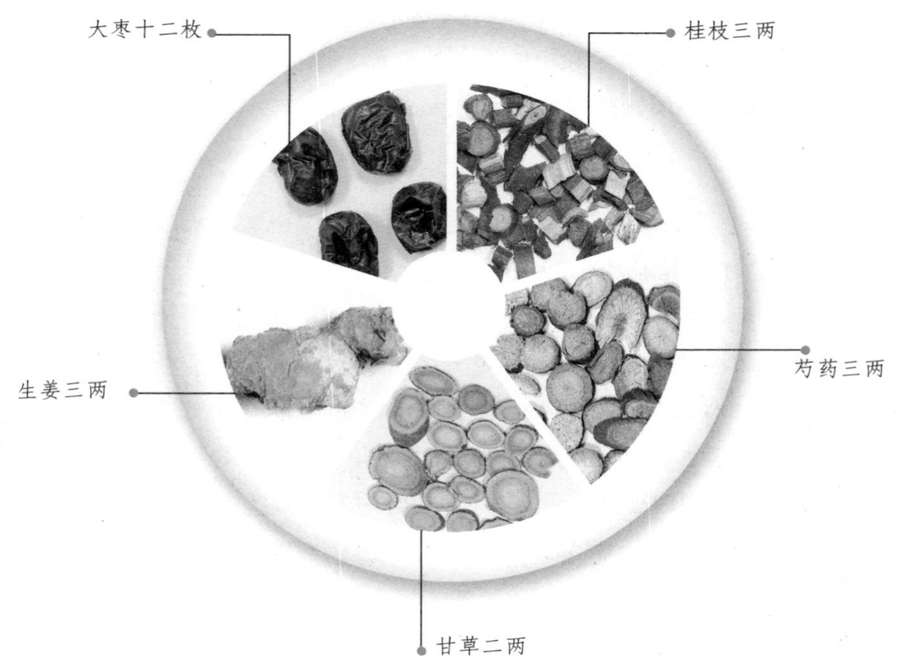


**用法**

以上五味药，前三味药切成饮片，与后两味药混合，加水七升，用微火煎煮成三升，去掉药渣，待药汁冷热适当时，服药一升，一日服三次。

**注意**

服药后，喝热稀粥一大碗以助药力，并覆盖棉被约两个小时以帮助发汗。服药期间，禁食生冷、黏滞滑腻、油腻、蒜、芸薹、胡荽、酒、动物乳类及其制品、腐败变质及有不良气味的食品。

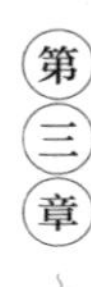
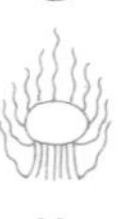

火煎煮成三升，去掉药渣，待药汁冷热适当时，服药一升，一日服三次。服药后一会儿，喝热稀粥一大碗，以助药力，并盖棉被约两个小时，取暖保温来帮助发汗。发汗程度最好是遍身微微出汗，不要让汗出如流水一样淋漓不断，否则伤阳耗阴，疾病就一定不能解除。假如服了第一次药后汗出，疾病痊愈，就停止服第二次、第三次药，不需要把一剂药都服尽。如果服第一次药汗不出，可以依照以上服药方法服第二次药。如果服第二次药还无汗出，那么，第三次药可适当提前服，可在半天左右将一剂服完。如果病情重的，可以白天夜晚服药，一天二十四小时进行严密观察。如果服完一剂药后，病证仍然存在，可以继续服药；倘若服药后仍不出汗，那么，就可一直服药二三剂。服药期间，禁食生冷、黏滞滑腻、油腻、蒜、芸薹、胡荽、酒、动物乳类及其制品、腐败变质及有不良气味的食品。

太阳病，只要出现头痛、发热、汗出、畏风的，便可以用桂枝汤主治。

太阳病，项背部拘紧不柔和、俯仰不能自如，本应当无汗，反而出现汗出、怕风等太阳中风证的，用桂枝加葛根汤主治。

### 桂枝加葛根汤方

葛根四两　麻黄三两，去节　芍药三两　生姜三两，切片　甘草二两，炙

大枣十二枚，剖开　桂枝二两，去皮

**用法：**以上六味药，用水十升，先加入葛根煎煮，煮去水分二升，除去上面的白沫，再加入其他药物，共煎煮成三升，去掉药渣，每次温服一升。服药后覆盖棉被取暖保温以助发汗，使病人遍身微微汗出为度。除服药后不需喝热粥外，其余的调养护理方法及服药禁忌均同桂枝汤。

太阳病，误用了泻下药之后，病人自觉胸中有气逆上冲感觉的，可以用桂枝汤治疗，服药方法同前。假如误下后没有气逆上冲感觉的，则不能用桂枝汤治疗。

太阳病第三天，已经用了发汗的方法，或者用了吐法，或者用了攻下法，或者用了温针的方法，病情仍然不解除的，便是坏病，桂枝汤已不再适用。对于坏病，应该诊察现有的脉象证候，了解既往的误治病史，因证立法，随证治疗。

桂枝汤本来是解肌和营的方剂，适用于太阳中风证。如果病人脉象浮紧、发热、汗不出的，属太阳伤寒证，不可用桂枝汤治疗。医者务须记住这一点，千万不要弄错。

平素嗜酒的人，假如患了太阳中风证，不应该用桂枝汤治疗；万一服用了桂枝汤，就会出现呕吐。这是由于嗜酒的人多湿热内蕴，而桂枝汤是辛甘温之剂，用后更助热留湿的缘故。

素有喘疾的病人，患了太阳中风证，引动喘疾发作的，用桂枝汤加厚朴、杏子治疗最好。

凡是内热炽盛的病人，如果服用桂枝汤而发生呕吐的，以后可能出现吐脓血的变证。

太阳病，发汗太过，导致汗出淋漓不止，病人怕冷、小便短少、四肢微感拘急疼痛、屈伸困难，如果头痛、发热等表证仍然存在的，可用桂枝加附子汤主治。

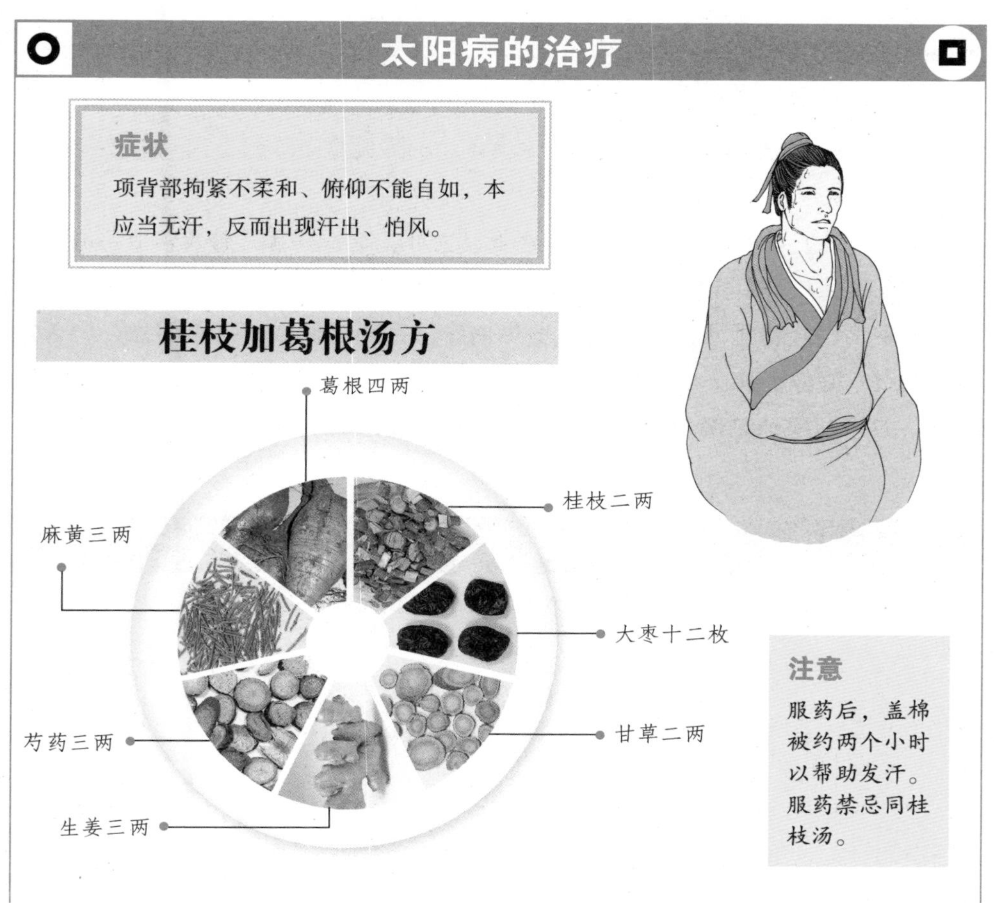


**桂枝加附子汤方**

桂枝三两，去皮　芍药三两　甘草三两，炙　生姜三两，切片　大枣十二枚，剖开　附子一枚，炮制，去皮，破成八片

**用法：**以上六味药，加水七升，煎煮成三升，去掉药渣，每次温服一升。旧本说：现用桂枝汤加入附子，其调养护理的方法同前。

太阳病误用攻下之后，出现脉象急促、短促、胸部胀闷的，用桂枝去芍药汤主治。

### 桂枝去芍药汤方

**桂枝**三两，去皮 **甘草**二两，炙 **生姜**三两，切片 **大枣**十二枚，剖开

**用法：**以上四味药，用水七升，煎煮成三升，去药渣，每次温服一升。旧本说：现用桂枝汤去掉芍药，调养护理方法同前。

假如误下后出现胸部满闷、脉微、畏风寒较重的，用桂枝去芍药加附子汤主治。

### 桂枝去芍药加附子汤方

**桂枝**三两，去皮 **甘草**二两，炙 **生姜**三两，切片 **大枣**十二枚，剖开 **附子**一枚，炮制，去皮，破成八片

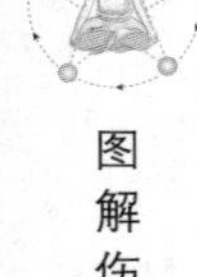

**用法：**以上五味药，用水七升，煎煮成三升，去掉药渣，每次温服一升。旧本说：现用桂枝汤去掉芍药加入附子，其调养护理方法同前。



太阳病已经得了八九天，病人发热怕冷，发热明显，怕冷不明显，一天发作两三次，好像疟疾一样，病人不呕吐，大小便正常，是邪气郁滞在表的表现。此时，如果脉象渐趋调匀和缓的，是病证将要痊愈的表现。如果脉象微弱而怕

### 太阳病误下后的证治

太阳病误攻下后，胸阳受挫，表邪内陷，可调整桂枝汤进行治疗。


太阳病误下之后
脉象变为促脉
脉搏跳动数次停止一次
正气耗损，邪气内陷，脉气难以续接
脉象急促，上壅两寸
表邪未陷，正气反弹
胸部胀满
正气受挫，胸阳受制
病势虽有所缓解，但向外之机仍存在
应当温阳解肌
桂枝去芍药汤
脉微，怕冷较重
误用下法损伤阳气
应当温经扶阳解肌
桂枝去芍药加附子汤

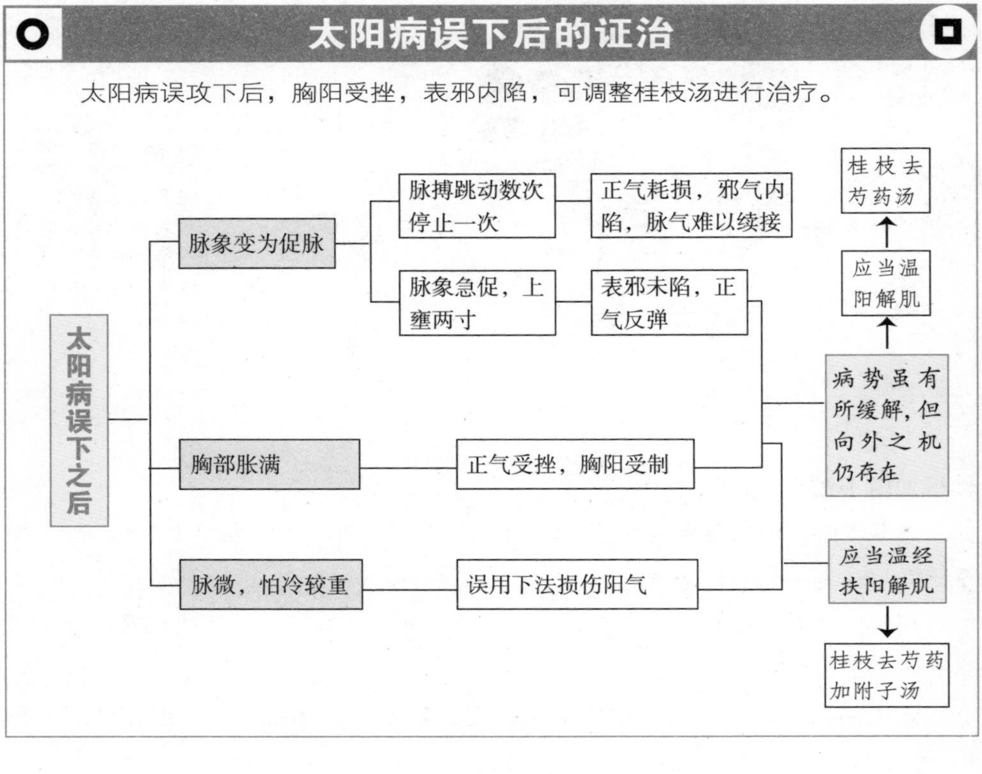

冷的，便是表里阳气均虚，可能是误用发汗、涌吐、攻下所致，因此，就不能再用发汗、攻下、涌吐的方法治疗。假如面部反而出现红色的，表明邪气仍郁滞在肌表未能解除，那么病人皮肤则一定有痒的症状，适宜用桂枝麻黄各半汤治疗。

**桂枝麻黄各半汤方**

桂枝一两十六铢，去皮 芍药一两 生姜一两，切片 甘草一两，炙 麻黄一两，去节 大枣四枚，剖开 杏仁二十四枚，用水浸泡，去皮尖及双仁

**用法：**以上七味药，用水五升，先加入麻黄煎煮，待煮一二滚，除去上面的白沫，再加入其余各药，煎煮成一升八合，去掉药渣，每次温服六合。旧本说：取桂枝汤三合，麻黄汤三合，合为六合，一次服完。调养护理方法同前。

太阳病，服了一遍桂枝汤，假如表证不解，反而增添了烦闷不安的感觉，便是邪气郁滞太甚所致。治疗应当先针刺风池、风府，以疏经泻邪，然后再给予桂枝汤即可痊愈。

服桂枝汤发汗，汗不遵法，大汗出，脉象洪大，而发热、怕冷、头痛等表证仍然存在的，为病仍在表，应继续用桂枝汤治疗，服药方法同前。如果病人发热怕冷，且发热的时间长，怕冷的时间短，好像发疟疾一样，一天发作两次的，用小发汗法就能治愈，适宜用桂枝二麻黄一汤。

## 患太阳病八九日的证治

患太阳病已八九天，表邪开始衰微，脉象也略微缓和。以其不得小汗出，就会出现面红身痒的症状，应用桂枝麻黄各半汤治疗。

患太阳病八九日 → 表邪开始衰微 → 持续发热恶寒变成间歇的发热恶寒 → 如同疟疾，一天发作两三次 → 恶寒已轻微

表邪开始衰微 → 脉象由浮紧变得略微缓和 → 将要痊愈 → 发汗不及

发汗不及 → 面红 / 身痒 → 微邪郁表，肤表闭塞 → 应疏邪解表，微发汗 → 桂枝麻黄各半汤 → 融合桂枝、麻黄的药性，又扬长避短以发微汗

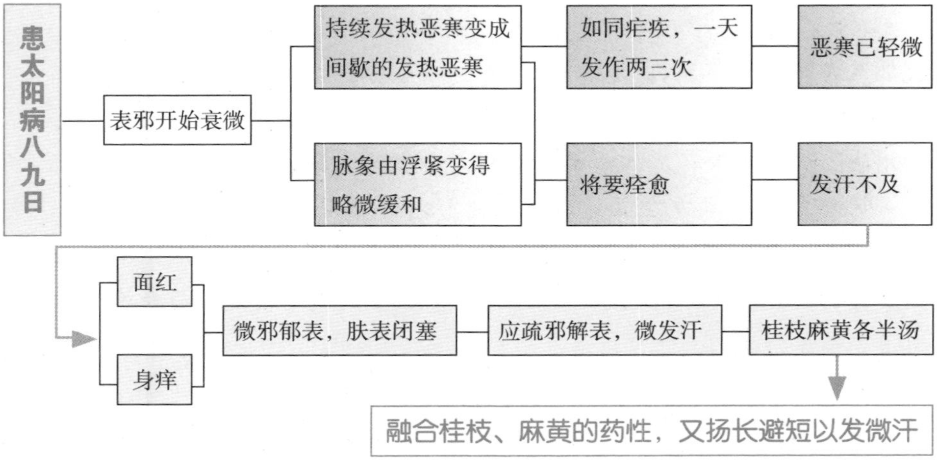

**桂枝二麻黄一汤方**

桂枝一两十七铢，去皮 芍药一两六铢 麻黄十六铢，去节 生姜一两六铢，切片 杏仁十六个，去皮尖 甘草一两二铢，炙 大枣五枚，剖开

**用法：**以上七味药，用水五升，先加入麻黄，煮开一二滚，除去上面的白沫，再加入其他药物，煎煮成二升，去掉药渣，每次温服一升，一日服两次。旧本说：取桂枝汤两份，麻黄汤一份，混合成二升，分两次服。调养护理方法同前。

太阳中风证，服了桂枝汤后，汗出得很多，病人出现心烦、口渴很厉害、饮水不能缓解、脉象洪大的，便是邪传阳明，热盛而津伤，用白虎加人参汤主治。

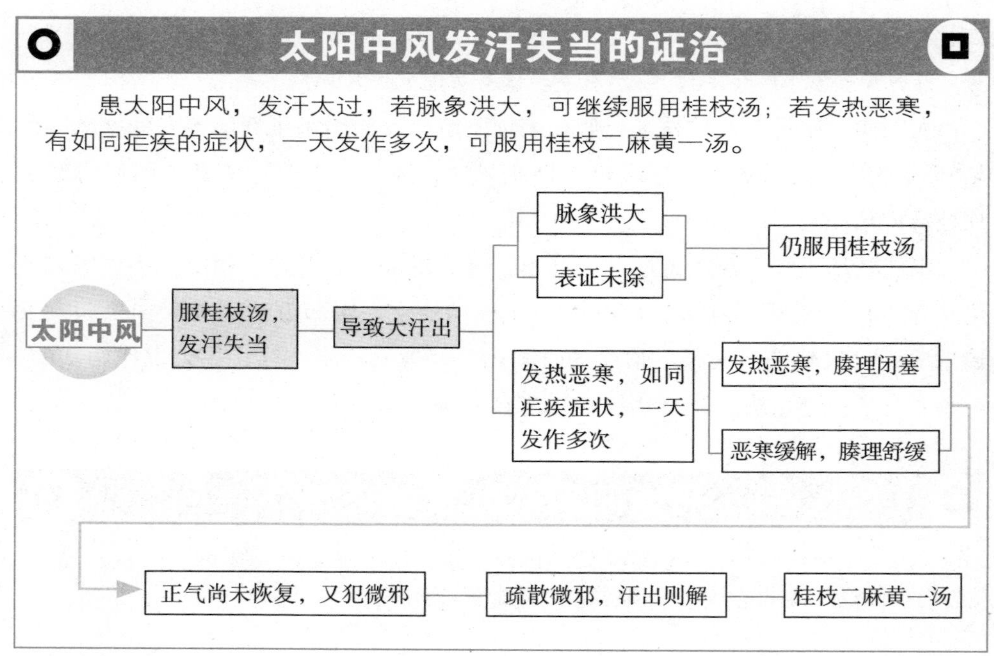


**白虎加人参汤方**

知母六两 石膏一斤，打碎，用布包 甘草二两，炙 粳米六合 人参三两

**用法：**以上五味药，加水十升煎煮，待粳米煮熟，去掉药渣，每次温服一升，一天服三次。本方在立夏后、立秋前才能服用，立秋后不宜服用。正月、二月、三月天气尚寒冷，也不宜服用。此时服用就会伤中而出现呕吐、腹泻和腹痛。各种失血、虚弱的人也不能服用，假如服用也会出现腹痛和腹泻。此时，可用温里散寒法救治，即可痊愈。

太阳病，发热怕冷，发热的时间长，怕冷的时间短，一天发作两三次，同时有心烦、口渴的，即为表郁兼内热之证，可用桂枝二越婢一汤治疗。假如病人脉象微弱，便是阳气虚弱，不能用发汗法治疗。

**桂枝二越婢一汤方**

桂枝十八铢，去皮 芍药十八铢 甘草十八铢，炙 麻黄十八铢 大枣四枚，剖开 生姜一两二铢，切片 石膏一两，打碎，用布包

**用法：**以上七味药，用水五升，先加入麻黄，煮开一二滚，除去浮在上面的白沫，再加入其他药物，煎煮成二升，去掉药渣，每次温服一升。旧本说：应当是将越婢汤、桂枝汤的煎剂混合，每次温服一升。现将二方混合成一方，取桂枝汤两份药量，越婢汤一份药量。

服了桂枝汤，或使用了泻下法后，病人仍然头痛，项部拘急不柔和，像皮毛覆盖身上一样发热，无汗，胃脘部胀满，微感疼痛，小便不通畅的，用桂枝去桂加茯苓白术汤主治。

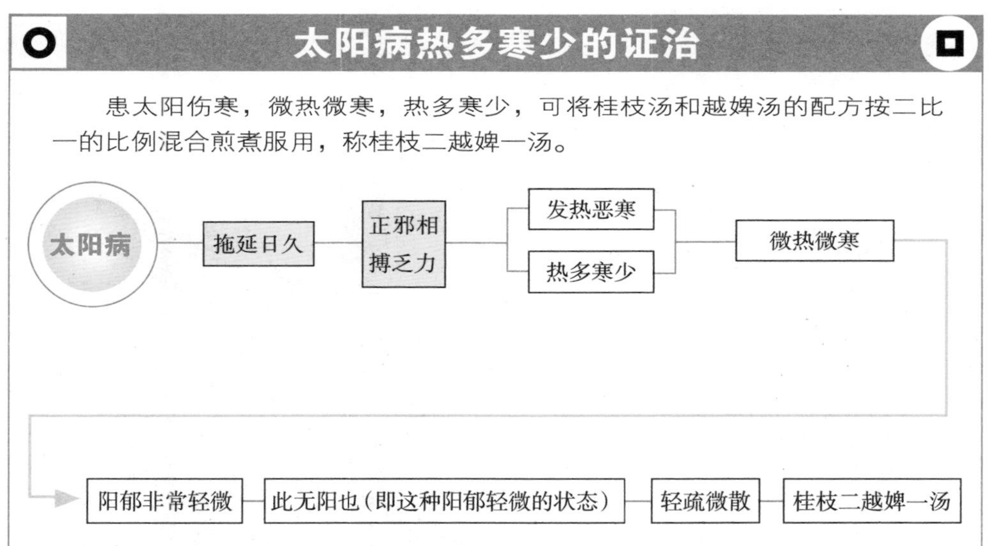


**桂枝去桂加茯苓白术汤方**

芍药三两 甘草二两，炙 生姜三两，切片 白术、茯苓各三两 大枣十二枚，剖开

**用法：**以上六味药，用水八升，煎煮成三升，去掉药渣，每次温服一升，服药后小便通畅的就可痊愈。旧本说：现用桂枝汤去掉桂枝，加入茯苓、白术。

伤寒病，证见脉浮、自汗出、小便频数、心烦、轻微怕冷，两小腿肚拘急疼痛、难以屈伸的，是太阳中风兼阳虚阴亏证，治当扶阳解表，反而单用桂枝汤来解表，这是错误的治法。服药后就出现了四肢冰冷、咽喉干燥、烦躁不安、呕吐等症状，是误治导致阴阳两虚。治疗应该先给予甘草干姜汤，来复阳气，如果服了甘草干姜汤后四肢厥冷转愈而见两腿温暖的，说明阳气已复。然后，再给予芍药甘草汤来复阴；阴液恢复，病人两小腿肚拘急疼痛解除，两腿即可

自由伸展。假如误汗伤津，致肠胃燥实而气机不调和，出现谵言妄语等症状的，可予少量调胃承气汤治疗。如果反复发汗，再加上用烧针强迫发汗，汗多亡阳，导致少阴阳衰的，应当用四逆汤主治。

### 甘草干姜汤方

甘草四两，炙　干姜二两

**用法：**以上两味药，用水三升，煎至一升五合，去掉药渣，分两次温服。

## 《伤寒论》中的常用药物：甘草

甘草为豆科植物甘草、胀果甘草或光果甘草的干燥根和根茎。春、秋二季采挖，除去须根，晒干。

### 百药之王

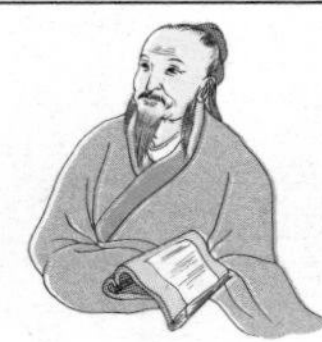

陶弘景："此草最为众药之王，经方少有不用者。"

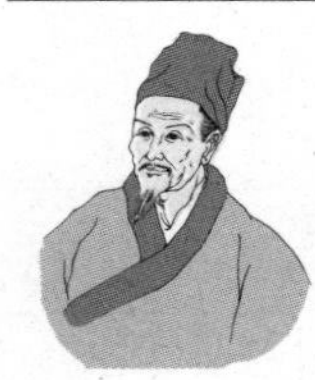

李时珍："诸药中甘草为君。"

**梢**　生用治胸中积热，去颈中痛，加酒煮玄胡、苦楝子，效果尤妙。
甘草
**甘草头**　生用能行足厥阴、阳明二经污浊之血，消肿导毒。主痈肿，宜入吐药。

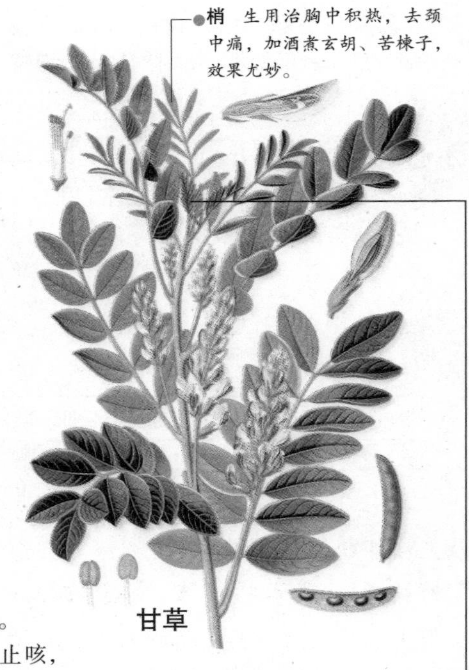

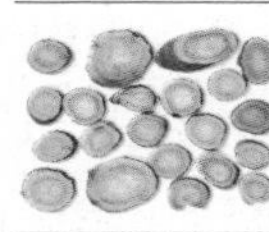


### 甘草的性能

【性味与归经】甘，平。归心、肺、脾、胃经。

【功能与主治】补脾益气，清热解毒，祛痰止咳，缓急止痛，调和诸药。用于脾胃虚弱、倦怠乏力、心悸气短、咳嗽痰多、脘腹或四肢挛急疼痛、痈肿疮毒、缓解药物的毒性和烈性。

【用法与用量】2 ~ 10克。

【注意】不宜与海藻、京大戟、红大戟、甘遂、芫花同用。

【贮藏】置通风干燥处，防蛀。

**芍药甘草汤方**

白芍药四两 甘草四两，炙

**用法：**以上两味药，加水三升煎煮，煮至一升五合，去掉药渣，分两次温服。

**调胃承气汤方**

大黄四两，去皮，用陈米酒洗 甘草二两，炙 芒硝半升

## 伤寒中风兼阳虚阴亏证

伤寒病证见脉浮、自汗出、小便频数、心烦、轻微怕冷，两小腿肚拘急疼痛、难以屈伸的，便为伤寒中风兼阳虚阴亏证。

### 错误方法

**用桂枝汤来治疗**——会出现四肢冰冷、咽喉干燥、烦躁不安、呕吐等症状，误治导致阴阳两虚。

### 正确方法

**第一步**

**甘草干姜汤**

甘草四两，炙 干姜二两

以上两味药，用水三升，煎至一升五合，去掉药渣，分两次温服。

四肢厥冷转愈而见两腿温暖。

**第二步**

**芍药甘草汤**

白芍药四两 甘草四两，炙

以上两味药，加水三升煎煮，煮至一升五合，去掉药渣，分两次温服。

阴液恢复，病人两小腿肚拘急疼痛解除，两腿即可自由伸展。

假如误汗伤津，致肠胃燥实而气机不调和，出现谵言妄语等症状。

如果反复发汗，再加上用烧针强迫发汗，汗多亡阳，导致少阴阳衰的。

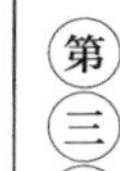

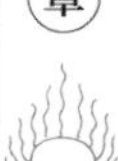

**用法：** 以上三味药，用水三升，先加入大黄、甘草，煎煮成一升，去掉药渣，再加入芒硝，然后放在火上稍煮至开即成，每次温服少量。

**四逆汤方**

甘草二两，炙 干姜一两半 附子一枚，用生的，去皮，破成八片

**用法：** 以上三味药，用水三升，煎煮成一升二合，去掉药渣，分两次温服。身体强壮的人可以用大的附子一枚，干姜三两。

问：病人的症状像桂枝汤证，按照桂枝汤证的治法进行治疗，结果反而使病情加剧，出现四肢冰冷、咽喉干燥、两小腿肌肉拘急疼痛，甚至出现谵语等证。老师预测到了病人半夜手足应当温暖，两腿应当舒展，后来病情发展果然如老师说的那样，怎么知道会这样呢？

答：病人寸口脉浮而大，浮是感受风邪，大是虚的表现。感受风邪就会出现轻微发热，正气虚弱就会出现两小腿肌肉拘挛疼痛。症状虽然很像桂枝汤证，其实不是桂枝汤证，而是太阳中风兼阴阳两虚证。因此，在治疗上必须用桂枝汤加附子以温经发汗。但是医生反而单用桂枝汤发汗，导致汗出亡阳，并兼阴液亏虚，从而出现四肢冰冷、咽喉干燥、烦躁等症状。治疗先给予甘草干姜汤，服药后阳气于半夜恢复，两腿就由厥冷转温暖，而两小腿肌肉拘挛疼痛尚未解除，于是再给予芍药甘草汤。服药后，阴液得复，则两脚就自由伸展了。假如误汗伤阴，导致阳明燥屎内结，就会出现谵语、心中烦乱不安等证，应当用承气汤攻下里实。服药后大便微见溏泄的，为燥屎得去，谵语等证就会停止，疾病即可以痊愈。

## 太阳病的治疗

| 症状 | 方剂 |
|---|---|
| 太阳中风，热自发而阳浮，汗自出而阴弱 | 桂枝汤 |
| 太阳病，头痛恶风，发热，出汗 | 桂枝汤 |
| 太阳病，发汗，恶风，项强 | 桂枝加葛根汤 |
| 太阳病，恶风，小便短少，四肢难以屈伸，漏汗 | 桂枝加附子汤 |
| 太阳病，下后脉促胸满 | 桂枝去芍药汤 |
| 太阳病，初服桂枝汤而不解，桂枝汤证仍在 | 桂枝汤 |
| 太阳病，发热恶寒，热多寒少 | 桂枝二越婢一汤 |
| 服桂枝汤后仍头痛发热，无汗，小便不利 | 桂枝去桂加茯苓白术汤 |
| 咽中干，吐逆，烦躁 | 甘草干姜汤 |

# 中成药

中成药是以中草药为原料，经制剂加工制成各种不同剂型的中药制品，包括丸、散、膏、丹、汤等各种剂型。

## 中成药的分类

中成药分为丸、散、膏、丹、汤等各种剂型，不同的中成药有不同的使用方法。

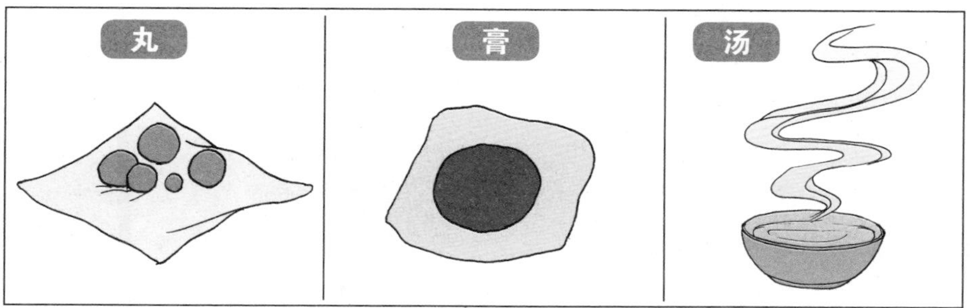


## 中成药的用药禁忌

中成药分为内服和外用两种，在使用时一定要分清药的用法。对于内服的中成药，还有饮食方面的禁忌。

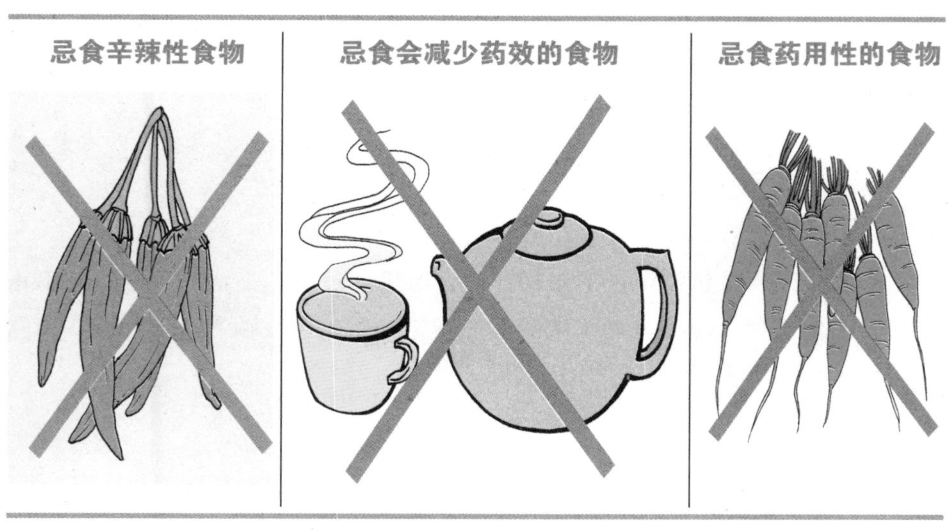

## 2.辨太阳病脉证并治中：

# 扶正祛邪，表里双解

太阳病感受风邪，便会出现脉象紧、发热、怕冷、身体疼痛、心中烦躁不安等症状。本节主要介绍太阳病的各种症状以及治疗的方法，合66法，方39首。

---

### 太阳病症状与方证

太阳病，项背部拘紧不柔和，俯仰不能自如，无汗畏风的，用葛根汤主治。

#### 葛根汤方

葛根四两 麻黄三两，去节 桂枝二两，去皮 生姜三两，切片 甘草二两，炙 芍药二两 大枣十二枚，剖开

**用法：** 以上七味药，用水十升，先加入麻黄、葛根煎煮，煮去水分二升，除去上面的白沫，再加入其他药物，煎煮成三升，去掉药渣，每次温服一升。服药后覆盖衣被，取暖保温以助发汗，使之微微汗出，无须喝热粥。调养护理方法及禁忌同桂枝汤，其他汤剂煎服法都可以依照此方。

太阳与阳明两经同时感受外邪而发病，证见发热、怕冷、头痛无汗等表证，又见腹泻的，用葛根汤主治（又一说用葛根黄芩黄连汤）。

太阳与阳明两经同时感受外邪而发病，证见发热、怕冷、头痛、无汗等表证，又见呕吐而不腹泻，用葛根加半夏汤主治。

#### 葛根加半夏汤方

葛根四两 麻黄三两，去节 甘草二两，炙 芍药二两 桂枝二两，去皮 生姜二两，切片 半夏半升，用水洗 大枣十二枚，剖开

**用法：** 以上八味药，用水十升，先加入麻黄、葛根煎煮，煮去二升水分，除去上面的白沫，再加入其他药物，煎煮成三升，去掉药渣，每次温服一升。服药后盖衣被取暖保温，使之微微汗出。

太阳病，证属桂枝汤证，本当用汗法，医生却反而用下法，导致腹泻不止，脉象急促、短促的，是表证尚未解除的表现，如果出现气喘、汗出等内热证的，用葛根黄芩黄连汤主治。

#### 葛根黄芩黄连汤方

葛根八两 甘草二两，炙 黄芩三两 黄连三两

**用法：** 以上四味药，用水八升，先加入葛根煎煮，煮去二升水分，再加入其

# 《伤寒论》中的常用药物：葛根

葛根为豆科植物野葛的干燥根。习称野葛。秋、冬二季采挖，趁鲜切成厚片或小块；干燥。

【性味与归经】甘、辛，凉。归脾、胃、肺经。

【功能与主治】解肌退热，生津止渴，透疹，升阳止泻，通经活络，解酒毒。用于外感发热头痛、项背强痛、口渴、消渴、麻疹不透、热痢、泄泻、眩晕头痛、中风偏瘫、胸痹心痛、酒毒伤中。

【用法与用量】10 ~ 15克。

【贮藏】置通风干燥处，防蛀。

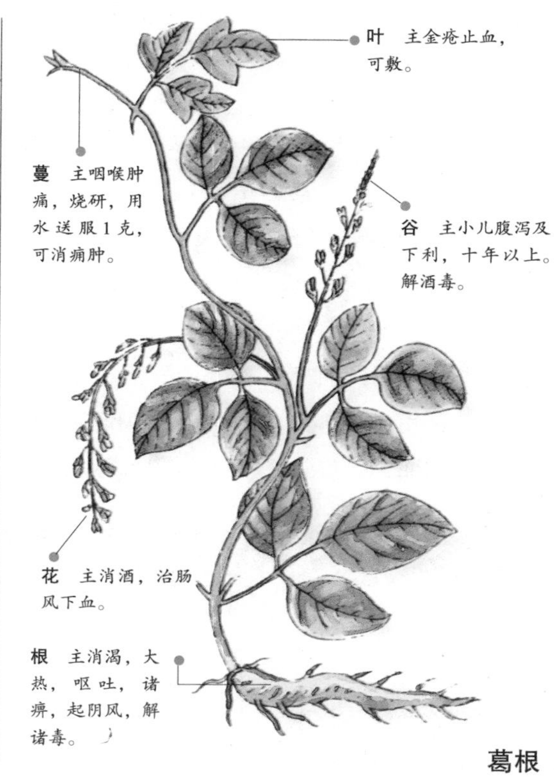


葛根

# 太阳伤寒之葛根汤证

患太阳伤寒，项背强急，无汗恶风，可服用葛根汤治疗，此证也称为葛根汤证。

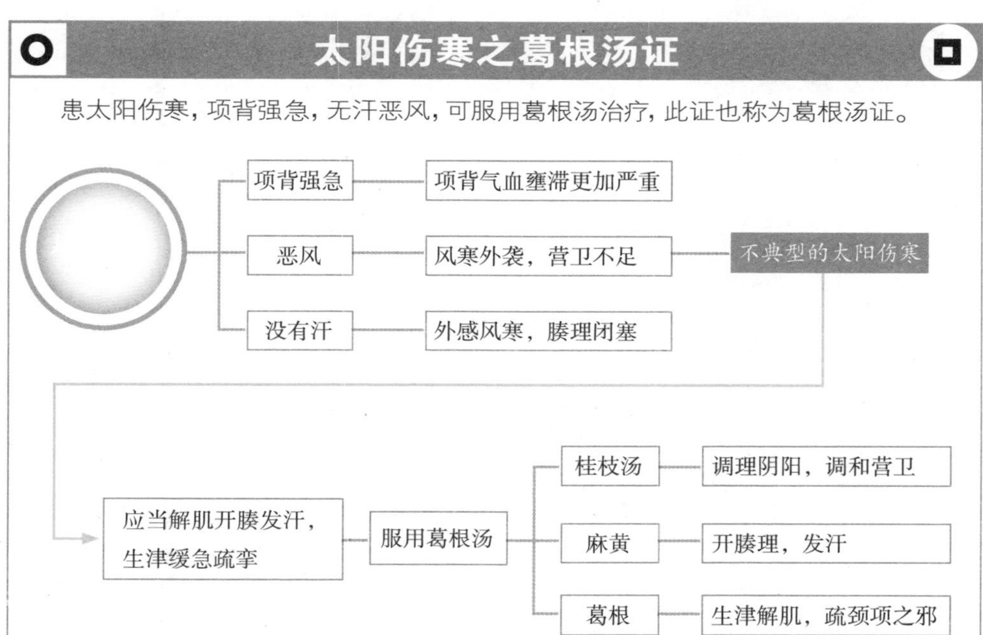

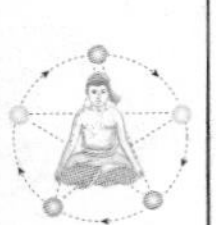



他药物，煎煮成二升，去掉药渣，分两次温服。

太阳病，头痛，发热，身体疼痛，腰痛，关节疼痛，怕风，无汗而气喘，脉浮紧的，属太阳伤寒证，用麻黄汤主治。

**麻黄汤方**

麻黄三两，去节　桂枝二两，去皮　甘草一两，炙　杏仁七十个，去皮尖

**用法**：以上四味药，用水九升，先加入麻黄煎煮，煮去二升水分，除去上面的白沫，再加入其他药物，煎煮成二升五合，去掉药渣，每次温服八合。服药后，盖衣被，取暖保温，使之微微汗出。药后不需喝热稀粥，其他调养护理方法均同桂枝汤。

太阳与阳明同时感受外邪而发病，出现气喘而胸部胀闷的，表明表邪郁闭较甚，病情偏重于表，不可攻下，宜用麻黄汤发汗解表。

太阳表证，已经过了十天，假如脉象由浮紧转浮细，总想睡眠的，是表证已

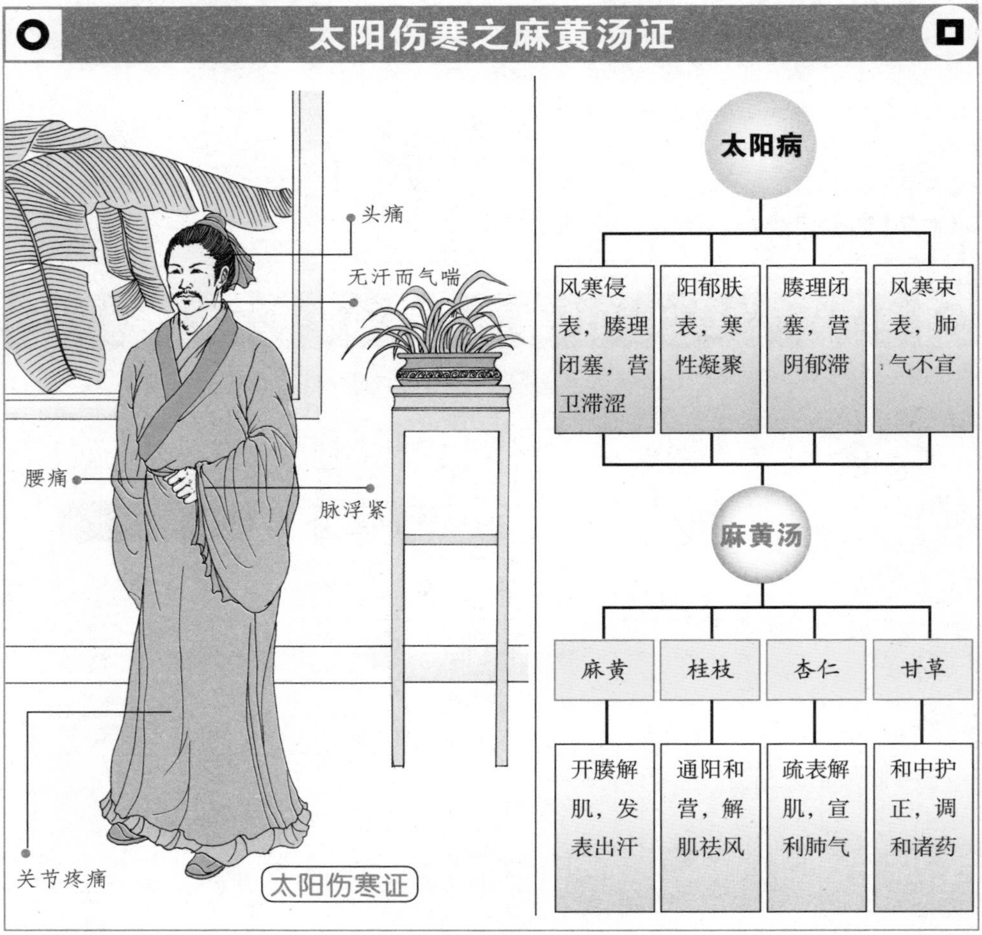

**太阳伤寒之麻黄汤证**

头痛

无汗而气喘

腰痛

脉浮紧

关节疼痛

太阳伤寒证

太阳病

风寒侵表，腠理闭塞，营卫滞涩

阳郁肤表，寒性凝聚

腠理闭塞，营阴郁滞

风寒束表，肺气不宣

麻黄汤

麻黄：开腠解肌，发表出汗

桂枝：通阳和营，解肌祛风

杏仁：疏表解肌，宣利肺气

甘草：和中护正，调和诸药

经解除的征象；假如出现胸胁满闷疼痛的，是病转少阳，可用小柴胡汤治疗；假如仅见脉浮等表证的，是病仍在太阳，可用麻黄汤治疗。

### 小柴胡汤方

柴胡八两 黄芩三两 人参三两 甘草三两，炙 生姜三两，切片 大枣十二枚，剖开 半夏半升，用水洗

**用法：**以上七味药，用水十二升，煎煮至六升，去掉药渣，取药液再煎煮至三升，每次温服一升，一日服三次。

太阳病感受风邪，脉象浮紧，发热，怕冷，身体疼痛，周身无汗，心中烦躁不安的，是太阳伤寒兼有郁热证，用大青龙汤主治。如果脉象微弱，汗出怕风的，属于表里俱虚证，不能服大青龙汤。如果误服，就会大汗亡阳，出现四肢冰冷、全身筋肉跳动的症状，这就是误治而致变证。



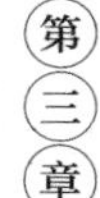

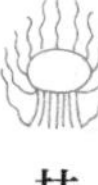



### 大青龙汤方

麻黄六两，去节 桂枝二两，去皮 甘草二两，炙 杏仁四十枚，去掉皮尖 生姜三两，切片 大枣十枚，剖开 石膏鸡蛋大一块，打碎

**用法：**以上七味药，用水九升，先加入麻黄煎煮，煮去二升水分，除去上面的白沫，再加入其他药物煎煮成三升，去掉药渣，每次温服一升，使之微微汗出。如果服药后汗出过多的，用米粉炒温外扑以止汗。假如服一遍药汗出的，可以停服第二、第三遍药。倘若继续服用，就会出汗太多，阳气外亡，导致阳虚，出现怕风、烦躁不安、不能睡眠等证。

外感风寒之邪，证见脉象浮缓，身体不疼痛，仅感沉重，偶有减轻，假如有发热、怕冷、无汗、烦躁等主证，而又无少阴阳衰阴盛征象的，可以用大青龙汤发汗解表兼以清里。

外感病，太阳表证未解，而又水饮停聚，出现发热、怕冷、咳嗽、干呕，或见口渴与腹泻，或见咽喉梗塞不畅，或见小便不通畅、小腹部胀满，或见气喘的，用小青龙汤主治。

### 小青龙汤方

麻黄三两，去节 芍药三两 细辛三两 干姜三两 甘草三两，炙 桂枝三两，去皮 五味子半升 半夏半升，用水洗

**用法：**以上八味药，用水十升，先加入麻黄煎煮，煮去二升水分，除去上面的白沫，再加入其他药物，煎煮成三升，去掉药渣，每次温服一升。如果口渴的，去半夏，加栝蒌根三两；假如轻微腹泻的，去麻黄，加荛花如鸡蛋大一团，

## 太阳伤寒之大、小青龙汤证

我们应该根据身体的症状，有针对性地选择和使用大小青龙汤。只有对症下药，才能够达到药到病除的效果。

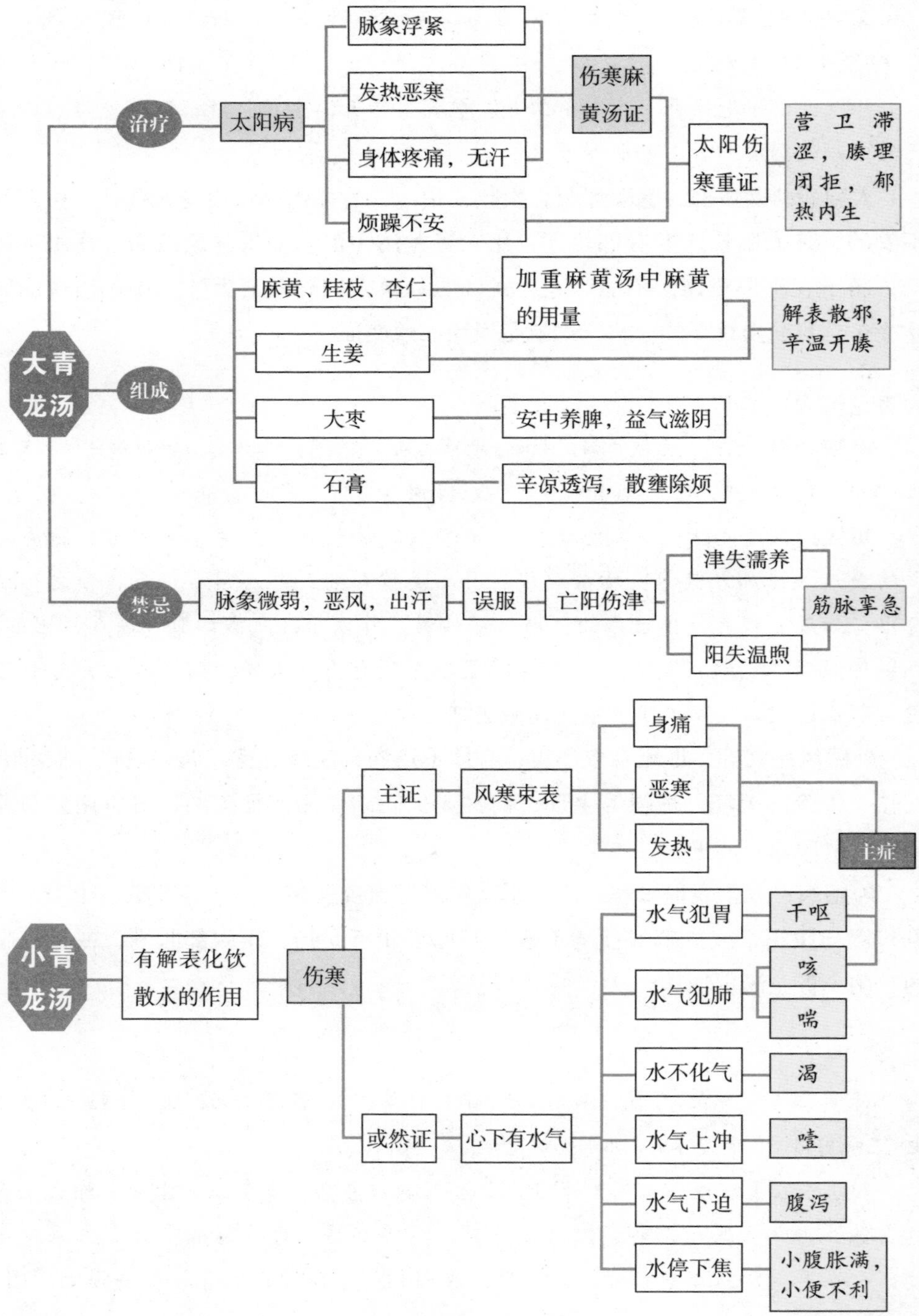

大青龙汤
- 治疗：太阳病
  - 脉象浮紧、发热恶寒、身体疼痛，无汗 → 伤寒麻黄汤证
  - 伤寒麻黄汤证、烦躁不安 → 太阳伤寒重证 → 营卫滞涩，腠理闭拒，郁热内生
- 组成
  - 麻黄、桂枝、杏仁 → 加重麻黄汤中麻黄的用量
  - 加重麻黄汤中麻黄的用量、生姜 → 解表散邪，辛温开腠
  - 大枣 → 安中养脾，益气滋阴
  - 石膏 → 辛凉透泻，散壅除烦
- 禁忌：脉象微弱，恶风，出汗 → 误服 → 亡阳伤津 → 津失濡养、阳失温煦 → 筋脉挛急

小青龙汤 → 有解表化饮散水的作用 → 伤寒
- 主证 → 风寒束表 → 身痛、恶寒、发热 → 主症
- 或然证 → 心下有水气
  - 水气犯胃 → 干呕（主症）
  - 水气犯肺 → 咳（主症）、喘
  - 水不化气 → 渴
  - 水气上冲 → 噎
  - 水气下迫 → 腹泻
  - 水停下焦 → 小腹胀满，小便不利

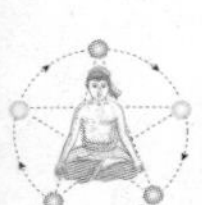

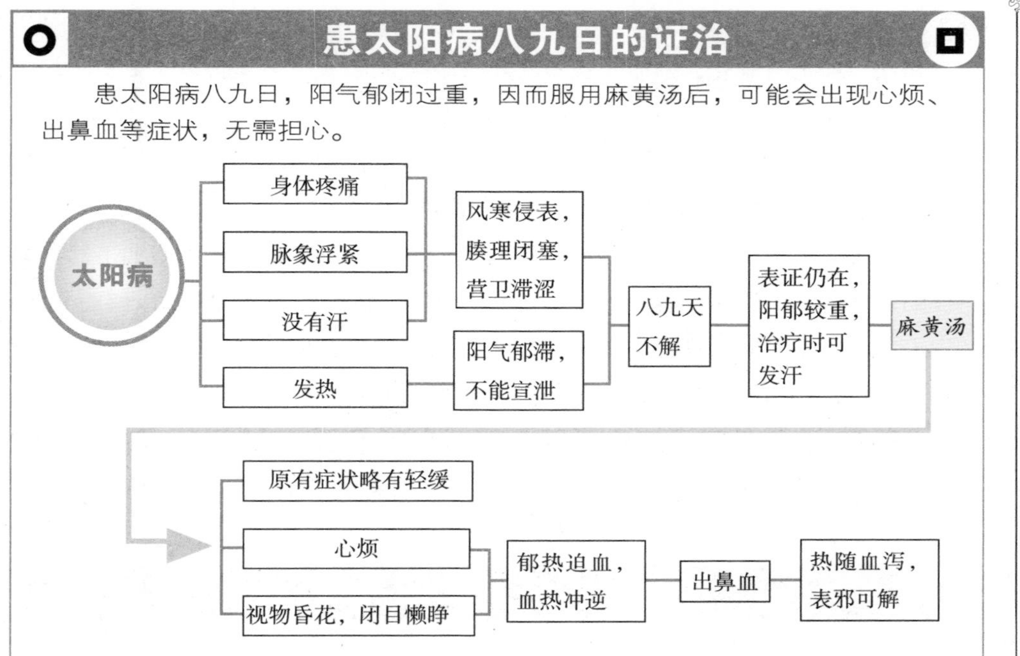


炒成红色；假如咽喉有梗塞不畅感觉的，去麻黄，加炮附子一枚；假如小便不通畅，小腹部胀满的，去麻黄加茯苓四两；假如气喘的，去麻黄加杏仁半升，去掉其皮尖。但是荛花不能治腹泻，麻黄主治气喘，而以上加减法正好与此相反，因此，怀疑不是张仲景的原意。

外感病，表证未解，水饮停聚，证见咳嗽、气喘、发热、怕冷、口不渴的，可用小青龙汤主治。如果服小青龙汤后口渴的，是外寒得去、内饮得化、病情将要解除的征象。

太阳病，表证没有解除，发热、怕冷、头痛等证仍在，而见脉浮弱的，则应当用解肌发汗法治疗，适宜用桂枝汤。

### 桂枝汤方

桂枝三两，去皮　芍药三两　生姜三两，切　甘草二两，炙　大枣十二枚，剖开

**用法：**以上五味药用七升水煮取三升，去渣，温服一升。再喝一升热稀粥，助药力，微微发汗。

太阳表证，误用攻下法，表证未除，而又出现轻度气喘的，这是因为表邪郁闭、内迫于肺的缘故，用桂枝加厚朴杏子汤主治。

### 桂枝加厚朴杏子汤方

桂枝三两，去皮　甘草二两，炙　生姜三两，切片　芍药三两　大枣十二枚，剖开厚

朴二两，炙，去皮 杏仁五十枚，去皮尖

**用法**：以上七味药，加水七升，用小火煎煮成三升，去掉药渣，每次温服一升。服药后覆盖衣被取暖保温，使之微微汗出。

太阳病，表证没有解除的，不可使用攻下法。如果使用攻下法，就违背了治疗规则，属于误治。如果要解除表邪，适宜用桂枝汤治疗。

太阳病，先使用发汗法而表证不解，然后反而用泻下的治法，假如下后脉象仍浮的，则表示疾病还没有痊愈。这是由于脉浮主病在表，应用汗法以解表散邪，却反而用泻下法治疗，所以不能治愈。现在虽经误下，但脉象仍浮，所以可以推断邪未内陷，其病仍在表，应当解表才能治愈，适宜用桂枝汤治疗。

太阳病，脉象浮紧，无汗，发热，身体疼痛，病情迁延八九天而不除，表证证候仍然存在的，仍应当用发汗法治疗，可用麻黄汤主治。服了麻黄汤以后，



## 太阳表证及二阳并病

发热
出现鼻衄
不出汗
脉象浮紧
邪气因为衄血而外泻，疾病即将痊愈
衄，泛指出血，常以出血的部位而命名，鼻孔出血为鼻衄

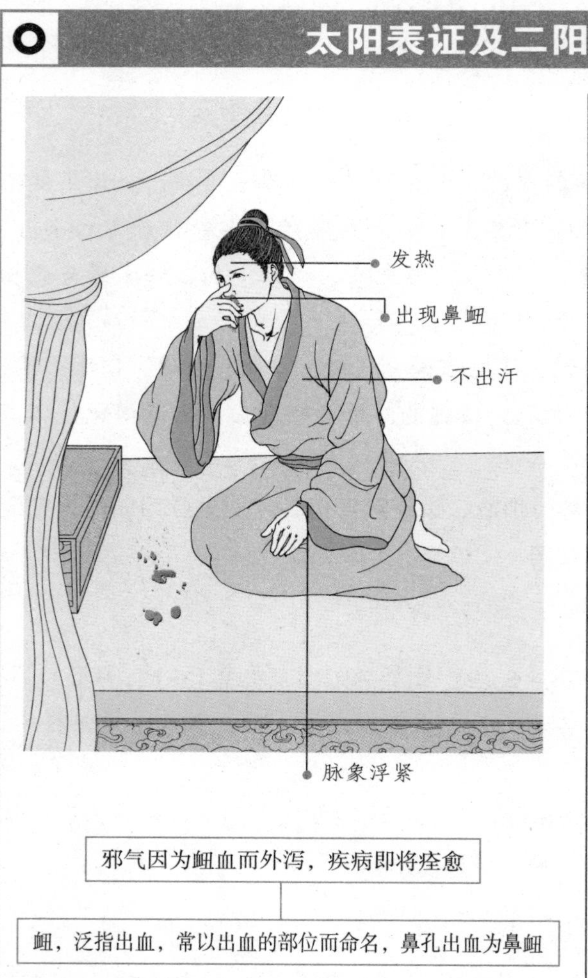

### 太阳与阳明并病

**起因**

太阳病初，因发汗太轻，以致邪气内迫于里，从而转属阳明。

**治疗**

二阳并病而太阳表证未解的用轻微发汗法

病人出现满面通红，用发汗法及熏蒸法

病人病情已稍微减轻，出现心中烦躁、闭目懒睁的症状，严重的会出现鼻衄，衄血后，邪气得以外泻，其病才能解除。之所以出现这种情况，是因为邪气郁滞太甚的缘故。

## 太阳表证、二阳并病的症状和方证

太阳表证，脉象浮紧，发热，不出汗，假如自行出现衄血，邪气因衄血而外泻，疾病就可痊愈。

太阳与阳明并病，是在太阳病初起的时候，因发汗太轻，汗出不透彻，邪未尽解，内迫于里，邪气由太阳转属阳明，于是出现微微汗出、不怕冷的症状。假如二阳并病而太阳表证未解的，不能用泻下法治疗；误用攻下，就会引起变证，这种情况可以用轻微发汗法治疗。假如病人出现满面通红的，便是邪气郁滞在肌表，应当用发汗法及熏蒸法治疗。如果太阳病发汗太轻，汗出不透，本应当汗出却不能汗出，邪热郁滞而不能外泻，病人就会出现烦躁不安，短气，全身难受，不可名状，不知痛处，一时腹中疼痛，一时四肢疼痛，触按不到确切疼痛的部位，这都是汗出不透彻，邪气郁滞所致，应当再行发汗，汗解邪散，就可以治愈。如何知道是汗出不透彻导致的呢？这是由于病人脉象涩，为邪气郁滞在表之象，所以知道是汗出不透彻导致的。

脉象浮数，为病在表，照理说，通过发汗治疗，则疾病自可痊愈。如果用泻下法治疗，误下损伤在里的阳气，出现身体沉重、心慌的，就不能再发汗了。此时，应扶正补虚，使正气充实，津液自和，就能自然汗出而病愈。之所以这样，是因为病人尺部脉象微细，是里虚的征象，所以必须通过治疗，待表里正气充盛，津液自和，就会自然汗出而病愈。

脉象浮紧的，是太阳伤寒证的脉象，照理应当出现身体疼痛等太阳伤寒见证，宜用发汗法来解表祛邪。假如尺部脉迟的，则不能发汗。这是为什么呢？因为迟脉主营气不足、阴血虚少，发汗会更伤营血，引起变证，所以不能发汗。

脉象浮的，主病在表，可用发汗法治疗。如见发热、怕冷、身疼痛、无汗等太阳伤寒见证的，适宜用麻黄汤（用法同桂枝汤）。

脉象浮而数的，主病在表，可用发汗法治疗。如见发热、怕冷、头身疼痛、无汗等太阳伤寒见证的，适宜用麻黄汤。

病人经常自汗出，这是卫气不能外固，营阴不能内守，以致营卫失调的缘故。因为营行于脉中，卫行于脉外，卫主卫外，营主营养内守，营卫相互协调方能健康无病。所以必须使用发汗的方法，使不相协调的营卫重趋调和，则病可痊愈，适宜用桂枝汤。

病人内脏没有其他的疾病，时而发热、自汗出而不能痊愈的，即为卫气不

和，不能卫外为固的缘故。可在病人发热汗出之前，用桂枝汤发汗，使营卫重趋调和，则病可愈。

### 太阳伤寒证、外感病的症状和方证

太阳伤寒证，脉象浮紧，未使用发汗法治疗，而出现衄血，衄血后表证仍未解的，可以用麻黄汤主治。

外感病，不解大便六七天，头痛发热，如果小便黄赤的，是阳明里热结实，可用承气汤泻其在里的实热；如果小便清的，是内无邪热，病不在里，仍然在表，应当用发汗法治疗，可用桂枝汤。如果头痛发热等证持续不解，表示表邪郁滞较甚，可能会出现衄血。

太阳伤寒证，使用了发汗法后，病证已经解除。过了半天，病人又出现发热、脉象浮数等表证的，可以再发汗，适合用桂枝汤。

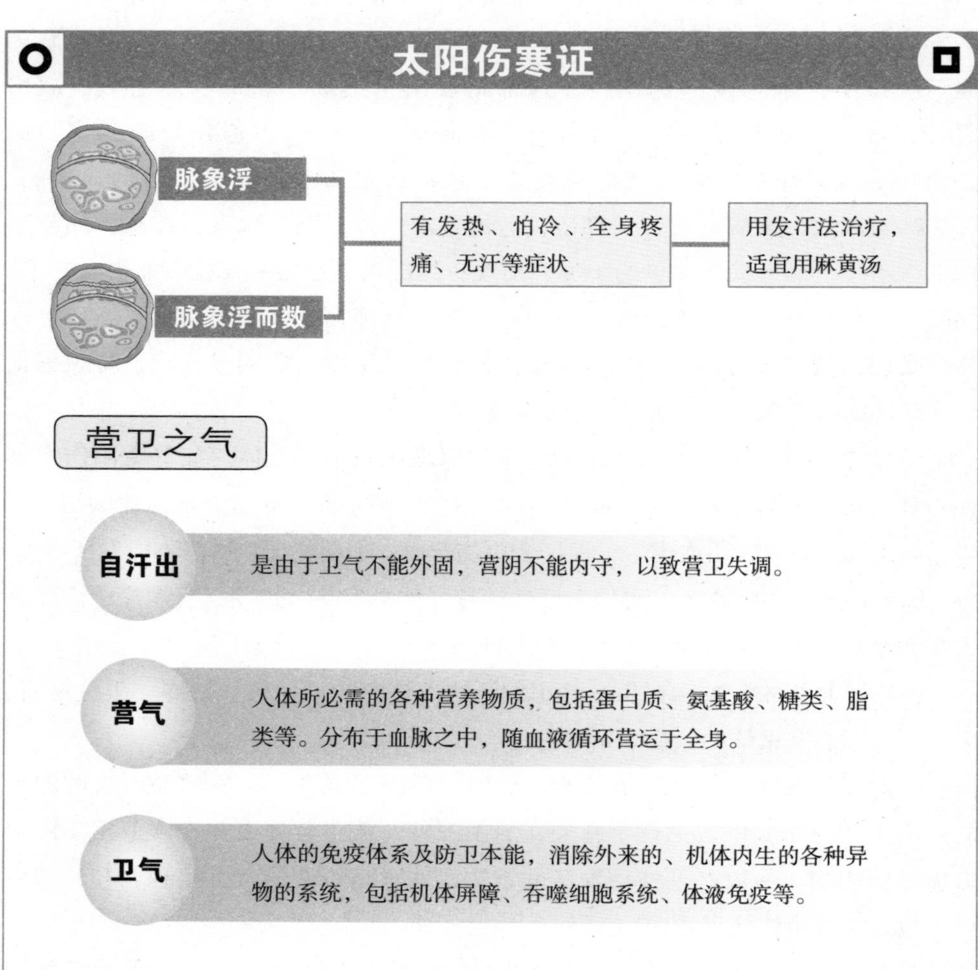

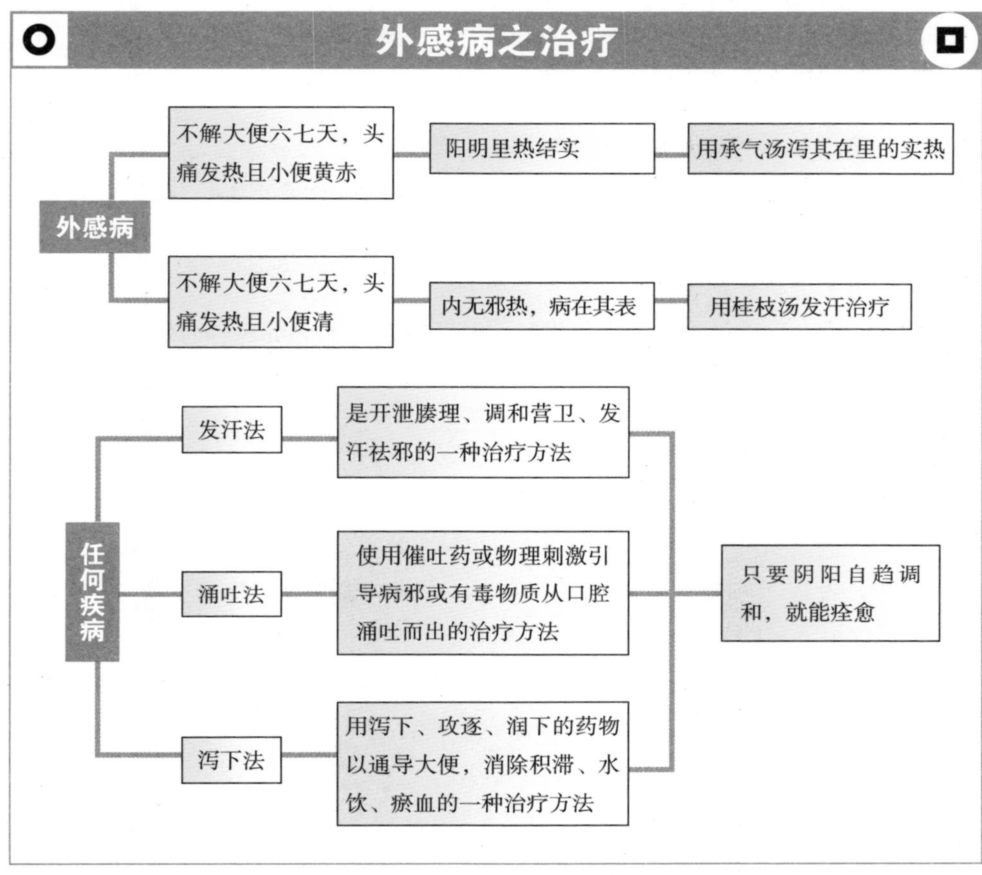


凡是疾病，用发汗法、涌吐法或泻下法治疗，而致耗血、伤津液的，如果阴阳能够自趋调和，就能够自行痊愈。

用峻泻药攻下后，又再发汗，出现小便短少的，这是误汗下后损伤津液的缘故，不要用通利小便的方法治疗，等到津液恢复而小便自行通畅时，就会自然痊愈。

泻下之后，又行发汗，多会出现怕冷战栗、脉象微细的症状。之所以会这样，是由于表里阳气俱虚的缘故。

误用泻下之后，又误发其汗，致肾阳虚弱，病人出现白天烦躁，不能安静睡眠，夜晚精神萎靡、昏昏欲睡而不烦躁，不作呕，无口渴，没有表证，脉象沉微，身有微热的，用干姜附子汤主治。

### 干姜附子汤方

干姜一两　附子一枚，用生的，去皮，切成八片

**用法：**以上两味药，用水三升，煎煮成一升，去掉药渣，一次服下。

发汗以后，出现身体疼痛、脉象沉迟的，是发汗太过，营气损伤，用桂枝加芍药生姜各一两人参三两新加汤主治。

### 桂枝加芍药生姜各一两人参三两新加汤方

桂枝三两，去皮　芍药四两　甘草二两，炙　人参三两　大枣十二枚，剖开　生姜四两

**用法：**以上六味药，用水十二升，煎煮成三升，去掉药渣，每次温服一升。旧本说：现用桂枝汤加芍药、生姜和人参。

发汗以后，出现汗出、气喘，发热不甚的症状，为热邪壅肺所致，不能再用桂枝汤，可以用麻黄杏仁甘草石膏汤治疗。

### 麻黄杏仁甘草石膏汤方

麻黄四两，去节　杏仁五十个，去皮尖　甘草二两，炙　石膏八两，打碎，用布包

**用法：**以上四味药，用水七升，先加入麻黄煎煮，煮去二升水分，除去上面的白沫，再加入其他各药，煎煮成二升，去掉药渣，每次温服一升。旧本说：服一黄耳杯（古代饮具，容量一升）。

发汗太甚，汗出太多，致心阳虚弱，病人出现双手交叉于心胸部位，心慌不宁，须用手按捺方感舒适的，用桂枝甘草汤主治。

### 桂枝甘草汤方

桂枝四两，去皮　甘草二两，炙

**用法：**以上两味药，用水三升，煎煮成一升，去掉药渣，一次服下。

发了汗以后，病人出现脐下跳动不宁，好像奔豚将要发作的征象，用茯苓桂枝甘草大枣汤主治。

### 茯苓桂枝甘草大枣汤方

茯苓八两　桂枝四两，去皮　甘草二两，炙　大枣十五枚，剖开

**用法：**以上四味药，用甘澜水十升，先加入茯苓煎煮，煮去二升水分，再加入其他药物，煎煮成三升，去掉药渣，每次温服一次，一日服三次。

制作甘澜水的方法：用水二十升，倒入大盆内，用勺子把水取出倒入，加以翻腾，直至水面上出现无数水珠，即可取来使用。

发了汗以后，脾气虚弱，痰湿中阻，气机郁滞，出现腹部胀满的，用厚朴生姜半夏甘草人参汤主治。

### 厚朴生姜半夏甘草人参汤方

厚朴八两，炙，去皮　生姜八两，切片　半夏半升，用水洗　甘草二两　人参一两

## 《伤寒论》中的常用药物：厚朴

厚朴为木兰科植物厚朴或凹叶厚朴的干燥干皮、根皮及枝皮。4 ~ 6 月剥取，根皮和枝皮直接阴干；干皮置沸水中微煮后，堆置阴湿处，“发汗”至内表面变紫褐色或棕褐色时，蒸软，取出，卷成筒状，干燥。厚朴是我国特有的珍贵树种，是国家二级重点保护野生植物，但是野生的厚朴太少，作为药用的厚朴多系人工栽培。

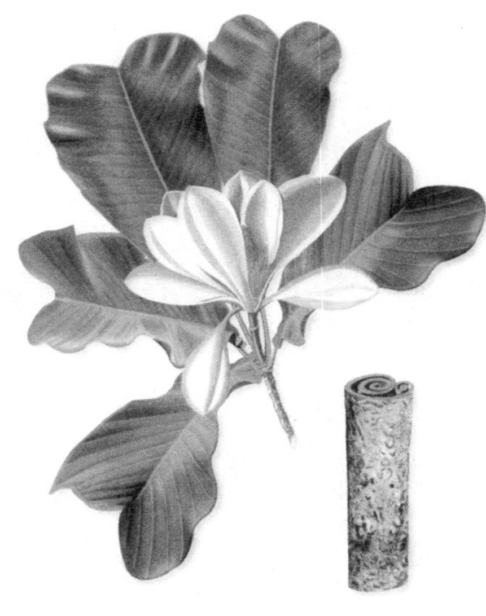

【性味与归经】苦、辛，温。归脾、胃、肺、大肠经。

【功能与主治】燥湿消痰，下气除满。用于湿滞伤中、脘痞吐泻、食积气滞、腹胀便秘、痰饮喘咳。

【用法与用量】3 ~ 10 克。

【贮藏】置通风干燥处。

## 发汗后的治疗

| 发汗后身体症状 | 治疗汤方 | 汤方成分 |
|---|---|---|
| 身体疼痛、脉象沉迟 | 桂枝加芍药生姜各一两人参三两新加汤 | 桂枝三两，去皮 芍药四两 甘草二两，炙 人参三两 大枣十二枚，剖开 生姜四两 |
| 汗出、气喘，发热不甚的症状 | 麻黄杏仁甘草石膏汤 | 麻黄四两，去节 杏仁五十个，去皮尖 甘草二两，炙 石膏八两，打碎，用布包 |
| 病人双手交叉于心胸部位，心慌不宁 | 桂枝甘草汤 | 桂枝四两，去皮 甘草二两，炙 |

**用法：**以上五味药，用水十升，煎煮成三升，去掉药渣，每次温服一升，一日服三次。

外感病，经过涌吐或泻下以后，出现胃脘部胀满不适、气逆上冲胸膈、起立时就感头昏目眩、脉象沉紧的，假如使用发汗法治疗，就会耗伤经脉之气，出现身体震颤摇晃、站立不稳的变证，用茯苓桂枝白术甘草汤主治。

### 茯苓桂枝白术甘草汤方

茯苓四两 桂枝三两，去皮 白术二两 甘草二两，炙

**用法：**以上四味药，用水六升，煎煮成三升，去掉药渣，分三次温服。

使用发汗法，病还没有解除，反而出现怕冷、脉沉微细等症状，这是正气不足、阴阳两虚的缘故，用芍药甘草附子汤主治。

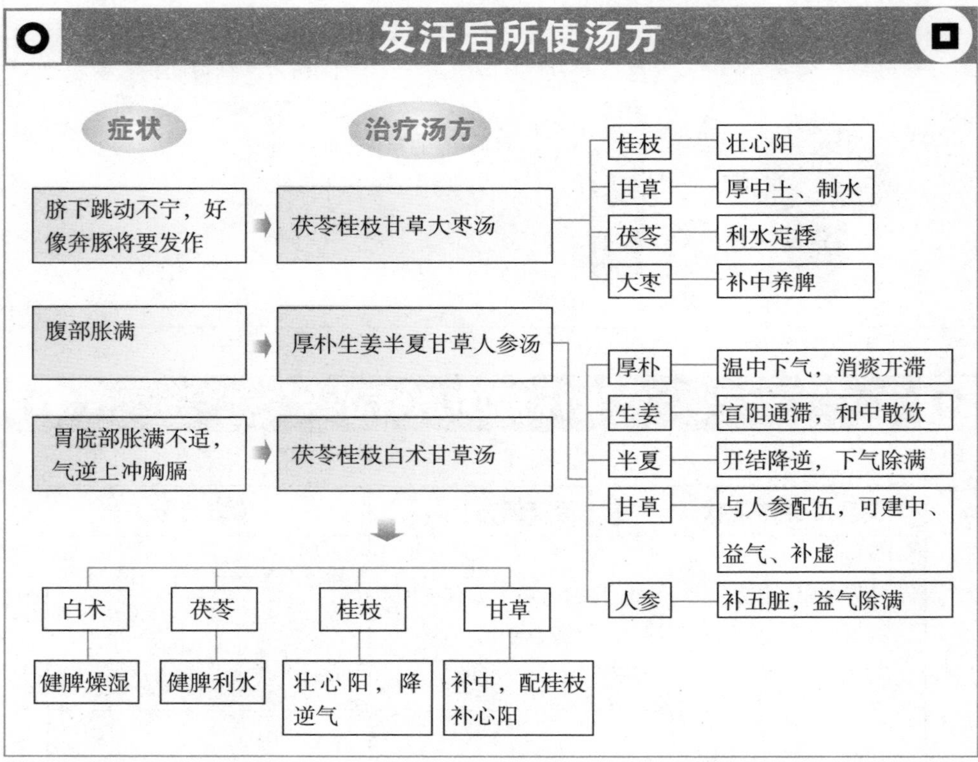


### 芍药甘草附子汤方

芍药三两 甘草三两，炙 附子一枚，炮，去皮，破成八片

**用法：**以上三味药，用水五升，煎煮成一升五合，去掉药渣，分三次温服。

经发汗或泻下以后，病仍然不解除，出现烦躁不安、恶寒、肢冷、腹泻、脉沉微细等见证的，用茯苓四逆汤主治。

### 茯苓四逆汤方

茯苓四两 人参一两 附子一枚，用生的，去皮，破成八片 甘草二两，炙 干姜一两半

**用法**：以上五味药，用水五升，煎煮成三升，去掉药渣，每次温服七合，每日服两次。

发汗以后怕冷的，这是正气虚弱的缘故；不怕冷，只有发热等症状的，是邪气盛实的表现，应当泻实和胃，可给予调胃承气汤治疗。

### 调胃承气汤方

芒硝半升 甘草二两，炙 大黄四两，去皮，用陈米酒洗

**用法**：以上三味药，用水三升，先加入大黄、甘草煮成一升，去掉药渣，然后加入芒硝，再煮一二滚即成，一次服下。

太阳表证，使用发汗法，汗出很多，损伤津液，致胃中津液不足，出现烦躁不安、不能安静睡眠、口干想要喝水的，可以给予少量的水，使胃津恢复，胃气调和，就可痊愈。假如出现脉象浮、轻微发热、怕冷、小便不通畅、口干饮水又不解渴等证的，是太阳蓄水证，用五苓散主治。

### 五苓散方

猪苓十八铢，去皮 泽泻一两六铢 白术十八铢 茯苓十八铢 桂枝半两，去皮

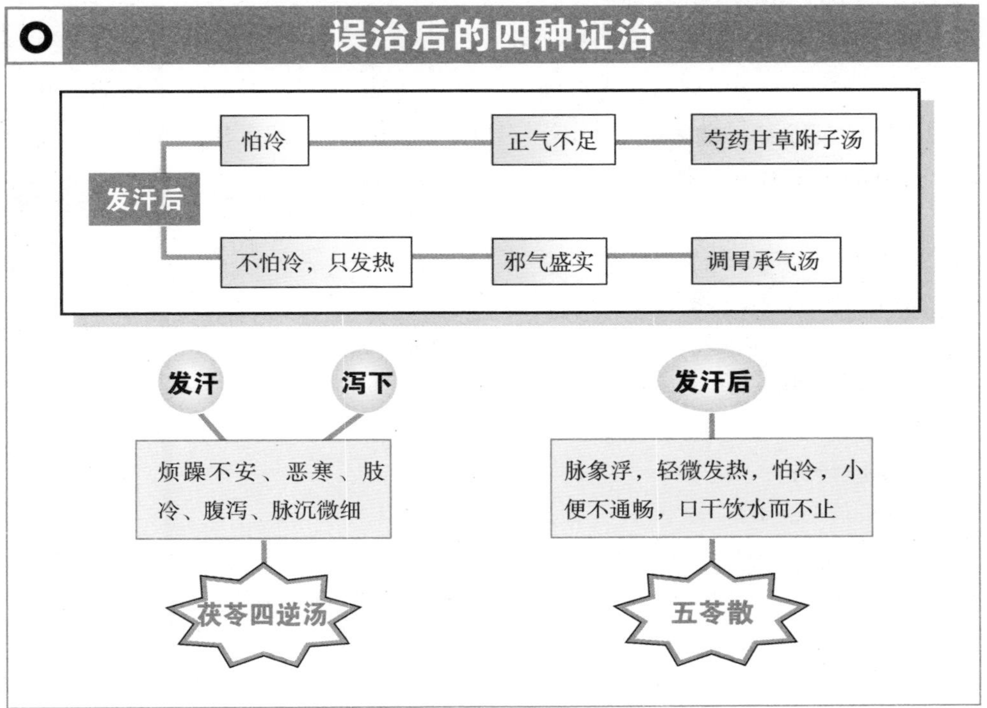




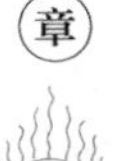

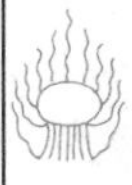

**用法**：以上五味药，捣成细末状，做成散剂，每次用米汤冲服一方寸匕，一天服三次。并要多喝温开水，让病人出汗，就可痊愈。调养护理方法同常。

发过汗以后，出现脉象浮数、发热、心烦、口渴、小便不通畅的，用五苓散主治。

外感病，发热汗出而又口渴的，用五苓散主治；口不渴，并见四肢冷、心悸等症状，用茯苓甘草汤主治。

### 茯苓甘草汤方

茯苓二两 桂枝二两，去皮 甘草一两，炙 生姜三两，切片

**用法**：以上四味药，用水四升，煎煮成二升，去掉药渣，分成三次温服。

太阳中风证，经过六七天而不解除，既有发热、怕冷、头痛等表证，又有心烦、小便不利等里证，假如出现口渴想喝水，一喝水即呕吐的，便是水逆，可用五苓散主治。

在诊脉前，看到病人双手交叉于心胸部位，假如医生叫病人咳嗽，而病人无反应的，这一定是病人耳聋的缘故。之所以这样，是因为重复发汗，损伤心肾阳气所致。

发过汗以后，饮冷水太多，冷饮伤肺，势必会引起气喘；用冷水洗浴，寒邪内迫，也会出现气喘。

发汗以后，出现水和药都不能入口下咽的，便是误治的变证。一旦再进行发汗，则会出现呕吐、腹泻不止的见证。

发汗、涌吐或泻下以后，无形邪热内扰，出现心烦不能安眠，严重的，就会出现心中烦闷尤甚，翻来覆去，不可名状，可用栀子豉汤主治。假如出现气少不足以息的，用栀子甘草豉汤主治；假如出现呕吐的，用栀子生姜豉汤主治。

### 栀子豉汤方

栀子十四个，剖开 香豉四合，用布包

**用法**：以上两味药，用水四升，先加入栀子煎煮至二升五合，再加入豆豉，煎煮成一升五合，去掉药渣，分两次服。如果温服一次，出现呕吐的，停服剩余之药。

### 栀子甘草豉汤方

栀子十四个，剖开 甘草二两，炙 香豉四合，用布包

**用法**：以上三味药，用水四升，先加入栀子、甘草煎煮，煮至二升五合，再加入豆豉煎煮成一升五合，去掉药渣，分两次服。如果温服一次，出现呕吐的，停服剩余的药。

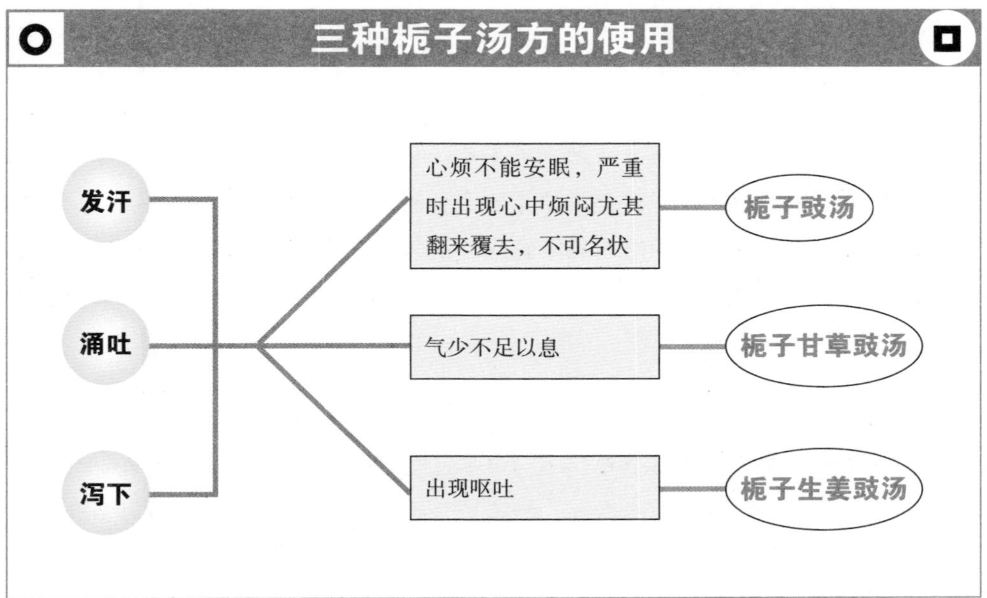




**栀子生姜豉汤方**

栀子十四个，剖开　生姜五两　香豉四合，用布包

**用法：**以上三味药，用水四升，先加入栀子、生姜煎煮至二升五合，再加入豆豉共煎煮成一升五合，去掉药渣，分两次服。如果温服一次，出现呕吐的，停服剩余的药。

经过发汗或泻下以后，出现心胸烦热不适、胸中满闷窒塞不舒的，是热郁胸膈、气机阻滞，可用栀子豉汤主治。

外感病，得了五六天，用峻泻药攻下后，身热不去，心中窒塞疼痛的，是热郁胸膈，气机郁结不畅，其病尚未解除，用栀子豉汤主治。

外感病，使用泻下药以后，出现心烦不宁、腹部胀闷、坐卧不安等证的，是热郁胸膈、气滞于腹所致，用栀子厚朴汤主治。

**栀子厚朴汤方**

栀子十四个，剖开　厚朴四两，炙，去皮　枳实四枚，用水浸泡，炙成黄色

**用法：**以上三味药，加水三升五合，煎煮成一升五合，去掉药渣，分两次服。温服一次后出现呕吐的，则停服剩下的药。

太阳伤寒证，医生误用泻下丸药峻猛攻下，出现身热不退，轻度心烦不安，并见腹满痛、便溏等里寒证的，用栀子干姜汤主治。

### 栀子干姜汤方

栀子十四个，剖开 干姜二两

**用法：**以上两味药，加水三升五合，煎煮成一升五合，去掉药渣，分两次服。如果温服一次后，出现呕吐的，停服剩下的药。

凡是使用栀子豉汤，只要病人平素有大便稀溏的，便应禁止使用。

太阳病，经用发汗，汗出而病不解除，病人仍然发热，心慌，头目昏眩，全身肌肉跳动，身体震颤摇晃，站立不稳，想要跌倒，便是肾阳虚弱、水饮泛滥所致，可用真武汤主治。

### 真武汤方

茯苓三两 芍药三两 生姜三两，切片 白术二两，附子一枚，炮，去皮，破成八片

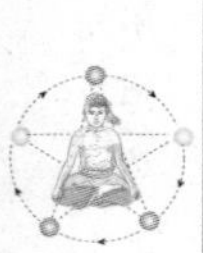

**用法：**以上五味药，加水八升，煎煮成三升，去掉药渣，每次温服七合，一天服三次。

咽喉干燥的病人，多阴液不足，不能用发汗法治疗。

久患淋病的病人，多阴虚下焦有热，不能用发汗法。假如误用发汗，则会引起尿血的变证。

久患疮疡的病人，多气血两亏，虽有身体疼痛等表证，却也不能用发汗法。

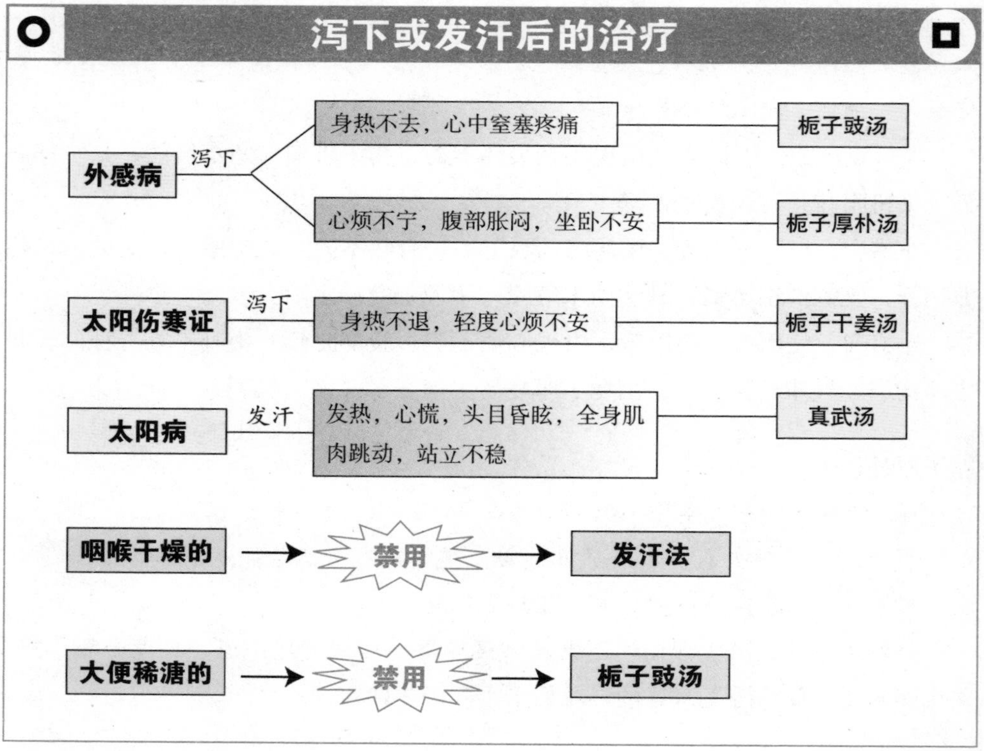

**泻下或发汗后的治疗**

- 外感病 —泻下→ 身热不去，心中窒塞疼痛 → 栀子豉汤
- 外感病 —泻下→ 心烦不宁，腹部胀闷，坐卧不安 → 栀子厚朴汤
- 太阳伤寒证 —泻下→ 身热不退，轻度心烦不安 → 栀子干姜汤
- 太阳病 —发汗→ 发热，心慌，头目昏眩，全身肌肉跳动，站立不稳 → 真武汤
- 咽喉干燥的 → 禁用 → 发汗法
- 大便稀溏的 → 禁用 → 栀子豉汤

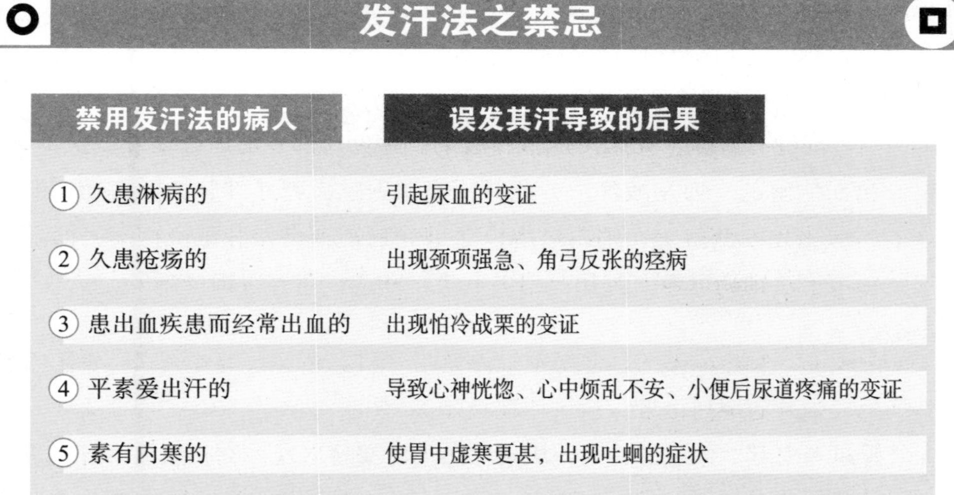

## 发汗法之禁忌

| 禁用发汗法的病人 | 误发其汗导致的后果 |
| --- | --- |
| ① 久患淋病的 | 引起尿血的变证 |
| ② 久患疮疡的 | 出现颈项强急、角弓反张的痉病 |
| ③ 患出血疾患而经常出血的 | 出现怕冷战栗的变证 |
| ④ 平素爱出汗的 | 导致心神恍惚、心中烦乱不安、小便后尿道疼痛的变证 |
| ⑤ 素有内寒的 | 使胃中虚寒更甚，出现吐蛔的症状 |

如果误用发汗，则会使气血更伤，就会出现颈项强急、角弓反张的痉病。

久患衄血的病人，多阴虚火旺，不能用发汗法。假如误发其汗，就会出现额部两旁凹陷处的动脉拘急、两眼直视、眼球不能转动、不能睡眠的变证。

因患出血疾病而经常出血的病人，多气血亏虚，不能用发汗法治疗。假如误用发汗，就会出现怕冷战栗的变证。

平素爱出汗的病人，多属阳虚不固，不能用发汗法。汗本出又再发其汗，就会导致心神恍惚、心中烦乱不安、小便后尿道疼痛的变证，可用禹余粮丸治疗。

病人素有内寒，不能用发汗法。一旦反发其汗，就会使胃中虚寒更甚，出现呕吐蛔虫的症状。

本应先用发汗法治疗表证，然后用泻下法治疗里证，却反而先用泻下法治疗里证，便是错误的治疗方法；先用发汗法治疗表证，才是正确的治疗方法。本应先用攻下法治疗里证，然后用发汗法治疗表证，却反而先用发汗法治疗表证，便是错误的治疗方法；先用泻下法治疗里证，才是正确的治疗原则。

太阳伤寒证，本应用发汗法治疗，医生却反而使用泻下法，致脾肾阳衰，出现腹泻完谷不化，泻下不止，虽有身体疼痛等表证存在，却也应该急以治疗里证。经治疗后，里证解除，大便转正常，身体疼痛仍未去的，再治疗表证。治疗里证用四逆汤，治疗表证用桂枝汤。

病人有发热、头痛等表证，脉象反而见沉的，假如使用温经解表法治疗而不痊愈，反而增加身体疼痛的见证，则应当从里证论治，用四逆汤方。

太阳表证，先使用泻下法治疗而没有痊愈，再用发汗法治疗，则会导致内

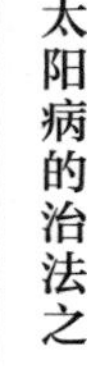

外俱虚，出现昏冒的症状。昏冒的病人如果正能胜邪，得到汗出，汗解邪散，便会自行痊愈。之所以这样，是因为汗出邪散，表气得以调和的缘故。表气已得到调和的，再用泻下法治疗。

太阳表证没有解除，如果出现怕冷战栗，并见尺部寸部的脉象皆沉伏不显，继而汗出而病解的，便是战汗证。此时，假如先触摸到寸部脉微微搏动，即主病在表，应当先发汗解表，则病可解；如果先触摸到尺部脉微微搏动，即主病在里，用泻下法则病可愈。假如要用泻下法，则适宜用调胃承气汤。（有人认为用大柴胡汤）

太阳表证，发热汗出的，便是卫气浮盛于外与邪相争，卫外失固，营阴不能内守所致。治疗宜驱风散邪，适宜用桂枝汤。

外感风寒之邪，经过五六天，出现发热怕冷交替出现，胸胁满闷不舒，表情沉默，不思饮食，心中烦躁，总想呕吐，或者出现胸中烦闷而不作呕，或者口渴，或者腹中疼痛，或者胁下痞胀硬结，或者心慌、小便不通畅，或者口不渴、身体稍有发热，或者咳嗽的，为邪入少阳，用小柴胡汤主治。

**小柴胡汤方**

柴胡八两　黄芩三两　人参三两　半夏八两，用水洗　甘草三两，炙　生姜三两，切片　大枣十二枚，剖开

**用法：**以上七味药，加水十二升，煮至六升，去掉药渣，再煎煮成三升，每次温服一升，一日服三次。假如出现胸中烦闷而不作呕的，方中去半夏、人参，加栝蒌实一枚；假如出现口渴的，去半夏，加人参一两半，并加栝蒌根四两；假如出现腹中疼痛的，去黄芩，加芍药三两；假如出现胁下痞胀硬结的，去大枣，加牡蛎四两；假如出现心下惊、小便不通畅的，去黄芩，加茯苓四两；假如出现口不渴、体表稍有发热的，去人参，加桂枝四两，服药后盖衣被，取暖保温让病人微微汗出，即可痊愈；假如出现咳嗽的，去人参、大枣、生姜，加五味子半升、干姜二两。

气血虚弱，腠理开豁，邪气得以乘虚而入，与正气相搏结，留居在少阳经，正气与邪气相争，因此出现发热怕冷交替而作，发作与停止均有其时；由于胆气内郁，影响脾胃，所以表情沉默，不思饮食；脏与腑相互关联，肝木乘脾土，因此出现腹痛。邪气在胆在上，疼痛在腹在下，便叫邪高痛下。胆热犯胃，因此出现呕吐，当用小柴胡汤主治。服了小柴胡汤后，出现口渴欲饮等阳明见证的，表示病已转属阳明，必须按阳明的治法进行治疗。

得病六七天，脉象迟而浮弱，畏风寒，手足温暖，是太阴虚寒兼表证未解，医生却屡次攻下，导致脾阳虚弱，寒湿内郁，出现不能进食、胁下满闷疼痛、

## 四种汤方的使用

任何一种汤方的使用，都应该对症下药。只有切合实际地治疗，才能取得好的效果。

**四逆汤** 病人有发热、头痛等表证，脉象反而见沉的，当使用温经解表法治疗；而不痊愈，反而增加身体疼痛的见证时，便可以用四逆汤。

**调胃气汤** 太阳表证没有解除，出现怕冷战栗，并见尺部寸部的脉象皆沉伏不显，如果先触摸到尺部脉微微搏动，即主病在里，用泻下法则病可愈时，便用调胃气汤。

**桂枝汤** 太阳表证发热汗出的，卫气浮盛于外与邪相争，卫外失固，营阴不能内守的，治疗宜驱风散邪，适宜用桂枝汤。

**小柴胡汤** 外感风寒之邪，经过五六天，出现发热怕冷交替出现、胸胁满闷不舒、表情沉默、不思饮食的，即可用小柴胡汤。

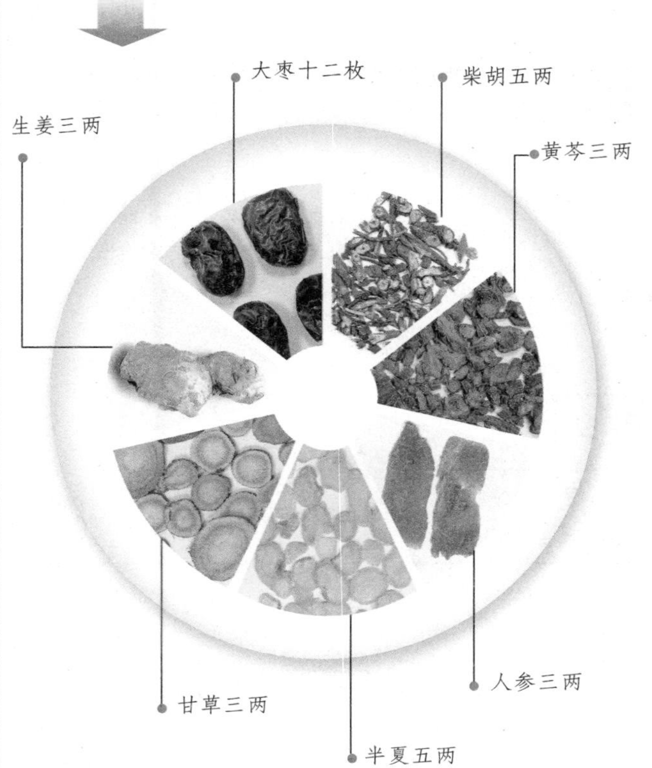


**根据具体症状改良的小柴胡汤**

1. 胸中烦闷却不作呕的，去半夏、人参，加栝蒌实一枚。
2. 口渴的，去半夏，加人参一两半，并加栝蒌根四两。
3. 腹中疼痛的，去黄芩，加芍药三两。
4. 胁下痞胀硬结的，去大枣，加牡蛎四两。
5. 心下悸、小便不通畅的，去黄芩，加茯苓四两。
6. 口不渴、体表稍有发热的，去人参，加桂枝四两。
7. 咳嗽的，去人参、大枣、生姜，加五味子半升、干姜二两。

面目及全身发黄、颈项拘急不舒、小便解出困难等症状。假如误予小柴胡汤治疗，一定会重伤脾胃而出现泻利后重的症状。本来就有口渴，饮水即作呕的，是脾虚水饮内停所致，不能使用小柴胡汤治疗。如果误服小柴胡汤，就会导致中气衰败，出现进食后呃逆的变证。

外感病经过四五天，身体发热，怕风，颈项拘急不舒，胁下胀满，手足温暖而又口渴的，属三阳合病之证，用小柴胡汤主治。

外感病脉象浮取见涩、沉取见弦的，为中虚而少阳邪乘，应当出现腹中拘急疼痛，治疗应先给予小建中汤以温中健脾、调补气血，用药后少阳证仍不解的，再用小柴胡汤和解少阳。

### 小建中汤方

桂枝三两，去皮　甘草二两，炙　大枣十二枚，剖开　芍药六两　生姜三两，切片　饴糖一升

**用法：**以上六味药，用水七升，先加入前五味药煎煮成三升，去掉药渣，再加入饴糖，然后放在小火上将饴糖溶化，每次温服一升，一日服三次。平素经常呕吐的人，不适宜用小建中汤，因为小建中汤味甜。

外感寒邪或风邪，有小柴胡汤证的证候，只要见到一两个主证的，就可以

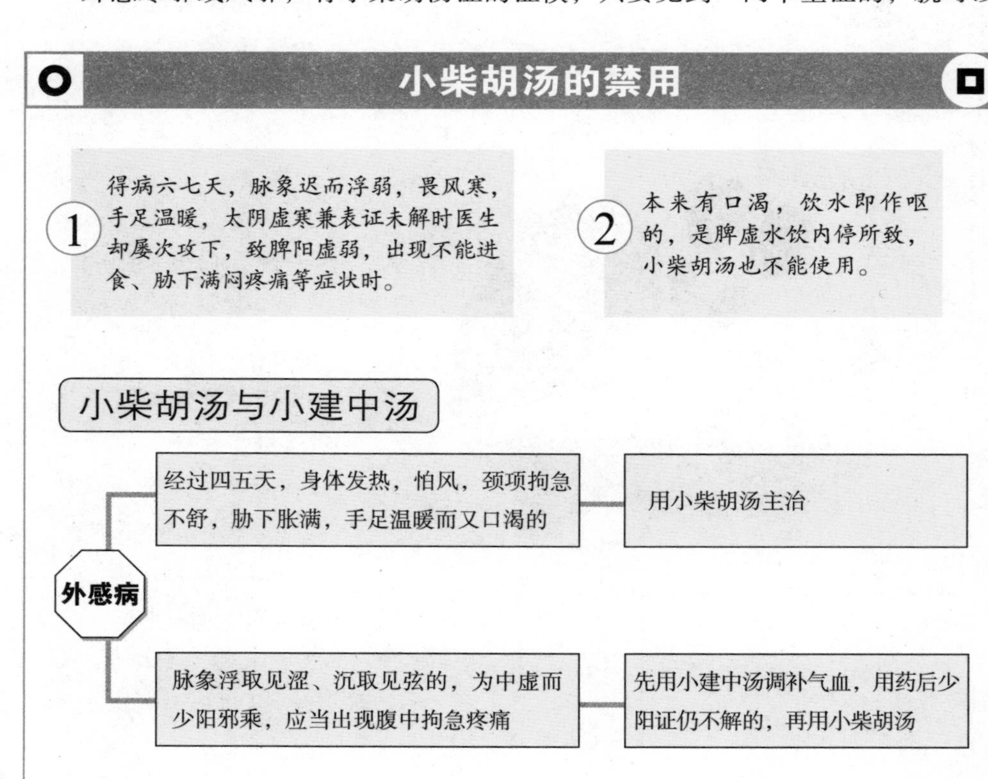

确诊为小柴胡汤证，不需要所有的证候都具备。凡是小柴胡汤证而用攻下的，如果小柴胡汤证仍然存在，可以仍给予小柴胡汤进行治疗。服药后，正气借助药力与邪相争，一定会出现怕冷战栗，然后高热汗出而病解的战汗现象。

患外感病两三天，心中悸动不宁、烦躁不安的，用小建中汤主治。

太阳病，邪传少阳十多天，医生反而多次攻下，又经过四五天，小柴胡汤证仍然存在的，可先用小柴胡汤治疗。假如出现呕吐不止、上腹部拘急疼痛、心中郁闷烦躁的，则是少阳兼阳明里实，病情未能解除，用大柴胡汤攻下里实，即可痊愈。

### 大柴胡汤方

柴胡八两 黄芩三两 芍药三两 半夏半升，用水洗 生姜五两，切片 枳实四枚，炙 大枣十二枚，剖开

**用法：**以上七味药，用水十二升，煎煮至六升，去掉药渣，再煎煮成三升，每次温服一升，一日服三次。另一方加大黄二两，如果不加，则已不是大柴胡汤。

外感病经过十三天不解除，胸胁满闷而呕吐，午后发潮热，接着出现轻微腹泻。这本来是小柴胡汤证，应当用大柴胡汤攻下，医生却反而用峻下的丸药攻下，便是错误的治法。最终导致实邪未去而正气损伤，出现潮热、腹泻等证。

## 太阳病经十几日不解的证治

太阳病拖延十几日未愈，气血逐渐耗损，小柴胡汤证仍在，又误用下法的，可服用大柴胡汤治疗。

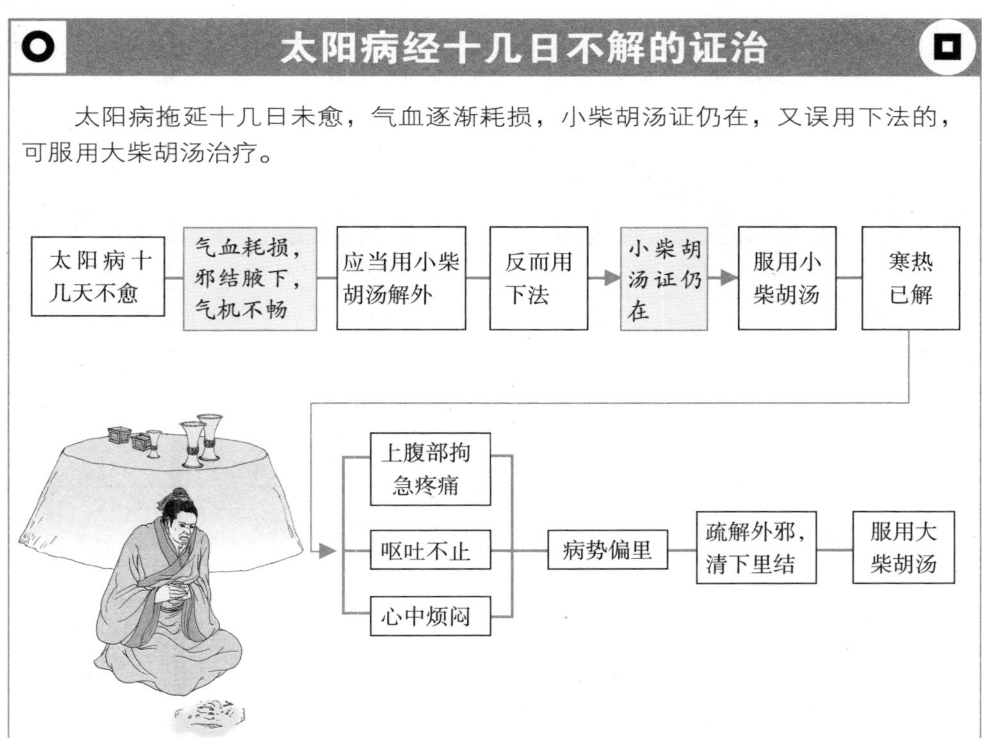

潮热，是内有实邪的见证，治疗应当先服小柴胡汤以解除少阳之邪，然后用柴胡加芒硝汤主治。

### 柴胡加芒硝汤方

柴胡二两十六铢 黄芩一两 人参一两 甘草一两，炙 生姜一两，切片 半夏二十铢（旧本为五枚），用水洗 大枣四枚，剖开 芒硝二两

**用法：**以上八味药，以水四升，先加入前七味药煎煮成二升，去掉药渣，再加入芒硝，煮至稍开，分两次温服。服药后大便不解的，可继续服。

外感病，经过十三天，邪传阳明而见谵语的，是胃肠有实热的缘故，应当用汤药攻下。假如小便通利的，大便应当坚硬，现却反而出现腹泻、脉象实大，可以断定这是医生误用丸药攻下所致，属错误的治法。假如不是误治而是邪传三阴的腹泻，脉象应当微细，四肢应冷，现脉象反而实大，即是内有实邪的标志，说明是医生误用丸药攻下，其大便虽通而实邪未去，应当用调胃承气汤主治。

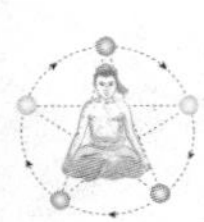



太阳表证没有解除，邪热内入与瘀血互结于下焦膀胱部位，出现有似发狂、少腹拘急硬痛等症状，假如病人能自行下血的，即可痊愈。如果表证还没有解除，尚不能攻里，则应当先解表；待表证解除后，只有小腹拘急硬痛等里证的，才能攻里，适宜用桃核承气汤。

### 桃核承气汤方

桃仁五十个，去皮尖 大黄四两 桂枝二两，去皮 甘草二两，炙 芒硝二两

**用法：**以上五味药，用水七升，先加入前三味药煎煮成二升五合，去掉药

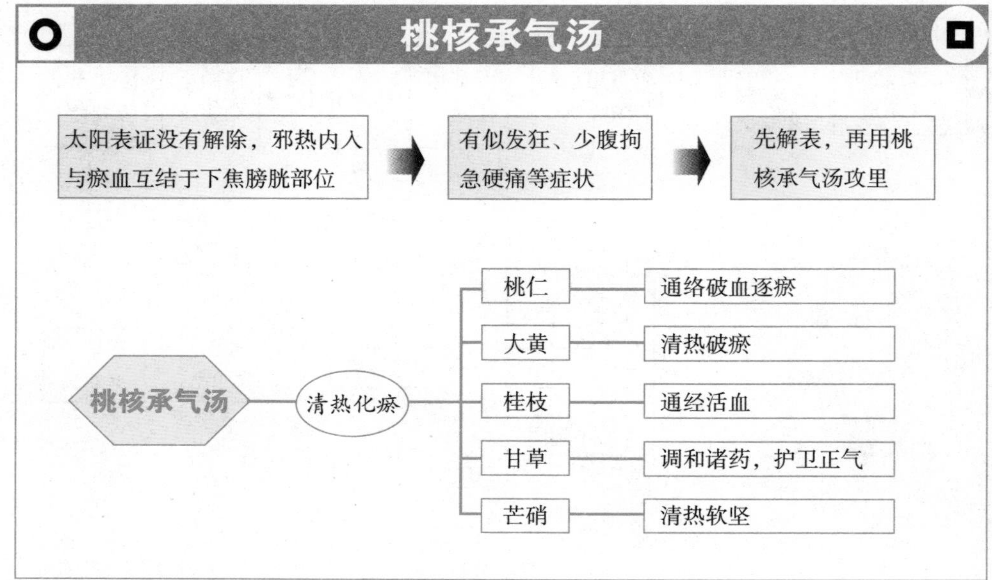

## 清热药和清热剂

以清解里热为主要作用的药物，叫作清热药；以清热药为主组成的方剂，叫作清热剂。热证有热在气分、营分、血分等不同，所以清热药可以分为四种：清热泻火、清热凉血、清热解毒、清热燥湿。

**清热泻火**

此类药性味苦寒，多入气分，能清气分之热，泻气分之火，故又名清气分法。适用于气分实热证。

代表药物：石膏

**清热凉血**

此类药多入血分，能清血分之热，能凉血止血，适用于血分之热证。

代表药物：牡丹皮

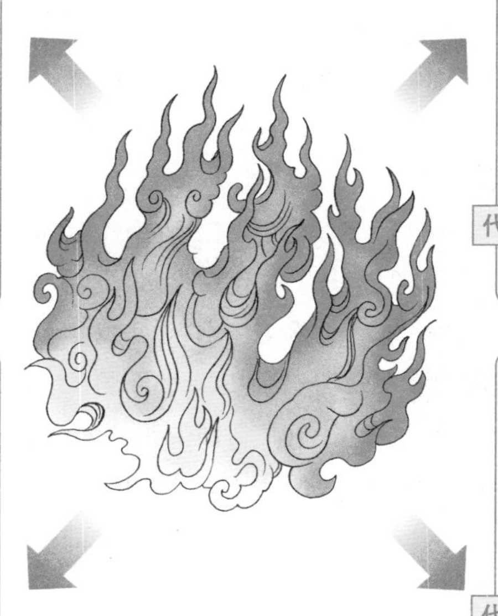

**清热解毒**

此类药在清热的同时还能解毒，其实是以解毒的方式来清热。

代表药物：金银花

**清热燥湿**

此类药适用于湿热诸证，如泄泻、痢疾、黄疸等。

代表药物：黄连

渣，再加入芒硝，然后放在火上，微微煮开后离火，每次饭前温服五合，一日服三次。服药后应当出现轻度腹泻。

外感病经过八九天，误用攻下，出现胸部满闷、烦躁惊惕不安、小便不通畅、谵语、全身沉重、不能转侧的，用柴胡加龙骨牡蛎汤主治。

### 柴胡加龙骨牡蛎汤方

柴胡四两　龙骨一两半　黄芩一两半　生姜一两半，切片　铅丹一两半　人参一两半　桂枝一两半，去皮　茯苓一两半　半夏二合半，用水洗　大黄二两　牡蛎一两半，炒　大枣六枚，剖开

**用法：**以上十二味药，将大黄切成围棋子大小，余药用水八升，煎煮成四升，然后加入大黄，再煮一二滚，去掉药渣，每次温服一升。旧本说：现用小柴胡汤加入龙骨等药。

外感病，腹部胀满，谵语，寸口脉浮而紧，便是肝木克伐脾土的征象，用针刺期门的方法进行治疗。

外感病，发热，畏缩怕冷，非常口渴，想要喝水，腹部胀满，便是肝木反克肺金的表现，当用针刺期门法治疗。治疗后如果出现自汗出，小便通畅的，为肝气得泻，病将痊愈。

太阳病第二天，病人出现烦躁不安，医生反而用热熨疗法来熨病人的背部，导致汗出很多，火热之邪乘虚内入于胃，胃中津液枯竭，于是出现躁扰不宁、谵语，病经十多天，假如病人出现全身颤抖、腹泻的，便是正能胜邪，疾病将要解除。如果火攻后病人腰以下部位不出汗，反见呕吐，足底下感觉冰凉，大便干硬，小便本应当频数，却反而不频数而量少，想解又解不出，解大便后，头猛然疼痛，并感觉脚心发热，便是水谷之气向下流动的缘故。

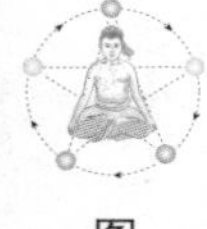



太阳中风证用火治法强迫发汗，风邪被火热所迫，血气运行失去正常规律，风与火相互熏灼，影响肝胆疏泄，病人身体就会发黄；阳热亢盛，迫血上出就会出现衄血；热邪灼津，阴液亏虚就会出现小便短少；气血亏乏，不能滋润周身，就会出现身体枯燥，仅头部出汗，到颈部为止；阳盛而阴亏，则腹部胀满，微微气喘，口干，咽喉溃烂或者大便不通，时间久了就会出现谵语，严重的会出现呃逆、手足躁扰不宁、捻衣摸床等征象。假如小便尚通畅，示津液犹存，病人还可救治。

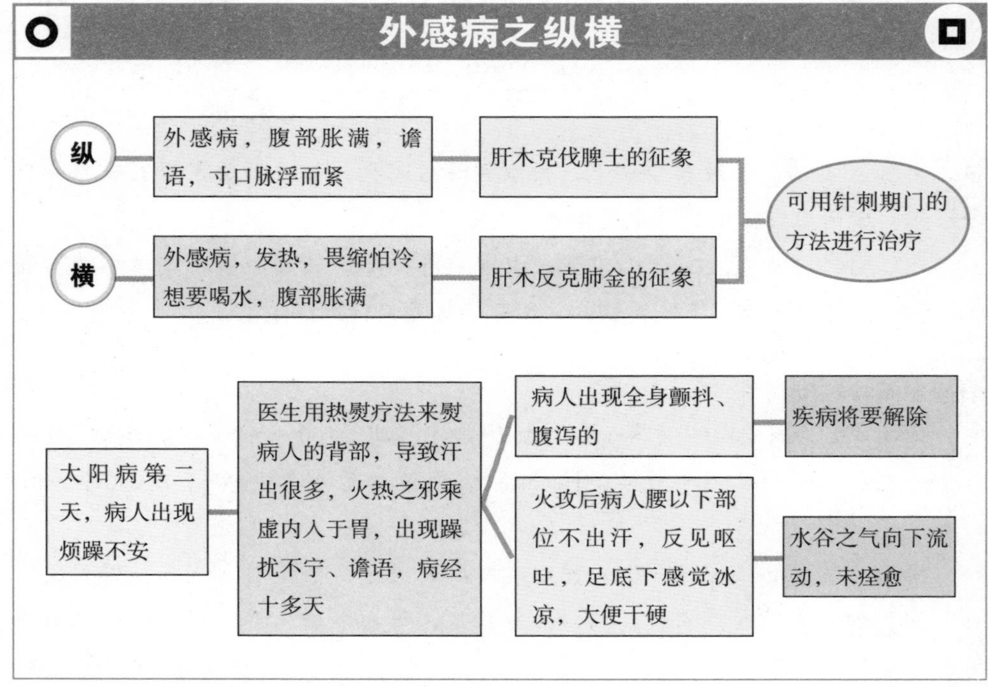

太阳伤寒证，脉象浮，本应当发汗解表，医生却用火治法强迫发汗，导致心阳外亡、神气浮越，出现惊恐狂乱、坐卧不安的，用桂枝去芍药加蜀漆牡蛎龙骨救逆汤主治。

### 桂枝去芍药加蜀漆牡蛎龙骨救逆汤方

桂枝三两，去皮　甘草二两，炙　生姜三两，切片　大枣十二枚，剖开　牡蛎五两，炒　蜀漆三两，用水洗去腥味　龙骨四两

**用法：**以上七味药，用水十二升，先加入蜀漆煎煮，煮去二升水分，再加入其他药物，煎煮成三升，去掉药渣，每次温服一升。旧本说：现用桂枝汤去芍药，加蜀漆、牡蛎、龙骨。

病的表现像太阳伤寒证，但脉搏不弦紧反而弱，并且出现口渴，便是温病而不是太阳伤寒证。如果误用火攻，火邪内迫，就一定会出现谵语等变证。温病初起脉弱，一般并见发热脉浮，用辛凉发汗解表法治疗。汗出邪散，则疾病可愈。

太阳表证，用火熏法强使发汗而汗不出，火邪内攻，邪热内扰，病人必烦躁不安。假如病至第七天，邪气在太阳经当行尽，病当痊愈而仍不痊愈的，就一定会出现大便下血的变证。由于这是误用火熏所致，所以叫作火邪。

脉象浮，发热甚，这是太阳表实证，当用发汗解表法治疗，却反用温灸法治疗，这是把实证当成虚证来治疗。火邪内攻，耗血伤阴，一定会出现咽喉干

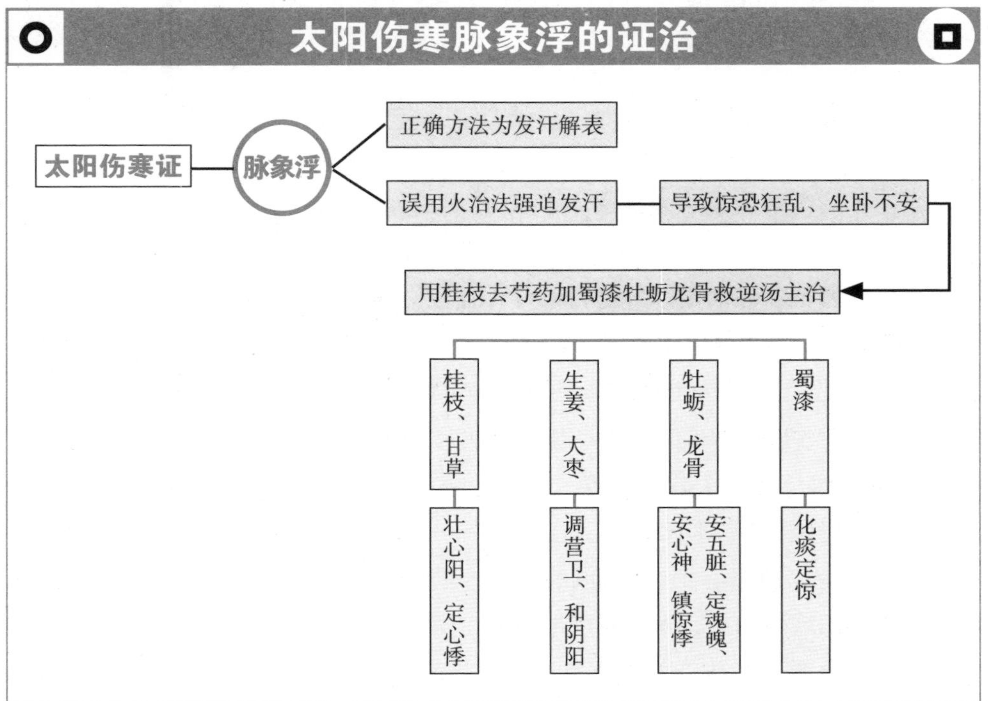

燥、吐血的变证。

病人脉象微数，属阴虚内热，千万不可用灸法治疗。假如误用温灸，就会成为火邪，火邪内迫，邪热内扰，就会出现烦乱不安的变证。阴血本虚反用灸法，使阴更伤；热本属实，用火法更增里热，血液流散于脉中，运行失其常度。灸火虽然微弱，但内攻非常有力，耗伤津液，损伤筋骨，血液便难以恢复。

脉象浮，主病在表，当用发汗解表法治疗。假如用灸法治疗，表邪不能从汗解，邪热反而因火治法而更加炽盛，出现腰以下沉重而麻痹的，便叫火逆。如果病将自行痊愈的，一定会先出现心烦不安，而后汗出病解。这是根据什么得知的呢？由于脉浮，浮主正气浮盛于外，因此知道汗出而病解。

用烧针的方法强使病人出汗，致心阳损伤、下寒上逆，就一定会发作奔豚，出现气从少腹上冲心胸、时作时止的症状。同时，由于针刺的部位被寒邪侵袭，肿起红包块。在治疗上，可内服汤药，用桂枝加桂汤，外用灸法，在肿起的包块上各灸一艾炷。

### 桂枝加桂汤方

桂枝五两，去皮　芍药三两　生姜三两，切片　甘草二两，炙　大枣十二枚，剖开

**用法：**以上五味药，加水七升，煎煮成三升，去掉药渣，每次温服一升。旧本说：现用桂枝汤加桂枝达到五两，加桂枝的原因，是因为桂枝能降奔豚气。

误用火攻而又行攻下，因火攻发汗致心阳损伤，出现烦躁不安的，用桂枝甘草龙骨牡蛎汤主治。

### 桂枝甘草龙骨牡蛎汤方

桂枝一两，去皮　甘草二两，炙　牡蛎二两，炒　龙骨二两

**用法：**以上四味药，用水五升，煎煮成二升五合，去掉药渣，每次温服八合，每日服三次。

太阳伤寒证，假如用温针进行治疗，往往会导致惊惕不安的变证。

太阳表证，应当有怕冷发热的症状，现病人出现自汗，反而不见怕冷发热，见到关脉细数，这是医生误用吐法所引起的变证。在得病一两天误用吐法的，就会出现腹中饥饿，却不能食；得病三四天误吐的，就会出现不喜欢喝稀粥，想吃冷的食物，早晨吃进的东西，晚上就吐出来。这是医生误用吐法所致的变证，其病变尚轻，所以叫作“小逆”。

太阳表证，应当有怕冷的症状，治疗当用汗法以解表，现却使用吐法，吐后病人反而出现不怕冷，不想穿衣服的，即为误用吐法所致的内热的变证。

病人脉象数，脉数一般为邪热所致，热能消化水谷，应当出现能食的症状，

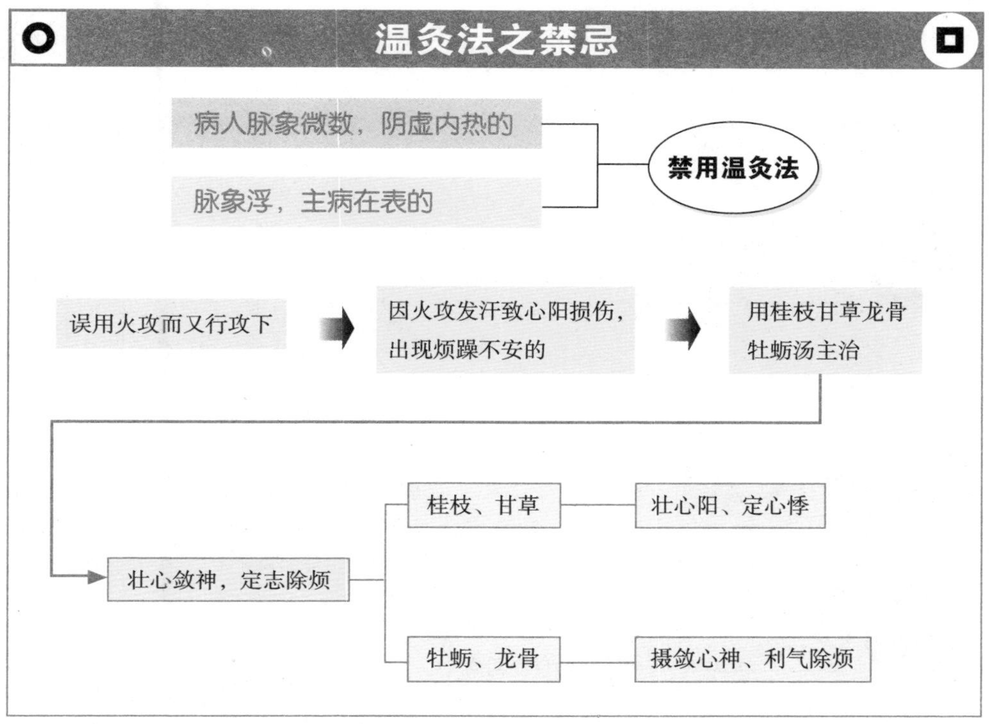


却反而出现不能食而呕吐的，便是发汗不当，导致阳气衰微，胃阳虚躁，因而出现脉数。这种脉数是假热的表现，不能消化水谷，所以不能食；因为胃中本虚冷，虚气上逆，所以出现呕吐。

太阳病，病传阳明已经十余天，病人胃脘部烦闷不适，泛泛欲呕，胸部疼痛，大便反而稀溏，腹部微有胀满，心中郁闷烦躁，假如是误用峻猛涌吐或泻下药所致的，可用调胃承气汤治疗；假如不是吐下所致的，则不能用调胃承气汤。此证虽有只想呕吐、胸部疼痛、大便稍溏泄的症状，但不是小柴胡汤证。因为病人泛泛想吐，所以可以推知是峻吐峻下所致的。

太阳病，经六七天，表证仍然存在，脉象沉滞不起，没有结胸的见证，神志发狂的，便是邪热与瘀血互结于下焦的缘故，当有小腹部坚硬胀满、小便通畅等症状，攻下瘀血就可痊愈。之所以出现这种情况，是因为太阳之邪随经入里，邪热与瘀血互结于下焦的缘故，用抵当汤主治。

### 抵当汤方

**水蛭**三十个，炒 **虻虫**三十个，去翅足，炒 **桃仁**二十个，去皮尖 **大黄**三两，用酒洗

**用法：**以上四味药，用水五升，煎煮成三升，去掉药渣，每次温服一升，服

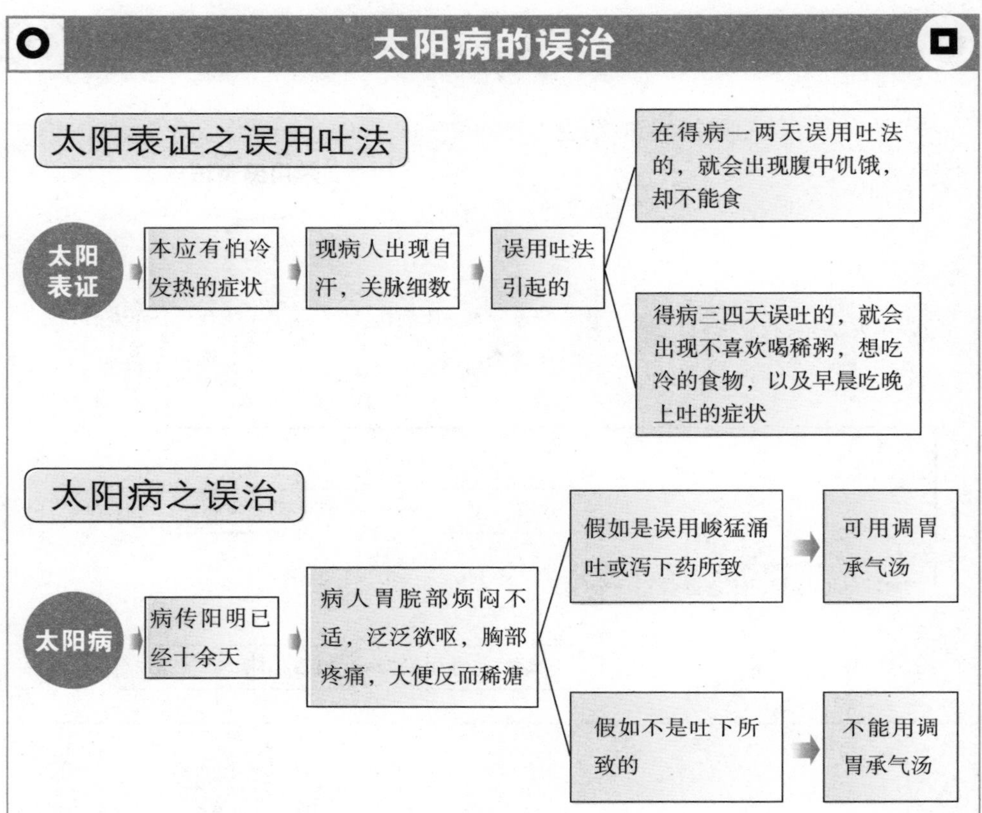


药后不下血的，可以继续服。

太阳病，证见皮肤发黄，脉象沉结，小腹坚硬。假如小便不通畅，则不是蓄血证，而是湿热发黄证；如果小便通畅，并有狂乱征兆的，则是蓄血发黄证无疑，用抵当汤主治。

外感病，发热，小腹部胀满，如果水饮内蓄的，应当小便不通畅，现小便反而通畅的，是下焦蓄血证，应当攻下瘀血，不可用其他药物，适宜用抵当丸。

### 抵当丸方

水蛭二十个，炒 虻虫二十个，去翅足，炒 桃仁二十五个，去皮尖 大黄三两

**用法：**以上四味药，共捣成细末，分作四个药丸，用水一升，取一个丸药煎煮，煮至七合，连药渣一起服下。服后二十四小时应当下血，如果不下血的，可以再服。

太阳病，因为饮水过多，致水饮内停。假如小便通利的，是水停中焦，一定会出现心悸不宁的见证；假如小便短少不通畅的，是水停下焦，一定会出现小腹部胀满，急迫不舒的症状。

## 太阳病之抵当汤证

太阳病六七天不愈，瘀热在里，热结下焦，小腹硬满，可用抵当汤治疗。

患太阳病六七日
脉象微而沉
脉象虽沉但无结胸
表证仍在
表邪尚未解除
小腹硬满
小便自利
热结下焦，瘀热无湿
发狂
血热熏蒸
瘀热在里
太阳邪热外滞肤表，且与瘀血内结于下焦
应破血逐瘀
服用抵当汤
虻虫
水蛭
破血逐瘀
大黄
泻热逐瘀
桃仁
活血化瘀

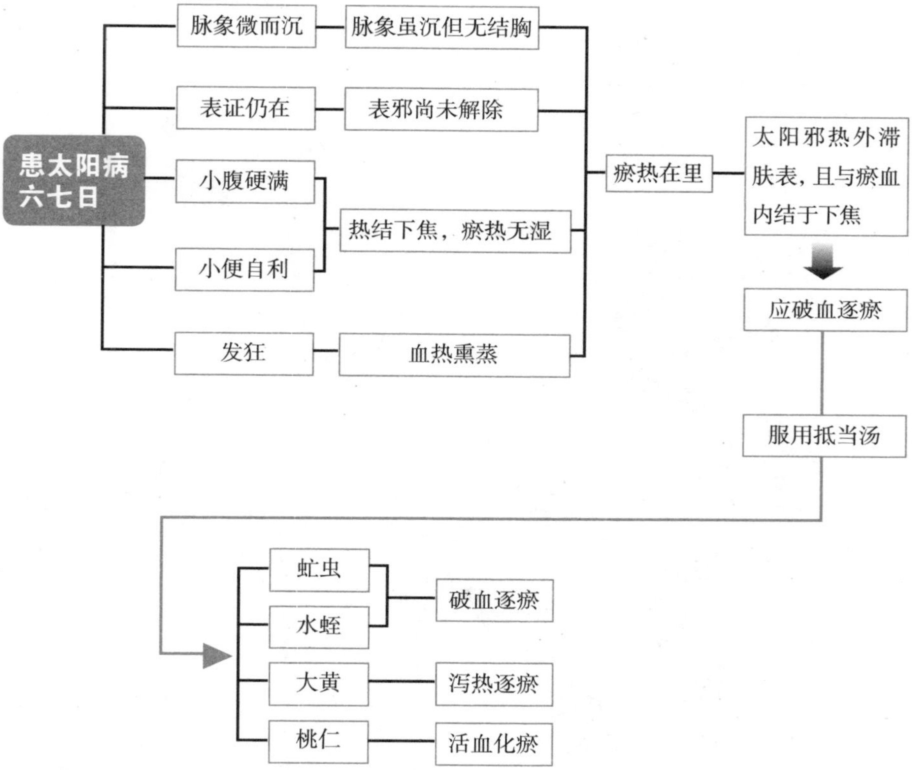

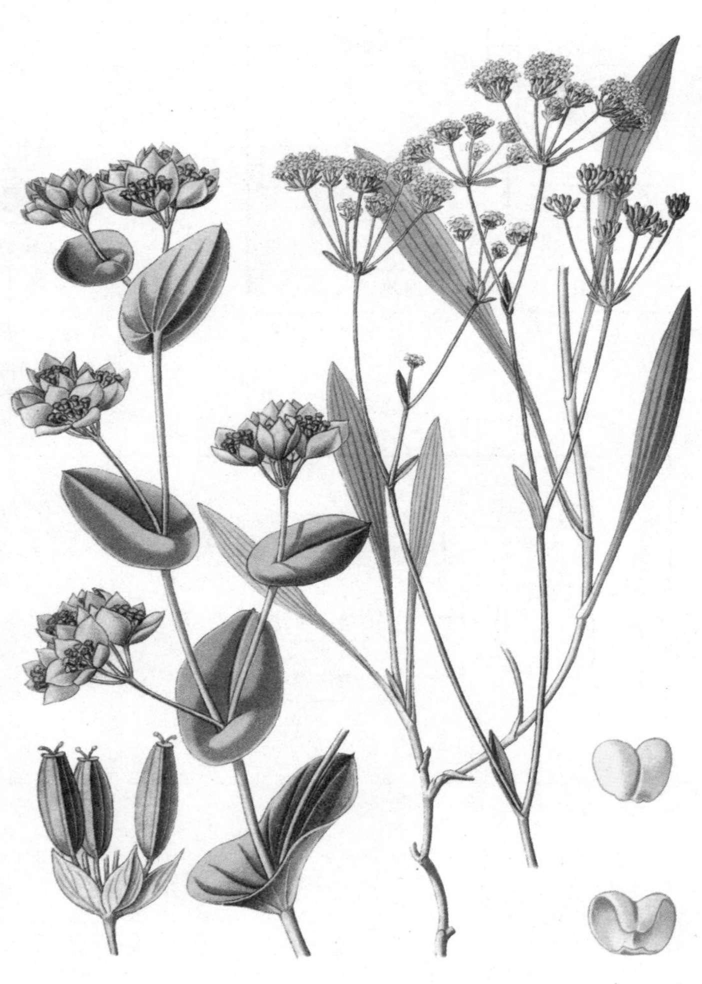

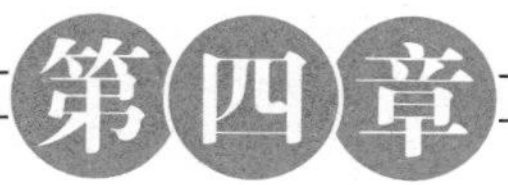

# 第四章

# 治下的方法：

# 太阳病的治法之二

太阳经主一身之表，当外邪侵袭时，太阳经首当其冲，所以太阳病是最常见的疾病。太阳病属于外感病的初期，当太阳病未能控制住时，就有可能向内发展，转化为阳明病。脉浮而恶寒是太阳病的基本表现。

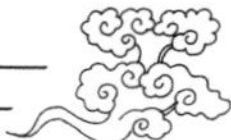

辨太阳病脉证并治下：

# 太阳病治下之时机与方法

对于太阳病的结胸、脏结病证，应该根据热、痛、虚、寒、表、里的不同状况，选择合适的方法来治疗。本节就主要论述了结胸、脏结的各种症状以及治疗的方法。

## 结胸与脏结的症状

问：病证有结胸，有脏结，它们的具体表现是什么？

答：胸脘部按之疼痛，寸部脉象浮，关部脉象沉，便叫作结胸。

问：脏结是什么？

答：证候表现与结胸相似，但是饮食如常，经常腹泻，寸部脉浮，关部脉细小沉紧，苔白滑的，便叫作脏结，是难治之证。

脏结没有阳热证证候表现，不发往来寒热，病人不烦躁而安静，舌苔滑，不可用泻下法治疗。



## 结胸与脏结的疗法

疾病在表却反而用攻下的方法治疗，邪热内入与水饮相结，因此形成结胸证。形成结胸是攻下太早的缘故。疾病在里，内无有形实邪，却反而用攻下法治疗，致胃虚气逆，因此形成痞证。有结胸证的表现，假如出现项部拘急不柔和，与柔痉的症状相似的，用攻下的方法治疗即可痊愈，适宜用大陷胸丸。

### 太陷胸丸方

大黄八两 葶苈子半升，炒 芒硝半升 杏仁半升，去皮尖，炒黑

**用法：**以上四味药，先将大黄、葶苈子捣细筛末，再加入杏仁、芒硝，共研如膏脂，用水调和做成约弹子大小的药丸。另外将甘遂捣成细末，用白蜜二合，水二升，加入上药丸一粒及甘遂末一钱匕共煮，煮至二升，一次温服下。服药后，经过一晚上，应该腹泻。假如不腹泻，便可继续服用，直至出现腹泻为度。服药禁忌同《药法》（已遗失）。

结胸证脉象浮大的，不能用攻下法治疗；假如攻下，便会导致病人死亡。

结胸证的症状全部具备，假如出现躁扰不宁的，多属死候。

太阳病，脉象浮而动数，脉浮主风邪在表，数主有热，动脉主痛。数又主虚，证见头痛发热，轻微盗汗，反而怕冷，这是太阳表证未解。本应从表论治，医生反而用攻下的方法治疗，因为胃中空虚而无实邪，误下后邪气内陷，邪热与水饮

相结于胸膈，所以出现脉动数变迟、胸胁心下疼痛拒按、短气、烦躁不安，这样就形成了结胸证，用大陷胸汤主治。假如不形成结胸，只见头部汗出，到颈部为止，其他部位不出汗，小便不通畅，身体发黄的，则是湿热郁蒸发黄证。

### 大陷胸汤方

大黄六两，去皮　芒硝一升　甘遂一钱匕

**用法：**以上三味药，用水六升，先煮大黄至二升，去掉药渣，再加入芒硝煮一二滚，然后再加进甘遂末，每次温服一升。服药后很快腹泻的，停服后药。

外感病第六七天，形成热实结胸证，脉象沉而紧，胸脘部疼痛，触按像石头一样坚硬的，用大陷胸汤主治。

外感病十多天，邪热内结在里，又出现发热怕冷交替往来的，可用大柴胡汤治疗。只有结胸证的表现，体表没有高热的，这是水与热互结在胸胁，假如头上轻微汗出，而全身无汗的，用大陷胸汤主治。

太阳表证，反复发汗而又行攻下，出现五六天不解大便，舌上干燥，口渴，午后微有潮热，从心下一直到少腹部坚硬胀满疼痛，不能用手触摸的，用大陷胸汤主治。

小结胸病的症状，是正当胃脘部位，用手触按感觉疼痛，脉象浮滑的，用小陷胸汤主治。

### 小陷胸汤方

黄连一两　半夏半升，用水洗　栝蒌实大的一枚

**用法：**以上三味药，用水六升，先加入栝蒌实，煮至三升，去掉药渣，再加入其他药共煎煮成二升，去掉药渣，分三次温服。

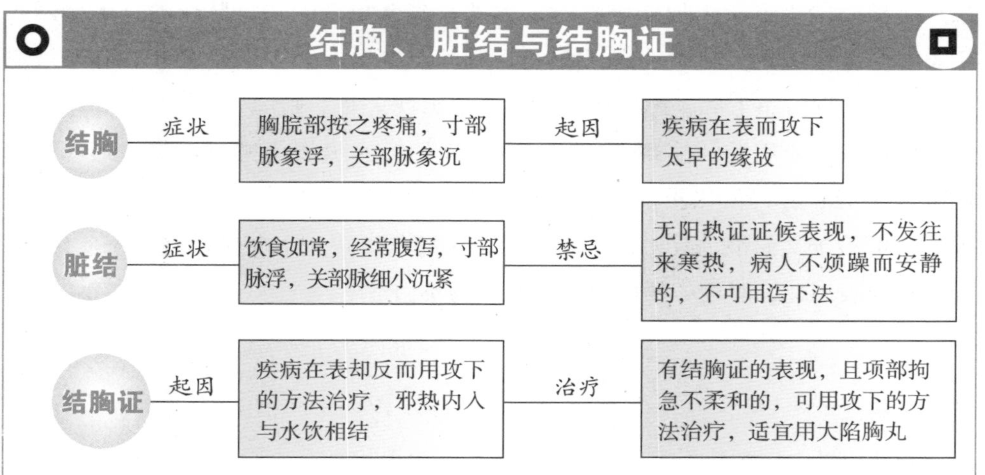




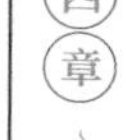

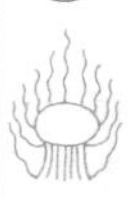

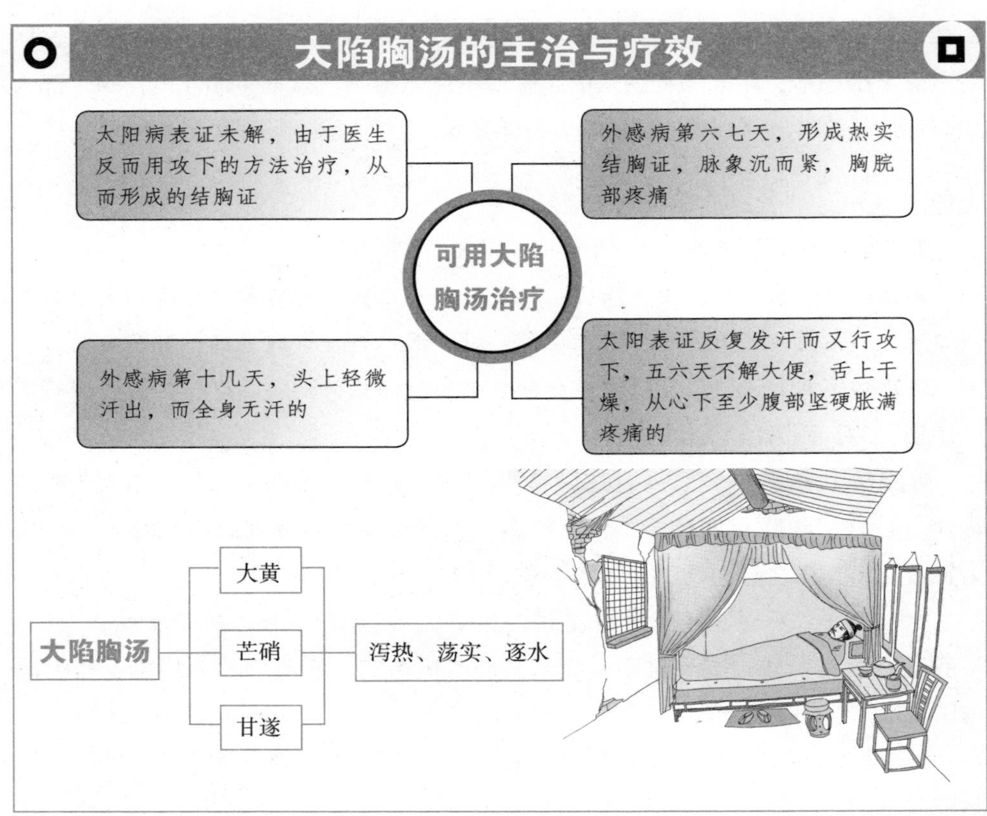


太阳病第二三天，不能平卧，只想起身，胃脘部痞结胀硬，脉象微弱的，这是寒饮结聚在里的缘故。如果反用攻下法治疗，便会形成腹泻，腹泻停止的，会形成结胸；腹泻无法停止的，到第四天又再攻下，则会引起协热下利的证候。

太阳表证误用攻下，脉象急促，又不形成结胸的，便是疾病将要解除的征象；脉象浮的，多会形成结胸；脉象紧的，多会出现咽痛；脉弦的，多会两胁拘急；脉象细数的，则会头痛不停止；脉象沉紧的，大多会想呕吐；脉象沉滑的，多会出现协热下利；脉象浮滑的，多会出现大便下血。

病在表，应用发汗法解表祛邪，却反而用冷水喷洒浇洗来退热，热邪被水饮郁遏不能解除，使热更甚，怕冷，皮肤上起鸡皮疙瘩，想喝水，但又不很口渴的，可给予文蛤散治疗。假如服药后仍不好的，可用五苓散治疗。寒实结胸，没有热证表现的，服用三物白散（又叫三物小白散）治疗。

### 文蛤散方

文蛤五两

**用法：**以上一味药，研成细末做成散剂，用开水五合冲服，每次服一方寸匕。

## 五苓散方

猪苓十八铢，去黑皮 白术十八铢 泽泻一两六铢 茯苓十八铢 桂枝半两，去皮

**用法：**以上五味药，研成细末做成散剂，每次用白米汤冲服一方寸匕，一天服三次。并要多喝温开水，让病人出汗，就可痊愈。

## 三物白散方

桔梗三分 巴豆一分，去皮尖，炒黑，研如膏脂 贝母三分

**用法：**以上三味药，先将桔梗、贝母研细成散，再加入巴豆，在药臼中杵成细末，用米汤冲服。强壮的人每次服半钱匕，瘦弱的人减量服用。服药后，假如病在胸膈以上，一定会出现呕吐；病在胸膈以下的则会腹泻。假如服药后未发生腹泻的，可饮热粥一杯，以助药力；假如腹泻过度而不停止的，可饮冷粥一杯，以抑制药性。身体发热、畏寒、皮肤起鸡皮疙瘩而不解除，想拿衣服盖在身上的，医生如果用冷水喷洒、浇洗，只能使邪热更加郁闭而不能外散，本应当汗出却不能汗出，因此出现烦热更甚。如果已经汗出，而腹中疼痛的，可用芍药三两，煎服药方法同上。

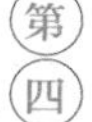
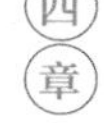
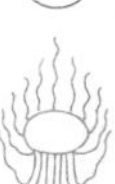

太阳与少阳两经并病，出现头痛项强或者眩晕昏冒，时而心下痞塞硬结，如结胸状的，应当针刺大椎、肺俞、肝俞，千万不能发汗。误用发汗就会出现谵语、脉弦等证。假如第五六天后仍然谵语不停止的，应当针刺期门，以泻其邪。

妇女外感风邪，证见发热怕冷，适逢月经来潮，经过七八天，发热退而身体凉，脉象变迟，胸胁下满闷疼痛，好像结胸一样，谵语的，便是热入血室，应当针刺期门穴，以泻其实邪。

妇人外感风邪，第七八天出现了发热怕冷定时发作的见证，月经恰在这时中止，即为热入血室。因为邪热内入血室与血相结，所以发热怕冷定时发作，好像疟疾一样，用小柴胡汤主治。

## 小柴胡汤方

柴胡一斤 黄芩三两 人参三两 半夏一升，用水洗 甘草三两 生姜三两，切片 大枣十二枚，剖开

**用法：**以上七味药，用十二升水煮取六升，去渣，再煎取三升，温服一升，每天三次。

妇人外感寒邪，证见发热、怕冷等表证，正逢月经到来，病人白天神志清楚，夜晚谵语如见鬼神的，便是热入血室，不可用汗吐下法损伤胃气及上二焦，每可热退身和而自愈。

外感病第六七天，发热，微微怕冷，四肢关节疼痛，微微作呕，胸脘部满闷如物支撑结聚，表证还未解除的，用柴胡桂枝汤主治。

# 误用攻下与冷水浇洗

## 误用攻下之脉象分析

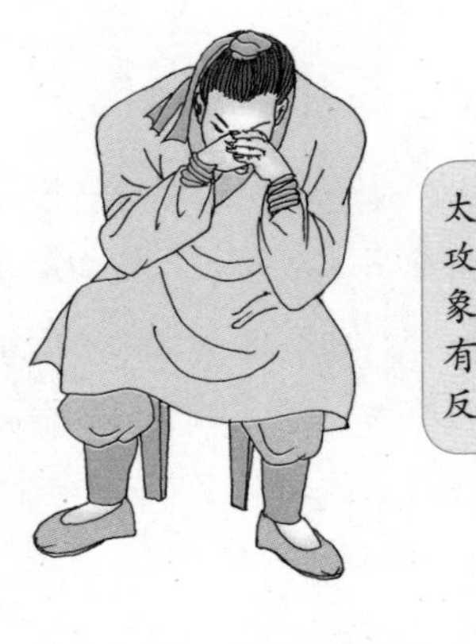

| 太阳表证，误用攻下后，根据脉象的不同，便会有各种不一样的反应 | |
|---|---|
| 急促 | 疾病将要解除 |
| 浮 | 会形成结胸 |
| 紧 | 咽喉会痛 |
| 弦 | 两胁拘急 |
| 细数 | 头痛不止 |
| 沉紧 | 会作呕 |
| 沉滑 | 协热下利 |
| 浮滑 | 大便下血 |

## 文蛤散与三物白散

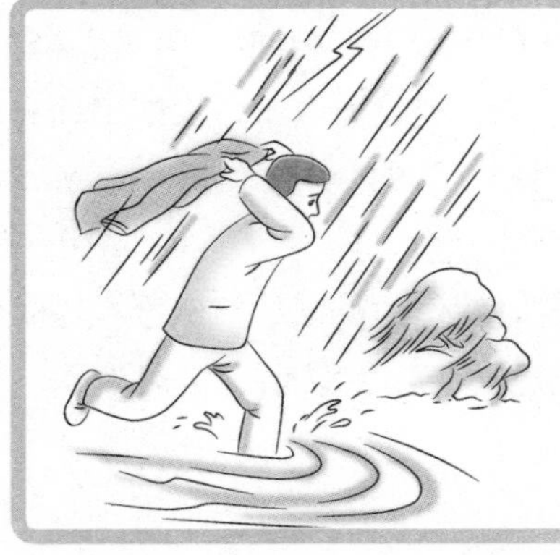

**症状**

病在表，应用发汗法解表祛邪，却反而用冷水退热，于是使热更甚，怕冷，皮肤上起鸡皮疙瘩，想喝水，但又不很口渴的，可给予文蛤散治疗。

假如服药后寒实结胸，有结胸主证，没有热证证候表现的，可用三物白散治疗。

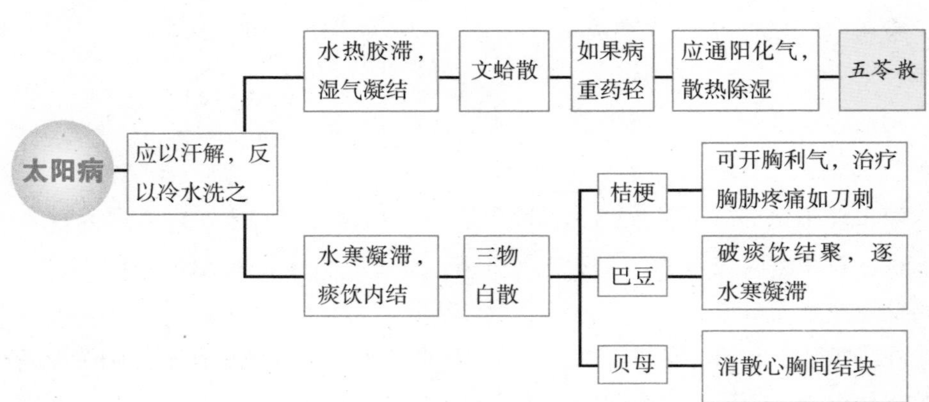

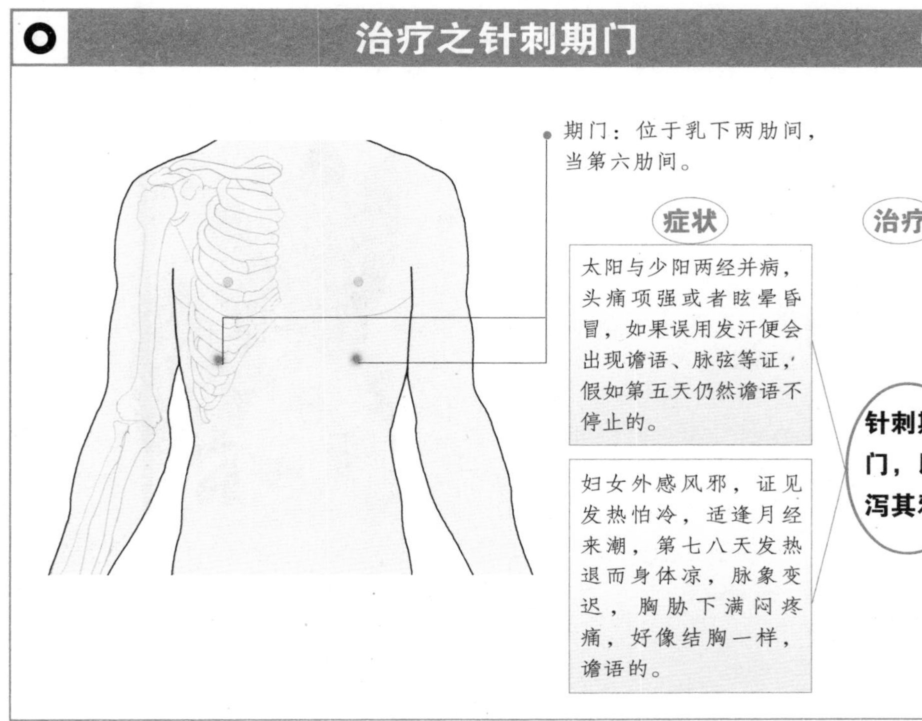


**柴胡桂枝汤方**

桂枝一两半，去皮　黄芩一两半　人参一两半　甘草一两，炙　半夏二合半，用水洗　芍药一两半　大枣六枚，剖开　生姜一两半，切片　柴胡四两

**用法：**以上九味药，用水七升，煎煮成三升，去掉药渣，每次温服一升。旧本说：用人参汤加半夏、柴胡、黄芩，取人参一半的量，煎服方法同桂枝汤，又同柴胡汤。

外感病第五六天，已经发汗又用泻下，出现胸胁满闷、微有硬结、口渴、不呕、头部出汗、发热怕冷交替而作、心中烦躁不安的，即表示病没有解除，用柴胡桂枝干姜汤主治。

**柴胡桂枝干姜汤方**

柴胡八两　桂枝三两，去皮　干姜三两　栝蒌根四两　黄芩三两　牡蛎二两，炒　甘草二两，炙

**用法：**以上七味药，用水十二升，煎煮至六升，去掉药渣，再煎煮成三升，每次温服一升，每日服三次。服第一次药后会出现轻度心烦，服第二次药后汗出即会痊愈。

外感病第五六天，头部出汗，微感畏寒，手足冷，脘腹部胀满，口中不想

## 《伤寒论》中的常用药物：桂枝

桂枝为樟科植物肉桂的干燥嫩枝。春、夏二季采收，除去叶，晒干，或切片晒干。

【性味与归经】辛、甘，温。归心、肺、膀胱经。

【功能与主治】发汗解肌，温通经脉，助阳化气，平冲降气。用于风寒感冒、脘腹冷痛、血寒经闭、关节痹痛、痰饮、水肿、心悸、奔豚。

【用法与用量】3 ~ 10 克。

【注意】孕妇慎用。

【贮藏】置阴凉干燥处。

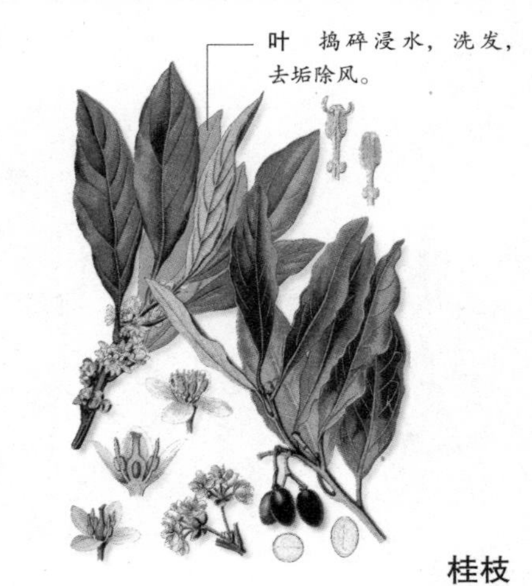


桂枝

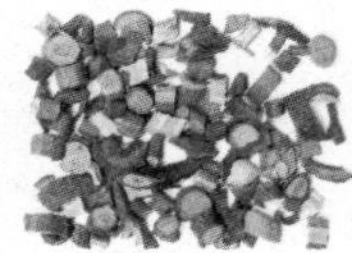

**肉桂**　利肝肺气，主治心腹寒热冷疾，霍乱转筋，头痛腰痛出汗，止烦，咳嗽，可堕胎，温中。

吃东西，大便坚硬，脉象沉紧而细，这是阳微结证，必然既有表证又有里证。脉沉，主病在里，汗出是阳微结的表现。如果是纯阴结证，病邪会完全入里，不应该再有表证，而此证是半在里半在表，表证仍然存在。脉虽然沉紧，却不是少阴病，因为阴证不应该有汗出，现有头部汗出，便可得知不是少阴病。可用小柴胡汤治疗。如果服小柴胡汤后仍然不爽快的，可微通其大便；大便一通，即可痊愈。

外感病第五六天，呕吐而发热的，则小柴胡汤证已经具备。本应用小柴胡汤治疗，却用其他药攻下，误下后假如小柴胡汤证仍然存在的，可以再给予小柴胡汤治疗。这里虽然误用攻下，但尚未形成变证。因为误下正气受损，所以服小柴胡汤后，一定会出现先振振畏寒，继之蒸蒸发热，随之汗出而病解的战汗现象。假如误下后邪气内陷，与水饮相结，出现心下坚硬胀满疼痛的，便是结胸，用大陷胸汤主治；假如误下损伤胃气，胃虚气逆，气结心下，出现胃脘胀满而不疼痛的，便是痞证，不能用小柴胡汤治疗，适宜用半夏泻心汤。

### 半夏泻心汤方

半夏半升，用水洗　黄芩三两　干姜三两　人参三两　甘草三两，炙　黄连一两　大枣十二枚，剖开

**用法：** 以上七味药，加水十升，煎煮至六升，去掉药渣，再煎煮成三升，每次温服一升，每日服三次。

太阳与少阳并病，反而用攻下治疗，则会形成结胸，出现心下硬结、腹泻不止、汤水不能下咽、烦躁不安的症状。

脉浮而紧，是太阳伤寒证之脉，应发汗解表，却反而用攻下法治疗，致表邪入里，于是形成了痞证。由于是无形气机痞塞所致，所以按之柔软不痛。

太阳中风表证未解，又见下利、呕逆等水饮证，证属表里同病，治当先解表；表证解后，才能攻逐在里的水饮。假如见微微出汗，定时而发，头痛，胸脘部痞结胀硬，牵引胸胁疼痛，干呕、短气、汗出不怕冷的，便是表证已解，而水饮停聚胸胁，用十枣汤主治。

**十枣汤方**

芫花，炒　甘遂　大戟

**用法：** 以上三味药，各取等份，分别捣细混合成散，用水一升五合，先加入肥大的大枣十个，煎煮至八合，去渣，再加入上药药末服用，强壮的人服一钱

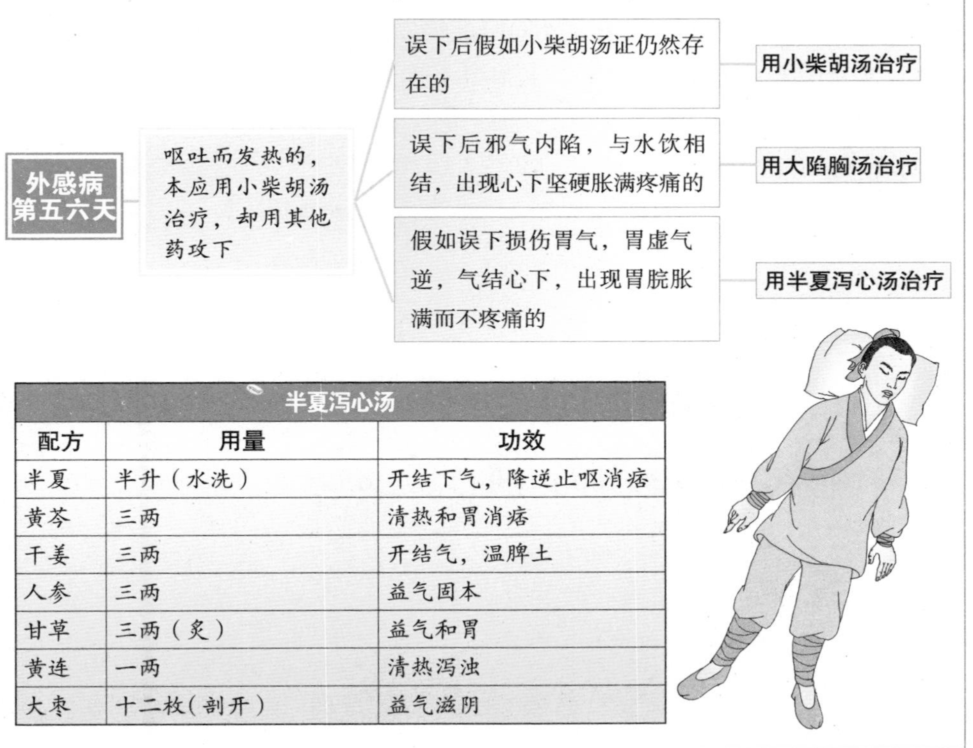


半夏泻心汤

| 配方 | 用量 | 功效 |
|---|---|---|
| 半夏 | 半升（水洗） | 开结下气，降逆止呕消痞 |
| 黄芩 | 三两 | 清热和胃消痞 |
| 干姜 | 三两 | 开结气，温脾土 |
| 人参 | 三两 | 益气固本 |
| 甘草 | 三两（炙） | 益气和胃 |
| 黄连 | 一两 | 清热泻浊 |
| 大枣 | 十二枚（剖开） | 益气滋阴 |

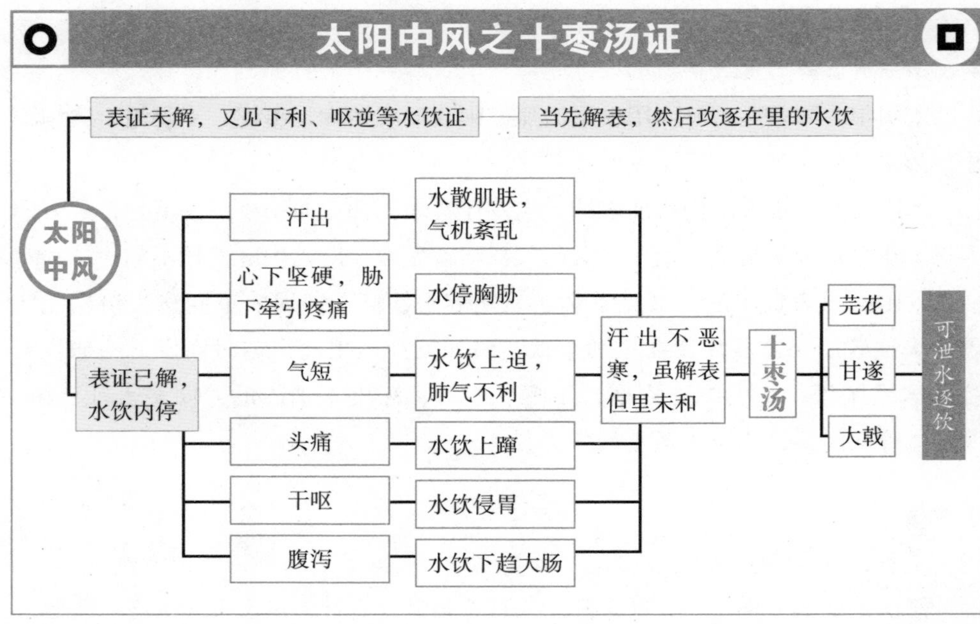




匕，瘦弱的人服半钱匕，在清晨温服。服药后假如泻下太少，病不解除的，第二天可以增加半钱匕药量继续服用。服药后迅速出现腹泻的，用稀粥调养。

太阳病，医生使用发汗法治疗，可汗后仍然发热怕冷，于是又用攻下法治疗，以致表里正气均虚，阴阳之气同时虚竭，表证已无而独有里证，因此出现心下痞满。医者再用烧针法治疗，致脏气大伤，出现心胸烦躁不安、面色青黄、筋肉跳动等证候，就难以治疗了。如面色微黄、手足温暖的，表示胃气尚存，较容易治愈。

胃脘部痞满，按之柔软，关部脉浮的，用大黄黄连泻心汤主治。

### 大黄黄连泻心汤方

大黄二两　黄连一两

**用法：**以上两味药，用沸开水二升，浸泡一会儿，挤压滗汁，去掉药渣，分两次温服。

胃脘部痞满，而又畏寒汗出的，用附子泻心汤主治。

### 附子泻心汤方

大黄二两　黄连一两　黄芩一两　附子一枚，炮，去皮，破开，另煎取汁

**用法：**以上四味药，将前三味药切细，用滚沸开水二升浸泡一会儿，挤压取汁，去掉药渣，再加入煎煮的附子汁，分两次温服。

本来因为误下，形成胃脘部痞满，给予泻心汤治疗，痞满却不消除，并见口

干燥、心烦、小便不通畅的，则是水饮内蓄所致，用五苓散主治。

伤寒表证经用发汗，汗出表证已解，而胃气损伤，胃中不和，水食停滞，出现胃脘部痞满硬结、嗳气有食物腐臭气味、腹中肠鸣厉害、腹泻的，用生姜泻心汤主治。

### 生姜泻心汤方

生姜四两，切片 甘草三两，炙 人参三两 干姜一两 黄芩三两 半夏半升，用水洗 黄连一两 大枣十二枚，剖开

**用法：**以上八味药，加水十升，煮至六升，去掉药渣，再煎煮成三升，每次温服一升，一日服三次。旧本说：附子泻心汤，即用大黄黄连泻心汤加附子。半夏泻心汤与甘草泻心汤，药物组成相同而名称不同。生姜泻心汤是半夏泻心汤减干姜二两，加生姜四两。

太阳伤寒或中风证，本应发汗解表，医生反而用攻下法，损伤脾胃，导致病人一日腹泻数十次，不消化食物，肠鸣厉害，胃脘部痞满硬结，干呕，心中烦躁不安。医生见胃部痞硬，便认为是邪热内结，病邪未尽，又行攻下，致痞胀更甚。这并不是邪热内结，而是中气虚弱，浊气上逆，气结心下，所以才造成胃脘部痞硬，可用甘草泻心汤主治。

### 甘草泻心汤方

甘草四两，炙 黄芩三两 干姜三两 半夏半升，用水洗 大枣十二枚，剖开 黄连一两 人参三两

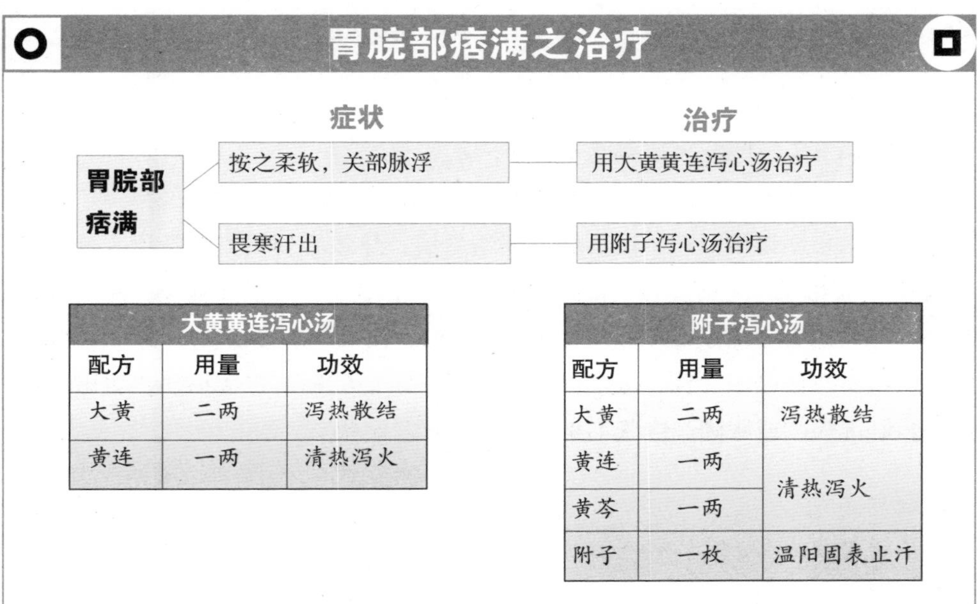


| 大黄黄连泻心汤 | | |
|---|---|---|
| 配方 | 用量 | 功效 |
| 大黄 | 二两 | 泻热散结 |
| 黄连 | 一两 | 清热泻火 |

| 附子泻心汤 | | |
|---|---|---|
| 配方 | 用量 | 功效 |
| 大黄 | 二两 | 泻热散结 |
| 黄连 | 一两 | 清热泻火 |
| 黄芩 | 一两 | |
| 附子 | 一枚 | 温阳固表止汗 |

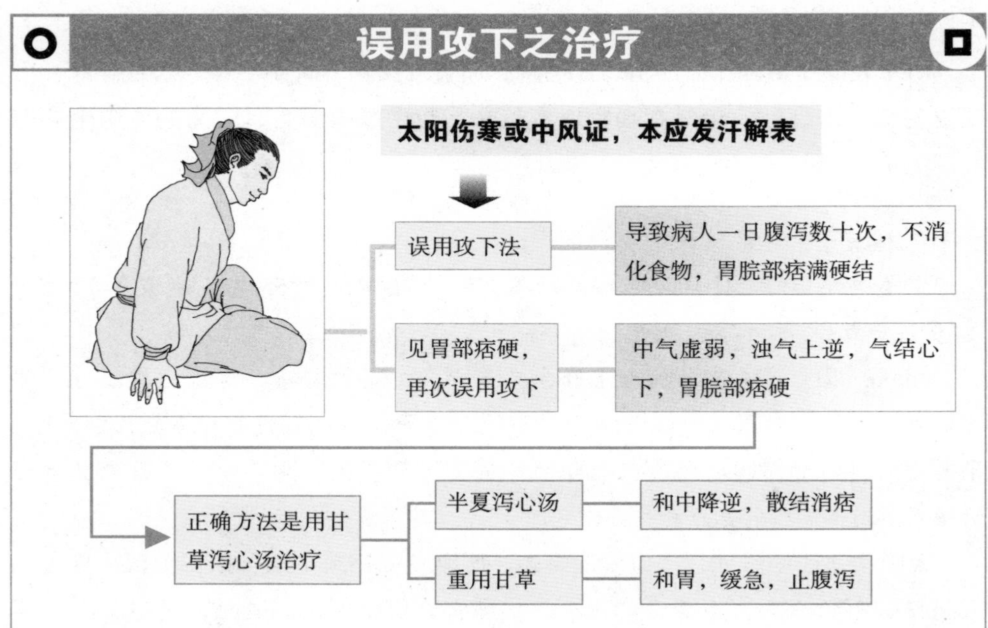


**用法**：以上七味药，加水十升，煮至六升，去掉药渣，再煎煮成三升，每次温服一升，一日服三次。

伤寒表证，服了泻下的汤药，导致腹泻不止，胃脘部痞胀硬结。医生用泻心汤治疗，又用其他药攻下，导致腹泻不止，医生又以理中汤投之，结果腹泻更甚。究其原因，是因为理中汤是治疗中焦虚寒腹泻证之剂，而此种下利则在下焦不固，应当用赤石脂禹余粮汤主治。假如用赤石脂禹余粮汤后仍然腹泻不止的，则恐怕属水湿内盛之腹泻，应当用分利小便法治疗。

### 赤石脂禹余粮汤方

赤石脂一斤，打碎　太一禹余粮一斤，打碎

**用法**：以上两味药，用水六升，煎煮成三升，去掉药渣，分三次温服。

太阳伤寒证误用涌吐、泻下和发汗法之后，导致心烦不安，脉象十分微弱，病情迁延八九天，又出现胃脘部痞结胀硬、胁下疼痛、气上冲咽喉、眩晕昏冒、全身经脉跳动等症状，如果时间久了还不痊愈，便会形成痿证。

太阳伤寒证经用发汗，或涌吐，或攻下，表证已解而胃气损伤，胃虚气逆，出现胃脘部痞闷或胀满、嗳气不止的，可用旋覆代赭汤主治。

### 旋覆代赭汤方

旋覆花三两　人参二两　生姜五两　代赭石一两　甘草三两，炙　半夏半升，用水洗　大枣十二枚，剖开

**用法：**以上七味药，加水十升，煮至六升，去掉药渣，再煎煮药汁成三升，每次温服一升，一日服三次。

表证攻下后，外邪内入，热邪壅肺，出现汗出、气喘，且表热证已无的，不能再用桂枝汤，可用麻黄杏仁甘草石膏汤治疗。

### 麻黄杏仁甘草石膏汤方

麻黄四两　杏仁五十个，去皮尖　甘草二两，炙　石膏八两，打碎，用布包

**用法：**以上四味药，用七升水先煮麻黄，减少二升后，除去药沫，放入其他药，煮取三升，去渣，温服一升。

太阳病，表证未解，反而屡次攻下，致脾气损伤，出现腹泻不止、胃脘部痞结胀硬，而发热怕冷等表证仍在的，用桂枝人参汤主治。

### 桂枝人参汤方

桂枝四两，切碎　甘草四两，炙　白术三两　人参三两　干姜三两

**用法：**以上五味药，用水九升，先加入后四味药煎煮至五升，再加入桂枝共煎煮成三升，去掉药渣，每次温服一升，白天服两次，晚上服一次。

伤寒表证用峻泻药攻下后，再发其汗，导致心下痞塞。假如有发热发冷等见

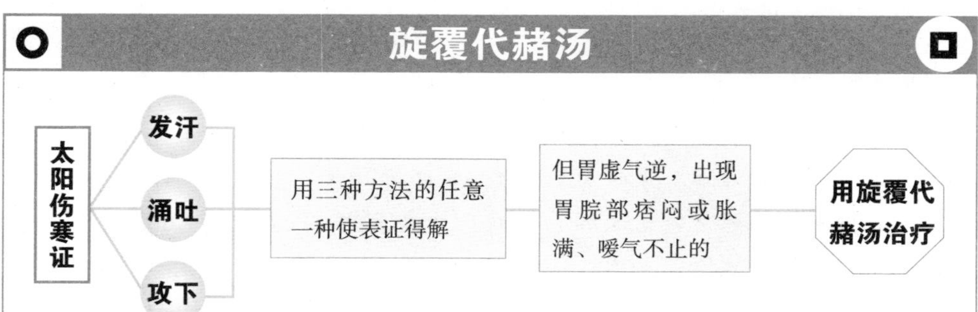


| 旋覆代赭汤 | | |
|---|---|---|
| 配方 | 用量 | 功效 |
| 旋覆花 | 三两 | 性主沉降，化痰降逆散结 |
| 人参 | 二两 | 益气补体 |
| 生姜 | 五两 | 味辛，开结化痰 |
| 代赭石 | 一两 | 重坠降逆，下气平冲 |
| 甘草 | 三两（炙） | 补中气以固本 |
| 半夏 | 半升（水洗） | 化痰和胃、降逆消痞 |
| 大枣 | 十二枚（剖开） | 补脾益体以扶正气 |

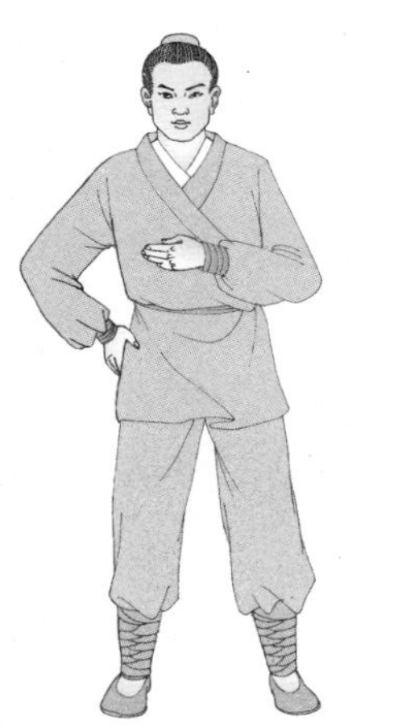

证的，是表证还未解除，不能先泻热消痞，而应先解表，表证解除以后才能泻热消痞。解表适宜用桂枝汤，泻热消痞适宜用大黄黄连泻心汤。

外感病，发热，汗出而热不退，上腹部痞结胀硬，呕吐而又腹泻的，用大柴胡汤主治。

病的表现像桂枝汤证，但头不痛，项部不拘急，寸部脉微浮，胸脘痞胀硬结，气上冲咽喉，呼吸不畅，这是胸中有痰实之邪停滞，应当采用吐法，可用瓜蒂散。

### 瓜蒂散方

瓜蒂一分，炒黄 赤小豆一分

**用法：**以上两味药，分别捣碎过筛做散，然后混合在一起研末。另用香豉一合，热开水七合，共煮成稀粥，去掉药渣，再取上药药末一钱匕，与稀粥混合，一次温服。服药后不呕吐的，稍稍增加药量继续服用；服药后很快出现呕吐的，应停止服药。因本方药力猛，孕妇及各种失血、虚弱的病人，不能用瓜蒂散。

病人胁下宿有痞块，连及到脐旁，疼痛牵引少腹，甚至痛彻阴茎，便叫作脏结，属于死候。

伤寒表证误用涌吐或泻下法后，病经七八天仍不解除，邪热内入，结聚在里，热邪充斥内外，表现为时有畏风，非常口渴，想喝水数升，舌干燥，心烦不安的，用白虎加人参汤主治。

### 白虎加人参汤方

知母六两 石膏一斤，打碎 甘草二两，炙 人参三两 粳米六合

**用法：**以上五味药，加水十升煎煮，待米熟汤成，去掉药渣，每次温服一升，一日服三次。本方在立夏后、立秋前才能服用，立秋后不宜服用。正月、二月、三月天气尚寒冷，也不宜服用。此时服用就会伤中而出现呕吐、腹泻和腹痛。各种失血、虚弱的人也不能服用，假如服用也会出现腹痛和腹泻。此时，可用温里散寒法救治，即可痊愈。

外感病，表无大热而里热炽盛，出现口干燥而渴、心中烦躁不安、背部微感畏冷的，用白虎加人参汤主治。

外感病，脉象浮，发热无汗，是表证还未解除，不能用白虎汤。假如里热盛，津气伤，出现口渴想喝水而没有表证的，可用白虎加人参汤主治。

太阳病未解，又并发少阳病，出现胃脘部痞结胀硬、颈项拘急不舒、头目昏眩等证的，应当针刺大椎、肺俞、肝俞诸穴，绝对不能用攻下的方法。

太阳与少阳两经同时感受外邪而发病，邪热下迫肠胃而出现自下利的，用黄芩汤；假如呕吐的，用黄芩加半夏生姜汤主治。

# 致病的六淫

六淫就是风、寒、暑、湿、燥、火（热）六种致病因素。在一般情况下，它们是自然界的六种气候变化，称为“六气”。正常的六气有利于万物的生长变化，当六气太过或不及时，就能使人体的抵抗力下降而生病。

风

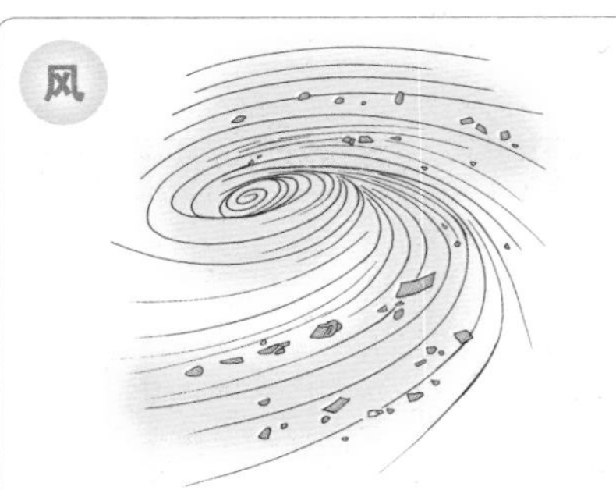

风病多见于春天，但不限于春天。风易侵犯人体肌表部位，导致卫气不固、汗出恶风等症状，所以说“风伤卫”。

寒

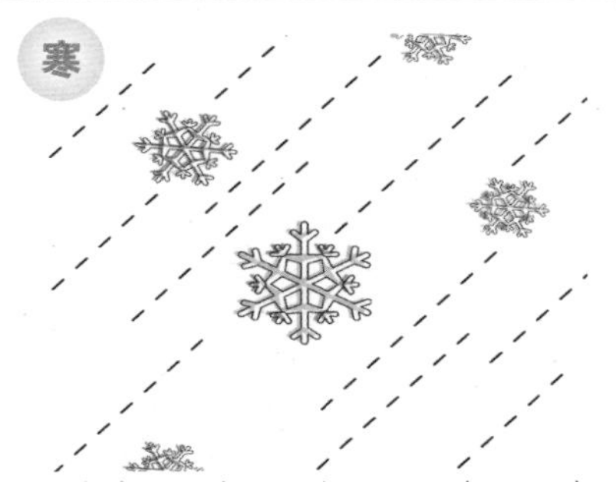

寒病多见于冬天，但不限于冬天。外寒是导致人体发病的寒邪，伤于肌表为“伤寒”，直中脏腑为“中寒”。

暑

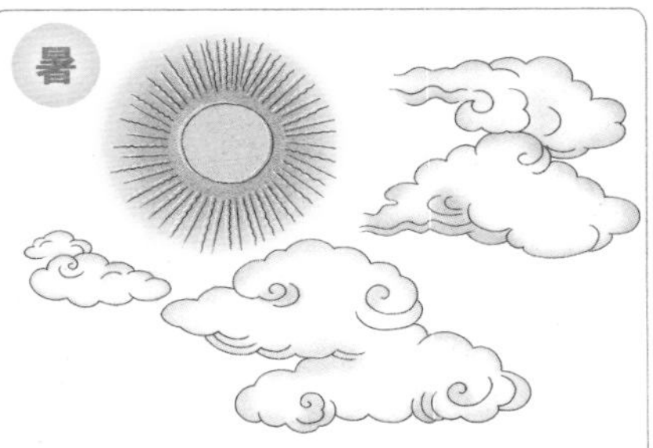

暑病多见于夏天，但不限于夏天。暑属阳邪，暑邪引起的暑病多在烈日、高温环境下发病，表现为高热、口渴、脉洪汗出、身体沉重等。

湿

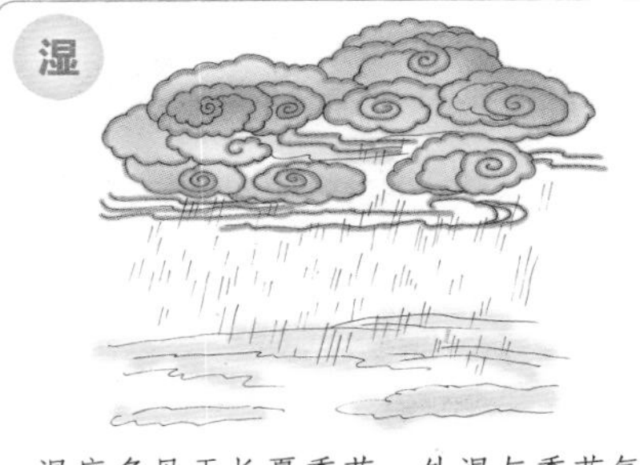

湿病多见于长夏季节。外湿与季节气候环境有关，若阴雨连绵，或涉水淋雨或水上作业等均易感受湿邪；内湿则自内生，易引起脏腑之病。

燥

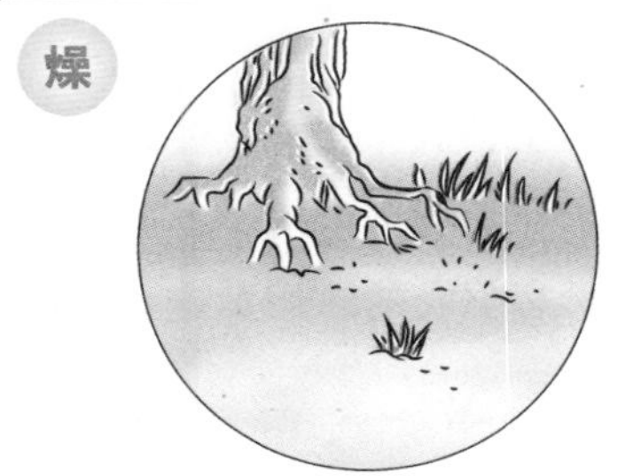

燥病多见于秋天，但不限于秋天。外燥与气候环境有关，内燥则是由于体内精血减少，或过多用温燥药物所致。燥邪易先犯肺。

火

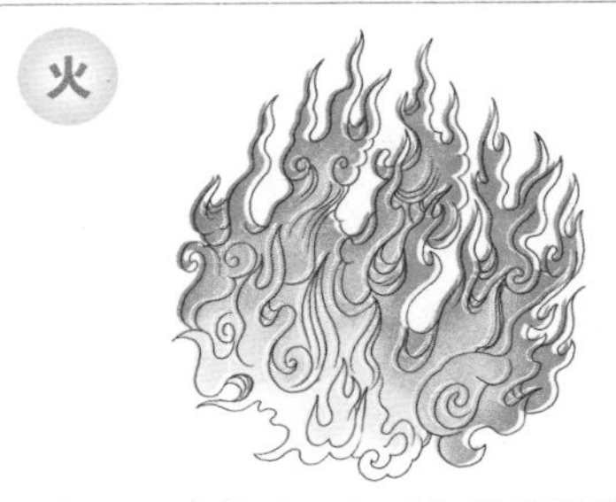

火邪又称热邪，但不像暑邪那样有明显的季节性。内火多由脏腑功能失调引起，根据发病部位的不同，火病有肝火、胆火、心火、胃火等。

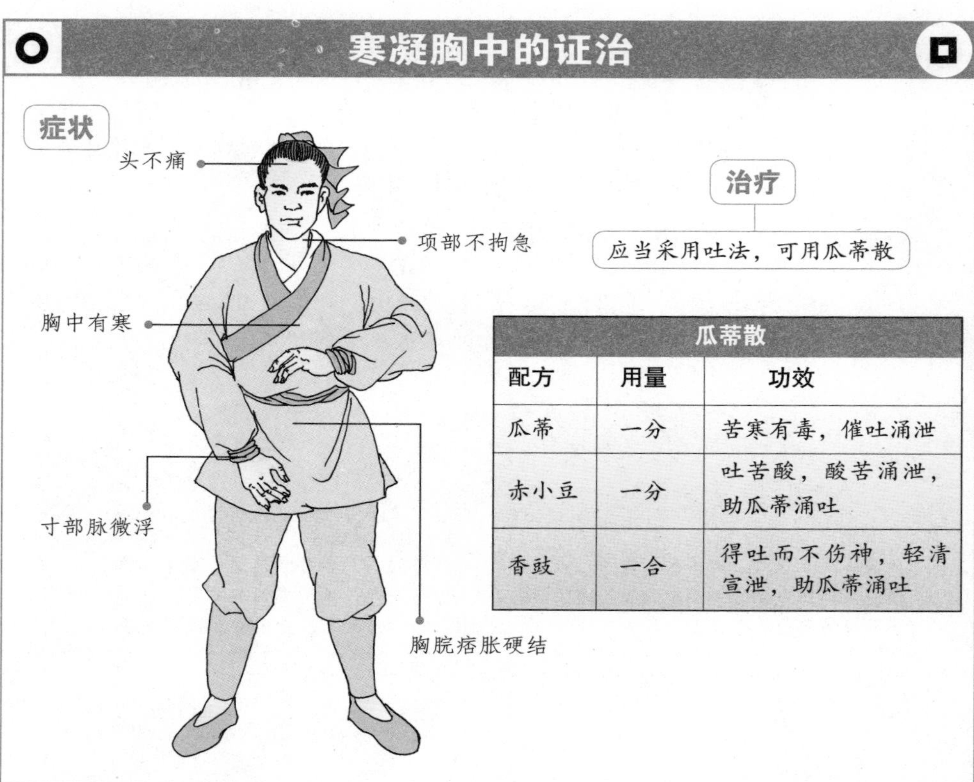


| 瓜蒂散 | | |
|---|---|---|
| 配方 | 用量 | 功效 |
| 瓜蒂 | 一分 | 苦寒有毒，催吐涌泄 |
| 赤小豆 | 一分 | 吐苦酸，酸苦涌泄，助瓜蒂涌吐 |
| 香豉 | 一合 | 得吐而不伤神，轻清宣泄，助瓜蒂涌吐 |

### 黄芩汤方

黄芩三两　芍药二两　甘草二两，炙　大枣十二枚，剖开

**用法**：以上四味药，用水十升，煎煮成三升，去掉药渣，每次温服一升，白天服两次，夜晚服一次。

### 黄芩加半夏生姜汤方

黄芩三两　芍药二两　甘草二两，炙　大枣十二枚，剖开　半夏半升，用水洗　生姜一两半（一方为三两），切片

**用法**：以上六味药，用水十升，煎煮成三升，去掉药渣，每次温服一升，白天服两次，夜晚服一次。

外感病，胸脘部有热，腹中有寒，腹中疼痛，想呕吐的，用黄连汤主治。

### 黄连汤方

黄连三两　甘草三两，炙　干姜三两　桂枝三两，去皮　人参二两　半夏半升，用水洗　大枣十二枚，剖开

**用法**：以上七味药，用水十升，煎煮成六升，去掉药渣，每次温服一升，白天服三次，夜间服两次（怀疑不是张仲景的方）。

外感病第八九天，风湿相互搏结，出现身体疼痛剧烈、不能自行转侧、不作呕、口不渴、脉象浮虚而涩的，用桂枝附子汤主治。假如病人大便硬结、小便通畅的，用去桂加白术汤主治。

### 桂枝附子汤方

**桂枝**四两，去皮 **附子**三枚，炮，去皮，破开 **生姜**三两，切片 **大枣**十二枚，剖开 **甘草**二两，炙

**用法：**以上五味药，用水六升，煎煮成二升，去掉药渣，分三次温服。

### 去桂加白术汤方

**附子**三枚，炮，去皮，破开 **白术**四两 **生姜**三两，切片 **甘草**二两，炙 **大枣**十二枚，剖开

**用法：**以上五味药，用水六升，煎煮成二升，去掉药渣，分三次温服。服第一次药后，病人身体感觉麻木，半天左右可再服一次。待三次药服完，病人

## 太阳少阳病的证治

太阳少阳病，是机体感受外邪后，太阳与少阳同时发生的整体性反应。若腹泻，可用黄芩汤治疗；若呕吐，则用黄芩加半夏生姜汤治疗。

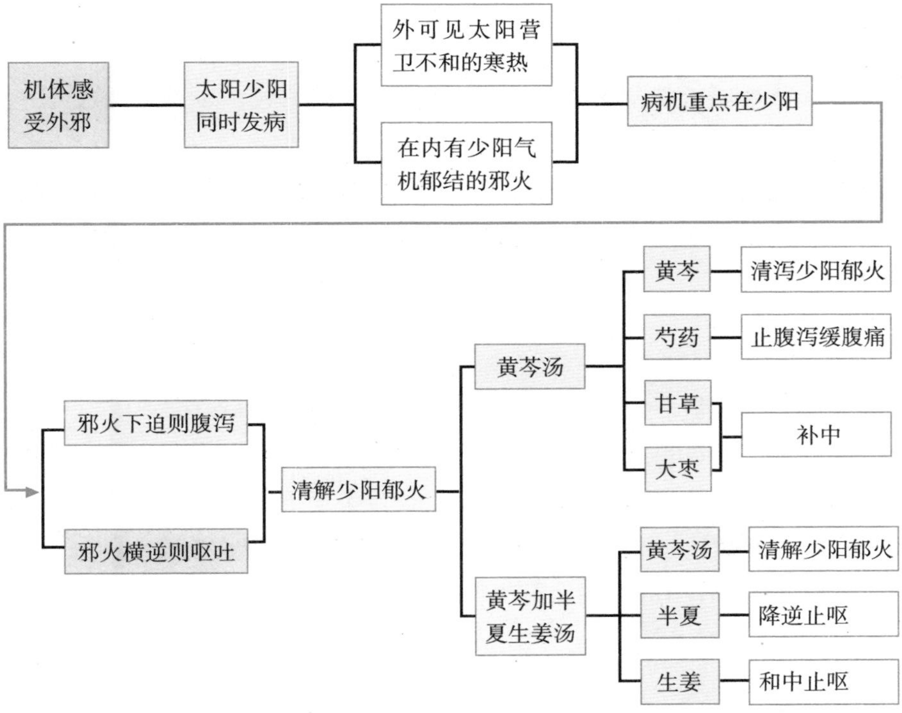

- 机体感受外邪 → 太阳少阳同时发病
  - 外可见太阳营卫不和的寒热
  - 在内有少阳气机郁结的邪火
  - → 病机重点在少阳
- 邪火下迫则腹泻 / 邪火横逆则呕吐 → 清解少阳郁火
  - 黄芩汤
    - 黄芩 — 清泻少阳郁火
    - 芍药 — 止腹泻缓腹痛
    - 甘草、大枣 — 补中
  - 黄芩加半夏生姜汤
    - 黄芩汤 — 清解少阳郁火
    - 半夏 — 降逆止呕
    - 生姜 — 和中止呕

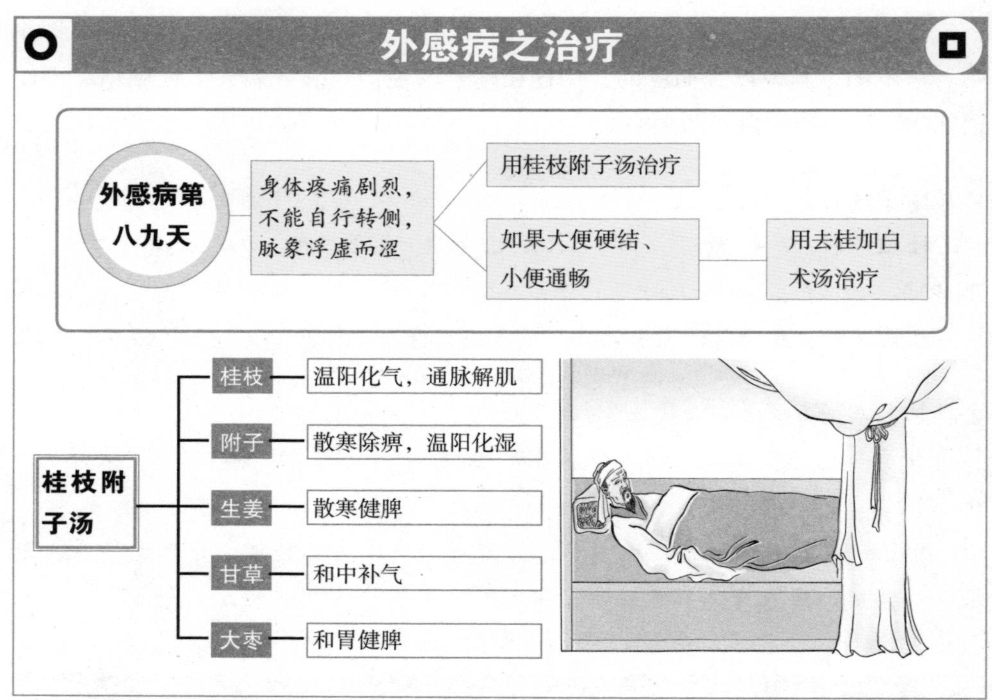




头目昏眩如物蒙蔽，这是药物的反应，是附子、白术的药力行于皮内，攻逐水湿之气而不能解除造成的，所以不必奇怪。本方照理应当加桂枝四两，实际上，本方与桂枝附子汤是一方两法。由于大便硬结，小便通畅，所以去桂枝；由于大便不硬，小便不通畅，所以应当加桂枝。附子用三枚，用量恐怕过大，因此虚弱的人及产妇，应减少用量服用。

风湿相互搏结，全身关节剧烈疼痛，牵引拘急不能屈伸，触按则疼痛更甚，汗出，短气，小便不通畅，畏风不愿减衣，或是身体轻度浮肿的，用甘草附子汤主治。

### 甘草附子汤方

**甘草**二两，炙 **附子**两枚，炮，去皮，破开 **白术**二两 **桂枝**四两，去皮

**用法：**以上四味药，用水六升，煎煮成三升，去掉药渣，每次温服一升，一日服三次。服第一次药，假如能得汗出的，即会痊愈。假如汗出停止，而又出现疼痛的，可再给病人服五合，或服七合也可，服一升恐怕量过大。

外感病，脉象浮滑的，便是表有热，里也有热，用白虎汤主治。

### 白虎汤方

**知母**六两 **石膏**一斤，打碎 **甘草**二两，炙 **粳米**七两

**用法：** 以上四味药，用水十升煎煮，待米熟汤成，去掉药渣，每次温服一升，一日服三次。

外感病，脉象结代，心中悸动不宁的，用炙甘草汤主治。

### 炙甘草汤方

**甘草**四两，炙 **生姜**三两，切片 **人参**二两 **生地黄**一斤 **桂枝**三两，去皮 **阿胶**二两 **麦门冬**半升，去心 **麻仁**半升 **大枣**三十枚，剖开

**用法：** 以上九味药，用陈米酒七升，水八升，混匀，先加入阿胶外的八味药煮成三升，去掉药渣，再加入阿胶烊化溶解尽，每次温服一升，一日服三次。本方又叫复脉汤。

脉象按之见缓，时而一止而又继续跳动的，便叫作结脉。又有脉象跳动中一止，能够自还，脉搏停止间歇时间短，复跳的脉稍快的，叫作结，属于阴脉。脉象跳动中一止，不能自还，良久方再搏动的，叫作代，属于阴脉。出现这种脉象的，多难以治疗。

#### 伤寒脉象结代的证治

机体感受外邪，出现脉象结代、心中悸动等里虚不足的症状，可用炙甘草汤治疗。

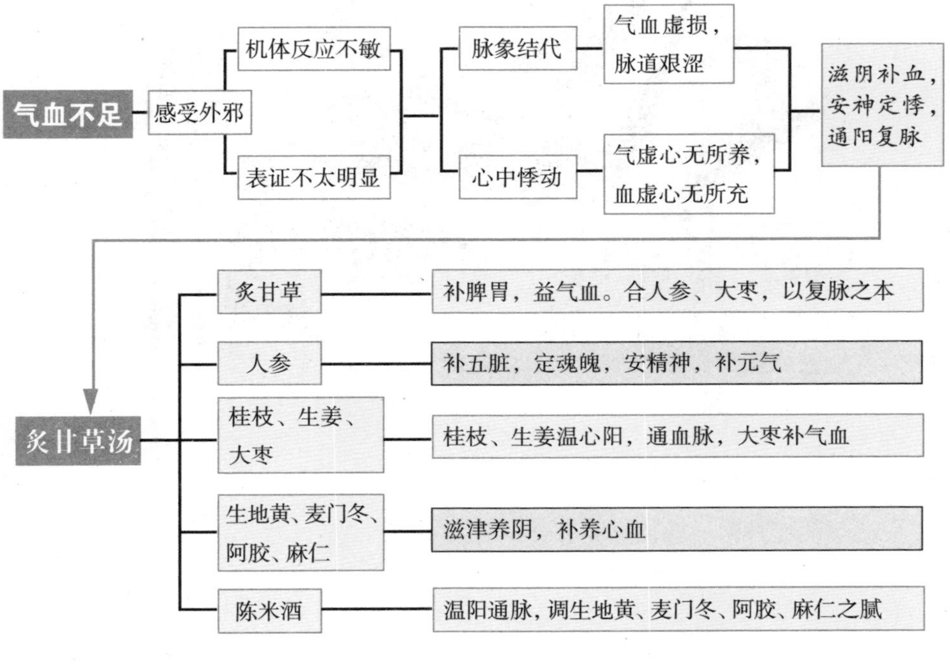

气血不足 — 感受外邪 → 机体反应不敏；表证不太明显 → 脉象结代 — 气血虚损，脉道艰涩；心中悸动 — 气虚心无所养，血虚心无所充 → 滋阴补血，安神定悸，通阳复脉 → 炙甘草汤

炙甘草汤：
- 炙甘草 — 补脾胃，益气血。合人参、大枣，以复脉之本
- 人参 — 补五脏，定魂魄，安精神，补元气
- 桂枝、生姜、大枣 — 桂枝、生姜温心阳，通血脉，大枣补气血
- 生地黄、麦门冬、阿胶、麻仁 — 滋津养阴，补养心血
- 陈米酒 — 温阳通脉，调生地黄、麦门冬、阿胶、麻仁之腻

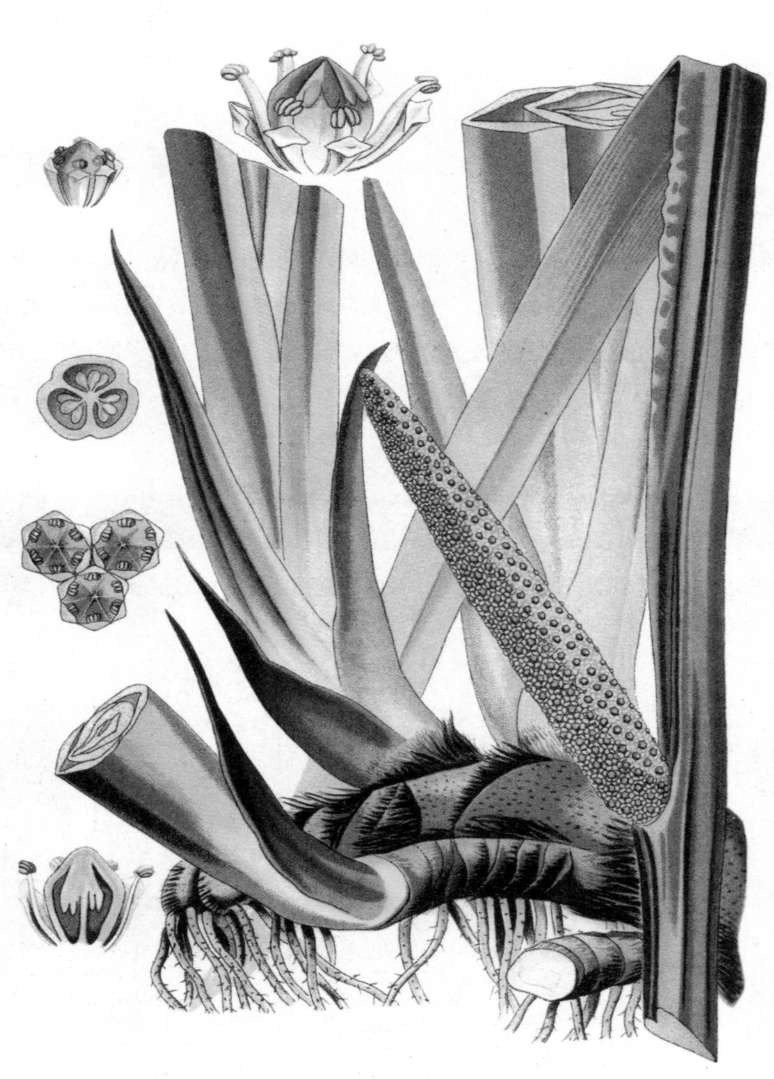

# 第五章

# 伤寒病的第二阶段：

# 阳明与少阳病的治法

阳明经在五行中属于中央土，万物归于土，而六经邪气都可以传入阳明经。阳明病实际上就是胃肠热实证，主要外在表现为：身热，汗自出，不畏寒反畏热。少阳病是病在半表半里的病证，主要证候为：口苦咽干，目眩，胸满，无食欲，心情烦躁。

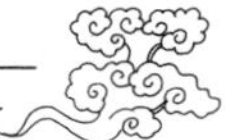

# 1.辨阳明病脉证并治：
# 肠胃实热之治疗

阳明病就是胃肠热实证，它是以身热、汗自出、不畏寒反畏热为主要外在表现，以胃肠燥热实为主要病理变化的病证。具体又分阳明热证和阳明实证，其治疗主要是清热和攻下，代表方为白虎汤和承气汤。

---

## 阳明病的病证和病因

问：有太阳阳明、正阳阳明、少阳阳明三种不同的病证，分别指的是什么？

答：太阳阳明证，就是脾约证，即胃燥津伤而引起的便秘证。正阳阳明，就是胃家实证，即肠胃燥热积滞成实证。少阳阳明，是指误用发汗、利小便之法，损伤津液，导致津枯肠燥而成实，形成大便难以解出的病证。

阳明病的主要病变特征，即胃肠燥热实。

问：阳明病产生的原因是什么？

答：患太阳表证，假如发汗太过，或误用攻下，或误用利小便之法，导致津液损伤，肠胃干燥，病邪因而传入阳明，出现不解大便、肠胃燥结成实、大便困难的，便叫作阳明病。

问：阳明病外在证候表现是什么？

答：身体发热，自汗，不怕冷，反而怕热。

问：有这种情况，在刚患阳明病的第一天，出现不发热而怕冷的，是什么原因呢？

答：这是阳明病开始第一天的缘故。不过这种怕冷随即会自行停止，旋即出现自汗而怕热的证候表现。

问：为什么怕冷会自行停止呢？

答：这是由于，阳明在方位上居于中央而隶属于土，就像万物归土一样，六经之邪，均可传入阳明，而很少再传入其他经。同时，阳明主燥土，邪传阳明，多从燥热而化。因为邪从燥化，燥热势必会很快显露于外，所以在阳明病刚开始的时候会出现短暂怕冷的症状，第二天就会自行停止，这便是阳明病的特征。

## 阳明病的传变

本来属太阳病，在刚起病的时候，使用了发汗的方法，由于汗出不透彻，从而导致邪气内传阳明。患外感病，证见发热无汗，呕吐，不能进食，是伤寒邪热亢盛的表现。假如反而出现不断汗出的，是邪传阳明的标志。

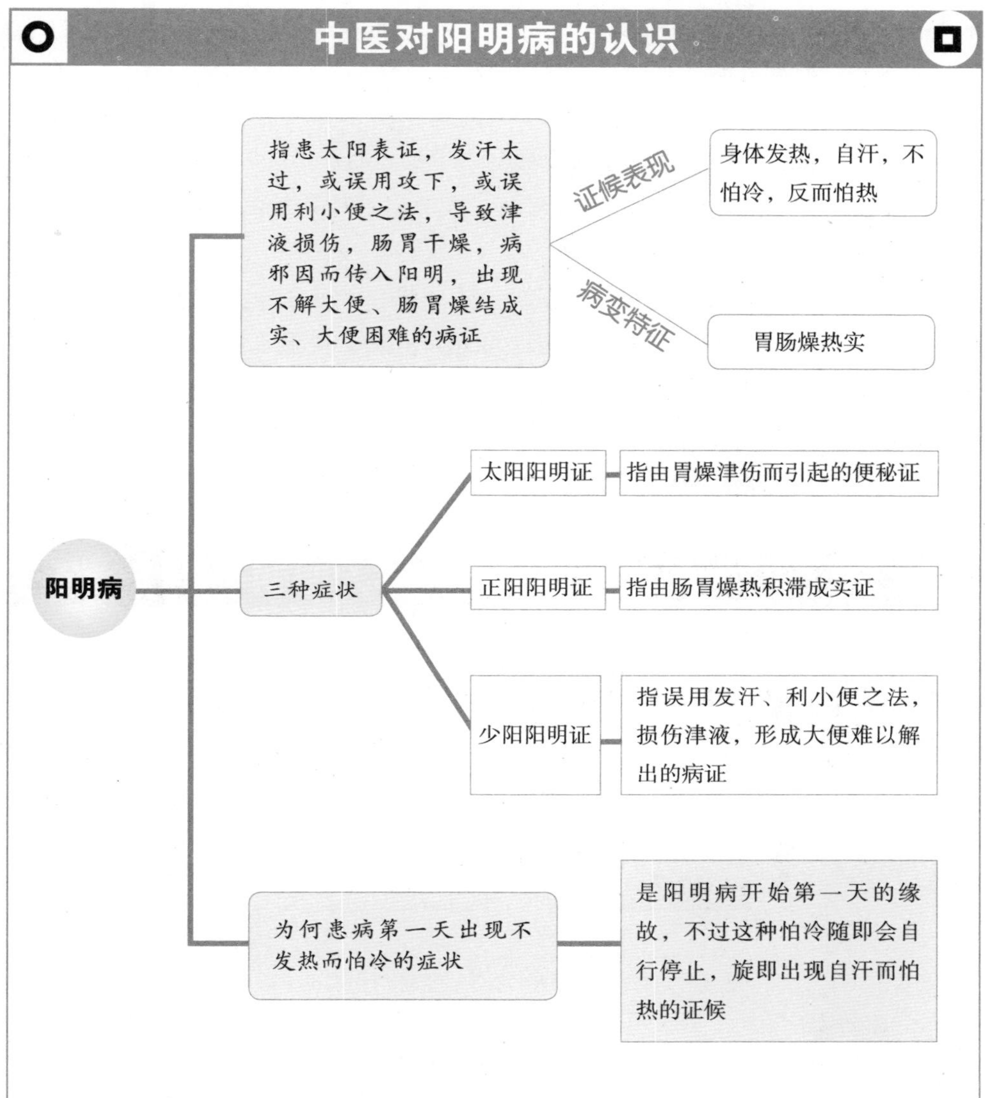


外感病的第三天，阳明病的脉象为大。

外感病，脉象浮而缓，手足温暖的，便是病属太阴。太阴寒湿内郁，病人身体应当发黄；假如小便通畅的，则湿有出路，便不会发黄。到了第七八天，假如大便硬结的，则为湿邪化燥，已转成为阳明病。

患外感病，邪由其他经转属阳明的，病人便会出现不断汗出的症状。

阳明感受风邪，证见口苦、咽喉干燥、腹部胀满、微微气喘、发热怕冷、脉象浮紧的，不能攻下。假如误行攻下，便会使腹部胀满更加厉害，小便难以解出。

## 阳明中风证与阳明中寒证

阳明病，假如能够饮食的，示胃中有热，能够消化水谷，便叫作中风；假如不能饮食的，示胃中虚寒，不能消化水谷，便叫作中寒。

阳明中寒证，不能饮食，小便不通畅，手足不断汗出的，便是将要形成固瘕的征兆，大便一定初出干硬，后见稀溏。之所以这样，是由于胃中寒冷，不能泌别水谷的缘故。

阳明病，初起病时想进食，小便反而不通畅，大便正常，病人骨关节疼痛，身上好像皮毛覆盖一样有发热的感觉，忽然发狂的，便是水湿郁滞肌表的表现。假如全身畅汗而病解的，即为正与邪争，正能胜邪，邪随汗解的缘故。此时若见脉紧的，疾病就会痊愈。

阳明病将要解除的时间，多在下午三时到晚上九时之间。

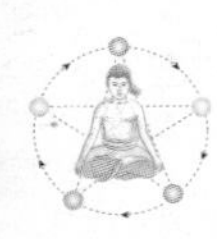

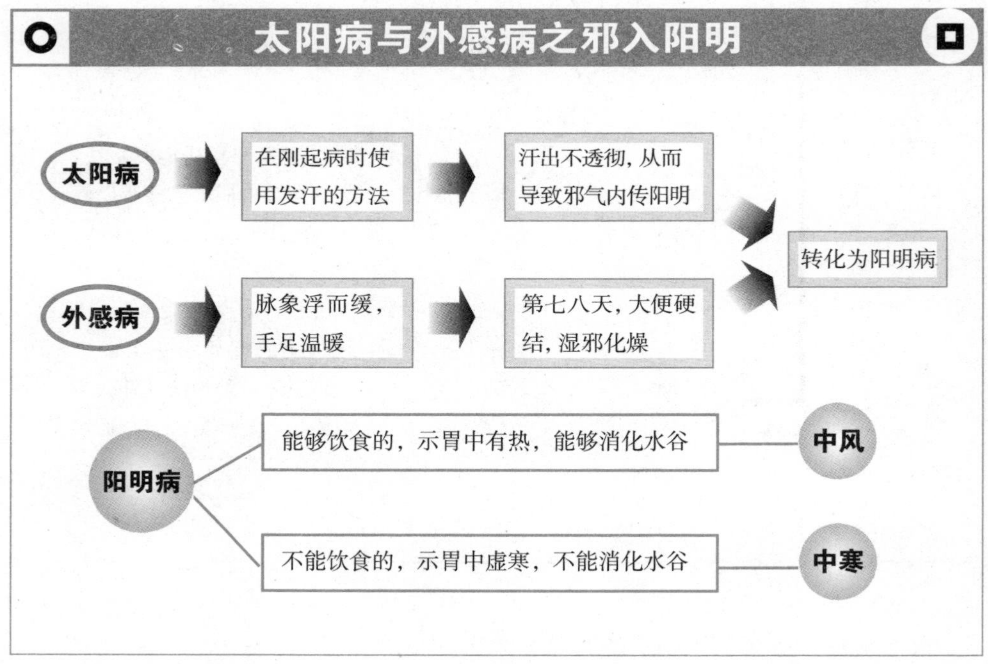


阳明中寒证，尚能进食，泻下后病证没有解除，反而出现不能进食的症状，如果再用苦寒药泻热，便会产生呃逆。之所以这样，是由于胃中虚寒的缘故。因为病人胃气本虚，再用苦寒泻热，就使得胃气更虚而产生呃逆的变证。

## 阳明病的预后

阳明病，脉象迟，饮食不能吃饱，假如饱食就会微感心烦，头目昏眩，小便必不通畅，腹部胀满，这是将要形成谷疸的表现。即使用泻下的方法，腹部胀满也会依然如故。之所以会这样，是由于病人脉迟，迟脉主寒，其证属寒湿内郁，所以攻下无效。

阳明病，本应当汗多，却反而无汗，病人身痒，好像虫在皮内爬行一样，便是长期正气虚弱的原因。

阳明病，若属实热，应当汗多，现却反而无汗，并见小便通畅，是属阳明中寒证。病至第二三日，出现呕吐、咳嗽、手足冷的，为寒邪上逆，一定会发头痛；假如不咳嗽，不呕吐，手足不冷的，为寒邪不上逆，便不会发头痛。

阳明病，头目昏眩，不怕冷，是属阳明中风证，所以能够饮食。假如出现咳嗽的，为热邪上攻，病人咽喉一定疼痛；假如不咳嗽的，则热邪不上攻，咽喉就不会疼痛。

阳明病，无汗，小便不通畅，心中烦闷至极的，是阳明湿热内郁，一定会出现肌肤发黄。

阳明病误用火治法治疗，火邪内迫，出现微微汗出，小便不通畅的，一定会出现肌肤发黄。

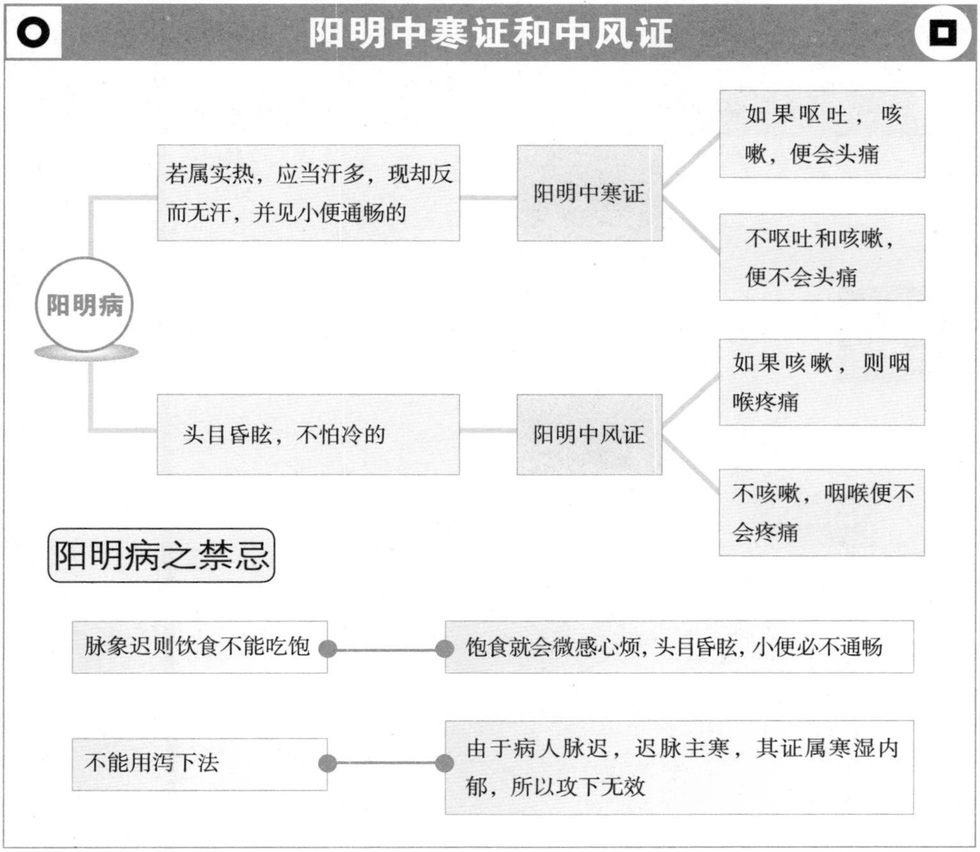

## 阳明中寒证和中风证

阳明病

若属实热，应当汗多，现却反而无汗，并见小便通畅的 → 阳明中寒证
- 如果呕吐，咳嗽，便会头痛
- 不呕吐和咳嗽，便不会头痛

头目昏眩，不怕冷的 → 阳明中风证
- 如果咳嗽，则咽喉疼痛
- 不咳嗽，咽喉便不会疼痛

### 阳明病之禁忌

脉象迟则饮食不能吃饱 → 饱食就会微感心烦，头目昏眩，小便必不通畅

不能用泻下法 → 由于病人脉迟，迟脉主寒，其证属寒湿内郁，所以攻下无效

阳明病脉象浮而紧的，主胃燥成实，因此一定会出现潮热定时发作；只见脉象浮的，主邪热内盛，实邪未成，因此一定会出现盗汗。

阳明病口中干燥，但只想用水漱口，却不想吞咽下去的，这是热在血分的表现，一定会出现衄血。

## 阳明病的治则和误治

阳明病，本来就自汗出，医生又重复发汗，疾病虽然得以解除，但还微感心烦不舒适的，定是大便干结坚硬的缘故。大便之所以干燥，是由于汗出过多，损伤津液，津液亏乏，肠中干燥所致。此时，应当询问病人一天解几次小便，假如原来为一天三四次，现在只有两次，就可以推知大便不久将要解出。究其原因，是小便次数较原来减少，津液应当还于肠中，肠中津液势必增加，硬便得以濡润，则大便会很快解出。

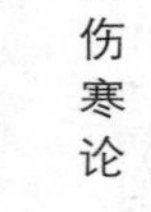



伤寒病，呕吐剧烈的，虽然有阳明腑实证，也不能用攻下法治疗。

阳明病，胃脘部痞满硬结的，不能用攻下法治疗。假如误用攻下，便会损伤脾胃而致腹泻。如果腹泻不停的，则会有生命危险；如果腹泻停止，疾病便会痊愈。

### 阳明病与下法

攻下法之禁用：

- 1.伤寒病，呕吐剧烈的
- 2.阳明病，胃脘部痞满硬结的 → 误用攻下，则会腹泻
- 3.阳明病，满面通红的 → 误用攻下，则会产生发热、肌肤发黄、小便不通畅的变证

阳明病 → 没有使用涌吐或泻下法治疗，外邪内入，心中烦躁不安的 → 用调胃承气汤治疗

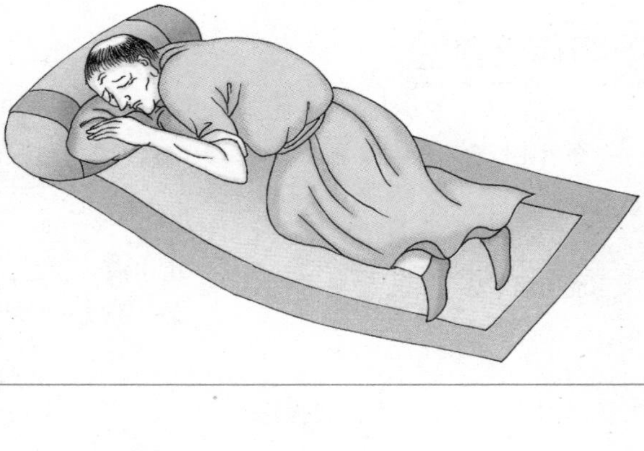

阳明病，满面通红的，不能用攻下法治疗。误用攻下就会产生发热、肌肤发黄、小便不通畅的变证。

## 阳明病的治疗处方

阳明病没有使用涌吐或泻下法治疗，外邪内入，化热化燥成实，而见心中烦躁不安的，可用调胃承气汤治疗。

### 调胃承气汤方

甘草二两，炙　芒硝半升　大黄四两，用陈米酒洗

**用法：**以上三味药，将大黄、甘草切细，加水三升，煎煮成一升，去掉药渣，再加入芒硝，然后放在小火上煮一二滚即可。一次温服，用来调和胃气，泻下阳明燥热结实而不损胃气。

阳明病，脉象迟，汗出而不怕冷，身体沉重，短气，腹部胀满，喘息。假如发潮热，便是表证将要解除而里实已成，可以攻下里实；假如手足不断汗出的，这是大便已经硬结的标志，用大承气汤主治。假如汗出较多，轻微发热而怕冷的，即为表证未解，病人不发潮热，不能用承气汤攻下。假如腹部胀满厉害，大便不通的，可用小承气汤轻微泻下来和畅胃气，不可用峻泻药攻下。

### 大承气汤方

大黄四两，用酒洗　厚朴八两，炙，去皮　枳实五枚，炙　芒硝三合

**用法：**以上四味药，用水十升，先加入厚朴、枳实煎煮至五升，去掉药渣，再加入大黄，煎煮成二升，去掉药渣，加入芒硝，然后放在小火上煮一二滚，分两次温服。服药后假如大便已通，则停服剩余的药。

### 小承气汤方

大黄四两　厚朴二两，炙，去皮　枳实大的三个，炙

**用法：**以上三味药，用水四升，煎煮成一升二合，去掉药渣，分两次温服。服第一次药应当解大便。假如服药后大便不解，可将剩下的药服完；假如大便已通，不要再服剩下的药。

阳明病，发潮热，大便微有硬结的，为燥屎内阻，里实已成，可以用大承气汤攻下里实；假如大便不硬结的，是内无燥屎，不能用大承气汤。假如六七天不解大便，恐有燥屎内阻，若要预测，可给予少量小承气汤。服药后如果矢气转动而放屁的，这是有燥屎的征象，才能够攻下；假如服药后不放屁的，则是大便初出硬结，后部稀溏，不能攻下，一旦攻下就会形成腹部胀满，不能进食，甚至饮水就呃逆的变证。如果攻下后又出现发热的，这一定是燥屎复结，大便

## 《伤寒论》中的常用药物：大枣

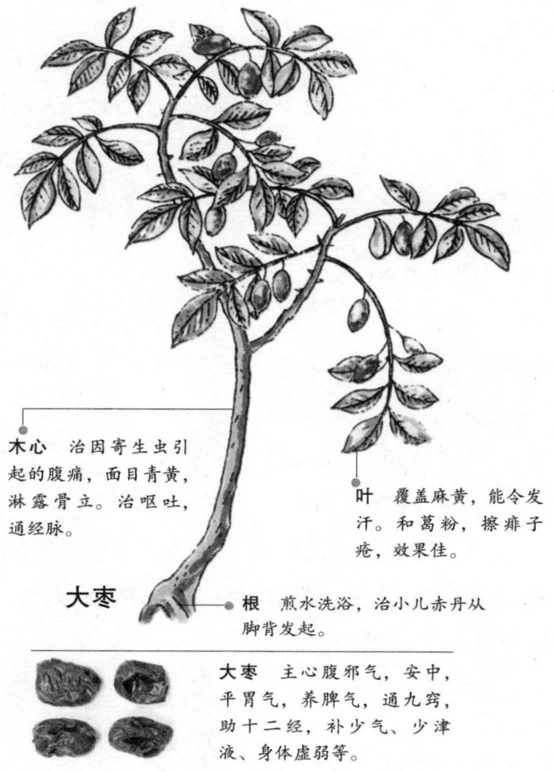


大枣为鼠李科植物枣的干燥成熟果实。秋季果实成熟时采收，晒干。《神农本草经》中有枣作为药用的记载，它既可以入药，又是一种良好的食品。我国北方普遍种植枣树。

【性味与归经】甘，温。归脾、胃、心经。

【功能与主治】补中益气，养血安神。用于脾虚食少、乏力便溏、妇人脏躁。

【用法与用量】6 ~ 15 克。

【贮藏】置干燥处，防蛀。

## 大承气汤与小承气汤

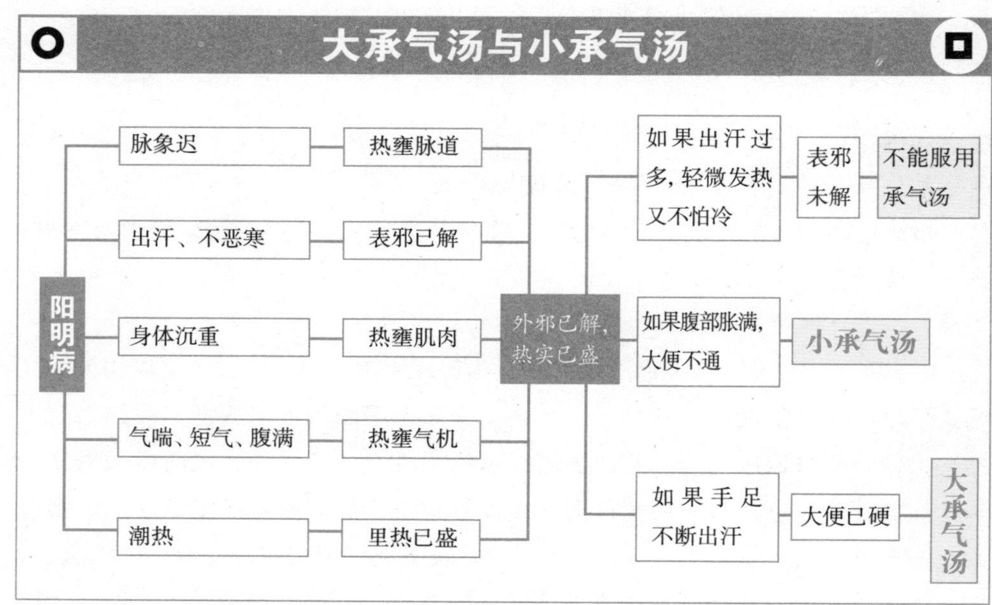


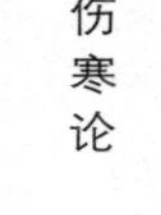

再次变硬而量较少，此时，应当用小承气汤和畅胃气而攻下。总而言之，假如服小承气汤不转矢气的，千万不能攻下。

谵语一般属实，郑声一般属虚。所谓郑声，是指语言重复、声低息微的证候。两眼直视谵语，并见喘喝胀满的，属于死候；并见下利的，也是死候。

发汗太过，或重复发汗，阳气大伤，出现谵语、脉象短的，属于死候；假如脉不短而尚平和的，不属死候。

伤寒表证误用吐法或下法之后，病仍然不解除，出现五六天甚至十余天不解大便，午后发潮热，不怕冷，谵言妄语，如见鬼神一样。病情严重的，即会出现神志昏糊，目不识人，两手无意识地乱摸衣被床帐，惊惕不安，微微喘息，两目直视。假如脉象弦的，尚有生机；假如脉象涩的，属于死候。假如病情较轻，只见发潮热、谵语等证，用大承气汤主治。服药后，假如大便已通的，则停服剩下的药。

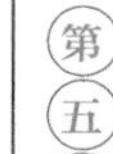
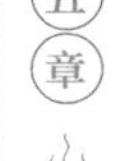
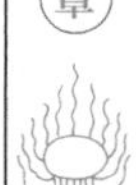

阳明病，病人汗出太多，导致津液外泄，肠中干燥，大便势必硬结；大便硬结，腑气不通，浊邪上扰，则发生谵语，用小承气汤主治。假如服一次药谵语就停止的，就不要再服剩余的药。

阳明病，谵语，发潮热，脉象滑而疾的，用小承气汤主治。于是给病人服小承气汤一升，服药后腹中转矢气而放屁的，可以再服一升；服药后腹中不转矢气的，就不要再服。假如第二天又不解大便，脉象反见微弱而滞涩的，便是正气虚弱而实邪阻滞。正虚邪实，攻补两难，治疗十分棘手，不能再用承气汤了。

阳明病，谵语，发潮热，反而不能进食的，是肠中燥屎已成，宜用大承气汤攻下燥屎。假如尚能进食的，只是大便硬结，宜用小承气汤和畅胃气。

阳明病，经行下血而谵语的，这是热入血室。假如只见头部出汗的，可以针刺期门，以泻血室的实邪，使血热得以宣泄，则周身畅汗而痊愈。

汗出谵语的，便是外有太阳中风，内有燥屎阻结。燥屎内结必须用泻下法治疗，但是须待太阳表证解除后才能攻下。假如攻下过早，就会导致表邪尽陷而里实益甚，出现神志昏昧语言错乱。假如表证已解而里实未去，用攻下法治疗就会痊愈，可用大承气汤。（另一书认为用大柴胡汤）

外感病经过四五天，证见脉沉，气喘，腹部胀满。脉沉主里，可知其病在里，却反而用发汗法治疗，汗出津液外泄，津伤肠燥成实，因此大便硬结难以解出。津液外越而虚，津伤肠燥成实，时间一长，就会发生谵语。

太阳、阳明、少阳三经合病，腹部胀满，身体沉重，转侧困难，口中麻木，面部垢浊，谵语，小便失禁，如见身热、自汗出的，便是邪热偏重于阳明，可用白虎汤主治。

死候之症状
语言重复，声低息微，两眼直视谵语，并见喘喝胀满的
语言重复，声低息微，两眼直视谵语，并见下利的
发汗太过，或重复发汗，阳气大伤，出现谵语、脉象短的
伤寒表证，误用吐法或下法之后，病仍然不解除，神志昏糊，目不识人，两手无意识地乱摸衣被床帐，惊惕不安，微微喘息，两目直视且脉象涩的
死候
爹爹，
你醒醒啊！

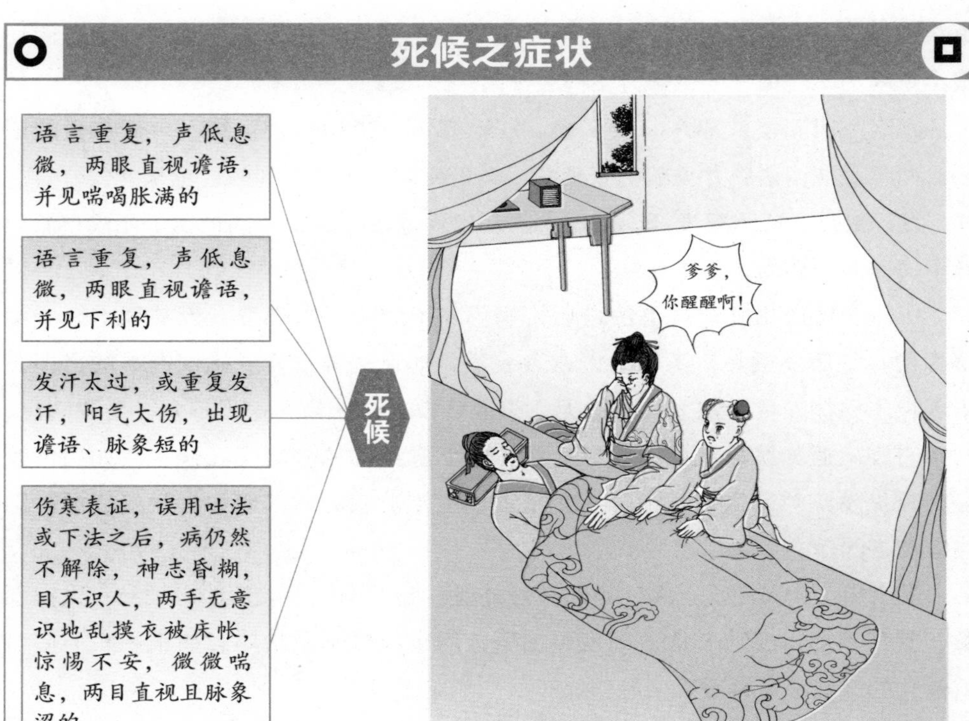

**白虎汤方**

知母六两 石膏一斤，打碎 甘草二两，炙 粳米七两

**用法**：以上四味药，用十升水煮至米熟，去渣留汤，温服一升，每天三次。

太阳、阳明两经并病，太阳表证已解，仅只见发潮热，手足微微出汗，大便解出困难而谵语的，是属阳明里实，攻下里实就可痊愈，适宜用大承气汤。

阳明病脉象浮而紧，咽喉干燥，口中感觉苦，腹部胀满，喘息，发热，汗出，不怕冷，反而怕热，身体沉重，是属阳明里热证。假如误发其汗，就会出现心中烦乱不安，甚或神昏谵语的变证；假如误用温针，就会导致恐惧不安，烦躁失眠的变证；假如误行攻下，就会损伤胃气，致邪热扰于胸膈，出现心中烦躁厉害，舌上生薄黄苔，用栀子豉汤主治（见第三章）。

假如误下后热盛津伤，出现口渴想喝水，口干舌燥的，用白虎加人参汤主治。

**白虎加人参汤方**

知母六两 石膏一斤，打碎 甘草二两，炙 粳米七两 人参三两

用法：以上五味药，用十升水煮至米熟，去渣留汤，温服一升，每天三次。

## 《伤寒论》中的常用药物：知母

知母为百合科植物知母的干燥根茎。春、秋二季采挖，除去须根和泥沙，晒干，习称“毛知母”；或除去外皮，晒干。知母自古就是名药，在《神农本草经》《本草纲目》中都有记载。

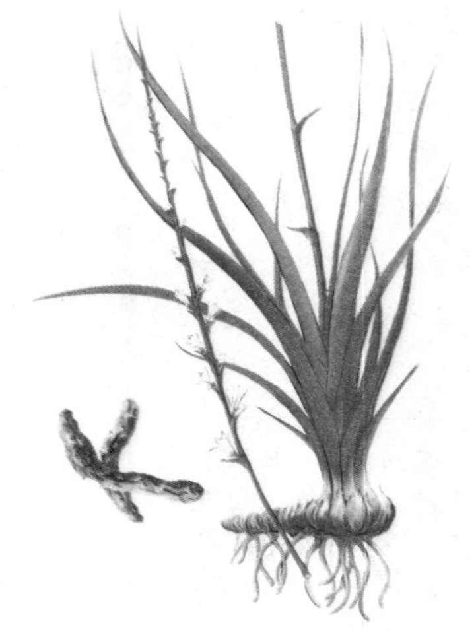

【性味与归经】苦、甘，寒。归肺、胃、肾经。

【功能与主治】清热泻火，滋阴润燥。用于外感热病、高热烦渴、肺热燥咳、骨蒸潮热、内热消渴、肠燥便秘。

【用法与用量】6 ~ 12 克。

【贮藏】置通风干燥处，防潮。



## 三经病之治疗

阳明病：

- 谵语，发潮热，反而不能进食的，是肠中燥屎已成 → 宜用大承气汤攻下燥屎
- 尚能进食，只是大便硬结的 → 用小承气汤和畅胃气
- 经行下血而谵语的，即热入血室，只见头部出汗的 → 针刺期门以泻血室的实邪

太阳、阳明、少阳：

- 三经合病 → 腹部胀满，转侧困难，口中麻木，谵语，小便失禁，且身热，自汗出的 → 用白虎汤治疗
- 两经并病 → 太阳表证已解，仅只见发潮热，手足微微出汗 → 用大承气汤治疗

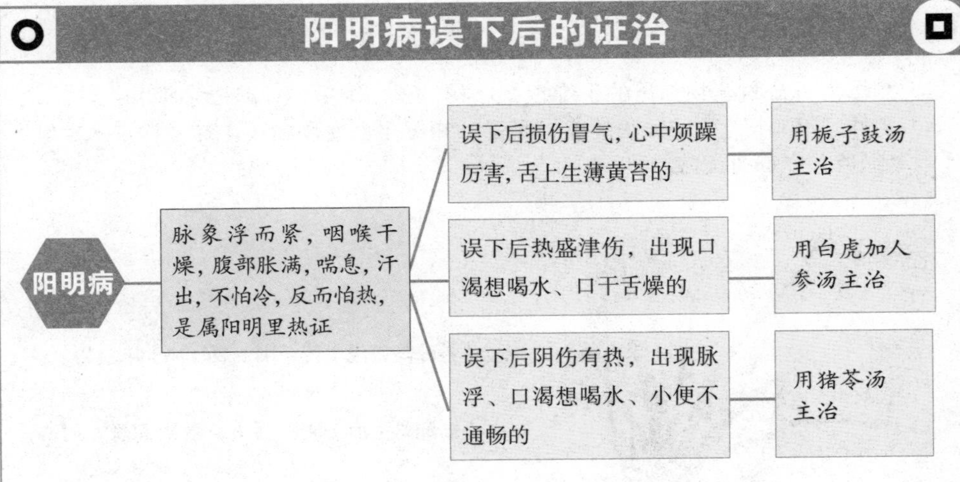


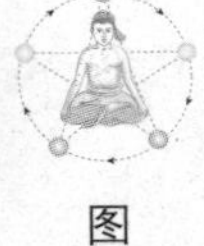



| 猪苓汤 | | |
|---|---|---|
| 配方 | 用量 | 功效 |
| 猪苓 | 一两 | 淡渗利水，清热利气 |
| 茯苓 | 一两 | |
| 泽泻 | 一两 | |
| 阿胶 | 一两 | 补阴气不足 |
| 滑石 | 一两 | 清热利尿 |

患阳明病，如果出汗多而口渴，便不可服用猪苓汤，因为猪苓汤能通利病人的小便，导致津液损伤更严重

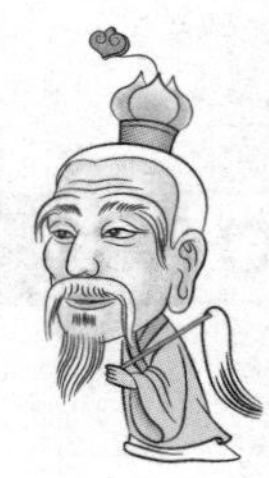

如果误下后出现脉浮，发热，口渴想喝水，小便不通畅的，属阴伤有热，水热互结于下焦，用猪苓汤主治。

### 猪苓汤方

猪苓，去皮　茯苓　泽泻　阿胶　滑石，打碎，各一两

**用法：**以上五味药，用水四升，先加入猪苓、茯苓、泽泻、滑石四味药煎煮至二升，去掉药渣，再加入阿胶烊化溶解，每次温服七合，一日服三次。

阳明病，汗出多而口渴的，属汗多津伤、胃津不足的口渴，不能用猪苓汤治疗。因为猪苓汤能够通利病人小便，使津液进一步损伤。

阳明病，脉象浮而迟，外有假热内有真寒，腹泻完谷不化的，用四逆汤主治。

### 四逆汤方

甘草二两，炙　干姜一两半　附子一枚，生用，去皮，破成八片

**用法：** 以上三味药，用三升水煮取一升二合，去渣，分两次温服。身体强壮的人可用大附子一枚、干姜三两。

假如胃中虚寒不能进食的，饮水后就会出现呃逆。

脉浮发热，口干鼻燥，能够饮食的，为阳明气热炽盛。气病及血，迫血妄行，就会出现衄血。

阳明病，经用泻下法治疗，身热未除，手足温暖，没有结胸的表现，心中烦躁异常，嘈杂似饥而不能进食，仅见头部汗出的，用栀子豉汤主治。

阳明病，发潮热，大便稀溏，小便正常，胸胁胀闷不除的，为少阳之邪未尽，可用小柴胡汤治疗。

### 小柴胡汤方

柴胡八两 黄芩三两 人参三两 半夏八两，用水洗 甘草三两，炙 生姜三两，炙 大枣十二枚，剖开

**用法：** 以上七味药，用十二升水煮取六升，去渣，再煎取三升。温服一升，

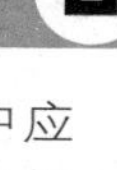

## 《伤寒论》中的常用药物：柴胡

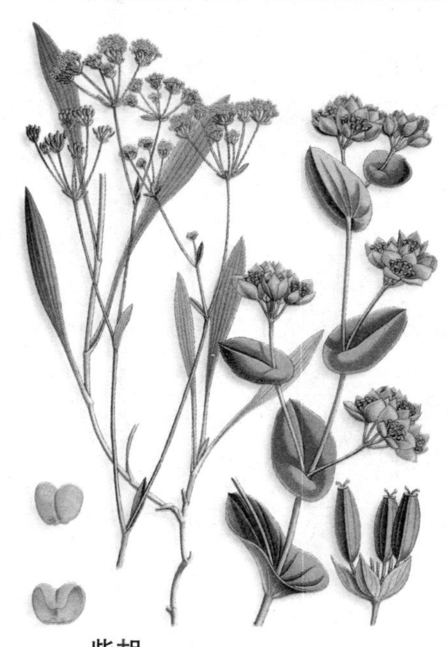

柴胡

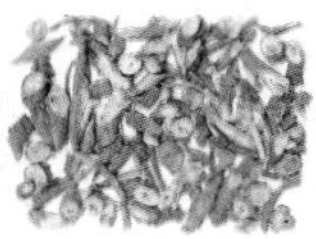

**根** 主腹部胃肠结气，饮食积聚，寒热邪气，推陈致新。

小柴胡汤是《伤寒论》中应用最广泛的方剂，其中柴胡发挥了重要的作用。柴胡为伞形科植物柴胡或狭叶柴胡的干燥根。按性状不同，分别习称“北柴胡”和“南柴胡”。春、秋二季采挖，除去茎叶和泥沙，干燥。

【性味与归经】辛、苦，微寒。归肝、胆、肺经。

【功能与主治】疏散退热，疏肝解郁，升举阳气。用于感冒发热、寒热往来、胸胁胀痛、月经不调、子宫脱垂、脱肛。

【用法与用量】3 ~ 10克。

【注意】大叶柴胡的干燥根茎，表面密生环节，有毒，不可当柴胡用。

【贮藏】置通风干燥处，防蛀。

每天三次。

阳明病，胁下痞硬胀满，不解大便，呕吐，舌苔白的，为小柴胡汤证未除，可给予小柴胡汤治疗。用药后，上焦经气得以畅通，津液能够下达，胃肠功能得以恢复，就会周身畅汗而病解。

阳明中风，脉象弦浮而大，短气，全腹胀满，两胁及心下疼痛，按压很久而气仍不畅通，鼻中干燥，无汗，嗜睡，全身肌肤及目都发黄，小便解出困难，发潮热，呃逆不断，耳前后部肿胀。证属三阳合病，治疗当先用针刺法以泻里热。刺后里热得泻，病情稍减，而太阳、少阳证未除，病经过了十天，脉象弦浮的，可给予小柴胡汤以解少阳之邪。

假如服小柴胡汤后少阳证已解，只见脉象浮等表证，无其他经见证的，可给予麻黄汤治疗。

## 麻黄汤方

麻黄三两，去节　桂枝二两，去皮　甘草一两，炙　杏仁七十个，去皮尖

**用法：**以上四味药，用九升水煮麻黄取七升，除去药沫，放入其他药，煮取二升五合，去渣。温服八合，盖上被发汗。

阳明病自汗出，津液已伤，假如再行发汗，而又小便通畅的，则更伤津液，导致肠中津液枯竭，引起大便硬结。此时大便虽硬结，却也不能用泻下药攻下，必须待病人想解大便时，用蜜煎导引通便，或者土瓜根及大猪胆汁，均可作为导药，以引导大便解出。

## 蜜煎方

食蜜七合

以上一味药，倒进铜器里，用小火煎熬，待熬炼至能凝结得像饴糖一样即成。煎熬时，要不断搅拌，以免焦煳黏着，煎熬到可以做丸的程度时，用双手捻蜜做成头部尖锐，粗细如指头，长二寸左右的棒状物。必须趁蜜热时马上做，冷却后就会变硬。使用时，将所做的药棒塞进肛门里，用手指堵住肛门，待病人想要解大便时就拔出。（怀疑此方不是张仲景的原意，但试用后发现效果很好）

## 猪胆汁方

用大猪胆一个，取汁，与少许米醋混合，灌进肛门里，维持一顿饭左右的时间。用药后，即可解除宿食及腐败物等，很有效果。

阳明病脉象迟，汗出很多，微微怕冷的，这是表证尚未解除，可以发汗，适宜用桂枝汤（见第三章）。

阳明病脉象浮，无汗而气喘的，是太阳表实证仍在，用发汗法即可痊愈，可用麻黄汤。

阳明病发热汗出的，这是热邪能够发越于外，不能形成发黄证。假如仅见头部出汗，到颈部为止，身上无汗，小便不通畅，口渴想喝汤水，便是湿热郁滞在里，一定会出现肌肤发黄，用茵陈蒿汤主治。

### 茵陈蒿汤方

茵陈蒿六两 栀子十四枚，剖开 大黄二两，去皮

**用法：**以上三味药，用水十二升，先加入茵陈煎煮，煮去水分六升，再加另二味药，煎煮成三升，去掉药渣，分三次温服。服药后小便应当通畅，并见尿色红，像皂荚汁一样。经过一晚上后，腹胀应当减轻，这是由于湿热之邪从小便而去的缘故。

阳明病，病人健忘的，一定是体内有蓄血。因为瘀血久停，气血阻滞，所以使人健忘。其大便虽然硬结，但容易解出，并且颜色一定是黑的，可用抵当汤攻下瘀血。

### 抵当汤方

水蛭三十个，熬 虻虫三十个，去翅足，熬 大黄三两，酒洗 桃仁二十个，去皮尖及两仁

**用法：**以上四味药，用五升水煮取三升，去渣，温服一升。若不愈可继续服用。

阳明病用泻下药攻下后，出现心中烦躁异常。假如是肠中燥屎阻结所致的，可以攻下，适宜用大承气汤；假如腹部轻微胀满，大便始出干硬，后出稀溏的，则不能攻下。

病人不解大便五六天，脐腹部疼痛，烦躁不安，定时发作，这是肠中有燥屎阻结，因此导致大便秘结。

阳明病病人心烦，发热，经过发汗，病已解除。现又出现午后发潮热，好像发疟疾一样的，便是邪传阳明。假如脉象实的，可用攻下法治疗；假如脉象浮虚的，则用发汗法治疗。攻下用大承气汤，发汗用桂枝汤（大承气汤用本章方，桂枝汤用第三章方）。

用峻泻药攻下后，病人又出现六七天不解大便、烦躁不解、腹部胀满疼痛的，这是因为肠中有燥屎。之所以这样，是因为下后余热未尽，与肠内宿食相结合而成燥屎，宜用大承气汤治疗。

病人小便不通畅，大便忽而困难，忽而容易，时而有轻度发热，气喘，头昏目眩，不能平卧的，便是肠中有燥屎，适宜用大承气汤攻下燥屎。

进食后想呕吐的，属阳明胃寒证，可用吴茱萸汤主治。假如服吴茱萸汤后呕

# 阳明病之治疗

## 大便硬结之治疗

阳明病 → 自汗出，则津液已伤 → 如果再行发汗，则更伤津液，引起大便硬结 →

- 不能用泻下药攻下
- 病人想解大便时，用蜜煎导引通便，或土瓜根及大猪胆汁，均可作为导药，以引导大便解出

## 蜜煎方

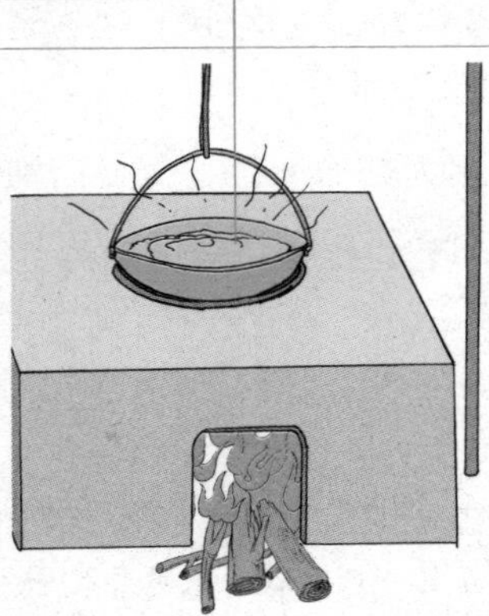


将食蜜倒进铜器里，用小火煎熬，待熬炼至能凝结得像饴糖一样即成。用双手捻蜜做成头部尖锐，大小如指头，长二寸左右的棒状物。使用时，将所做的药棒塞进肛门里，用手指堵住肛门，待病人想要解大便时就拔出

## 猪胆汁方

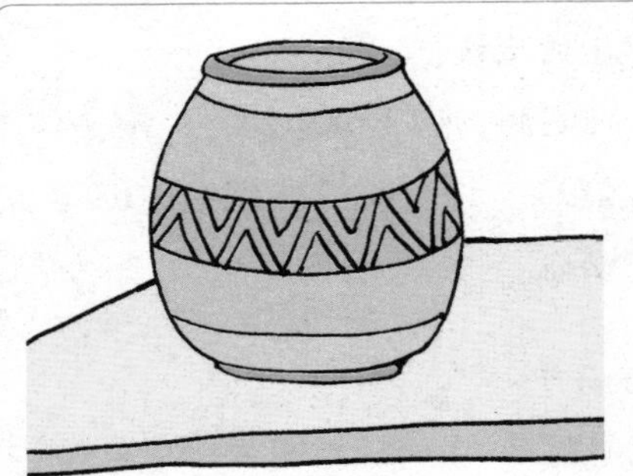

猪胆汁+醋

用大猪胆一个，取汁，与少许米醋混合，灌进肛门里，维持一顿饭左右的时间。用药后，即可解除宿食及腐败物等，十分有效

## 茵陈蒿汤

阳明病

如果仅见头部出汗，到颈部为止，身上无汗，小便不通畅，口渴想喝汤水的。

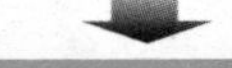

用茵陈蒿汤主治

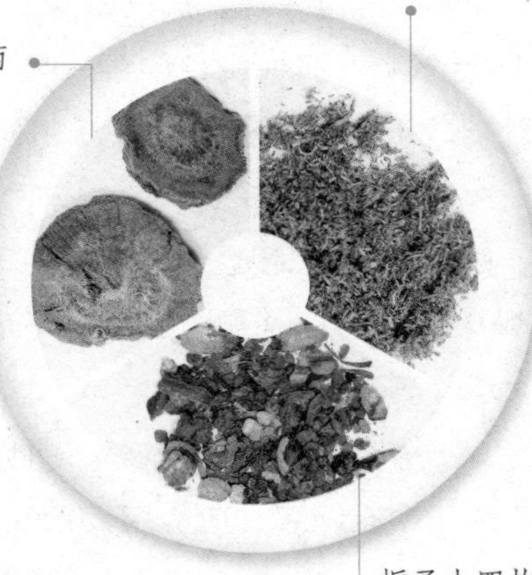


**各药材功效**

**茵陈蒿**
清热利湿退黄，治疗通身发黄。

**栀子**
清热利尿退黄，治疗五脏内邪气。

**大黄**
清热开结通滞，行血退黄化瘀。

吐反而加剧的，则不属胃中虚寒，而是上焦有热。

**吴茱萸汤方**

吴茱萸一升，用水洗　人参三两　生姜六两，切片　大枣十二枚，剖开

**用法：**以上四味药，用水七升，煎煮成二升，去掉药渣，每次温服七合，每天服三次。

太阳病，寸部脉缓，关部脉浮，尺部脉微，病人身体发热，出汗，怕冷，不呕吐，心下坚满的，这是医生误用下法导致的。如果没有误下，病人出现不怕冷而口渴的，便是邪传阳明。假如小便次数多的，大便一定干硬，其人虽然十余天不解大便，也没有什么痛苦。假如是胃中津液不足所致的口渴想要喝水的，可以给予少量汤水，以补充津液；津液恢复，其病可愈。假如是水饮内蓄、气

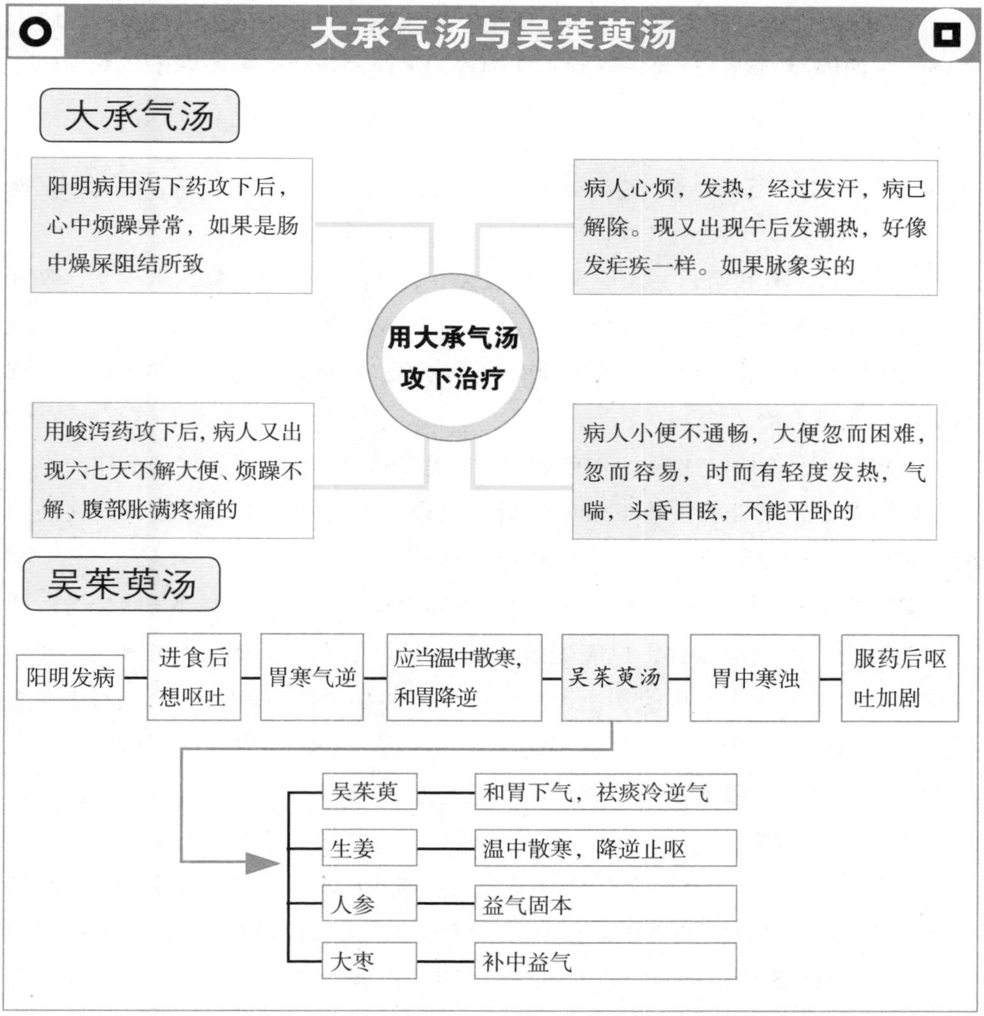

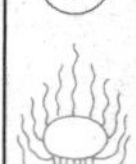



**大承气汤与吴茱萸汤**

**大承气汤**

用大承气汤攻下治疗：
- 阳明病用泻下药攻下后，心中烦躁异常，如果是肠中燥屎阻结所致
- 病人心烦，发热，经过发汗，病已解除。现又出现午后发潮热，好像发疟疾一样。如果脉象实的
- 用峻泻药攻下后，病人又出现六七天不解大便、烦躁不解、腹部胀满疼痛的
- 病人小便不通畅，大便忽而困难，忽而容易，时而有轻度发热，气喘，头昏目眩，不能平卧的

**吴茱萸汤**

阳明发病 — 进食后想呕吐 — 胃寒气逆 — 应当温中散寒，和胃降逆 — 吴茱萸汤 — 胃中寒浊 — 服药后呕吐加剧

| 药物 | 功效 |
| --- | --- |
| 吴茱萸 | 和胃下气，祛痰冷逆气 |
| 生姜 | 温中散寒，降逆止呕 |
| 人参 | 益气固本 |
| 大枣 | 补中益气 |

不化津所致的口渴，适宜用五苓散通阳化气行水。如果是其他原因所致口渴的，可根据病情，依法施治。

**五苓散方**

猪苓十八铢，去皮 白术十八铢 茯苓十八铢 泽泻一两六铢 桂枝半两，去皮

**用法：**将以上五味药研末，每次用白米汤送服一方寸匕，每天三次。

脉象浮且微弱和缓，汗出少时，便是正气驱邪，津液未伤，邪去正安，病可痊愈。假如汗出多的，则是汗出太过，津液势必损伤；脉象浮而充实有力，主表有实邪，当用发汗解表法治疗。如果汗出多的，也是汗出太过。汗出太过，就会导致津液损伤，阳热盛于里，大便因而硬结。

脉浮而芤，浮主阳气盛，芤主阴血虚。浮脉与芤脉相合，胃气偏亢则生热；阳热亢盛至极，阴液亏虚，因而形成大便硬结之证。

趺阳脉浮而涩，浮主胃热亢盛，涩是小便频数，阴液不足。胃热津亏，肠中干燥，大便因而硬结。这是由于脾不能为胃转输津液所致，可用麻子仁丸主治。

**麻子仁丸方**

麻子仁二升 芍药八两 枳实八两，炙 大黄一斤，去皮 厚朴一尺，炙，去皮 杏仁一升，去皮尖，炒，另外研成膏脂状

**用法：**以上六味药，共为细末，炼蜜为丸，如梧桐子大，每次服十丸，每日服两次，并逐渐加量，直至通畅为度。

太阳病经过三天，用发汗法治疗而病不解除，高热炽盛的，是转属阳明，宜用调胃承气汤主治。

伤寒表证，使用吐法后，出现腹部胀满硬痛的，可用调胃承气汤治疗。

太阳表证，用催吐、攻下或发汗后，出现轻微心烦、小便频数、大便硬结的，用小承气汤和畅胃气，攻下里实，即可痊愈。

患病两三天，脉象弱，无太阳、少阳见证，烦躁不安，胃脘部痞胀硬结。到了第四五天，虽已可饮食，也应先给予少量小承气汤，以微微调畅胃气，使病情稍挫。到了第六天，再给予小承气汤一升。假如大便不解六七天，而小便短少的，则津液当还于肠中。虽然不能饮食，却也不是燥屎内结，而是大便初出干硬，后出稀溏，假如攻下必成溏泄。只有小便通利，大便始会坚硬，才可攻下，宜用大承气汤。

外感病第六七天，出现视物模糊不清、眼球转动不灵活，既无头痛、怕冷等表证，又无谵语、腹满痛等里证，大便难以解出，体表有轻微发热的，便是燥热内结成实，而又真阴欲涸，应急下存阴，适宜用大承气汤。

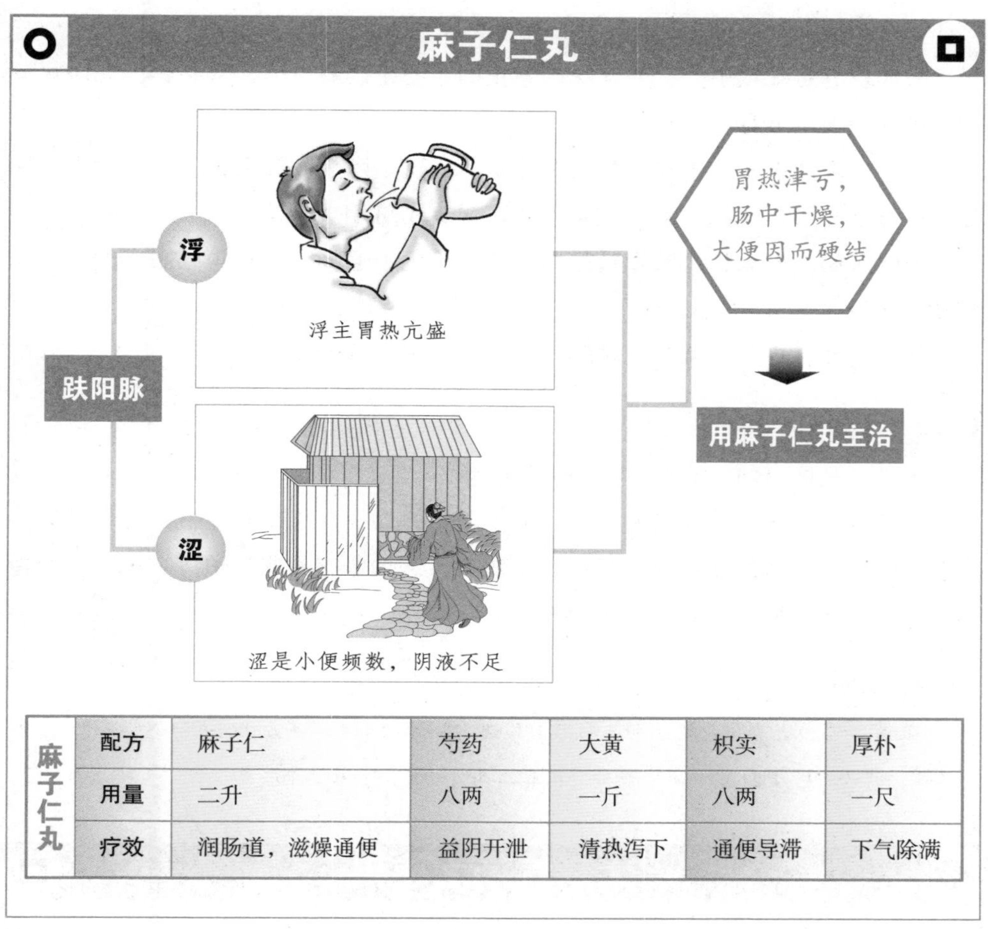


| 麻子仁丸 | 配方 | 麻子仁 | 芍药 | 大黄 | 枳实 | 厚朴 |
|---|---|---|---|---|---|---|
| | 用量 | 二升 | 八两 | 一斤 | 八两 | 一尺 |
| | 疗效 | 润肠道，滋燥通便 | 益阴开泄 | 清热泻下 | 通便导滞 | 下气除满 |

阳明腑实证，又见发热、汗出多的，应急下存阴，宜用大承气汤。

发汗以后，不仅病未解除，反而出现腹部胀满疼痛，是发汗伤津，燥热迅速内结成实，应急下存阴，可用大承气汤治疗。

腹部胀满持续不减轻，即使减轻，也微不足道的，则是实邪内阻的征象，应当攻下，可用大承气汤主治。

阳明、少阳两经合病，邪热下迫大肠，势必发生腹泻。假如木不克土，而见实大滑数之脉，与阳明实热相符的，即为顺证；假如木邪克土，纯见少阳弦脉的，即为逆证。现脉象滑而数，是阳明有宿食内停，宿滞内阻，应当攻下宿滞，宜用大承气汤。

病人发热七八天，既无头痛、怕冷等太阳表证，又无腹满、谵语等阳明里证，虽然脉象浮数，也可用泻下法泻热。如果已经攻下而脉数不解，是气分之热已解而血分之热未除，邪热与瘀血相合，因此出现容易饥饿、能够饮食、六七天不解大便等证。这是瘀血停蓄的表现，可用抵当汤攻下瘀血。

假如攻下后脉数不除，而又腹泻不止的，便是热邪下迫，势必会出现协热下利、解脓血便的变证。

伤寒病发汗以后，出现全身及两目发黄，这是因为发汗太过，损伤中阳，寒湿郁滞在里不解的缘故，治疗应当温化寒湿，不可用攻下法。

外感病第六七天，皮肤发黄如橘子色，小便不通畅，腹部稍感胀满的，用茵陈蒿汤主治。

外感病证见皮肤发黄、发热的，可用栀子柏皮汤治疗。

### 栀子柏皮汤方

栀子十五个，剖开 甘草一两，炙 黄柏二两

**用法：**以上三味药，用水四升，煎煮成一升五合，去掉药渣，分两次温服。

外感病，湿热郁滞在里，身体必定发黄，假如兼有头痛、怕冷、无汗、身痒等表证的，可用麻黄连轺赤小豆汤主治。

### 麻黄连轺赤小豆汤方

麻黄二两，去节 连轺（即连翘根）二两 杏仁四十个，去皮尖 赤小豆一升 大枣十二枚，剖开 生梓白皮一升，切细 生姜二两，切片 甘草二两，炙

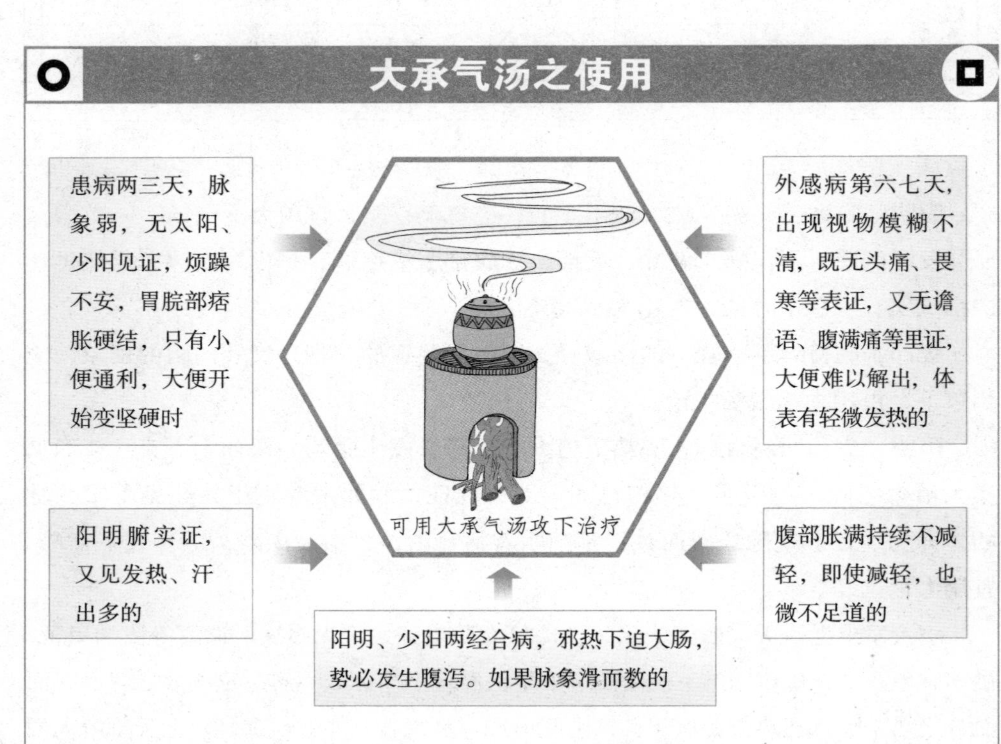

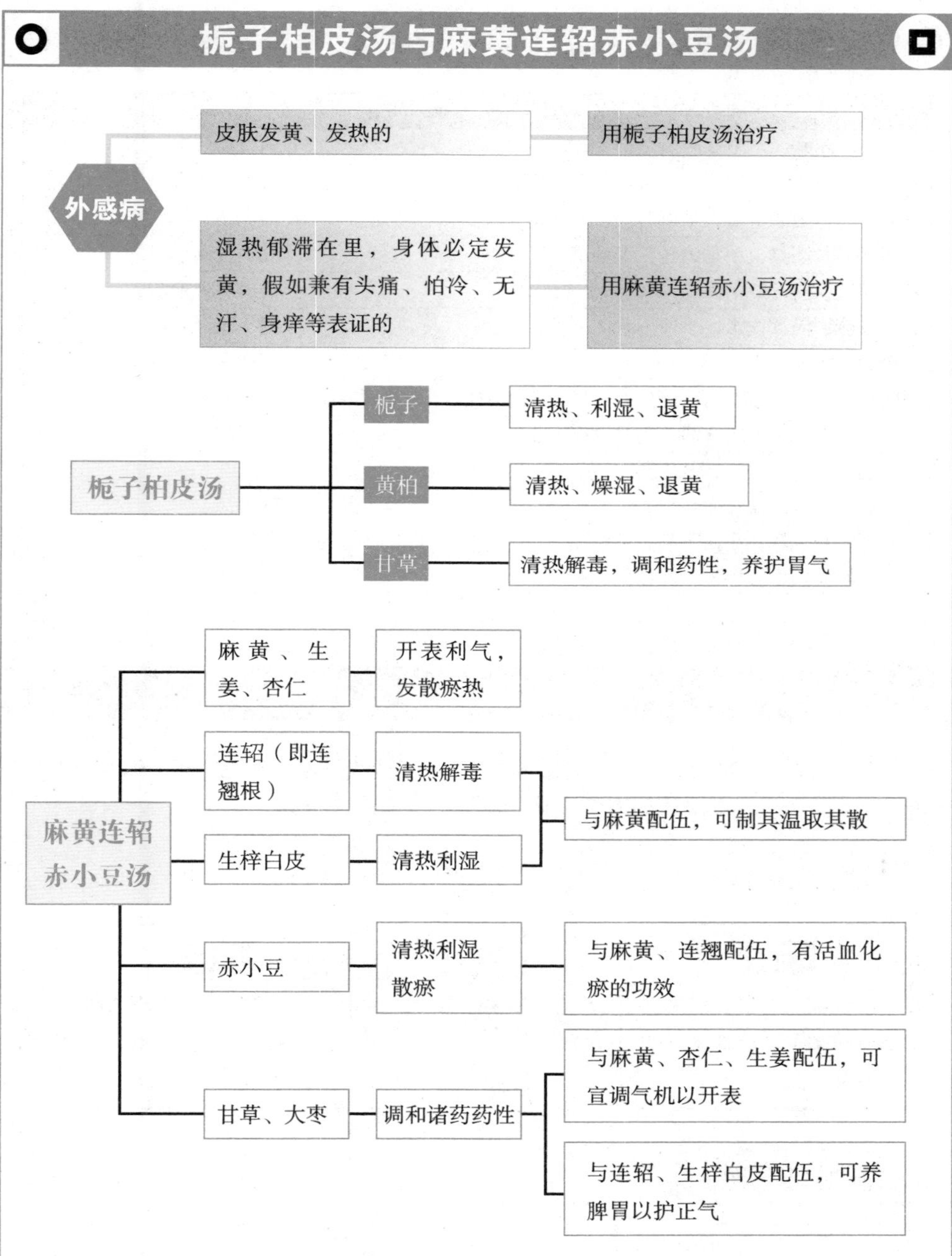


**用法：**以上八味药，用雨水十升，先加入麻黄煎煮一二滚，除去上面的白沫，再加入其他药物，共煎煮成三升，去掉药渣，分三次温服，半天服完。

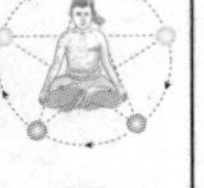

## 阳明病的治疗方法

| 症 状 | 方 剂 |
|---|---|
| 阳明病，不吐，不下，心烦 | 调胃承气汤 |
| 阳明病，谵语，有潮热，不欲食，胃有燥屎 | 大承气汤 |
| 三阳合病，腹满身重，难以转侧，自汗出 | 白虎汤 |
| 二阳并病，潮热，手足出汗，大便难 | 大承气汤 |
| 口渴而欲饮水，口干舌燥 | 白虎加人参汤 |
| 脉浮发热，渴欲饮水，小便不利 | 猪苓汤 |
| 脉浮而迟，表热里寒，下利清谷 | 四逆汤 |
| 阳明病，下后手足温，不结胸，心中懊憹，但不能食，头有汗 | 栀子豉汤 |
| 阳明病，发潮热，大便溏，胸胁满而不去 | 小柴胡汤 |
| 阳明病，脉迟，多汗，微恶寒 | 桂枝汤 |
| 阳明病，脉浮，无汗而喘 | 麻黄汤 |
| 头有汗，身无汗，小便不利，口渴 | 茵陈蒿汤 |
| 善忘，屎硬，但大便易，便色黑 | 抵当汤 |

## 气分疾病与理气药

凡用以调理气分疾病，能疏畅气机，可使气行通顺的药物，称为理气药。以理气药为主组成的方剂，称为理气方或理气方剂。

### 气分疾病

**气虚**

气虚病主要表现为机体或脏器的功能低下，气虚宜补气。

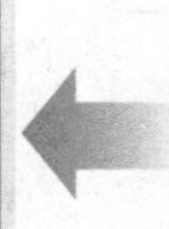


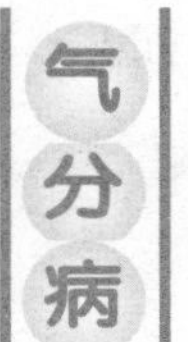


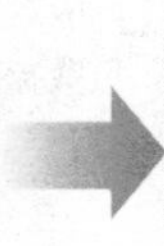


**气逆**

气逆病主要表现为机体或脏器的功能障碍，气逆宜降气。

### 常用理气药

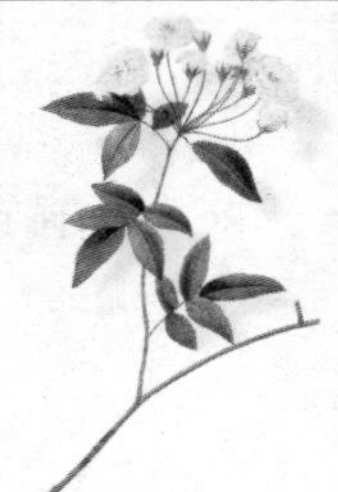

**木香**

药用的木香是植物云木香的根，用于治疗肠胃滞气、脘腹胀满疼痛等证。

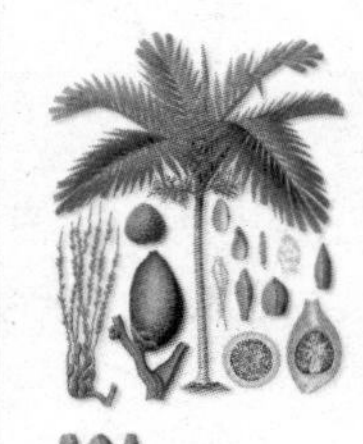

**大腹皮**

大腹皮就是槟榔的果皮，常用于治疗湿邪阻滞气机所致的脘腹胀满等。

# 血分病与理血药

## 血分病

血分疾病包含血虚、血热、血瘀、出血等四类证型，四种类型的证在治疗时分别有不同的方法。

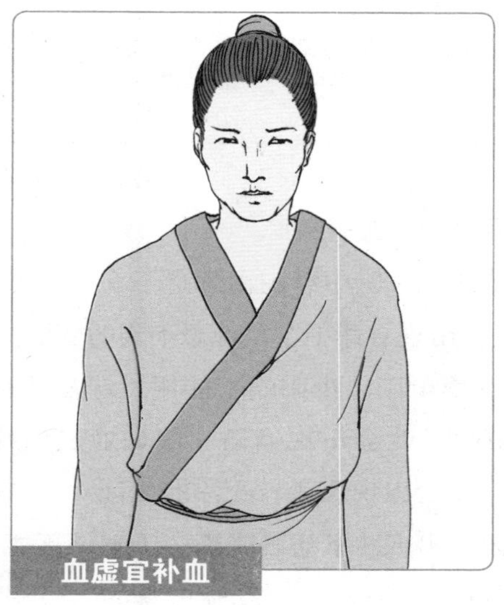
血虚宜补血

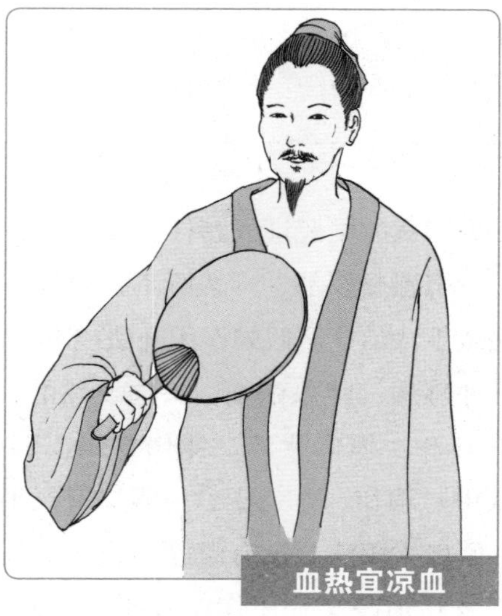
血热宜凉血

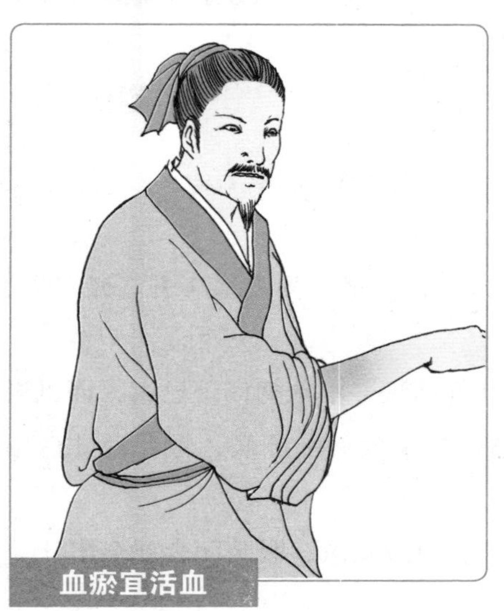
血瘀宜活血

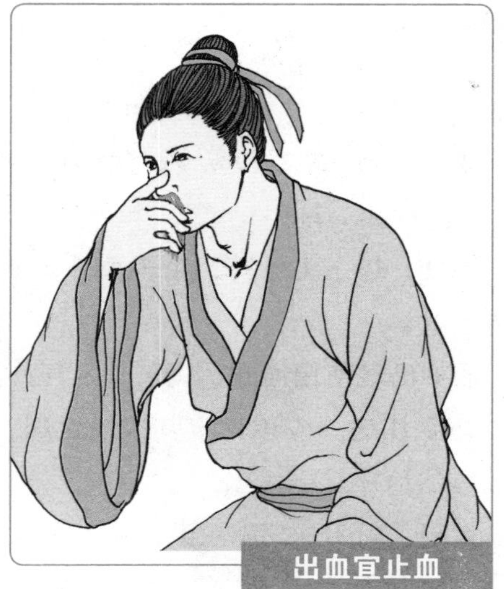
出血宜止血

## 理血药

理血药就是能够调理血分。治疗血分病的药物，以理血药物为主组成的方剂，称为理血方。著名的理血药有仙鹤草、丹参、三七、川芎等，著名的理血方有抵当汤和大黄蛰虫丸等。

## 2.辨少阳病脉证并治：

# 扶正达邪之为正治

少阳病，指的是发生在外感病中期，以口苦、咽干、目眩、往来寒热、胸胁苦满、神情默默为主要症状，以正邪纷争于半表半里，枢机不利为主要病理变化的病证。简单地说，即为邪在半表半里的病证，其治疗则以和解为主，小柴胡汤为其代表方。

---

少阳病的主要证候特征，即口苦、咽喉干燥、头目昏眩。

少阳感受风邪，耳聋听不到声音，眼睛发红，胸中满闷而烦躁不安。不可用吐法或下法治疗。假如误用吐法或下法，则会出现心悸不宁及惊恐不安的变证。

外感病，脉象弦细，头痛发热的，是证属少阳。少阳病不能用发汗法治疗，误发其汗，损伤津液，津伤胃燥，邪传阳明，就会出现谵语。假如通过治疗，胃气得以调和，就会痊愈；假如胃气不和，就会出现烦躁、心悸的变证。

原患太阳病，没有解除，病邪传入少阳，出现胁下痞硬胀满、干呕、不能进食、发热怕冷交替而作，假如没有使用涌吐或攻下法，而见脉沉紧的，可用小柴胡汤治疗。

**小柴胡汤方**

柴胡八两　黄芩三两　人参三两　半夏八两，用水洗　甘草三两，炙　生姜三两，炙　大枣十二枚，剖开

**用法：**以上七味药，用十二升水煮取六升，去渣，再煎取三升。温服一升，每天三次。

假如已经使用涌吐、泻下、发汗、温针等治法，小柴胡汤证已解，而见谵语的，便是坏病。应该详审其误治之因，详查演变为何种证候，然后随证选用适当的方法治疗。

太阳、阳明、少阳三经俱病，关脉浮大，只想睡眠，眼睛闭合就会出汗。

外感病第六七天，表热已不显，却见病人烦躁不安的，便是表邪传里的缘故。

外感病第三天，邪气已传尽三阳经，应当传入三阴经。此时，假如病人反而能够饮食而不呕吐的，即邪气没有传入三阴经。

外感病第三天，病在少阳，假如脉象小的，是邪气已衰，疾病将要痊愈的征象。

少阳病将要解除的时间，多在早晨三时到九时之间。

# 少阳病

**少阳病主要证候特征**

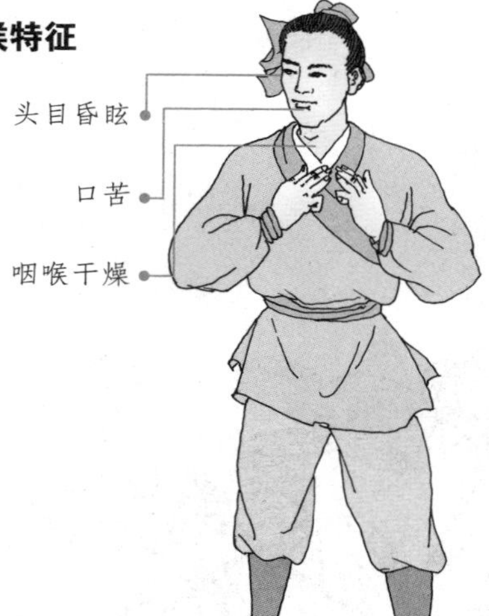


**少阳病痊愈证候**

外感病第三天，病在少阳，假如脉象小的，便是疾病将要痊愈的征象

少阳病多在早晨三时到九时之间解除

## 少阳病之禁忌

少阳感受风邪，耳聋听不到声音，眼睛发红，胸中满闷而烦躁不安。

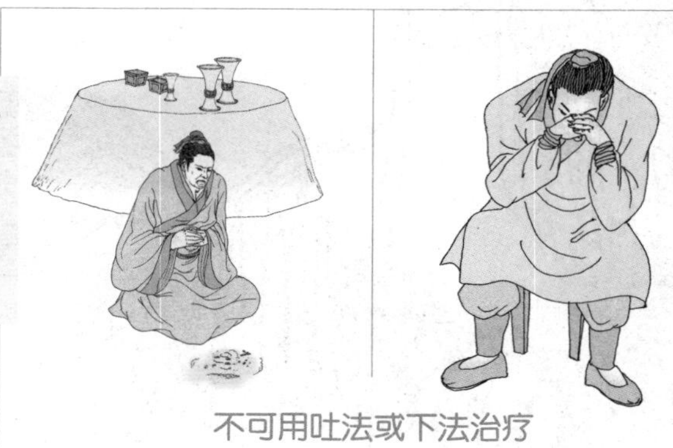

误用吐法或下法，则会出现心悸不宁及惊恐不安的变证。

不可用吐法或下法治疗

外感病，脉象弦细，头痛发热的，是证属少阳。

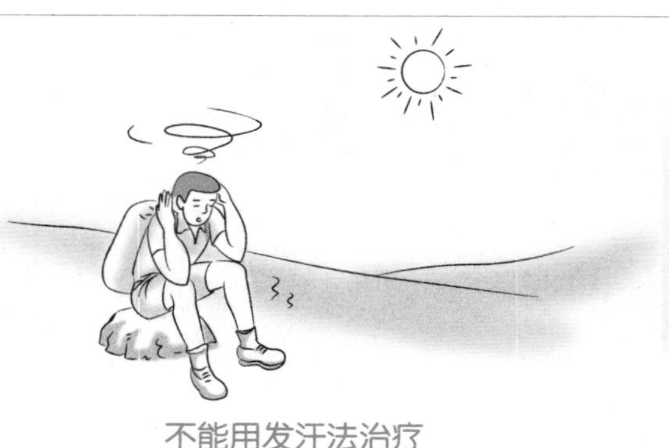

误发其汗，损伤津液；津伤胃燥，邪传阳明，就会出现谵语。

不能用发汗法治疗

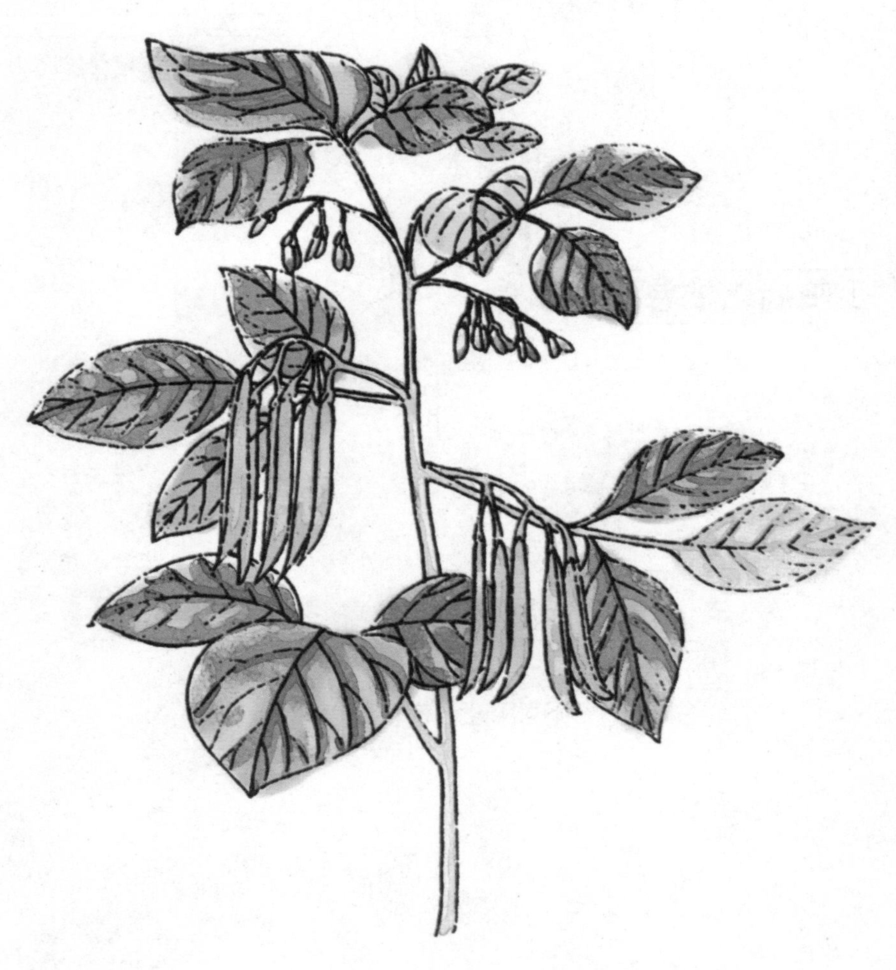

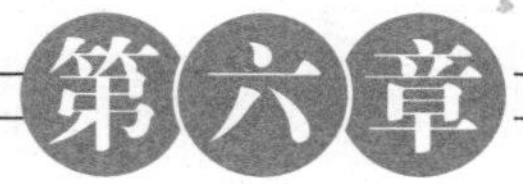

# 第六章

# 伤寒病的后期：阴经病的治法

太阴病是脾虚寒湿的病证，外在表现为：腹满呕吐，饮食不下，偶有腹痛。其病理为脾阳虚弱，寒湿内阻。少阴病分为寒化和热化两大类，寒化则脉微细，无热畏寒，四肢厥冷，小便清；热化则心烦失眠，舌红少苔。

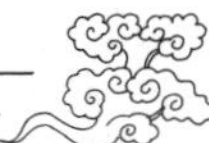

## 1.辨太阴病脉证并治：

# 脾胃之虚寒轻证

太阴病的主要证候表现为腹满呕吐，饮食不下，自利益甚和时腹自痛，病理变化则是脾阳虚弱，寒湿内阻，治疗亦以温中补虚散寒为主。

---

### 太阴病的症状和痊愈征兆

太阴病的主要证候特征，即腹部胀满，呕吐，吃不进食物，腹泻特别厉害，腹部时而疼痛。假如误用攻下，便会导致胃脘部痞结胀硬。

太阴感受风邪，四肢疼痛而烦扰不安，脉象浮取见微、沉取见涩而转长的，为邪去正气来复的征象，表示疾病将要痊愈。



### 太阴病的治则和处方

太阴病将要解除的时间，多在二十一时到三时之间。

太阴病脉象浮的，即为外兼表证未解，可以用发汗法治疗，适宜用桂枝汤。

腹泻而口不渴的，则属于太阴病。由于脾虚有寒，所以应该用温补的方法治疗，可用四逆汤一类的方剂。

外感病，脉象浮而缓，手足自然温暖的，是病属太阴。太阴寒湿内郁，应当出现身体发黄的症状；假如小便通畅的，则湿能下泄，不会形成发黄证。到了第七八天，病人突然出现心烦，一日腹泻十多次的，便是脾阳恢复，胃肠功能恢复正常，推荡腐秽积滞之物从下而去所致，因此，腹泻一定会自行停止。

本来是太阳表证，医生反而用攻下法治疗，出现腹部胀满时而疼痛的，便是误下伤脾，邪陷太阴所致，用桂枝加芍药汤主治；假如出现腹满硬痛，大便不通，是实邪内阻，用桂枝加大黄汤治疗。

#### 桂枝加芍药汤方

桂枝三两，去皮　芍药六两　甘草二两，炙　大枣十二枚，剖开　生姜三两，切片

**用法：**以上五味药，用水七升，煎煮成三升，去掉药渣，分三次温服。旧本说：现用桂枝汤加芍药。

#### 桂枝加大黄汤方

桂枝三两，去皮　大黄二两　芍药六两　生姜三两，切片　甘草二两，炙　大枣十二枚，剖开

**用法：** 以上六味药，用水七升，煎煮成三升，去掉药渣，每次温服一升，一日服三次。

太阴病，脉象弱，病人虽暂时腹泻，其后一定续发腹泻。对于这种病人，如果要使用大黄、芍药的，也应当减量使用。这是由于病人脾胃之气虚弱，容易受到损伤的缘故。

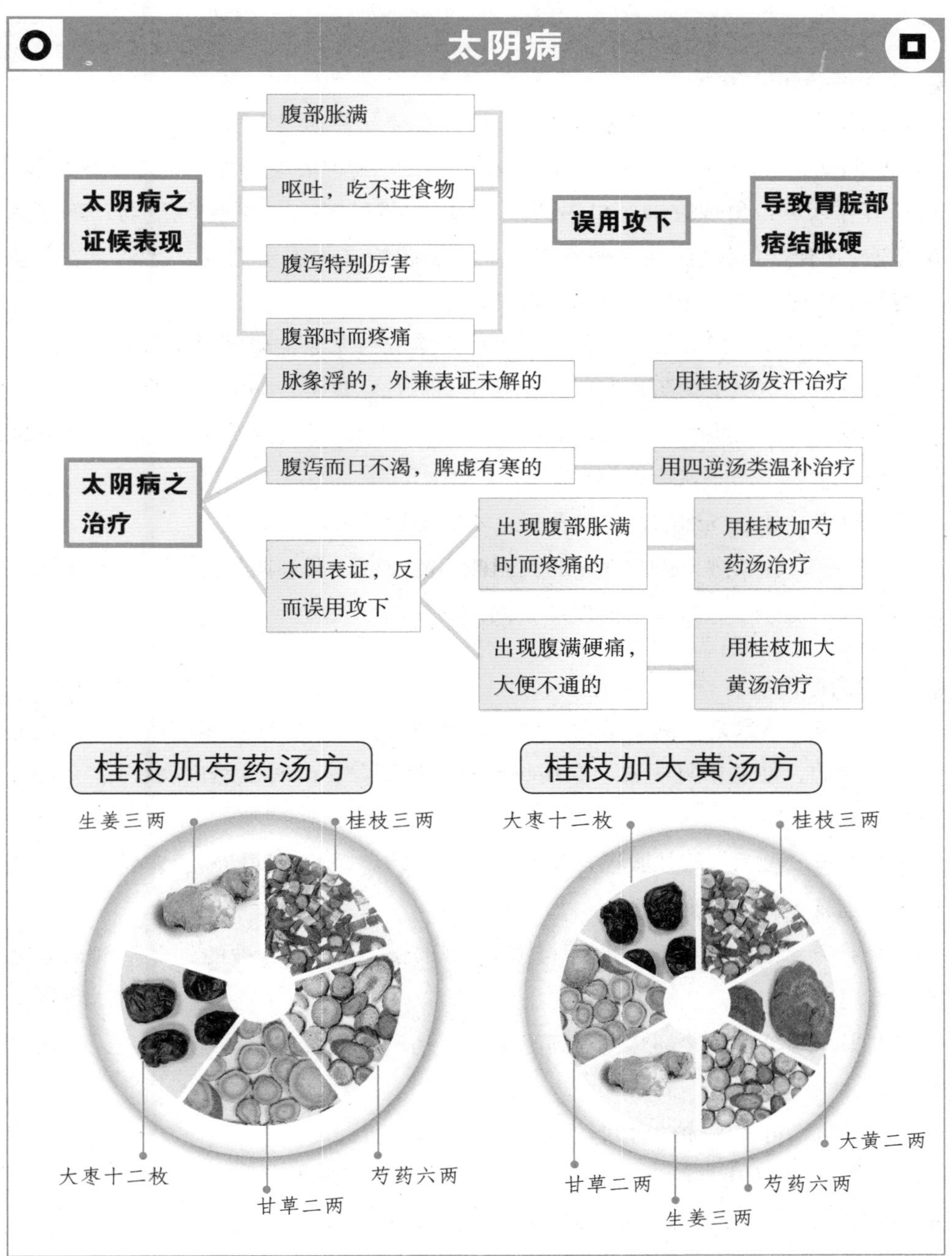

## 2.辨少阴病脉证并治：

# 心肾衰竭之回阳救逆

少阴病的主要症状为脉微细，但欲寐，无热恶寒，身蜷，呕利，肢冷，小便清长，舌淡苔白。其治疗则以回阳救逆为主，代表方为四逆汤。

### 少阴病的病证辨析

少阴病的证候特征，是脉象微细，精神萎靡，神志迷糊欲睡。

少阴病，想吐而又吐不出，心中烦躁不安，精神萎靡不振，神志迷糊欲睡，到了第五六天，出现腹泻而口渴的，即病在少阴。由于少阴阳气虚弱，不能蒸化津液，因此口渴。假如小便清亮，那么少阴病证就确定无疑。这是因为小便清亮是下焦虚寒、不能化气行水的确证。

寸关尺三部脉都沉紧，紧脉主寒，病人本应当无汗，却反而汗出的，是阳气外亡的征象，这属于少阴亡阳证，应当见到呕吐、腹泻、咽喉疼痛等证。

少阴病，证见咳嗽，腹泻，假如出现谵语的，便是用火治法强迫发汗所导致的变证，病人小便一定难以解出。

少阴病，脉象沉细数，是病在里，不能用发汗法治疗。

少阴病，脉象微，为阳气虚弱，因此不能发汗。假如阳气已虚，又见尺脉弱涩的，即阴血亦亏，不仅不能发汗，同样不能泻下。

### 少阴病的预后

少阴病，脉象紧，到了第七八天，出现腹泻，脉象忽然由紧转微弱，手足反而变温暖的，便是阳复阴去，疾病将要解除的征象。此时虽然出现心烦、腹泻，势必会自行恢复。

少阴病，腹泻，假如腹泻自行停止，手足转温暖的，即使有畏寒蜷曲而卧之症状，也属于可治之证。

少阴病，怕冷而蜷卧，时而自觉心胸烦热，想减去衣被的，即阳气来复之兆，其病可治。

少阴感受风邪，寸部脉微尺部脉浮的，是风邪已去，阳气恢复之象，疾病将要痊愈。

少阴病，将要解除的时间，多在二十三时至五时之间。

少阴病，呕吐，腹泻，本应畏寒，手足冷，现手足不冷，反而发热的，示阳气尚在，不属死候。假如脉搏一时不至的，可以急灸少阴经穴七个艾炷以通阳复脉。

少阴病病延八九天，由无热恶寒逐渐转化为一身手足都发热，即病位在膀胱，为脏邪还腑，阴证转阳，一定会发生便血的症状。

少阴病仅见四肢厥冷和无汗，却强行发汗，势必伤经动血而引起出血，其出血部位难以预测，有的从鼻出，有的从眼睛出，这便叫作下厥上竭，为难治之证。

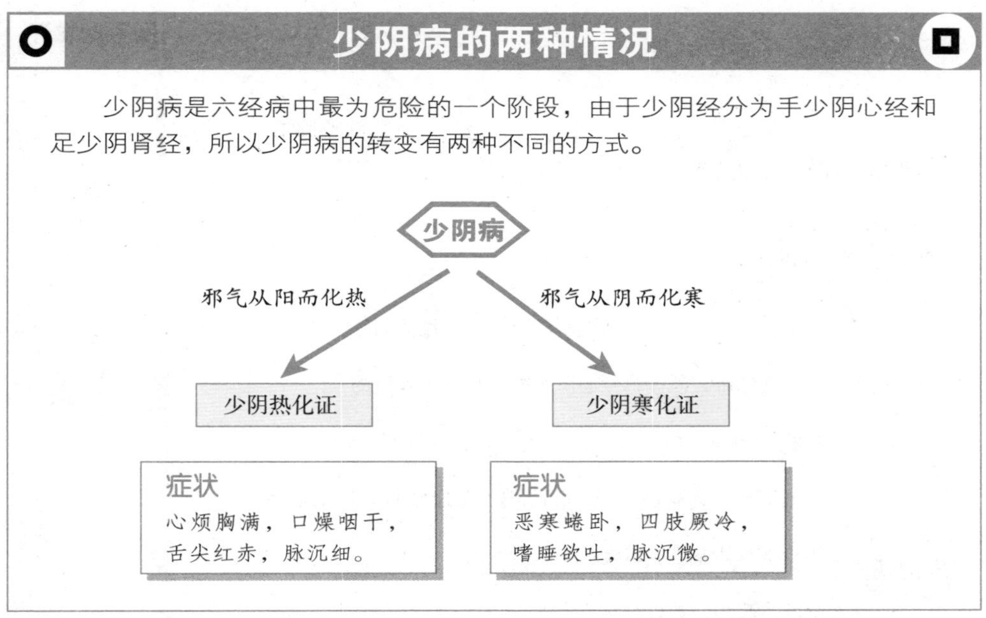


少阴病，怕冷而身体蜷卧，腹泻，手足冰冷的，即不治之证。

少阴病，呕吐，腹泻，神昏躁扰不宁的，属于死候。

少阴病，腹泻停止而出现头昏目眩，时而昏晕的，属于死候。

少阴病，四肢冰冷，怕冷而身体蜷卧，脉搏不来，心中不烦，手足躁扰不宁的，属于死候。

少阴病，病延六七天，呼吸表浅，呼多吸少的，属于死候。

少阴病，脉微细沉，精神萎靡不振，总欲睡眠，汗出，心中不烦，想呕吐，到了第五六天，又出现腹泻，并且烦躁不能安卧的，属于死候。

### 少阴病的治则和处方

少阴病刚开始得病，既有发热等表证，又见脉沉的，即少阴阳虚兼太阳表证，用麻黄细辛附子汤主治。

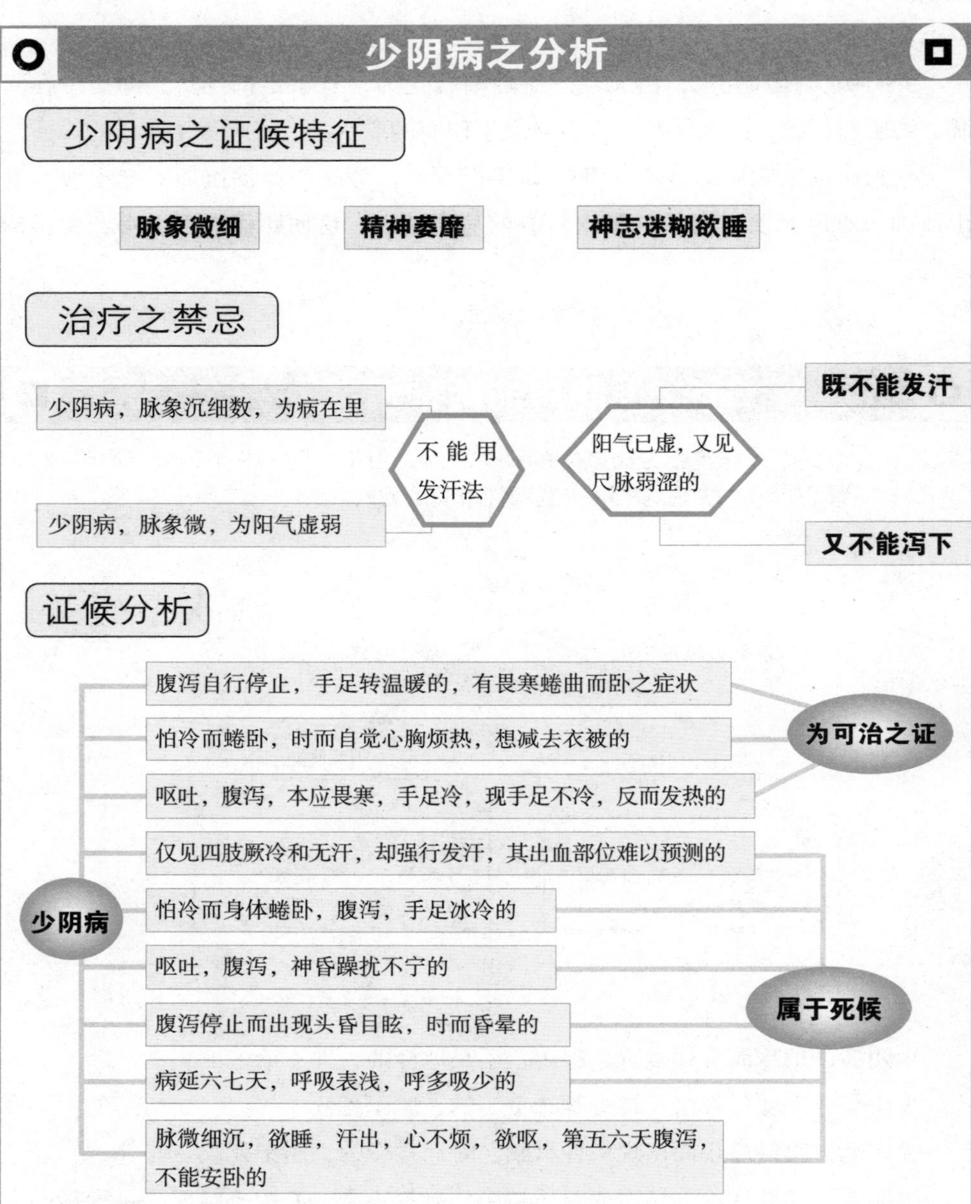


### 麻黄细辛附子汤方

麻黄二两，去节　细辛二两　附子一枚，炮，去皮，破成八片

**用法：**以上三味药，用水十升，先加入麻黄煎煮，煮去二升水分，除去上面的白沫，再加入其他药物，煎煮成三升，去掉药渣，每次温服一升，一日服三次。

少阴病，得病两三天，既有发热等表证，又有少阴阳虚证，用麻黄附子甘草汤温阳微汗解表。病才两三天，尚无吐、利等里证，故用温阳微汗解表法。

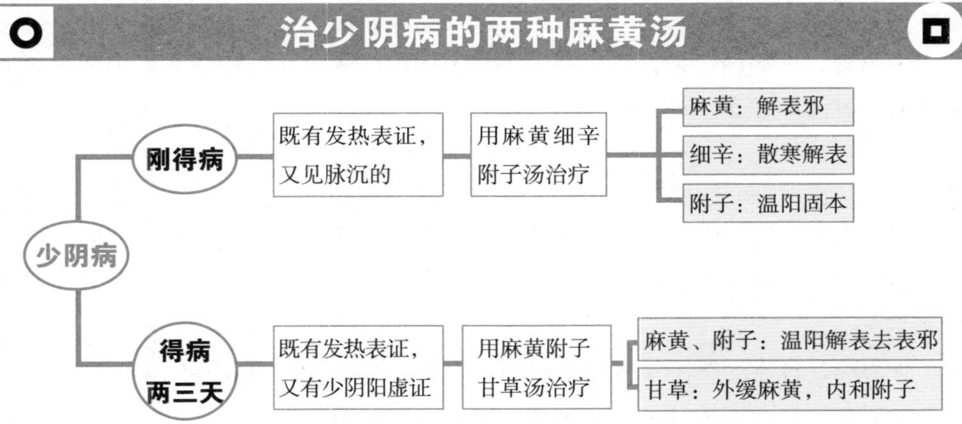


| 麻黄细辛附子汤 | | |
|---|---|---|
| 配方 | 用量 | 功效 |
| 麻黄 | 二两，去节 | 与细辛、附子配伍，可温阳散寒解除表邪 |
| 细辛 | 二两 | 与麻黄配伍可解表散寒，与附子配伍可温里扶阳 |
| 附子 | 一枚，炮，去皮，破成八片 | 温阳固本，使麻黄、细辛虽发汗而不走窜阳气 |

| 麻黄附子甘草汤 | | |
|---|---|---|
| 配方 | 用量 | 功效 |
| 麻黄 | 二两，去节 | 解表 |
| 甘草 | 二两，炙 | 外缓麻黄，内和附子 |
| 附子 | 一枚，炮，去皮破成八片 | 温阳 |

## 麻黄附子甘草汤方

麻黄二两，去节　甘草二两，炙　附子一枚，炮，去皮，破成八片

**用法：**以上三味药，用水七升，先加入麻黄煎煮一二滚，除去上面的白沫，再加入其他药物，煎煮至三升，去掉药渣，每次温服一升，一日服三次。

少阴病得病两三天以上，心中烦躁不安，不能够安眠的，宜用黄连阿胶汤主治。

## 黄连阿胶汤方

黄连四两　黄芩二两　芍药二两　鸡蛋黄两枚　阿胶三两

**用法：**以上五味药，用水六升，先加入前三味药煎煮至二升，去掉药渣，再加入阿胶烊化溶尽，稍稍冷却，然后加入鸡蛋黄搅拌均匀即可。每次温服七合，

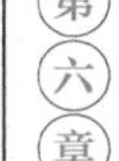
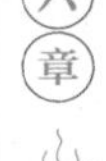
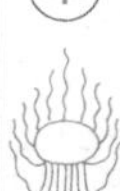

一天服三次。

少阴病，患病两三天，口中不苦不燥不渴，病人背部怕冷的，当用艾灸灸少阴经穴，并用附子汤主治。

### 附子汤方

附子两枚，炮，去皮，破成八片　茯苓三两　人参二两　白术四两　芍药三两

**用法**：以上五味药，用水八升，煎煮成三升，去掉药渣，每次温服一升，一日服三次。

少阴病，身体疼痛，骨关节疼痛，手足冷，脉象沉的，宜用附子汤主治。

少阴虚寒证，腹泻，解脓血黏液便的，用桃花汤治疗。

### 桃花汤方

赤石脂一斤，取一半入煎，另一半筛末冲服　干姜一两　粳米一升

**用法**：以上三味药，加水七升煎煮，至米熟汤成，去掉药渣，每次取七合，加入赤石脂末一方寸匕温服，一日服三次。

少阴虚寒证，得病两三天到四五天，腹中疼痛，小便不通畅，腹泻滑脱不尽，大便带脓血的，用桃花汤主治。

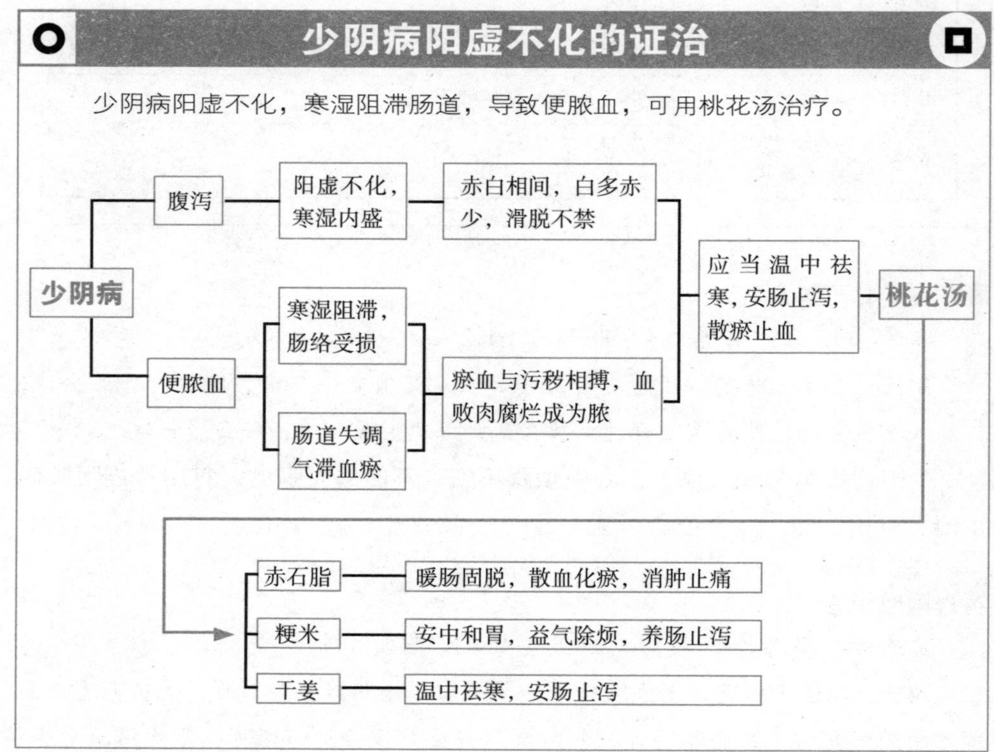

少阴病，腹泻，解脓血便，可用针刺法治疗。

少阴虚寒证，呕吐频剧，腹泻，手足发凉，烦躁不安，心中难受的，用吴茱萸汤治疗。（见第五章第一节）

少阴病，腹泻，咽喉疼痛，胸部满闷，心中烦躁不安的，是阴虚虚热上扰，用猪肤汤主治。

### 猪肤汤方

猪肤一斤

**用法：**以上一味药，加水十升，煎煮至五升，去掉药渣，加入白蜂蜜一升，再将白米粉半升炒香，加入药汁中混匀即成，分六次温服。

少阴病，得病两三天，咽喉疼痛的，可用甘草汤。假如服药后不见好的，可用桔梗汤治疗。

### 甘草汤方

甘草二两

**用法：**以上一味药，用水三升，煎煮成一升五合，去掉药渣，每次温服七合，一日服三次。

### 桔梗汤方

桔梗一两　甘草二两

**用法：**以上两味药，用水三升，煎煮成一升，去掉药渣，分两次温服。

少阴病，咽喉部受到创伤，出现破溃，发不出声音，不能讲话的，用苦酒汤主治。

### 苦酒汤方

半夏，用水洗，破成枣核大小，十四枚　鸡蛋一个，将鸡蛋头部开一小孔，去掉蛋黄，把米醋加入其中

**用法：**以上两味药，把半夏加入装有米醋及蛋清的鸡蛋壳中，混匀，把鸡蛋壳置于刀环中，放在火上煮二三滚，去掉药渣，每次取少量含咽。假如服药后不愈，可以再做三剂药服用。

少阴病，咽喉中疼痛，可用半夏散或半夏汤主治。

### 半夏散及汤方

半夏，用水洗　桂枝，去皮　甘草，炙

**用法：**以上三味药，各取等份，分别捣细筛末后，混合制成散剂，用白米汤冲服一方寸匕，一日服三次。假如病人不能服散剂的，可用水七升，煮七滚，

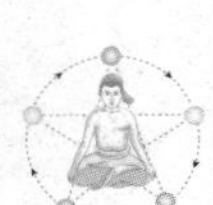

## 《伤寒论》中的常用药物：桔梗

桔梗为桔梗科植物桔梗的干燥根。春、秋二季采挖，洗净，除去须根，趁鲜剥去外皮或不去外皮，干燥。

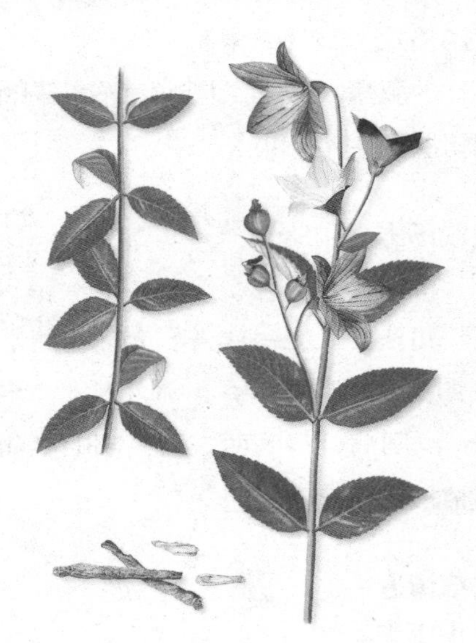

【性味与归经】苦、辛，平。归肺经。

【功能与主治】宣肺，利咽，祛痰，排脓。用于咳嗽痰多、胸闷不畅、咽痛音哑、肺痈吐脓。

【用法与用量】3 ~ 10克。

【贮藏】置通风干燥处，防蛀。

## 少阴病之治疗

少阴病

- 腹泻，咽喉疼痛，胸部满闷，心中烦躁不安的
  - 用猪肤汤主治
    - 猪肤 白蜜 滋阴 去虚火
    - 白米粉 和脾 止利
- 得病两三天，咽喉疼痛的
  - 用甘草汤治疗
    - 甘草 清虚热
  - 服药后咽喉还痛的
    - 用桔梗汤治疗
      - 甘草 清虚热 缓痛
      - 桔梗 宣肺 豁痰 利咽
- 咽喉部受到创伤，出现破溃，发不出声音，不能讲话的
  - 用苦酒汤主治
    - 苦酒 消肿收敛
    - 半夏 祛痰散结
    - 鸡蛋清 清热润喉

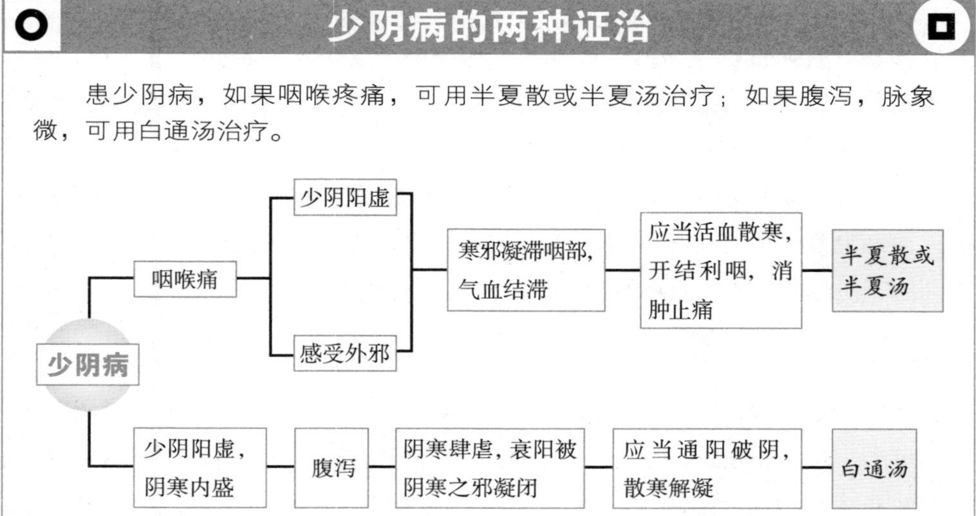


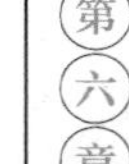
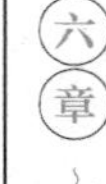
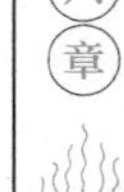



加入上述散剂两方寸匕，再煮三滚，离火稍稍冷却，取少量药汁含咽。半夏有毒，不应该作散剂服。

少阴虚寒证，腹泻的，用白通汤主治。

### 白通汤方

葱白四根　干姜一两　附子一枚，生用，去皮，破成八片

**用法：** 以上三味药，用水三升，煎煮成一升，去掉药渣，分两次温服。

少阴病腹泻，脉象微的，可用白通汤。假如服药后腹泻不停止，四肢冰冷，脉搏摸不到，干呕，心中烦躁不安的，是阴盛格阳所致，用白通加猪胆汁汤主治。服药后，脉搏突然出现的，是阴液枯竭，孤阳外脱的征象，预后不良；服药后脉搏逐渐恢复的，是阴液未竭，阳气渐复的表现，预后较好。

### 白通加猪胆汁汤方

葱白四根　干姜一两　附子一枚，生用，去皮，破成八片　猪胆汁一合

**用法：** 以上四味药，用水三升，先加入前三味药煎煮成一升，去掉药渣，再加入猪胆汁，混合即成，分两次温服。

少阴病，两三天内没有好，到了第四五天，出现腹中疼痛，小便不通畅，四肢沉重疼痛，自行腹泻的，即为肾阳虚弱，水气泛滥。病人还可出现咳嗽，或者小便通畅，或者腹泻更甚，或者呕吐等症状，用真武汤主治。

### 真武汤方

茯苓三两　芍药三两　白术二两　生姜三两，切片　附子一枚，炮，去皮，破成八片

**用法：**以上五味药，用水八升，煎煮成三升，去掉药渣，每次温服七合，一日服三次。假如出现咳嗽的，原方加五味子半升、细辛一两、干姜一两；假如小便通畅的，去茯苓；假如腹泻较甚的，去芍药，加干姜二两；假如呕吐的，去附子，加生姜，补足上药量至八两。

**少阴病，腹泻完谷不化，手足冰冷，脉象微弱似有若无，身上反而不怕冷，病人面部发红，或者腹中疼痛，或者咽喉疼痛，或者腹泻过度而停止，脉搏摸不到的，便是内真寒外假热的阴盛格阳证，用通脉四逆汤主治。**

### 通脉四逆汤方

**甘草**二两，炙 **附子**大的一枚，生用，去皮，破成八片 **干姜**三两，强壮的人可用四两

**用法：**以上三味药，用水三升，煎煮至一升二合，去掉药渣，分两次温服。服药后病人脉搏马上出现的，可望痊愈。假如出现面部发红的，加葱白九根；

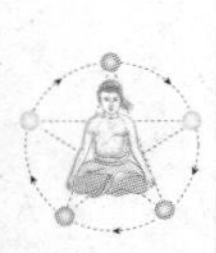



### 真武汤治疗少阴病

少阴病两三日之后至四五日之间，会出现小便不利、腹泻不止、四肢沉重疼痛等症状，可用真武汤治疗。

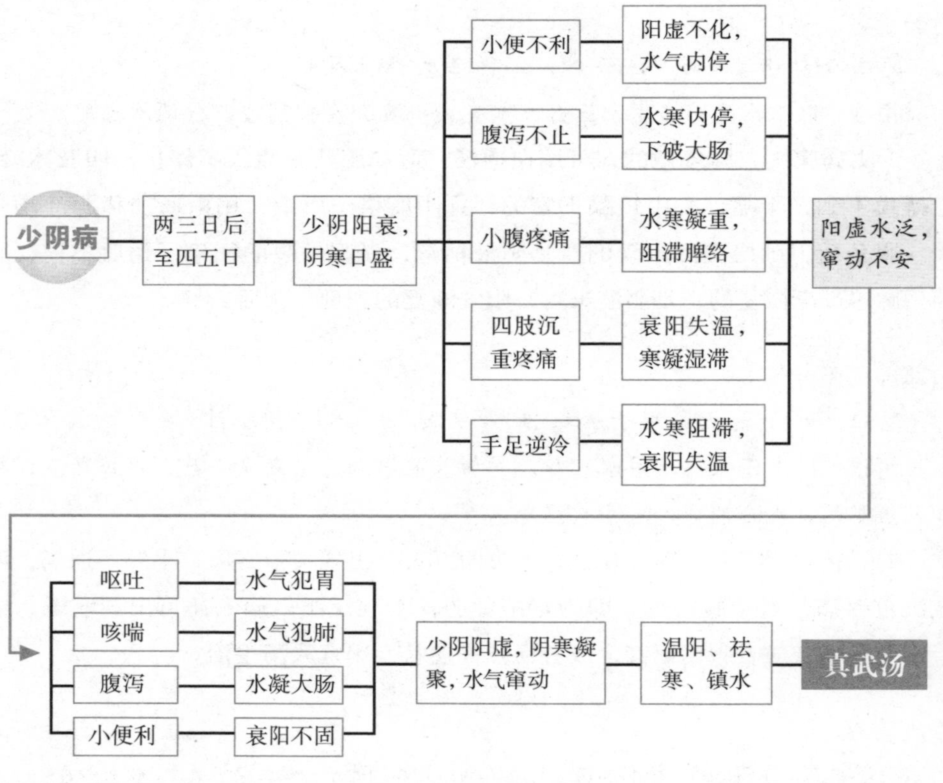

少阴病 — 两三日后至四五日 — 少阴阳衰，阴寒日盛

- 小便不利 — 阳虚不化，水气内停
- 腹泻不止 — 水寒内停，下破大肠
- 小腹疼痛 — 水寒凝重，阻滞脾络
- 四肢沉重疼痛 — 衰阳失温，寒凝湿滞
- 手足逆冷 — 水寒阻滞，衰阳失温

→ 阳虚水泛，窜动不安

- 呕吐 — 水气犯胃
- 咳喘 — 水气犯肺
- 腹泻 — 水凝大肠
- 小便利 — 衰阳不固

→ 少阴阳虚，阴寒凝聚，水气窜动 — 温阳、祛寒、镇水 — 真武汤

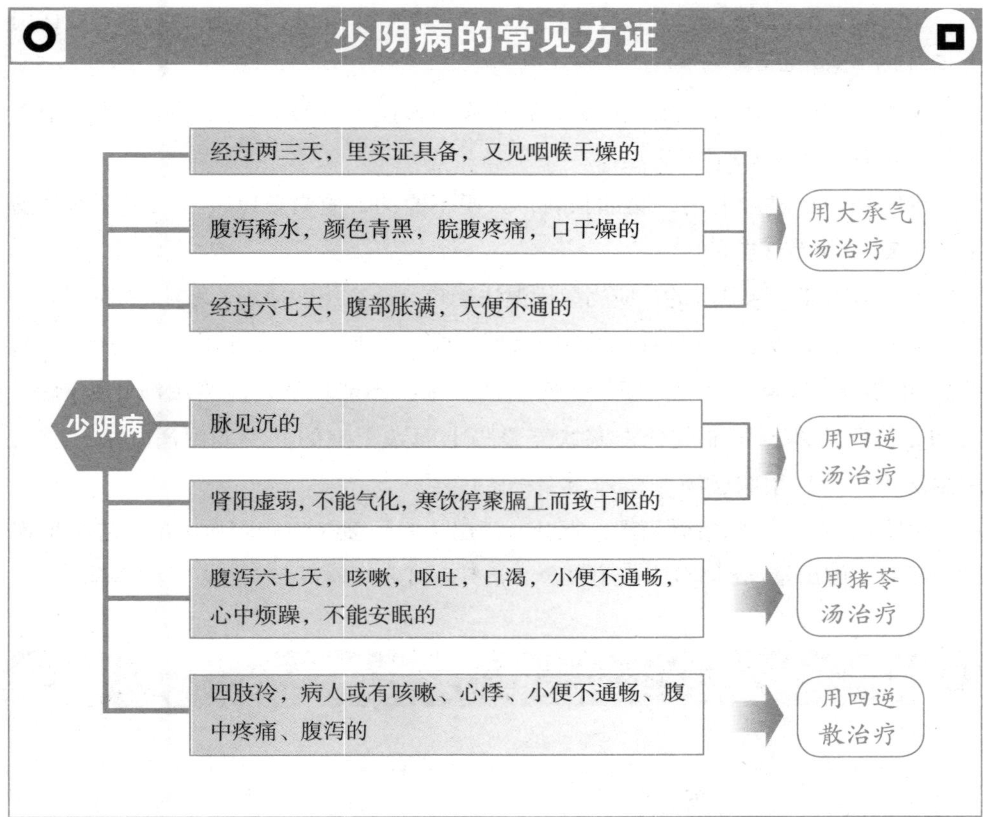


腹中疼痛的，去葱白，加芍药二两；呕吐的，加生姜二两；咽喉痛的，去芍药，加桔梗一两；腹泻过度而无物可泻，脉搏摸不到的，去桔梗，加人参二两。病证必须与方相对应，才能服用。

少阴病，四肢冷，病人或有咳嗽，或见心悸，或见小便不通畅，或见腹中疼痛、腹泻、下利兼后重的，是肝郁气滞所致，用四逆散主治。

**四逆散方**

甘草，炙 枳实，破开，用水浸泡，炙干 柴胡 芍药

**用法：**以上四味药，各用十分，捣细筛末，用白米汤调服一方寸匕，一日服三次。假如咳嗽的，加五味子、干姜各五分，并主治腹泻；心悸的，加桂枝五分；小便不通畅的，加茯苓五分；腹中疼痛的，加附子一枚，炮至裂开；腹泻或下利后重的，先用水五升，加入薤白三升，煎煮至三升，去掉药渣，再取四逆散三方寸匕加入药汁中，煮至一升五合，分两次温服。

少阴病，腹泻六七天，咳嗽，呕吐，口渴，小便不通畅，心中烦躁，不能安眠的，即阴虚水热互结，用猪苓汤主治（见第五章第一节）。

少阴病，经过两三天，里实证具备，又见咽喉干燥的，应当急以攻下，宜用大承气汤（见第五章第一节）。

少阴病，腹泻稀水，颜色青黑，脘腹疼痛，口干燥的，应当急以攻下，用大承气汤治疗（见第五章第一节）。

少阴病，经过六七天，腹部胀满，大便不通的，应当急以攻下，用大承气汤主治（见第五章第一节）。

少阴虚寒证，脉见沉的，应当急用温法治疗，适宜用四逆汤（见第五章第一节）。

少阴病假如饮食进口就吐，心中蕴结不适，想呕吐却又吐不出，初得病时，即见四肢冷，脉象弦迟的，便是痰实阻塞胸中，不能攻下，应当用涌吐法治疗。假如是肾阳虚弱，不能气化，寒饮停聚膈上而致干呕的，不能用涌吐法，应当用温法治疗，宜用四逆汤（见第五章第一节）。

少阴病，腹泻，脉象微而涩，呕吐，汗出，为阳虚气陷兼阴血不足，势必出现大便频数，解出量反而少。应当用温灸法治疗，可灸头顶百会穴，以升阳举陷。



## 少阴病的治疗方法

| 症　状 | 方　剂 |
|---|---|
| 开始时发热，脉沉 | 麻黄细辛附子汤 |
| 两三天之后，心烦难卧 | 黄连阿胶汤 |
| 两三天后，口中和，背恶寒 | 附子汤 |
| 身体痛，手足寒，骨节痛，脉沉 | 附子汤 |
| 下利，便脓血 | 桃花汤 |
| 吐利，手足厥冷，极烦躁 | 吴茱萸汤 |
| 下利咽痛，胸满心烦 | 猪肤汤 |
| 两三天后咽痛 | 甘草汤 |
| 咽中伤，生疮，不能说话 | 苦酒汤 |
| 咽中痛 | 半夏散及汤 |
| 下利 | 白通汤 |
| 利不止，干呕，烦 | 白通加猪胆汁汤 |
| 下利清谷，里寒外热，脉微欲绝，身不恶寒，或腹痛，或腹泻过度而止，或咽痛 | 通脉四逆汤 |

## 3.辨厥阴病脉证并治：

# 寒热错杂之证治

厥阴病有“千古疑案”之说，多出现于外感病末期，病情大多复杂而危重。治疗当寒温并用，且以乌梅丸为代表方剂。

---

### 厥阴病的病证辨析

厥阴上热下寒证的主要证候特征，即口渴能饮水，气逆上冲心胸，胃脘部灼热疼痛，虽然腹中饥饿，但又不想吃东西，倘若进食就会出现呕吐或吐出蛔虫之症状。假如误用攻下，则会导致腹泻不止。

厥阴感受风邪，假如脉象微微见浮的，即病邪从阴出阳，其病将要痊愈；假如脉象不浮的，是邪仍在里，疾病尚未好转。

厥阴病将要解除的时间，一般在一时至七时之间。

厥阴虚寒证，出现口渴想要喝水时，是阴寒邪去、阳气恢复之象，可以给病人喝少量汤水，即可痊愈。

凡属虚寒厥逆证，不能用攻下药治疗，对素来身体虚弱的人也是如此。

伤寒病，先出现四肢厥冷，之后转为发热的，为阴去阳复之象，此时，虽有腹泻，却会自行停止。假如再转为四肢厥冷的，为阴进阳退，腹泻就会再次出现。

伤寒病，开始发热六天，四肢厥冷及腹泻反有九天。凡是四肢厥冷而腹泻的，一般为阳衰阴盛，应当不能饮食；现在反而能够饮食，恐怕是中气败绝的除中证。此时，可给病人吃一些面条之类的食物以作试探。假如吃后突然发热而又猝然退去的，是除中证；假如吃后不出现这种发热的，便可断定胃气仍然存在，其能食是阳复的表现，就一定会痊愈。第二天进行诊查，病人发热继续存在的，可以推测第二天半夜将会痊愈。之所以这样，是因为原先发热六天，其后四肢厥冷九天，再发热三天，与原先发热的六天相加，也是九天，与四肢厥冷的日期相等，因此预测第二天半夜痊愈。三天后再进行诊查，假如出现脉数不除，发热不退的，即阳复太过，阳热有余，因此会产生疮痈脓疡的变证。

外感病，脉迟已经六七天，却反而用黄芩汤清除其热。脉迟主寒，其证属虚寒，现在却反而用黄芩汤清热，必使阴寒更甚，腹中则会更加寒冷，照理应当不能饮食，现在反而食欲亢盛能够进食的，这便是除中，预后不良。

外感病，先见四肢厥冷而又腹泻，之后转为发热的，即阳复阴退，其腹泻一定会自然停止。假如发热反见汗出，咽喉红肿疼痛的，是阳复太过，邪热上迫，


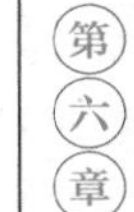
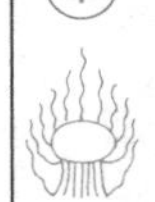

# 厥阴病

厥阴病是六经病的最后阶段，此时人体的正气衰微，气血紊乱，表现比较复杂，一般是上热下寒。

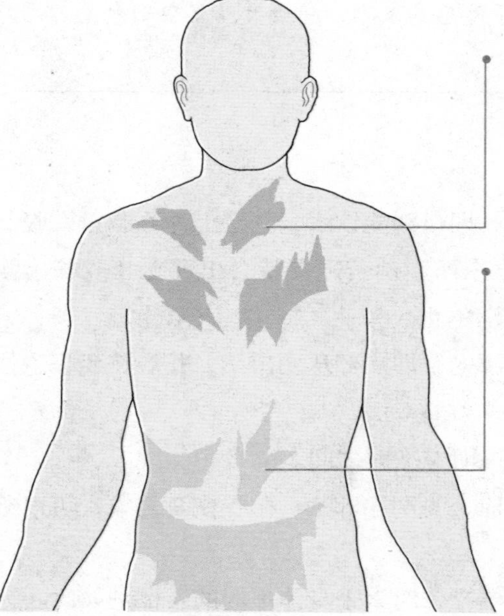


当阴寒渐衰，阳气恢复时，就表示病情转好；反之则说明病情向危急转化。

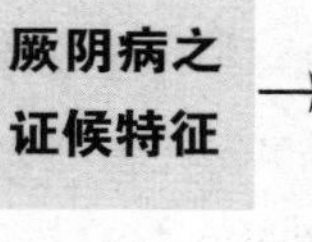



## 厥阴病之分析

**厥阴病之证候特征** → 口渴能饮水，气逆上冲心胸，胃脘部灼热疼痛，腹中饥饿却又不想吃东西

- 假如进食 → 则可能呕吐或吐出蛔虫
- 假如攻下 → 则会腹泻不止

**厥阴病之脉象分析**

- 脉象微微见浮的 —— 病邪从阴出阳，即将痊愈
- 脉象不浮的 —— 病邪仍在里，尚未好转

疾病解除的时间，一般在一时至七时之间

**厥阴病之禁忌**

- 凡属虚寒厥逆证 —— 不能用攻下药治疗
- 凡是身体虚弱的 —— 不能用攻下药治疗

因此产生喉痹的变证。假如发热无汗且腹泻不止的，即为阳复太过，邪热下迫，就会出现下利脓血的变证。如果发生下利脓血，则不会发生喉痹。

外感病，起病一两日至四五日，假如四肢厥冷伴发热，并且发热在先，四肢厥冷在后的，则属于热厥。其四肢厥冷的程度越严重，则郁闭的邪热就越深重；四肢厥冷的程度轻微，则邪热郁闭也就轻微。热厥应当用清下法治疗，假如反用发汗法治疗，只会使邪热更炽，发生口舌生疮、红肿糜烂的变证。

伤寒病，四肢厥冷五天，发热也是五天，假如到了第六天，应当再出现四肢厥冷，如果不出现四肢厥冷的，就会自行痊愈。这是因为四肢厥冷总共只有五天，而发热也是五天，四肢厥冷与发热时间相等，阴阳趋于平衡，所以知道会自行痊愈。

## 外感病之分析

外感病
脉迟已经六七天
误用黄芩汤治疗
脉迟主寒，用黄芩汤清热必使阴寒更甚，导致不能饮食
假如食欲亢盛，便是除中，后果不良
证见四肢厥冷而又腹泻，之后转为发热
阳复阴退，腹泻可自然停止
证见发热反见汗出，咽喉红肿疼痛的
阳复太过，会产生喉痹的变证
证见发热无汗且腹泻不止的
阳复太过，会出现下利脓血的变证
起病一两日至四五日
四肢厥冷伴发热，且发热在先，四肢厥冷在后的
即为热厥
宜用清下法治疗
误用发汗法则会导致口舌生疮，使邪热更炽

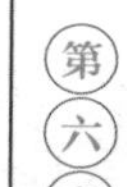

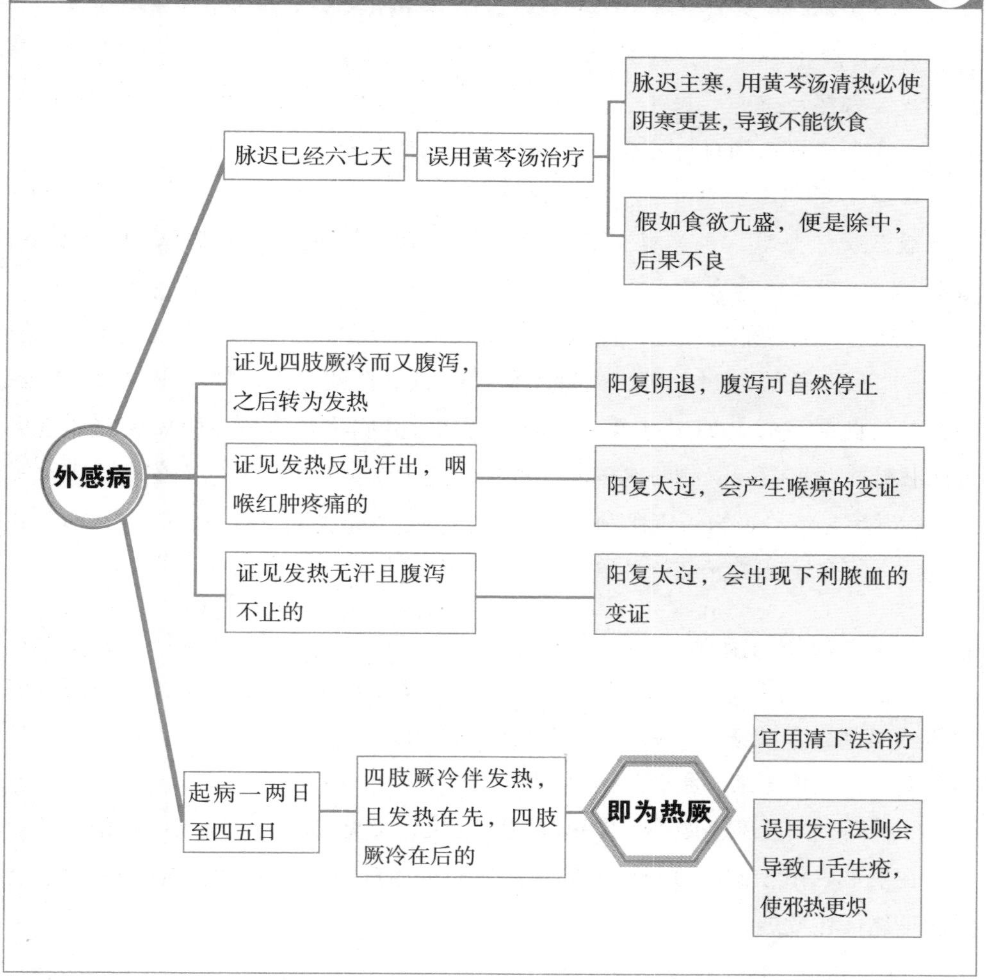

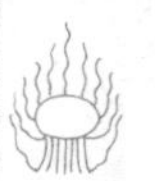

所谓“厥”，是指四肢冷而言。凡属厥证，都是阴气和阳气不能互相顺接所致。

## 厥阴病的治疗主方

外感病，脉象微而四肢厥冷，到了第七八天，出现周身肌肤都冰冷，病人躁扰不安，没有片刻安静，这是内脏阳气极虚所致的脏厥证，不是蛔厥证。蛔厥证的证候，为病人有发作性的心烦腹痛。让病人安静却又时而发作心烦腹痛，这是肠中有寒，蛔虫不安其位向上钻入膈内（胆道）所致，过一会儿烦痛就会缓解。进食后，又出现呕吐、腹痛而烦的，是由于蛔虫闻到食物的气味上扰所致。此外，病人常有呕吐蛔虫的表现。蛔厥证用乌梅丸主治，此方又主治久泻。

### 乌梅丸方

乌梅三百枚 细辛六两 干姜十两 黄连一斤 当归四两 附子六两，炮，去皮 蜀椒四两，炒至油质渗出 桂枝六两，去皮 人参六两 黄柏六两

**用法：**以上十味药，除乌梅外，余药分别捣细筛末，然后混合研制。另把乌梅放入米醋中浸泡一晚上，去掉内核。再将乌梅放在蒸具内，上面盖五斗米共蒸，待米蒸熟后将乌梅捣成泥状，与之前研制的药末混合均匀，放入药臼中，加入蜂蜜，用棒槌捣两千下，做成梧桐子大小的丸，每次饭前吞服十粒丸药，一日服三次。此后，再慢慢加量到每次服二十粒药丸。服药期间，禁食生冷、黏滑、有浓烈气味的食品。

外感病，邪热郁遏较轻，四肢厥冷轻微，患者仅指头发凉，神情沉默，不想进食，烦躁不安，经过几天，出现小便通畅且颜色清亮的，便是里热已经解除的征象。此时，病人如想进食，示胃气已和，其病将要痊愈。假如热邪加重出现四肢厥冷并见呕吐，胸胁满闷而烦躁的，此后就会发生便血的变证。

病人手足厥冷，自诉无胸胁心下疼痛，而觉小腹胀满，触按疼痛的，即为寒邪凝结在下焦膀胱关元部位的缘故。

## 外感病的辨析与预后

外感病，发热四天，四肢厥冷仅只三天，又发热四天，四肢厥冷的时间少而发热的时间多，疾病应当痊愈。假如到了第四天至第七天，发热仍不退的，是阳复太过，热伤血络，必会导致下利脓血。

外感病，四肢厥冷四天，发热却只有三天，又见四肢厥冷五天，这便意味着疾病在发展。由于四肢厥冷的时间多而发热的时间少，为阳气退而阴寒邪气进，因此是病情在发展。

外感病，第六七天，脉微，手足厥冷，烦躁不安，应当急灸厥阴的经穴。假如灸后四肢厥冷仍不转温的，属于死证。

外感病，发热，腹泻，四肢厥冷，神昏躁扰不能安卧的，是阴极阳脱之象，属于死证。

外感病，发热、腹泻十分严重，四肢厥冷一直不恢复的，为阳气脱绝之象，属于死候。

外感病，第六七天，开始不腹泻，接着出现发热腹泻，病人大汗淋漓，汗出不停止的，为阴盛阳亡的表现，预示病情险恶。

外感病，第五六天，没有结胸证的表现，腹部柔软，脉象虚软而又四肢厥冷的，这是血虚所致。不能用攻下法治疗，假如误用攻下，就会更伤其血，可导致死亡。

发热而又四肢厥冷，为阴盛阳亡之象，到了第七天，又发生腹泻的，则是难



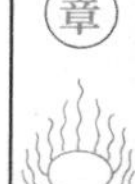

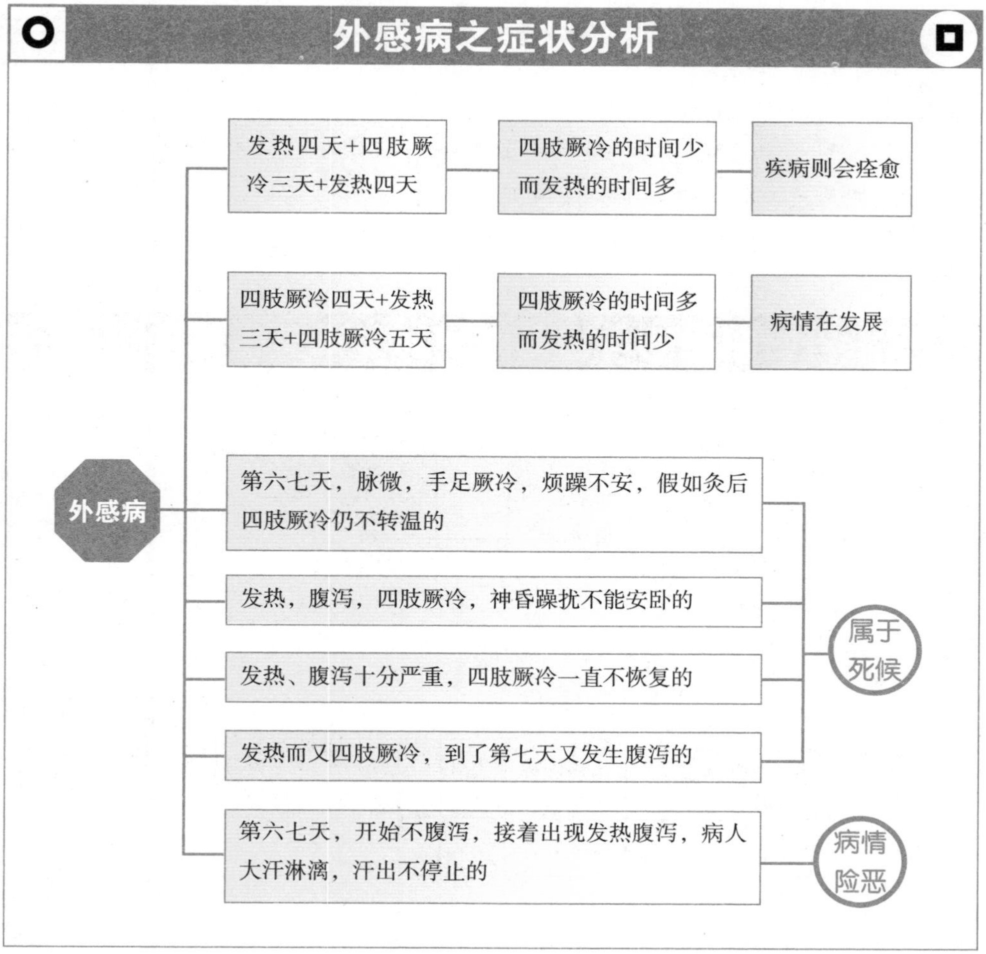

## 外感病之症状分析

外感病
- 发热四天+四肢厥冷三天+发热四天 → 四肢厥冷的时间少而发热的时间多 → 疾病则会痊愈
- 四肢厥冷四天+发热三天+四肢厥冷五天 → 四肢厥冷的时间多而发热的时间少 → 病情在发展
- 第六七天，脉微，手足厥冷，烦躁不安，假如灸后四肢厥冷仍不转温的 → 属于死候
- 发热，腹泻，四肢厥冷，神昏躁扰不能安卧的 → 属于死候
- 发热、腹泻十分严重，四肢厥冷一直不恢复的 → 属于死候
- 发热而又四肢厥冷，到了第七天又发生腹泻的 → 属于死候
- 第六七天，开始不腹泻，接着出现发热腹泻，病人大汗淋漓，汗出不停止的 → 病情险恶

治之候。

## 外感病的治法

外感病，脉象促而四肢厥冷，可用温灸法治疗。

外感病，脉象滑而手足厥冷的，是里有邪热所致，可用白虎汤治疗（见第五章第一节）。

手足厥冷，脉象很细，好像要断绝一样，宜用当归四逆汤主治。

### 当归四逆汤方

当归三两 桂枝三两，去皮 芍药三两 细辛三两 甘草二两，炙 通草二两 大枣二十五枚，剖开，另一法用十二枚

**用法：**以上七味药，用水八升，煎煮成三升，去掉药渣，每次温服一升，一日服三次。

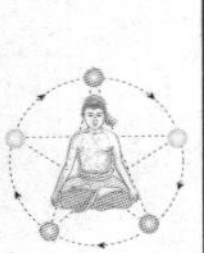

假如病人素有寒饮停滞体内，而又见上证的，可用当归四逆加吴茱萸生姜汤治疗。

### 当归四逆加吴茱萸生姜汤方

当归三两 芍药三两 甘草二两，炙 通草二两 桂枝三两，去皮 细辛三两 生姜八两，切片 吴茱萸二升 大枣二十五枚，剖开

**用法：**以上九味药，用水六升与陈米酒六升混合，加入上药煎煮成五升，去

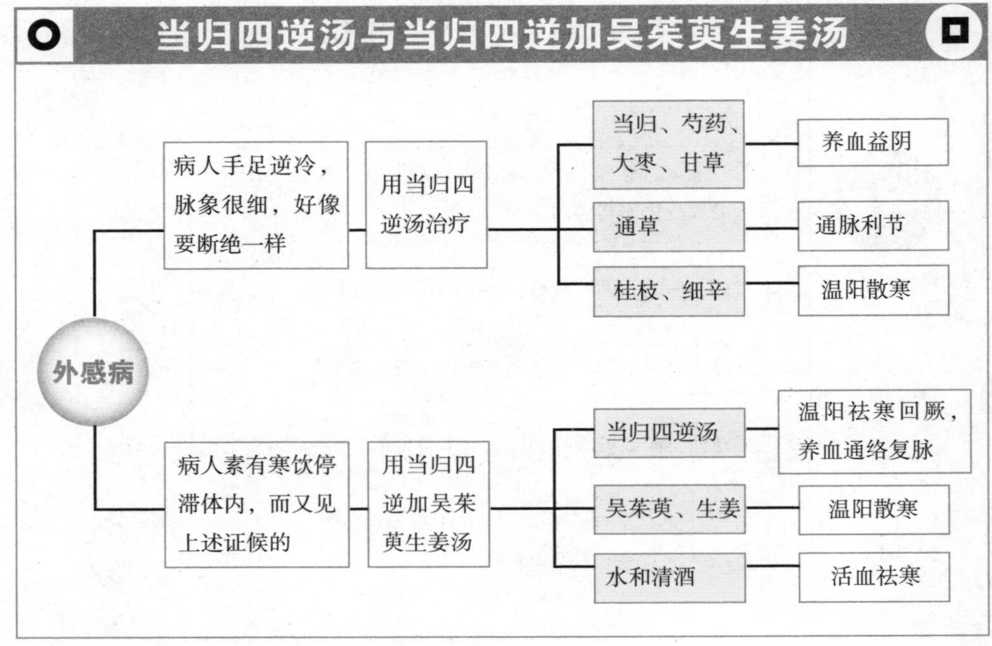

掉药渣，分五次温服。另一方用水及陈米酒各四升。

大汗淋漓，发热却仍然不退，腹中拘急，四肢疼痛，又见腹泻，四肢厥冷而怕冷的，为阴盛阳亡的表现，可用四逆汤治疗（见第五章第一节）。

大汗淋漓，假如腹泻很厉害，而四肢又厥冷的，宜用四逆汤主治（见第五章第一节）。

病人手足厥冷，脉忽然出现紧象的，便是实邪结在胸中所致，应有胸脘部胀满不适，虽然饥饿却不能吃东西等症状，应该用涌吐法治疗，可用瓜蒂散（见第四章）。

外感病，四肢厥冷，心胸部悸动不宁，这是由于水饮内停所致，必须先治水饮，宜用茯苓甘草汤，然后再治四肢厥冷。否则，水饮浸渍入肠，势必引起腹泻。



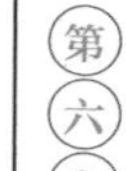

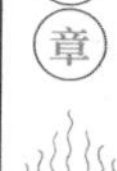



### 茯苓甘草汤方

茯苓二两　甘草二两，炙　生姜三两，切　桂枝二两，去皮

**用法：**以上四味药，用四升水煮取二升，去渣，分三次温服。

外感病第六七天，峻下以后，出现寸部脉沉而迟，尺部脉不现，手足厥冷，咽喉疼痛，吞咽困难，唾吐脓血，腹泻不停的，即为难治之证，可用麻黄升麻汤治疗。

### 麻黄升麻汤方

麻黄二两半，去节　升麻一两一分　当归一两一分　知母十八铢　黄芩十八铢　萎蕤十八铢，一方用菖蒲六铢　芍药六铢　天门冬六铢，去心　桂枝六铢，去皮　茯苓六铢　甘草六铢，炙　石膏六铢，打碎，用布包　白术六铢　干姜六铢

**用法：**以上十四味药，用水十升，先加入麻黄煮一二滚，除去上面的白沫，再加入其他药物，共煎煮成三升，去掉药渣，分三次温服。在大约相距做熟一顿饭的时间内把药服完，药后汗出即可痊愈。

外感病第四五天，腹中疼痛，假如腹内有气转动下行趋向小腹的，即为将要腹泻的先兆。

外感病，本属虚寒腹泻，医生却用涌吐、泻下法治疗，致使上热与下寒相格拒。假如再次误用吐下，出现饮食进口就吐的，用干姜黄芩黄连人参汤主治。

### 干姜黄芩黄连人参汤方

干姜　黄芩　黄连　人参各三两

**用法：**以上四味药，用水六升，煎煮成二升，去掉药渣，分两次温服。

虚寒腹泻，出现轻微发热，口渴，脉象弱的，即邪气已衰，阳气来复，预示疾病将要痊愈。

## 《伤寒论》中的常用药物：麻黄

麻黄为麻黄科植物草麻黄、中麻黄或木贼麻黄的干燥草质茎。秋季采割绿色的草质茎，晒干。

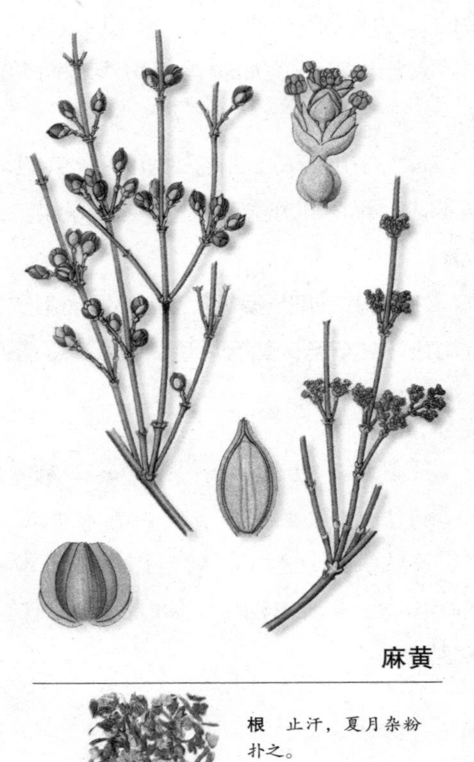

麻黄

【性味与归经】辛、微苦，温。归肺、膀胱经。

【功能与主治】发汗散寒，宣肺平喘，利水消肿。用于风寒感冒、胸闷喘咳、风水浮肿。蜜麻黄润肺止咳，多用于表证已解、气喘咳嗽。

【用法与用量】2 ~ 10 克。

【贮藏】置通风干燥处。防潮。

虚寒腹泻，假如脉象由紧转数，微微发热汗出的，为阴去阳复，其病即将痊愈。假如脉又现紧象的，为阴寒邪盛，其病则没有缓解。

### 外感病的脉证与预后

腹泻，手足厥冷，无脉搏跳动的，急用灸法以回阳复脉。假如灸后手足仍不转温，脉搏跳动仍不恢复，反而微微喘息的，属于死候。假如足部的太溪脉和趺阳脉仍有搏动，而趺阳脉大于太溪脉的，为胃气尚旺，属可治的顺证。

腹泻，尺部脉涩，寸部脉反见浮数的，即阳热盛而阴血亏，热伤阴络，可能会产生大便泻下脓血的证候。

腹泻，完谷不化，多属阴盛阳衰，此时，即使兼有表证，也不能发汗解表，假如误发其汗，则会引起腹部胀满的变证。

腹泻或下利，假如脉沉弦的，即为肝经湿热壅滞，多会出现里急后重；脉大的，为病势发展，腹泻不会停止；脉微弱数的，为邪退正复，腹泻将要停止，

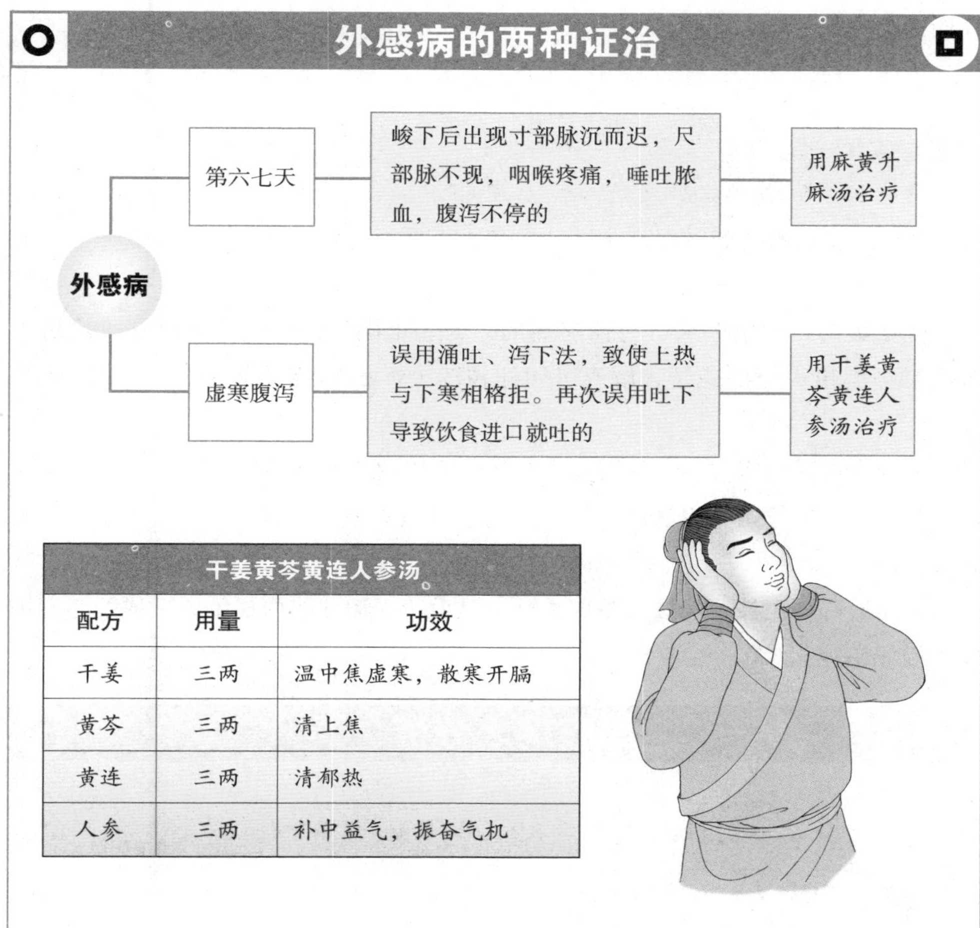


干姜黄芩黄连人参汤

| 配方 | 用量 | 功效 |
|---|---|---|
| 干姜 | 三两 | 温中焦虚寒，散寒开膈 |
| 黄芩 | 三两 | 清上焦 |
| 黄连 | 三两 | 清郁热 |
| 人参 | 三两 | 补中益气，振奋气机 |

此时虽有发热，却没有危险。

腹泻，不消化食物，脉象沉而迟，病人面部微发潮红，体表轻度发热，便是下焦阳虚阴盛，虚阳上浮。假如病人四肢厥冷轻的，便是阳虽虚而不甚，阳与阴争，就一定会出现眩晕昏冒、随之汗出而病解的现象。

虚寒腹泻，出现脉数而口渴的，即阳气恢复，意味着其病将要痊愈。如果不痊愈，则是阳热有余，一定会引起大便下脓血。

腹泻频剧，脉搏一时摸不着，手足厥冷，经过一昼夜，脉搏恢复，手足转温的，即阳气恢复，尚存生机；假如一昼夜脉搏仍不恢复的，则无生还之望。

外感病，患虚寒腹泻，一天十余次，脉象本当微弱沉迟，反而出现弹指有力的实脉，便是真脏脉见之象，属于死候。

## 厥阴病的治则与处方

腹泻，完谷不化，发热、汗出而四肢厥冷，证属里真寒、外假热的，宜用通脉四逆汤主治（见第五章第一节）。

热性下利，里急后重的，用白头翁汤主治。

### 白头翁汤方

白头翁二两　黄柏三两　黄连三两　秦皮三两

**用法：**以上四味药，用水七升，煎煮成二升，去掉药渣，每次温服一升，服药后病仍不好转的，再服一升。

虚寒腹泻，腹部胀满，身体疼痛的，为表里同病，应该先温里寒，然后再解表邪。温里可用四逆汤，解表可用桂枝汤（四逆汤见第五章第一节，桂枝汤见第三章）。

下利，口渴想喝水的，是因为里有热，宜用白头翁汤治疗。

腹泻，并见谵语、腹部硬痛的，即肠中有燥屎阻结，宜用小承气汤主治（见第五章第一节）。

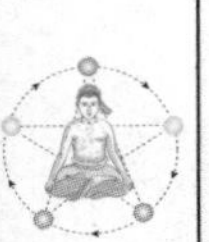



腹泻后心烦更甚，触按胃脘部柔软，是由于无形邪热内扰胸膈造成的，可用栀子豉汤治疗（见第三章）。

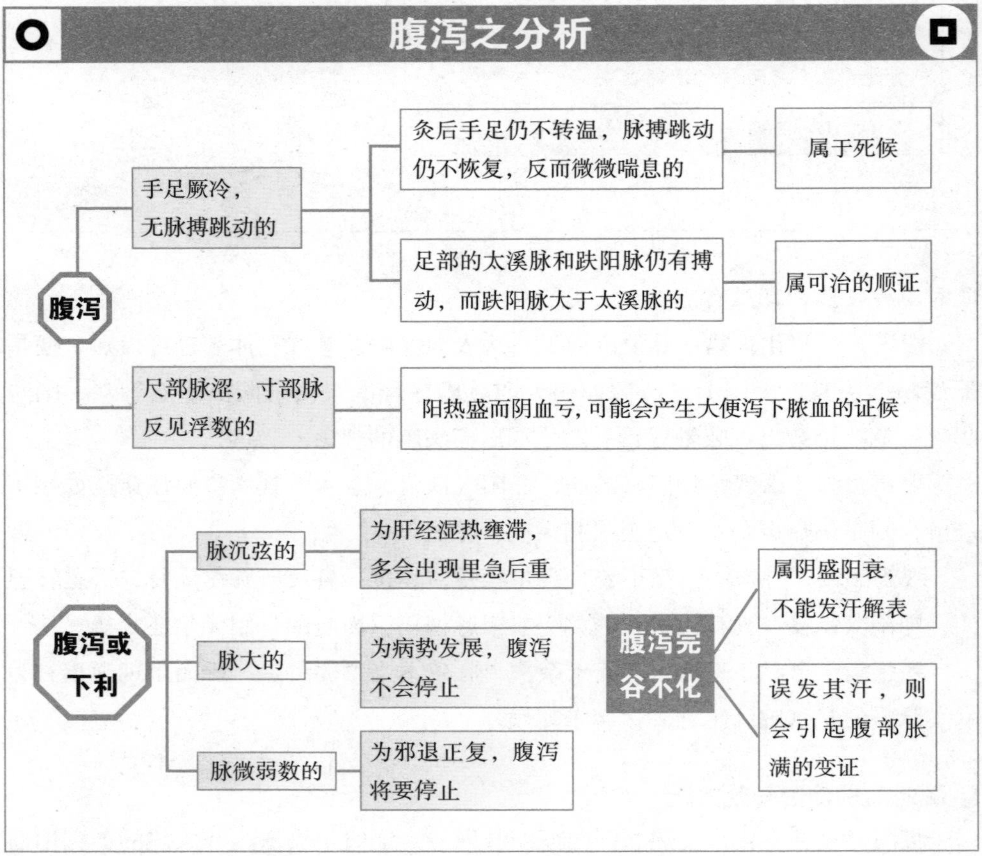

#### 腹泻之分析

- 腹泻
  - 手足厥冷，无脉搏跳动的
    - 灸后手足仍不转温，脉搏跳动仍不恢复，反而微微喘息的 —— 属于死候
    - 足部的太溪脉和趺阳脉仍有搏动，而趺阳脉大于太溪脉的 —— 属可治的顺证
  - 尺部脉涩，寸部脉反见浮数的 —— 阳热盛而阴血亏，可能会产生大便泻下脓血的证候
- 腹泻或下利
  - 脉沉弦的 —— 为肝经湿热壅滞，多会出现里急后重
  - 脉大的 —— 为病势发展，腹泻不会停止
  - 脉微弱数的 —— 为邪退正复，腹泻将要停止
- 腹泻完谷不化
  - 属阴盛阳衰，不能发汗解表
  - 误发其汗，则会引起腹部胀满的变证

宿有呕吐的病人，假如是内有痈脓引起，不能见呕而止呕的，应解毒排脓，脓尽则呕吐自然痊愈。

呕吐并见脉弱，小便通畅，体表有轻度发热，假如见到四肢厥冷的，即阴盛虚阳外越之候，治疗比较困难，宜用四逆汤治疗（见第五章第一节）。

干呕，吐涎沫且头痛的，是肝寒犯胃、浊阴上逆所致，宜用吴茱萸汤主治（见第五章第一节）。

呕吐，且发热的，宜用小柴胡汤治疗（见第五章第二节）。

伤寒病，经过大吐大下之后，正气极其虚弱，又施行发大汗的方法，但病人表气仍然郁滞不畅，于是医生又给饮水以发汗，因而导致了呃逆。之所以这样，是因为胃中寒冷，气机上逆的缘故。

外感病，呃逆而腹部胀满的，是由于实邪内阻造成。应先询问病人大小便是否通畅，从而采取不同的治疗措施。假如病人大便不通，便是实邪阻结于肠，可用通利大便法，实邪去则病可愈；假如是小便不通畅，则为水饮内阻，宜用渗利小便法，水饮去则病可除。

## 诸病症状之分析治疗

| 症状 | 分析 | 治疗 |
|---|---|---|
| 热性下利，里急后重的 | 湿热汇聚肠道，应清热化湿 | 用白头翁汤治疗 |
| 虚寒腹泻，腹部胀满，身体疼痛的 | 表里同病，应先温里寒，然后再解表邪 | 用四逆汤温里，桂枝汤解表 |
| 下利，口渴想喝水的 | 里有热，应清热化湿 | 用白头翁汤治疗 |
| 腹泻，并见谵语、腹部硬痛的 | 肠中有燥屎阻结 | 用小承气汤治疗 |
| 腹泻后心烦更甚的 | 由于无形邪热内扰胸膈造成 | 用栀子豉汤治疗 |
| 呕吐并见脉弱，体表有轻度发热且四肢厥冷的 | 为阴盛虚阳外越之候，治疗比较困难 | 用四逆汤治疗 |
| 干呕，吐涎沫且头痛的 | 肝寒犯胃、浊阴上逆所致 | 用吴茱萸汤治疗 |
| 呕吐且发热的 | 胃气不和且邪郁于少阳 | 用小柴胡汤治疗 |

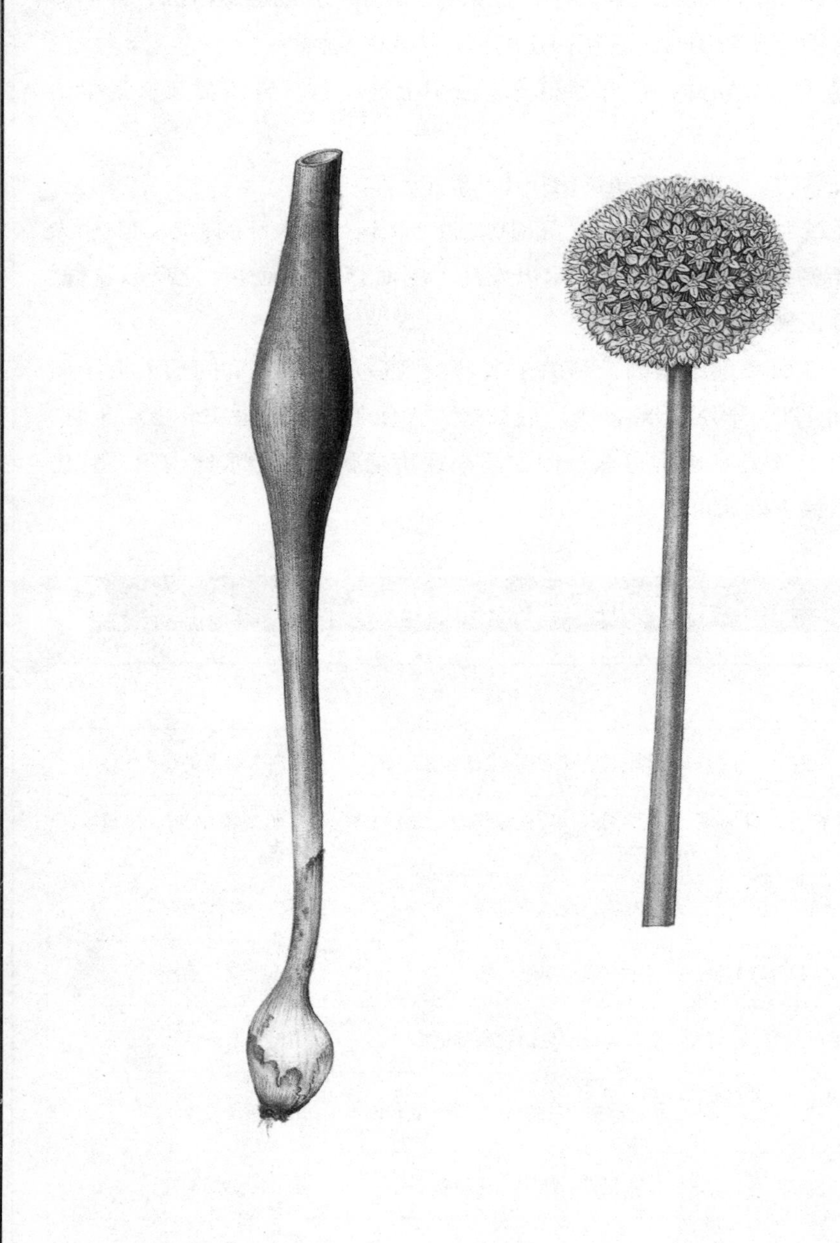

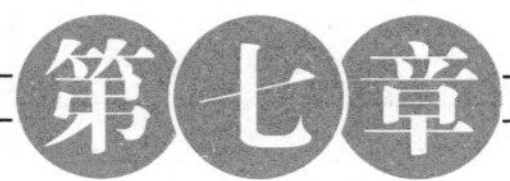

# 第七章

# 汗法的应用：

# 辨可发汗与不可发汗

本章分析霍乱、不可发汗病等疾病的辨脉及治疗方法。霍乱是常见的疾病，其发病往往很快，以上吐下泻为主要临床表现，是一种急性胃肠道疾病。本章提出多种方剂来治疗霍乱，同时讨论汗法的使用原则。

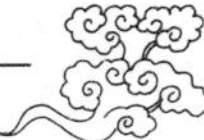

# 1.辨霍乱病脉证并治：急性吐利之证治

霍乱是指以猝然发作、上吐下泻为主要临床表现的急性胃肠道疾病。因为病起突然，变化迅速，有挥霍撩乱之势，因此称之为霍乱。对霍乱的治疗，应着眼于机体功能的振奋和恢复。

## 霍乱的病因和病机

问：霍乱是什么？

答：呕吐与腹泻并作，病势急骤，顷刻间便有挥霍撩乱之势的，即为霍乱。

问：证候表现为发热、头痛、身痛、畏寒和呕吐腹泻并作，是什么疾病呢？

答：是霍乱。由于霍乱的呕吐腹泻是自内而发，故初起与表证同时出现，并且在呕吐腹泻停止后还有头痛、畏寒、发热等表证存在。

伤寒病，脉象微涩，这是由于原先患霍乱，吐泻太甚、津液大伤的缘故。第四五天，病邪由阳经传入阴经，必然会发生腹泻。假如起病就吐泻的，即霍乱病吐泻，不可按伤寒论治。假如病人想解大便，可是只放屁，却解不出大便的，则说明病已转属阳明，大便一定硬结，估计第十三天即可痊愈。之所以会这样，是由于腹泻后津伤肠燥，大便因此变硬。假如病人能够饮食，便是胃气恢复，则病即可痊愈。可是病人现在不能饮食，便是胃气未复。第六天，邪气行至下一经，此时病人稍能进食，为胃气稍复。再过六天，邪气又经过一经，此时病人已能够进食，表示邪气行经尽；邪气衰尽，胃气恢复，那么再过一天，即第十三天，疾病便会痊愈。如果到时不痊愈的，便不是阳明病了。

## 霍乱的证治

畏寒、脉微而又腹泻，由于泻利过度、津液内竭而导致腹泻停止的，可用四逆加人参汤主治。

### 四逆加人参汤方

甘草二两，炙 附子一枚，生用，去皮，破成八片 干姜一两半 人参一两

**用法：**以上四味药，用水三升，煎煮成一升二合，去掉药渣，分两次温服。

霍乱病，吐泻，头痛发热，身疼痛，即为霍乱表里同病。假如表热且很想喝水的，可用五苓散主治；假如中焦寒湿偏盛而不想喝水的，用理中丸主治。

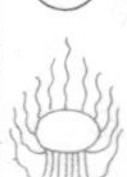

## 霍乱之分析及证治

呕吐与腹泻并作，病势急骤，顷刻间便有挥霍撩乱之势的，便是霍乱

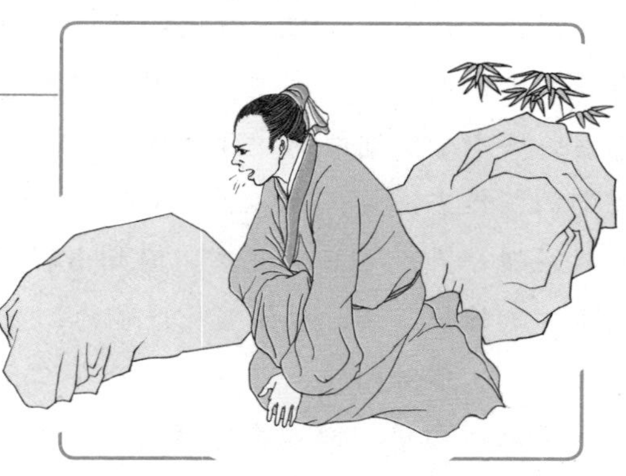

### 证候表现

发热、头痛、身痛、畏寒和呕吐腹泻并作

### 伤寒病

脉象微涩

- 第四五天 — 病邪由阳经传入阴经
  - 起病就吐泻的，即霍乱病吐泻，不可按伤寒论治
  - 病人想解大便却解不出，则说明病已转属阳明
  - 病人能够饮食，便是胃气恢复，其病可痊愈。反之则胃气未复
- 第六天 — 邪气行至下一经 — 此时病人稍能进食，为胃气稍复
- 第十二天 — 邪气又经过一经 — 病人已能够进食，表示邪气行经尽，邪气衰尽，胃气恢复
- 第十三天 — 疾病便会痊愈

### 霍乱病

吐泻，头痛发热，身体疼痛，即为霍乱，表里同病

- 表热且很想喝水的 — 可用五苓散治疗
- 中焦寒湿偏盛而不想喝水的 — 可用理中丸治疗

畏寒、脉微而又腹泻  由于泻利过度、津液内竭而导致腹泻停止的  **用四逆加人参汤治疗**

**理中丸方**

人参 干姜 甘草 白术各三两

**用法：**以上四味药，捣细筛末，用蜜混合制成鸡蛋黄大小的药丸，然后用开水数合，与一粒药丸混合研碎，趁热服用，白天服三四次，夜晚服两次。服药后，腹中未感觉热的，可加至三四粒药丸。不过，丸药的效果始终不如汤剂。汤剂的制作方法是：将以上四味药稍切细，用水八升，煎煮成三升，去掉药渣，每次温服一升，一日服三次。假如出现脐上筑筑然悸动的，便是肾气上逆，去白术，加桂枝四两；假如呕吐厉害的，去白术，加生姜三两；假如腹泻严重的，仍用白术；假如心悸不宁的，加茯苓二两；假如口渴要喝水的，加白术，补足上药量到四两半；假如腹中疼痛的，加人参，补足上药量到四两半；假如腹部胀满的，去白术，加附子一枚。服药后约一顿饭的工夫，吃热稀粥一升左右，以助药力，并取暖保温，不要脱衣揭被。

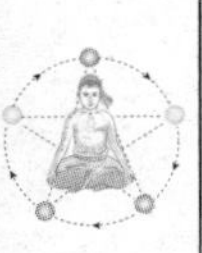

呕吐腹泻停止，而身体疼痛仍不解除的，便是里和表都未解，应当斟酌使用解表的方法，可用桂枝汤解肌祛风，微微和解表邪（见第三章）。

呕吐腹泻，汗出，发热畏寒，四肢拘挛紧急，手足厥冷的，便是阴盛阳亡的表现，急用四逆汤回阳救逆（见第五章第一节）。

呕吐腹泻交作，可是又出现小便通畅、大汗淋漓，所泻之物完谷不化，体表发热，脉微弱至极、似有似无的，此为内真寒外假热的阴盛格阳证，急用四逆汤回阳救逆（见第五章第一节）。

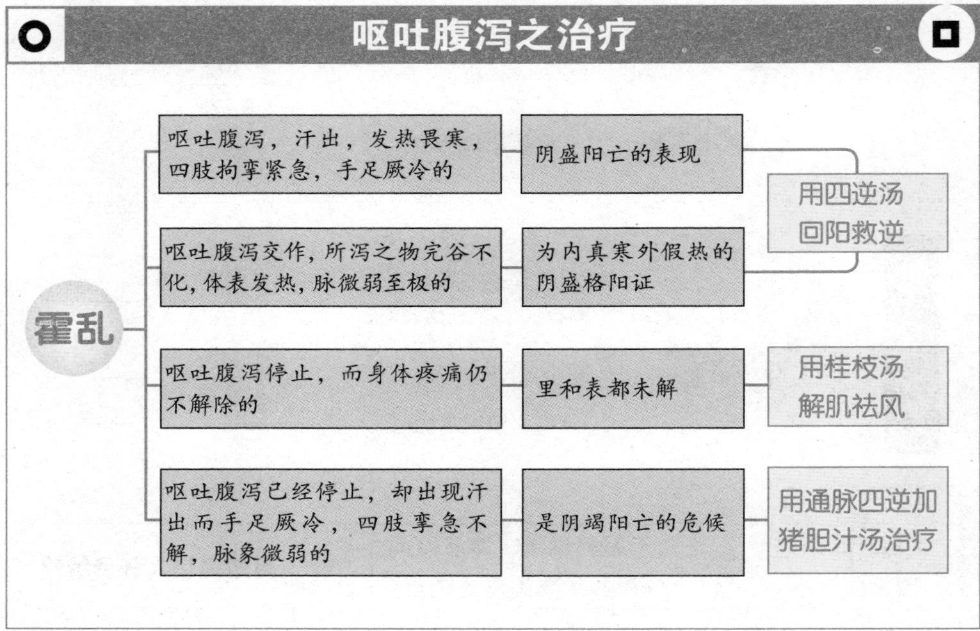

呕吐腹泻已经停止，却出现汗出而手足厥冷，四肢挛急不解，脉象微弱、似有似无的，便是阴竭阳亡的危候，可用通脉四逆加猪胆汁汤主治。

**通脉四逆加猪胆汁汤方**

甘草二两，炙 干姜三两，强壮的人可用四两 附子大的一枚，生用，去皮，破成八片 猪胆汁半合

**用法：**以上四味药，用水三升，先加入前三味药煎煮至一升二合，去掉药渣，再加入猪胆汁，分两次温服。服药后，病人脉搏就会恢复。假如没有猪胆，也可用羊胆代替。

呕吐、腹泻、汗出以后，脉搏呈平和之象，还感觉有轻微心烦的，这是因为疾病刚好，脾胃之气尚弱，不能消化食物的缘故。



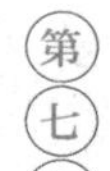

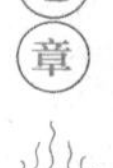

## 2.辨阴阳易差后劳复病脉证并治：

# 大病初愈，疾病复发之证治

阴阳易，是指大病初愈，正气未复，余邪未尽，而触犯房事，以致男病传女、女病传男的病证。差后劳复，是指大病初愈，正气尚弱，复因调摄不当而导致疾病复发的病证。本节主要讨论了阴阳易和差后劳复诸证的证治。

伤寒病后因男女触犯房事而发生的阴阳易病，表现为身体沉重，气少不足以息，小腹挛急疼痛，甚或牵引阴部挛急疼痛，热气上冲至胸部，头重不能抬起，眼睛发花，膝与小腿肚拘急痉挛。

伤寒大病初愈，因劳累过度而复发，证见发热，心烦，脘腹胀满的，宜用枳实栀子豉汤主治。

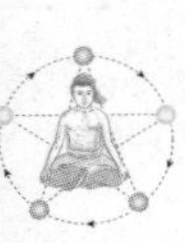

**枳实栀子豉汤方**

枳实三枚，炙 栀子十四个，剖开 豆豉一升，布包

**用法：** 以上三味药，取淘米水七升，空煮至四升，加入枳实、栀子，煎煮

### 伤寒未愈而纵欲的证治

伤寒未愈或虽愈而气血未平，恣情纵欲，导致肾精亏虚、气血逆乱。

伤寒未愈
纵情房事
身重气短
头重不举
头目眩晕
双腿拘挛
元气大虚，肾精大亏，形衰神疲
热邪上逆
虚热冲逆，气血逆乱
小腹拘急，下阴拘挛
寒邪侵犯精室胞宫
阴阳失调，肾亏气泄，耗精损气

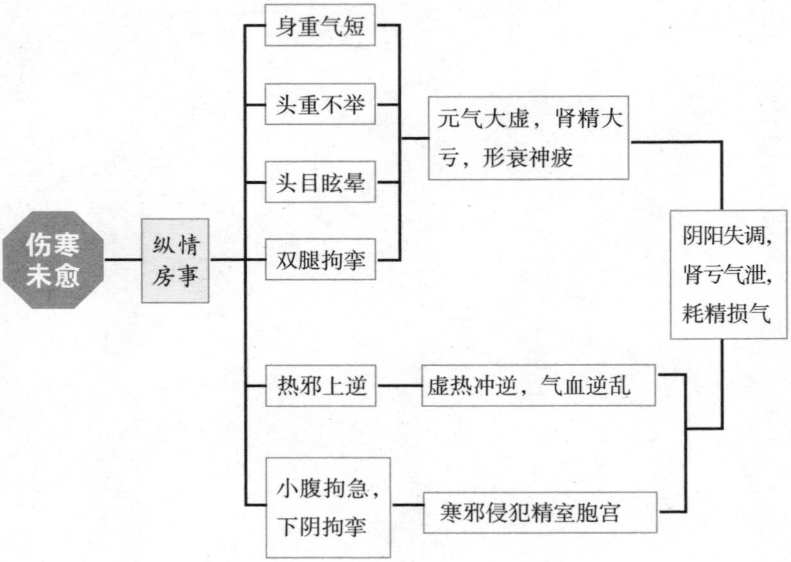

成二升，再加入豆豉，煮五六滚，去掉药渣，分两次温服。服药后，应盖衣被，使病人微微出汗。假如内有宿食，大便不通的，可加围棋子大小的大黄五六颗，服药后即可痊愈。

伤寒病，病已痊愈，又再发热，如果兼见少阳脉证的，可用小柴胡汤治疗；如果兼见脉浮的，宜用发汗法解表祛邪；如果兼见脉沉实有力的，宜用攻下法祛除里实（见第五章第一节）。

患伤寒大病，痊愈后，自腰部以下出现水肿、小便不通畅的，可用牡蛎泽泻散主治。

## 解表药与解表剂

解表药就是能疏解肌表，促使发汗，解除表证的药物。以解表药为主组成的方剂叫解表剂。解表剂是常用的一类方剂。

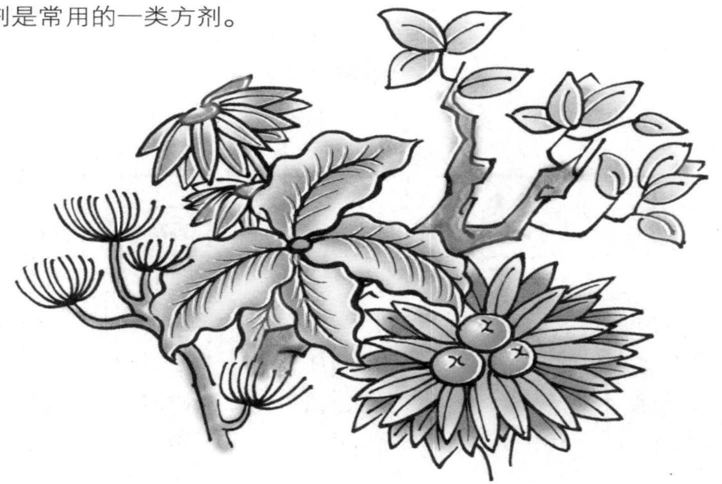

### 解表药的特点

1. 解表药多数具有辛味，能促使病人出汗。
2. 解表药有温性和凉性之分，它们分别具有不同的适应证。
3. 解表药大多入手太阴肺经和足太阳膀胱经。

### 例 《伤寒论》中的解表剂

- 麻黄汤
- 桂枝汤
- 大青龙汤
- 小青龙汤
- 桂枝加葛根汤
- 桂枝加厚朴杏仁汤
- 葛根汤

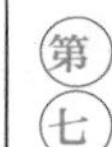
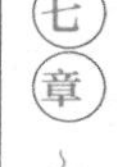
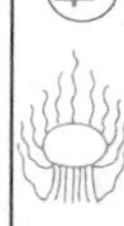

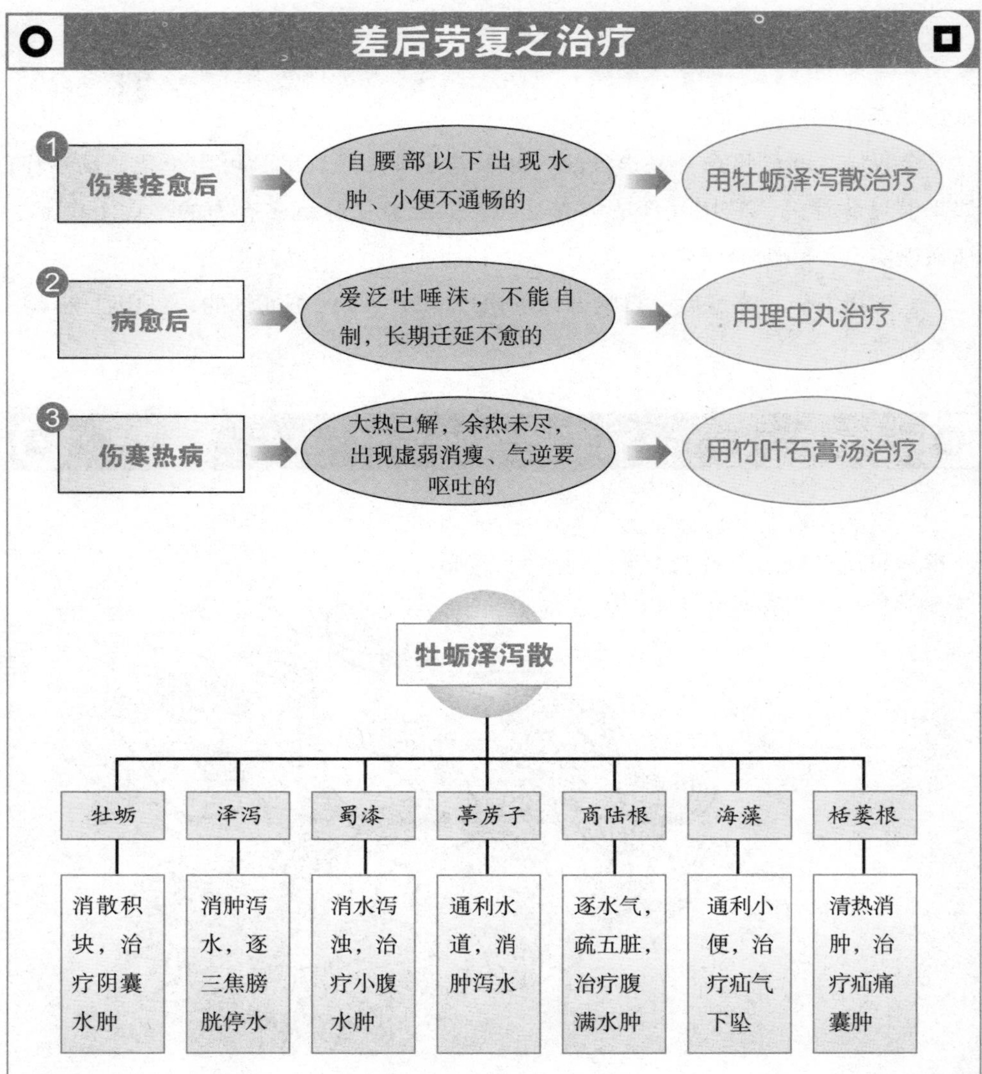


**牡蛎泽泻散方**

牡蛎，炒 泽泻 蜀漆，用温水洗，去掉腥味 葶苈子，炒 商陆根，炒 海藻，用水洗，去掉咸味 栝蒌根各等份

**用法**：以上七味药，分别捣细过筛为散，再放入药臼中研磨。每次用白米汤调服一方寸匕，每日服三次。服后小便通畅的，则停止服药。

大病愈后，总爱泛吐唾沫，不能自制，长期迁延不愈的，是由于脾虚不能摄津、寒饮停聚胸膈所致，应当用丸药温补，可用理中丸。

伤寒热病，大热已解，余热未尽，气阴两伤，出现虚弱消瘦、气少不足以息、气逆要呕吐的，宜用竹叶石膏汤主治。

### 竹叶石膏汤方

竹叶两把 石膏一斤 半夏半升，用水洗 麦门冬一升，去心 人参二两 甘草二两，炙 粳米八两

**用法：**以上七味药，用水十升，先加入前六味药煎煮至六升，去掉药渣，再加入粳米煎煮，待米熟汤成，去掉米，每次温服一升，每日服三次。

病人病脉已解，脉呈平和之象，却总是在傍晚时分出现轻微的心烦，这是由于疾病刚愈，脾胃功能还很虚弱，消化能力差，勉强进食以致不能消化的缘故。此时，只需适当减少饮食，即会痊愈。

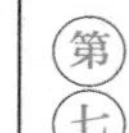

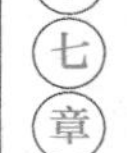

## 3.辨不可发汗病脉证并治：

# 不可发汗病例之收集

本节主要收集了六经病证中不能够发汗的病例，除此之外，还对此进行了补充，并阐述了误发汗而导致的变证。

考虑到疾病发展迅速，病情十分危急，要想在仓促时间内寻求到辨证治疗的要领，是很难做到的，因此重新收集各种可与不可的诊治原则和方法，整理成可与不可诸篇。这与三阴三阳篇相比，更容易查找。同时，还有一些三阴三阳篇中没有的内容，也补充在可与不可各篇中。

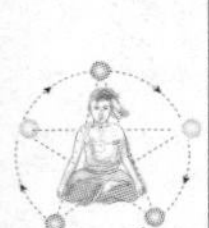



少阴病，脉象沉细数，因病在里，因此不能用发汗法治疗。

脉象浮紧的，是太阳伤寒证的脉象，照理应当出现身体疼痛等太阳伤寒见证，宜用发汗法来解表祛邪。假如尺部脉迟的，则不能发汗。这是为什么呢？因为迟脉主营气不足、阴血虚少，发汗会更伤营血，引起变证，所以不能发汗。

少阴病脉象微，为阳气虚弱，因此不能发汗。

关脉濡而弱，寸脉反见微，尺脉反见涩。微主阳气不足，涩主阴血亏虚。阳气虚弱而又阴亏，就容易出现中风多汗、烦躁不安、形寒怕冷、四肢厥冷的症状。阳虚发汗，就会引起亡阳，出现烦躁、不得安眠的变证。

脐右有气筑筑然跳动的，是肺气虚，因此不能发汗。误发其汗，便会导致鼻

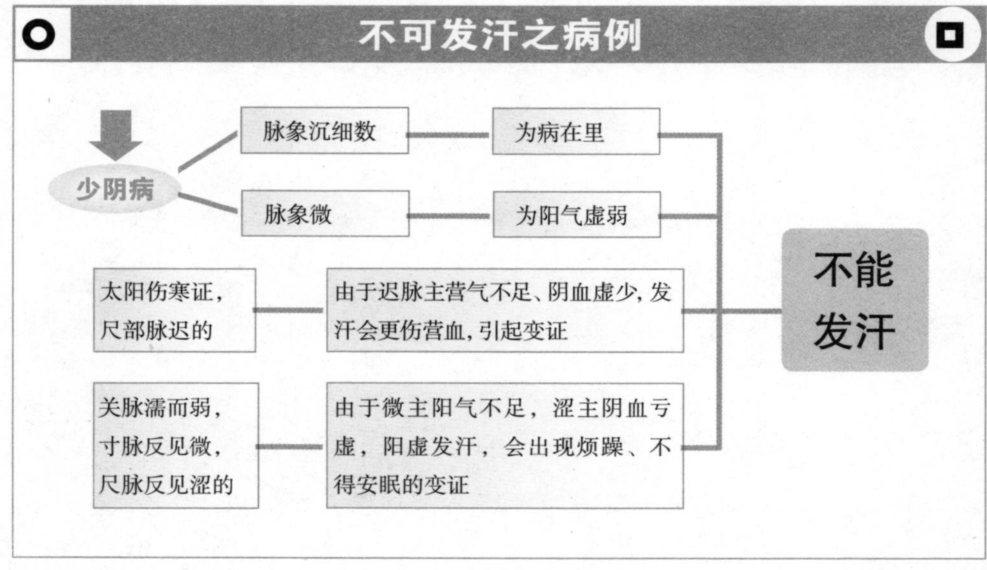

衄、口渴、心中烦闷、喝水后立即吐出的变证。

脐左有气筑筑然跳动的，是肝气虚，因此不能发汗。误发其汗，便会引起头昏目眩、汗出不止、筋肉跳动的变证。

脐上有气筑筑然跳动的，是心气虚，因此不能发汗。误发其汗，则会引起气向上冲撞、直至心下的变证。

脐下有气筑筑然跳动的，是肾气虚，因此不能发汗。误发其汗，则会导致汗闭不出、心中烦躁厉害、骨节疼痛、头目眩晕、怕冷、进食即吐、食物不能进的变证。

## 不可发汗之症状

| 不能用发汗法的病证 | 误发其汗的后果 |
| --- | --- |
| ① 脐右有气筑筑然跳动的 | 导致鼻衄、口渴、心中烦闷、喝水后立即吐出的变证 |
| ② 脐左有气筑筑然跳动的 | 引起头昏目眩、汗出不止、筋肉跳动的变证 |
| ③ 脐上有气筑筑然跳动的 | 引起气向上冲撞、直至心下的变证 |
| ④ 脐下有气筑筑然跳动的 | 引起汗闭不出、心中烦躁厉害、骨节疼痛、头目眩晕、怕冷、进食即吐、食物不能进的变证 |
| ⑤ 咽喉闭塞的 | 引起吐血、呼吸微弱、手足厥冷、想蜷曲而睡、不能自行温暖的变证 |
| ⑥ 脉象动数微弱的 | 导致肠胃干燥，出现大便难以解出、心烦不安等变证 |
| ⑦ 关部脉濡弱，寸部脉弦，尺部脉微的 | 会更伤阳气，引起畏寒战栗、不能自行恢复的变证 |
| ⑧ 咳嗽剧烈，咽喉干燥，小便不通畅，好像疟疾但只有畏寒而没有发热的 | 引起身体蜷曲而卧、胸中满闷、腹中坚硬的变证 |
| ⑨ 四肢厥冷，脉象紧的 | 导致语声散乱、咽喉嘶哑、舌萎不用、发不出声音的变证 |
| ⑩ 各种四肢厥冷证 | 导致病变轻的，难以治愈；病变重的，生命将难以保全 |

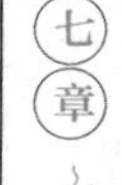

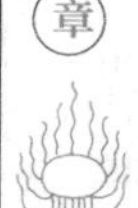

咽喉闭塞的病证，不能发汗。误发其汗，则会引起吐血、呼吸微弱、手足厥冷、想蜷曲而睡、不能自行温暖的变证。

凡是见到动数微弱脉象的，不能发汗。误发其汗，便会导致肠胃干燥，出现大便难以解出、心烦不安等变证。其表现虽然很像阳明腑实证，但病源从根本上是不同的。

关部脉濡弱，寸部脉弦，尺部脉微。弦是阳气扰动于上，微是阴寒盛于下，便是上实而下虚，所以病人喜欢温暖。由于下焦阳气本虚，所以不能发汗。误发其汗，则会更伤阳气，引起畏寒战栗、不能自行恢复的变证。

咳嗽剧烈，频频吐出涎沫，咽喉干燥，小便不通畅，腹中感觉饥饿，心中烦躁不安，一昼夜一发，好像疟疾，但只有畏寒甚至寒战而没有发热，这是由于肺虚寒饮内停所致。假如把咳嗽当作表寒而发汗，则会引起身体蜷曲而卧、胸中满闷、腹中坚硬的变证。

四肢厥冷，脉象紧的，便是阳虚阴寒内盛，不能发汗。误发其汗，就会导致语声散乱、咽喉嘶哑、舌痿不用、发不出声音的变证。

各种四肢厥冷证，不能发汗。误发其汗而致病变轻的，难以治愈；病变重的，则会导致神志昏昧语言错乱、目眩等变证，生命将难以保全。

太阳病已经得了八九天，病人发热怕冷，发热的时间较长，怕冷的时间较短，一天发作两三次，好像疟疾一样，病人不呕吐，大小便正常，即为邪气郁滞在表。如果脉象微弱而怕冷的，便是表里阳气均虚，不能再用发汗法治疗了。

太阳病发热怕冷，发热的时间长，怕冷的时间短，病人脉象微弱的，便是阳气虚弱，不能用发汗法治疗。

咽喉干燥的病人，不能用发汗法治疗。

因患出血疾病而经常出血的病人，多气血亏虚，不能用发汗法治疗。假如误用发汗，就会出现畏寒战栗的变证。

久患衄血的病人，多阴虚火旺，不能用发汗法。假如误发其汗，就会出现额部两旁凹陷处的动脉拘急、两眼直视、眼球不能转动、不能睡眠的变证。

平素爱出汗的病人，不能用发汗法。汗本出而又再发其汗，就会导致心神恍惚、心中烦乱不安、小便后尿道疼痛的变证，可用禹余粮丸治疗。（药方缺失）

久患淋病的病人，多阴虚下焦有热，不能用发汗法。假如误用发汗，则会引起尿血的变证。

久患疮疡的病人，多气血两亏，虽有身体疼痛等表证，却也不能用发汗法。如果误用发汗，则会使气血更伤，就会出现颈项强急、角弓反张的痉病。

腹泻多属阴盛阳衰，不能发汗解表。假如误发其汗，则会引起腹部胀满的

变证。

咳嗽而小便通利，或者是小便自遗的，都不能发汗。误发其汗，就会引起四肢厥冷的变证。

### 不可发汗症状之分析

**不能用发汗法**

- 太阳病，已经得了八九天，脉象微弱而怕冷的
- 腹泻
- 太阳病，发热怕冷，病人脉象微弱的
- 咽喉干燥的病人
- 久患疮疡的病人
- 平素爱出汗的病人

**不能用发汗法**

|  |  |
| --- | --- |
| 因患出血疾病而经常出血的病人 | 误用发汗，便会出现畏寒战栗的变证 |
| 久患衄血的病人 | 误发其汗则会出现额部两旁凹陷处的动脉拘急，两眼直视，不能睡眠的变证 |
| 久患淋病的病人 | 误用发汗，则会引起尿血的变证 |
| 咳嗽而小便通利或是小便自遗的 | 误发其汗，则会引起四肢厥冷的变证 |

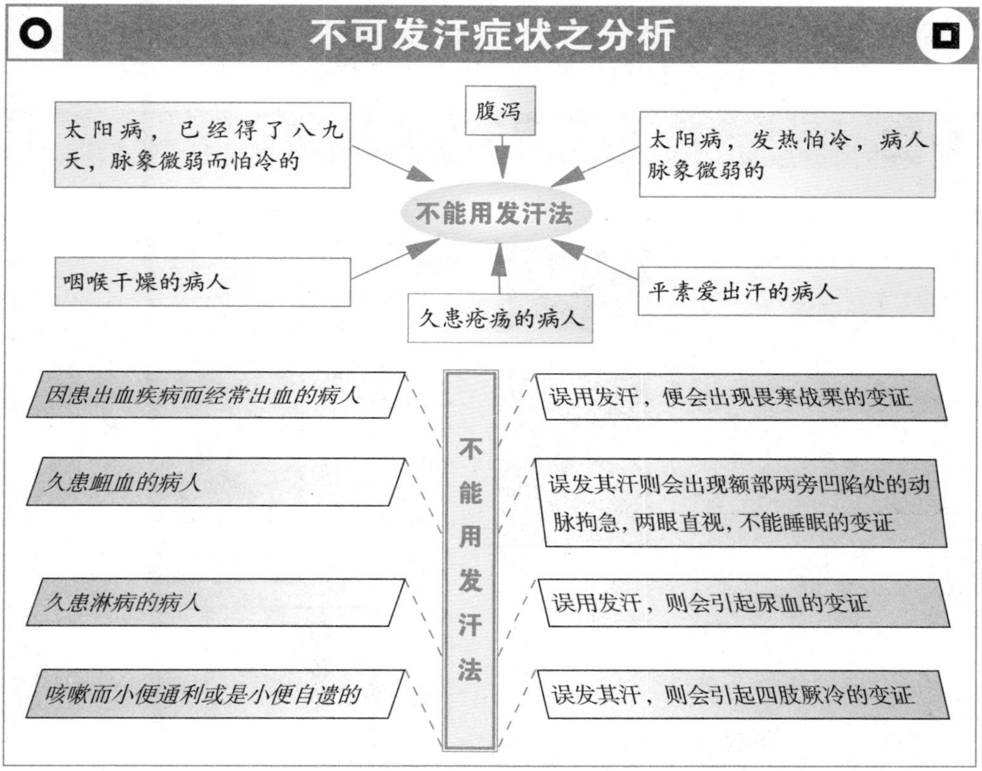

外感病，起病一两日至四五日，假如四肢厥冷伴发热，并且发热在先，四肢厥冷在后的，则属于热厥。其四肢厥冷的程度越严重，则郁闭的邪热就越深重；四肢厥冷的程度轻微，则邪热郁闭也就轻微。热厥应当用清下法治疗，假如反用发汗法治疗，只会使邪热更炽，发生口舌生疮、红肿糜烂的变证。

外感病，脉象弦细，头痛发热的，是证属少阳，少阳病不能用发汗法治疗。

外感病，头痛，像皮毛覆盖身上一样发热，表现像太阳中风证，经常微微出汗，呕吐。假如误用泻下法治疗，则发热更甚，心中烦闷异常，嘈杂似饥；假如用发汗法治疗，便会引起痉证，出现身体强直、难以屈伸的症状；假如误用火熏法，则会导致身体发黄、小便不通，病久就会出现咳嗽唾脓血。

太阳与少阳两经并病，出现头痛项强或者眩晕昏冒，时而心下痞塞硬结，如结胸状的，千万不能发汗。

太阳病，汗出过多，津液损伤，筋脉失养，从而导致痉病。

少阴病，证见咳嗽，腹泻，假如出现谵语的，便是用火治法强迫发汗所导致的变证，病人小便一定难以解出。

少阴病，仅见四肢厥冷和无汗，却强行发汗，势必伤经动血而引起出血，其出血部位难以预测，有的从鼻出，有的从眼睛出，这便叫作下厥上竭，为难治之证。

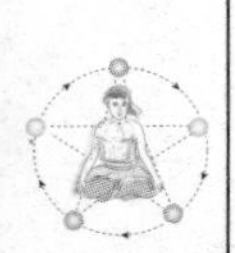



## 发汗法之禁用

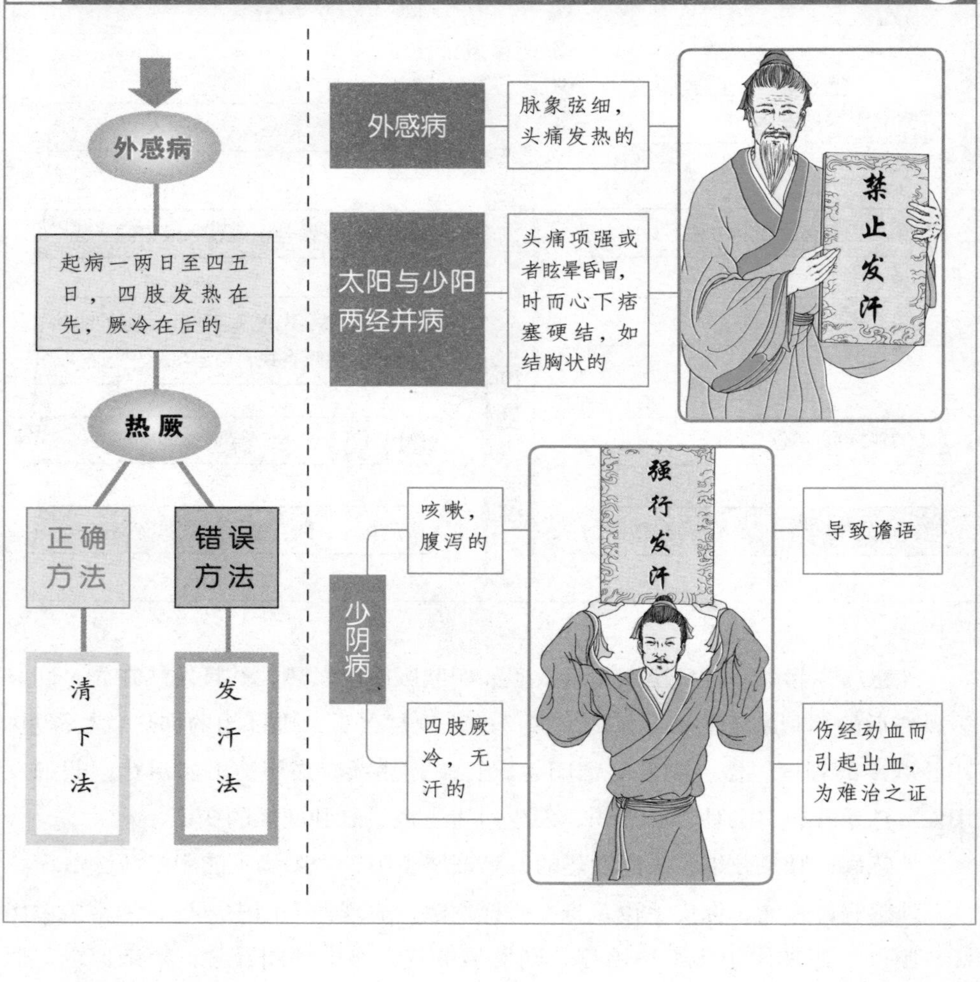

外感病

起病一两日至四五日，四肢发热在先，厥冷在后的

热厥

正确方法：清下法

错误方法：发汗法

外感病 — 脉象弦细，头痛发热的

太阳与少阳两经并病 — 头痛项强或者眩晕昏冒，时而心下痞塞硬结，如结胸状的

禁止发汗

少阴病

咳嗽，腹泻的 — 强行发汗 — 导致谵语

四肢厥冷，无汗的 — 强行发汗 — 伤经动血而引起出血，为难治之证

## 4.辨可发汗病脉证并治：

# 汗法之使用原则

本节主要收集了六经病证中能够发汗的病例，并进行了补充，同时讨论了汗法的使用原则。

### 汗法的使用原则

春夏季节，适宜发汗，这是汗法使用的一般原则。

大凡发汗，最好是让病人手足及全身都有汗，并应微微汗出，维持两个小时左右。不能让病人像流水一样大汗淋漓。假如服药后病不解除的，应当再发汗。假如汗出太多，势必伤阳，阳虚病人虽然有表邪，却也不能再发汗。

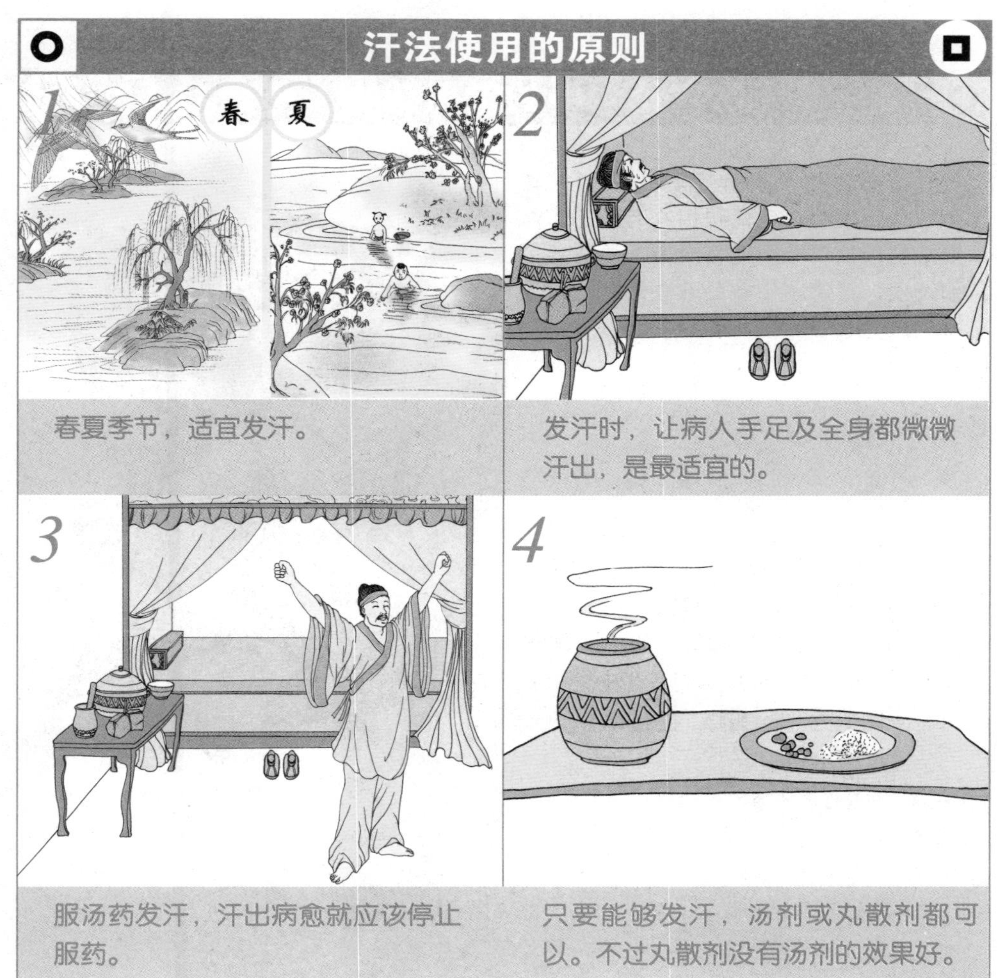

大凡服汤药发汗，汗出病愈就应停止服药，不需要服完一剂药。

凡是论中说可以发汗，如果没有汤剂的，丸散剂也可以使用。无论汤剂还是丸散剂，都以汗出病解为目的，不过丸散剂没有汤剂随证加减效果好。

## 可发汗的各种病例及其证治

太阳病，表证没有解除，发热、怕冷、头痛等证仍在，而见脉浮弱的，则应用解肌发汗法治疗，适宜用桂枝汤。

### 桂枝汤方

**桂枝**三两，去皮 **芍药**三两 **甘草**二两，炙 **生姜**三两，切片 **大枣**十二枚，剖开

**用法**：以上五味药，加水七升，用微火煎煮成三升，去掉药渣，待药汁冷热适当时，服药一升，一日服三次。服药后一会儿，喝热稀粥一大碗，以助药力，并盖棉被约两个小时，取暖保温来帮助发汗。

### 《伤寒论》中的常用药物：芍药

芍药分白芍和赤芍，书中所用皆为白芍。白芍为毛茛科植物芍药的干燥根。夏、秋二季采挖，洗净，除去头尾和细根，置沸水中煮后除去外皮或去皮后再煮，晒干。

【性味与归经】苦、酸，微寒。归肝、脾经。

【功能与主治】养血调经，敛阴止汗，柔肝止痛，平抑肝阳。用于血虚萎黄、月经不调、自汗、盗汗、胁痛、腹痛、四肢挛痛、头痛眩晕。

【用法与用量】6 ~ 15 克。

【注意】不宜与藜芦同用。

【贮藏】置干燥处，防蛀。

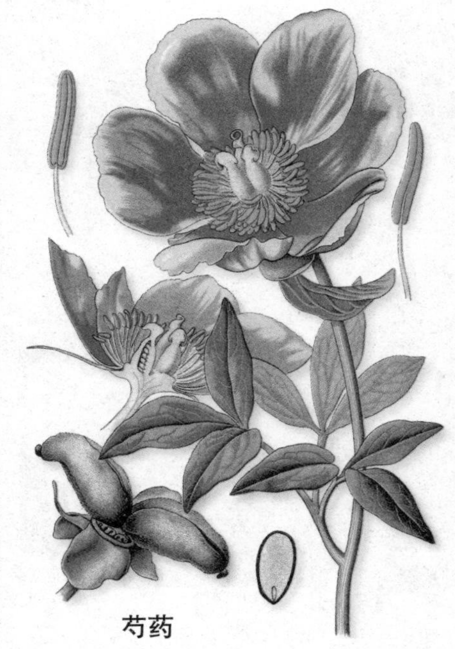

芍药

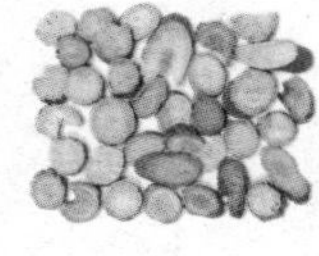

**根** 强五脏，补肾气，治时疾骨热。

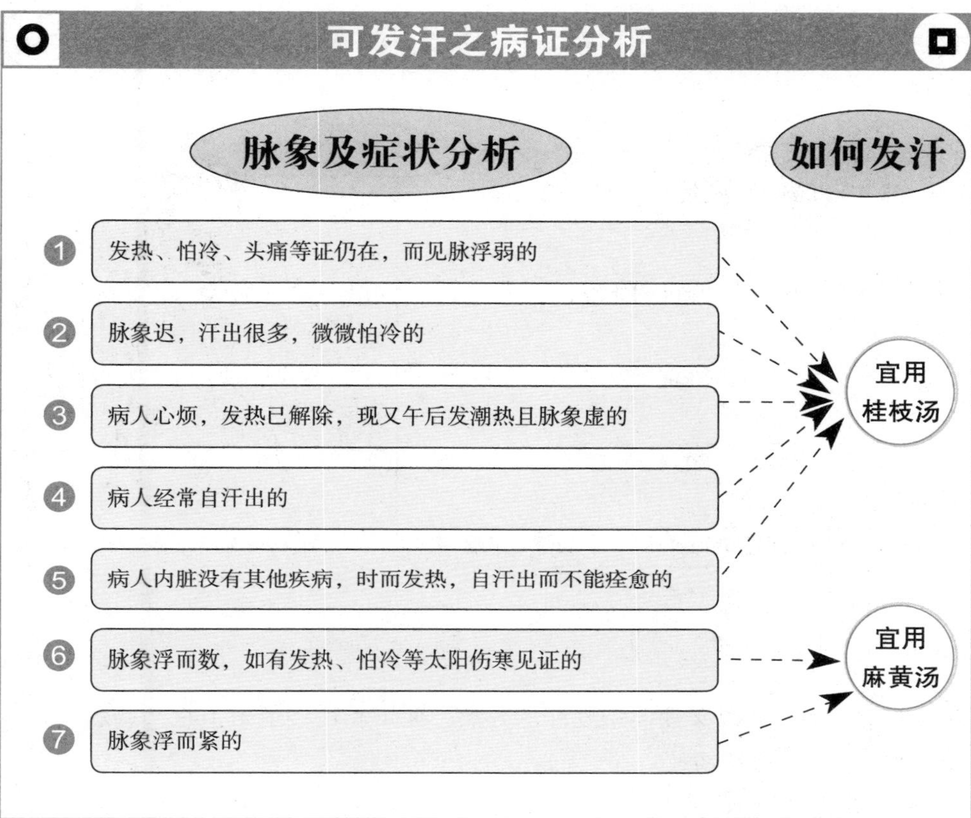


脉象浮而数的，可用发汗法治疗，适宜用桂枝汤。

阳明病，脉象迟，汗出很多，微微怕冷的，这是表证尚未解除，可以发汗，适宜用桂枝汤。

证见脉浮大，询问病人，回答说只有大便硬结。假如使用泻下法，便是严重的治疗错误。这是因为脉浮主表，大便硬为实，证属表里同病，应当用发汗解表，汗出邪散则里自和。

太阳伤寒证，但脉搏不弦紧反而弱，并且出现口渴，便是温病而不是太阳伤寒证。如果误用火攻，火邪内迫，就一定会出现谵语等变证。温病初起脉弱，一般并见发热脉浮，用辛凉发汗解表法治疗，汗出邪散，则疾病可愈。

病人心烦，发热，经过发汗，病已解除，现又出现午后发潮热，好像发疟疾一样的，便是邪传阳明。假如脉象浮虚的，则用发汗法治疗，宜用桂枝汤。

病人经常自汗出，这是卫气不能外固，营阴不能内守，以致营卫失调的缘故。因为营行于脉中，卫行于脉外，卫主卫外，营主营养内守，营卫相互协调

# 太阳表证误下的证治

患了太阳病后，用攻下法治疗，可头痛、项部拘急、怕冷等太阳表证并没有解除，反而引发了气喘

正气受挫，病势有向上向外之机

表邪未解

应当解表、降逆、平喘

可用桂枝汤治疗，并加厚朴、杏仁以降气平喘

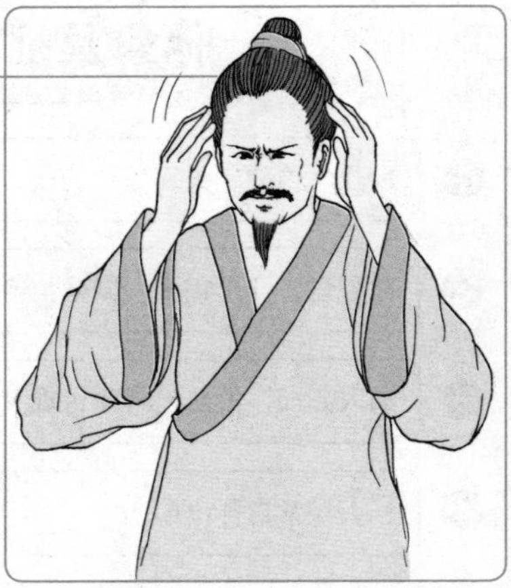

方能健康无病。所以必须使用发汗的方法，使不相协调的营卫重趋调和，则病可痊愈，适宜用桂枝汤。

病人内脏没有其他疾病，时而发热，自汗出而不能痊愈的，即为卫气不和，不能卫外为固的缘故。可在病人发热汗出之前，用桂枝汤发汗，使营卫重趋调和，则病可愈。

脉象浮而紧，脉浮为外感风邪，脉紧为外感寒邪，感受风邪则损伤卫气，感受寒邪则损伤营阴。风寒之邪同时感受，则营卫都发生病变，所以有骨节疼痛、身痛等证，可用发汗解表法治疗，宜用麻黄汤。

**麻黄汤方**

麻黄三两，去节　桂枝二两，去皮　甘草一两，炙　杏仁七十个，去皮尖

**用法：**以上四味药，用水八升，先加入麻黄煎煮，煮去二升水分，除去上面的白沫，再加入其他药物，煎煮成二升五合，去掉药渣，每次温服八合。服药后，盖衣被，取暖保温，以获得微微汗出。药后不需喝热稀粥，其他调养护理方法均同桂枝汤。

太阳表证，没有解除，邪热内入与瘀血互结于下焦膀胱部位，出现有似发狂，少腹拘急硬痛等症状，假如病人能自行下血的，即可痊愈。如果表证还没有解除，尚不能攻里，则应当先解表，可用桂枝汤治疗。

太阳表证，误用攻下法，表证未除，而又出现轻度气喘的，这是因为表邪郁

闭、内迫于肺的缘故，用桂枝加厚朴杏子汤主治。

### 桂枝加厚朴杏子汤方

桂枝三两，去皮 芍药三两 生姜三两，切片 甘草二两，炙 厚朴二两，炙，去皮 杏仁五十枚，去皮尖 大枣十二枚，剖开

**用法：**以上七味药，加水七升，用小火煎煮成三升，去掉药渣，每次温服一升。

太阳伤寒证，脉象浮紧，未使用发汗法治疗，而出现衄血，衄血后表证仍未解的，可以用麻黄汤主治。

阳明病，脉象浮，无汗而气喘的，是太阳表实证仍在，用发汗法即可痊愈，可用麻黄汤。

太阴病，脉象浮的，即为外兼表证未解，可以用发汗法治疗，适宜用桂枝汤。

太阳病，脉象浮紧，无汗，发热，身体疼痛，病情迁延八九天而不除，表证证候仍然存在的，仍应当用发汗法治疗，可用麻黄汤主治。服了麻黄汤以后，病人病情已稍微减轻，出现心中烦躁、闭目懒睁的症状，严重的会出现鼻衄，衄血后，邪气得以外泄，其病才能解除。之所以出现这种情况，是因为邪气郁滞太甚的缘故。

脉象浮的，主病在表，可用发汗法治疗，如见发热、畏寒、身疼痛、无汗等太阳伤寒见证的，适宜用麻黄汤。

外感病，不解大便六七天，头痛发热，可用承气汤泻其在里的实热；如果小便清的，是内无邪热，病不在里，仍然在表，应当用发汗法治疗，可用桂枝汤。如果头痛发热等证持续不解，表示表邪郁滞较甚，可能会出现衄血证。

虚寒腹泻，腹部胀满，身体疼痛的，为表里同病，应该先温里寒，然后再解表邪。温里可用四逆汤，解表可用桂枝汤。

### 四逆汤方

甘草二两，炙 干姜一两半 附子一枚，用生的，去皮，破成八片

**用法：**以上三味药，用水三升，煎煮成一升二合，去掉药渣，分两次温服。身体强壮的人可以用大的附子一枚，干姜三两。

使用泻下法，大便转正常，身体疼痛仍未去的，应该先治疗表证，宜用桂枝汤。

太阳病只要出现头痛、发热、汗出、畏风的，便可以用桂枝汤主治。

太阳中风证，卫阳抗邪而浮盛于外，营阴不能内守而弱于内，卫阳浮盛于外就发热，营阴不能内守则汗自出，病人畏缩怕冷，瑟瑟畏风，像皮毛覆盖身上一样发热，鼻塞气息不利，干呕的，应当用桂枝汤主治。

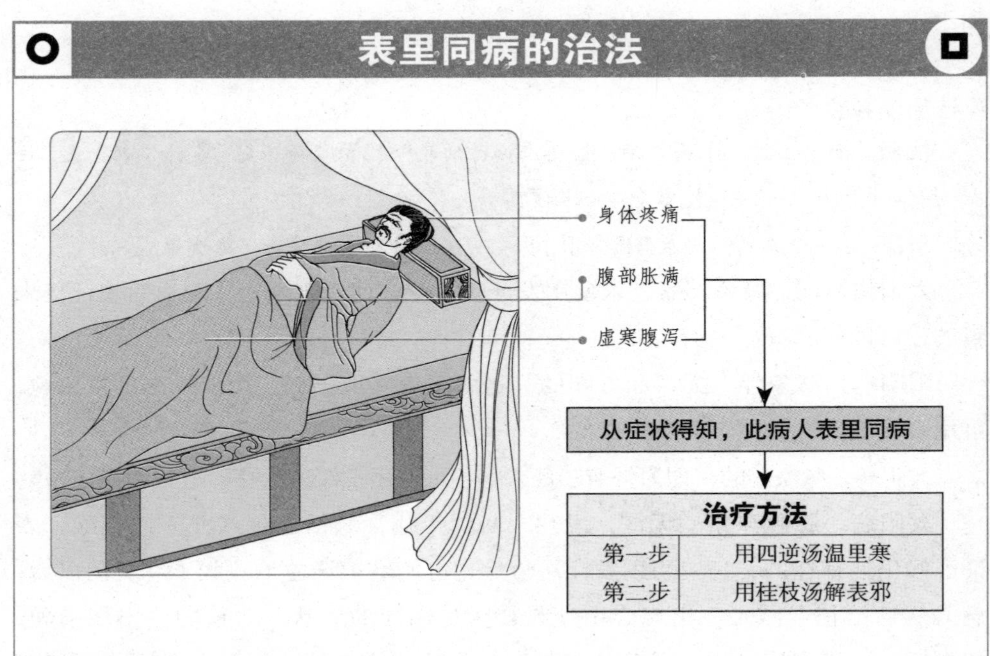


太阳表证，发热汗出的，便是卫气浮盛于外与邪相争，卫外失固，营阴不能内守所致，治疗宜驱风散邪，适宜用桂枝汤。

太阳病，误用了泻下药之后，病人自觉胸中有气逆上冲感觉的，可以用桂枝汤治疗。

太阳病，服了一遍桂枝汤，假如表证不解，反而增添了烦闷不安的感觉，便是邪气郁滞太甚所致。治疗应当先针刺风池、风府，以疏经泻邪，然后再给予桂枝汤即可痊愈。

用烧针的方法强使病人出汗，致心阳损伤、下寒上逆，就一定会发作奔豚，出现气从少腹上冲心胸、时作时止的症状。同时，由于针刺的部位被寒邪侵袭，肿起红包块。在治疗上，可内服汤药，用桂枝加桂汤，外用灸法，在肿起的包块上各灸一艾炷。

**桂枝加桂汤方**

桂枝五两，去皮　甘草二两，炙　大枣十二枚，剖开　芍药三两　生姜三两，切片

**用法：**以上五味药，加水七升，煎煮成三升，去掉药渣，每次温服一升。旧本说：现用桂枝汤加桂枝达到五两，加桂枝的原因，是因为桂枝能降奔豚气。

太阳病，项背部拘紧不柔和，俯仰不能自如，本应当无汗，反而出现汗出、怕风等太阳中风证的，用桂枝加葛根汤主治。

**桂枝加葛根汤方**

葛根四两 麻黄三两，去节 甘草二两，炙 芍药三两 桂枝二两 生姜三两 大枣十二枚，剖开

**用法：**以上七味药，用水十升，先加入麻黄、葛根煎煮，煮去水分二升，除去上面的白沫，再加入其他药物，共煎煮成三升，去掉药渣，每次温服一升。服药后盖棉被取暖保温以助发汗，使病人遍身微微汗出为度。除服药后不需喝热粥外，其余的调养护理方法及服药禁忌均同桂枝汤。

太阳病，项背部拘紧不柔和，俯仰不能自如，无汗畏风的，用葛根汤主治。

太阳与阳明两经同时感受外邪而发病，证见发热、怕冷、头痛无汗等表证，又见腹泻而不呕吐的，用葛根汤主治。

太阳与阳明两经同时感受外邪而发病，证见发热、怕冷、头痛、无汗等表证，又见呕吐而不腹泻，用葛根加半夏汤主治。

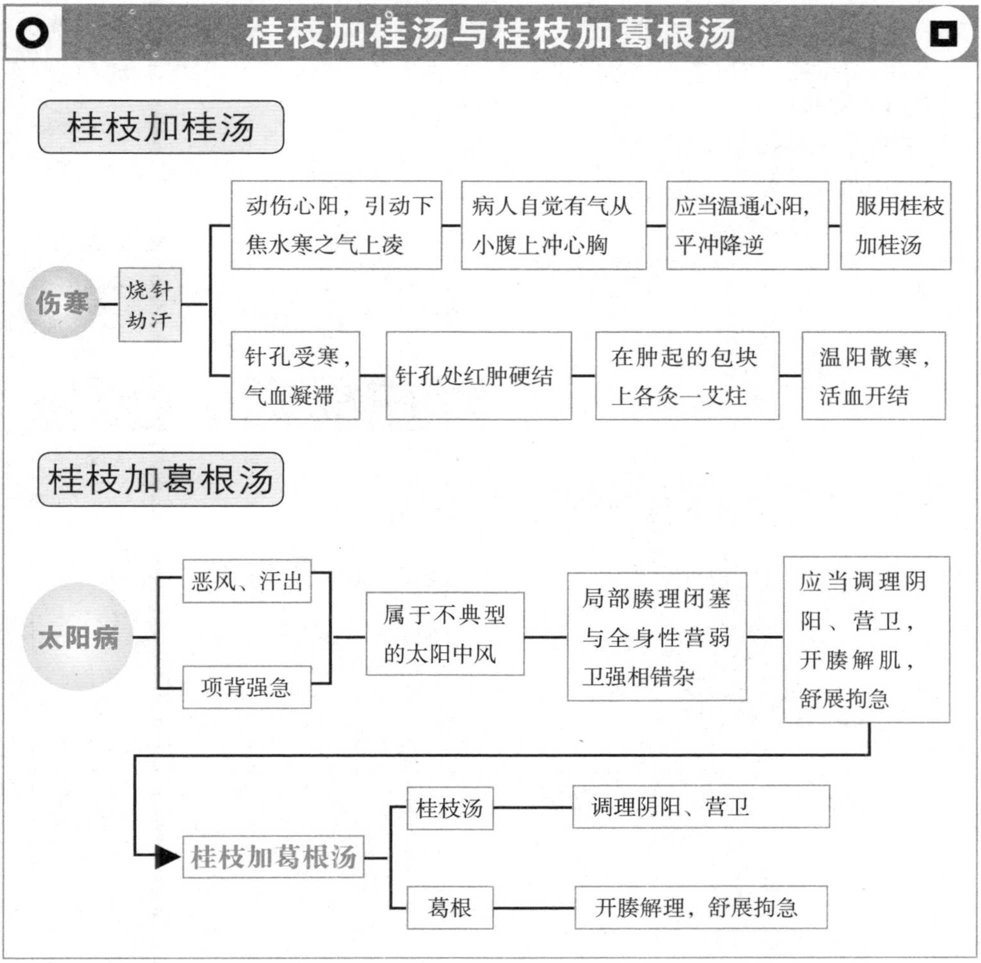

**桂枝加桂汤与桂枝加葛根汤**

**桂枝加桂汤**

伤寒 — 烧针劫汗
- 动伤心阳，引动下焦水寒之气上凌 — 病人自觉有气从小腹上冲心胸 — 应当温通心阳，平冲降逆 — 服用桂枝加桂汤
- 针孔受寒，气血凝滞 — 针孔处红肿硬结 — 在肿起的包块上各灸一艾炷 — 温阳散寒，活血开结

**桂枝加葛根汤**

太阳病 — 恶风、汗出；项背强急 — 属于不典型的太阳中风 — 局部腠理闭塞与全身性营弱卫强相错杂 — 应当调理阴阳、营卫，开腠解肌，舒展拘急 — 桂枝加葛根汤
- 桂枝汤 — 调理阴阳、营卫
- 葛根 — 开腠解理，舒展拘急

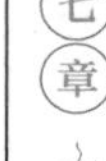
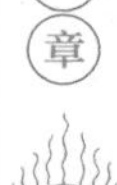

**葛根加半夏汤方**

葛根四两　半夏半升，用水洗　大枣十二枚，剖开　桂枝二两，去皮　芍药二两　甘草二两，炙　麻黄三两，去节　生姜三两

**用法：**以上八味药，用水十升，先加入麻黄、葛根煎煮，煮去二升水分，除去上面的白沫，再加入其他药物，煎煮成三升，去掉药渣，每次温服一升。服药后盖衣被取暖保温，使之微微汗出。

太阳病，证属桂枝汤证，本当用汗法，医生却反而用下法，导致腹泻不止，脉象急促、短促的，是表证尚未解除的表现，如果出现气喘、汗出等内热证的，用葛根黄芩黄连汤主治。

## 两经同时受邪之治疗

太阳与阳明同时感受外邪而发病

- 出现发热、怕冷、头痛无汗等表证，同时腹泻却不呕吐的——用葛根汤治疗
- 出现发热、怕冷、头痛、无汗等表证，同时呕吐却不腹泻的——用葛根加半夏汤治疗
- 出现气喘而胸部胀闷的——用麻黄汤发汗解表

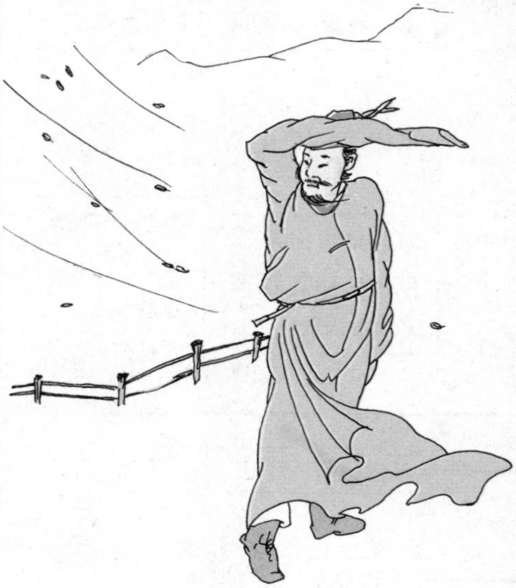

| 葛根加半夏汤 | | |
|---|---|---|
| 配方 | 用量 | 功效 |
| 葛根 | 四两 | 解肌生津 |
| 半夏 | 半升（水洗） | 降逆下气 |
| 大枣 | 十二枚(剖开) | 味甘补中 |
| 桂枝 | 二两（去皮） | 发汗补肌 |
| 芍药 | 二两 | 性寒益阴 |
| 甘草 | 二两（炙） | 味甘主和 |
| 麻黄 | 三两（去节） | 开腠发汗 |
| 生姜 | 三两（切片） | 味辛主散 |

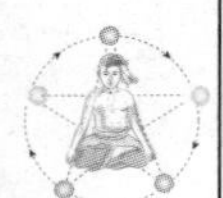

## 葛根黄芩黄连汤方

葛根八两 黄连三两 黄芩三两 甘草二两，炙

**用法：**以上四味药，用水八升，先加入葛根煎煮，煮去二升水分，再加入其他药物，煎煮成二升，去掉药渣，分两次温服。

太阳病，头痛，发热，身体疼痛，腰痛，关节疼痛，怕风，无汗而气喘，脉浮紧的，属太阳伤寒证，用麻黄汤主治。

太阳与阳明同时感受外邪而发病，出现气喘而胸部胀闷的，表明表邪郁闭较甚，病情偏重于表，不可攻下，宜用麻黄汤发汗解表。

太阳病，感受风邪脉象浮紧，发热，怕冷，身体疼痛，周身无汗，心中烦躁不安的，是太阳伤寒兼有郁热证，用大青龙汤主治。如果脉象微弱、汗出怕风的，属于表里俱虚证，不能服大青龙汤。如果误服，就会大汗亡阳，出现四肢冰冷，全身筋肉跳动，这就是误治的变证。

## 大青龙汤方

麻黄六两，去节 桂枝二两，去皮 杏仁四十枚，去掉皮尖 甘草二两，炙 石膏，鸡蛋大一块，打碎 生姜三两，切片 大枣十二枚，剖开

**用法：**以上七味药，用水九升，先加入麻黄煎煮，煮去二升水分，除去上面的白沫，再加入其他药物煎煮成三升，去掉药渣，每次温服一升，以获得微微汗出。如果服药后汗出过多的，用米粉炒温外扑以止汗。假如服一遍药汗出的，可以停服第二、第三遍药，倘若继续服用，就会出汗太多，阳气外亡，导致阳虚，出现怕风、烦躁不安、不能睡眠等证。

阳明中风，脉象弦浮而大，全腹胀满，两胁及心下疼痛，按压很久而气仍不畅通，鼻中干燥，无汗，嗜睡，全身肌肤及目都发黄，小便解出困难，发潮热，呃逆不断，耳前后部肿胀。证属三阳合病，治疗当先用针刺法以泻里热。刺后里热得泻，病情稍减，而太阳、少阳证未除，病经过了十天，脉象弦浮的，可给予小柴胡汤以解少阳之邪。服小柴胡汤后少阳证已解，只见脉象浮等表证，无其他经见证的，可给予麻黄汤治疗。

## 小柴胡汤方

柴胡八两 黄芩三两 人参三两 甘草三两，炙 生姜三两，切片 半夏八两，用水洗 大枣十二枚，剖开

**用法：**以上七味药，加水十二升，煮至六升，去掉药渣，再煎煮成三升，每次温服一升，一日服三次。

太阳表证，已经过了十天，假如脉象由浮紧转浮细，总想睡眠的，是表证

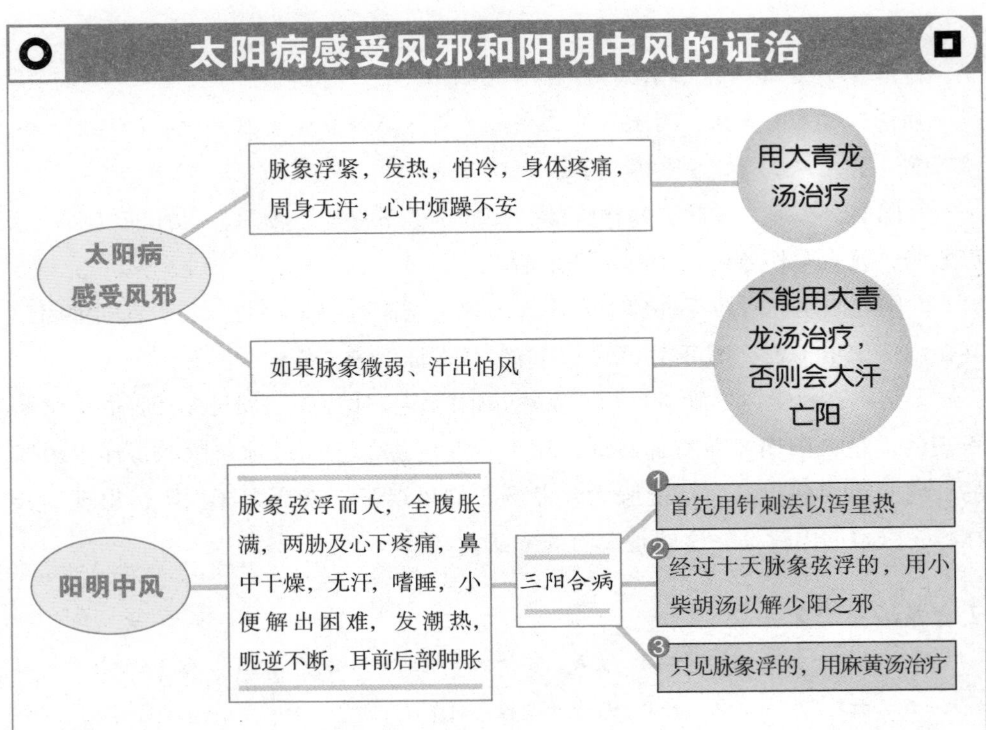


已经解除的征象；假如出现胸胁满闷疼痛的，是病转少阳，可用小柴胡汤治疗；假如仅见脉浮等表证的，是病仍在太阳，可用麻黄汤治疗。

外感风寒之邪，证见脉象浮缓，身体不疼痛，仅感沉重，偶有减轻，假如有发热、怕冷、无汗、烦躁等主证，而又无少阴阳衰阴盛征象的，可以用大青龙汤发汗解表兼以清里。

外感病，太阳表证未解，而又水饮停聚，出现发热、怕冷、咳嗽、干呕，或见口渴与腹泻，或见咽喉梗塞不畅与小便不通畅、小腹部胀满，或见气喘的，用小青龙汤主治。

外感病，表证未解，水饮停聚，证见咳嗽、气喘、发热、怕冷、口不渴的，可用小青龙汤主治。如果服小青龙汤后口渴的，是外寒得去，内饮得化，病情将要解除的征象。

外感风寒之邪，经过五六天，出现发热怕冷交替出现，胸胁满闷不舒，表情沉默，不思饮食，心中烦躁，总想呕吐，或者出现胸中烦闷而不作呕，或者口渴，或者腹中疼痛，或者胁下痞胀硬结，或者心慌、小便不通畅，或者口不渴、身体稍有发热，或者咳嗽的，为邪入少阳，用小柴胡汤主治。

外感病第四五天，身体发热，怕风，颈项拘急不舒，胁下胀满，手足温暖而又

# 《伤寒论》中的常用药物：细辛

细辛为马兜铃科植物北细辛、汉城细辛或华细辛的干燥根和根茎。前二种习称“辽细辛”。夏季果熟期或初秋采挖，除净地上部分和泥沙，阴干。常见于茂密的森林中，生于灌木丛中，腐殖层下，或其他阴暗潮湿的地方。

【性味与归经】辛，温。归心、肺、肾经。

【功能与主治】解表散寒，祛风止痛，通窍，温肺化饮。用于风寒感冒、头痛、牙痛、鼻塞流涕、鼻鼽、鼻渊、风湿痹痛、痰饮喘咳。

【用法与用量】1 ~ 3 克。散剂每次服 0.5 ~ 1 克。外用适量。

【注意】不宜与藜芦同用。

【贮藏】置阴凉干燥处。

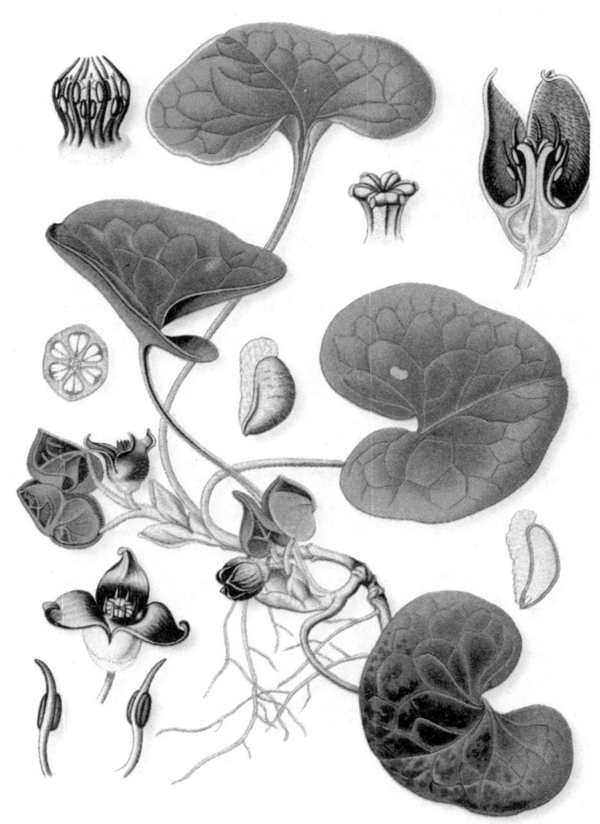

细辛

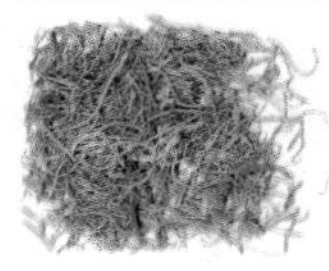

**根** 主逆上气，头痛脑动，百节拘挛，风湿痹痛死肌。久服明目利九窍，轻身长年。

口渴的，属三阳合病之证，用小柴胡汤主治。

外感病第六七天，发热，微微怕冷，四肢关节疼痛，微微作呕，胸脘部满闷如物支撑结聚，表证还未解除的，用柴胡桂枝汤主治。

### 柴胡桂枝汤方

柴胡四两 黄芩一两半 人参一两半 桂枝一两半，去皮 生姜一两半，切片 半夏二合半，用水洗 芍药一两半 大枣六枚，剖开 甘草一两，炙

**用法：** 以上九味药，用水七升，煎煮成三升，去掉药渣，每次温服一升。旧本说：用人参汤加半夏、柴胡、黄芩，取人参一半的量，煎服方法同桂枝汤，又同柴胡汤。

少阴病，得病两三天，既有发热等表证，又有少阴阳虚证，用麻黄附子甘草汤温阳微汗解表。由于病了才两三天，尚无吐、利等里证，因此用温阳微汗解表法。

### 麻黄附子甘草汤方

麻黄二两，去节 甘草二两，炙 附子一枚，炮，去皮，破成八片

**用法：** 以上三味药，用水七升，先加入麻黄煎煮一二滚，除去上面的白沫，再加入其他药物，煎煮至三升，去掉药渣，每次温服一升，一日服三次。

脉象浮，轻微发热，怕冷，小便不通畅，口干饮水而不止，是太阳蓄水证，用五苓散主治。

### 五苓散方

猪苓十八铢，去皮 茯苓十八铢 白术十八铢 泽泻一两六铢 桂枝半两，去皮

**用法：** 以上五味药，捣成细末状，做成散剂，每次用白米汤冲服一方寸匕，一天服三次。并要多喝温开水，让病人出汗，就可痊愈。

## 可发汗病的治疗方法

| 症状 | 方剂 |
| --- | --- |
| 太阳病脉浮而弱 | 桂枝汤 |
| 脉浮而紧荣卫俱病，骨节疼痛 | 麻黄汤 |
| 太阳病下后微喘 | 桂枝加厚朴杏子汤 |
| 阳明病脉浮，无汗而喘 | 麻黄汤 |
| 太阳中风阳浮而阴弱，恶寒恶风，鼻鸣干呕 | 桂枝汤 |
| 太阳病汗出恶风 | 桂枝加葛根汤 |
| 太阳与阳明合病，下利，不呕 | 葛根汤 |
| 太阳与阳明合病，不下利，但呕 | 葛根加半夏汤 |
| 太阳病头痛，腰及骨节疼痛，发热恶风，无汗而喘 | 麻黄汤 |

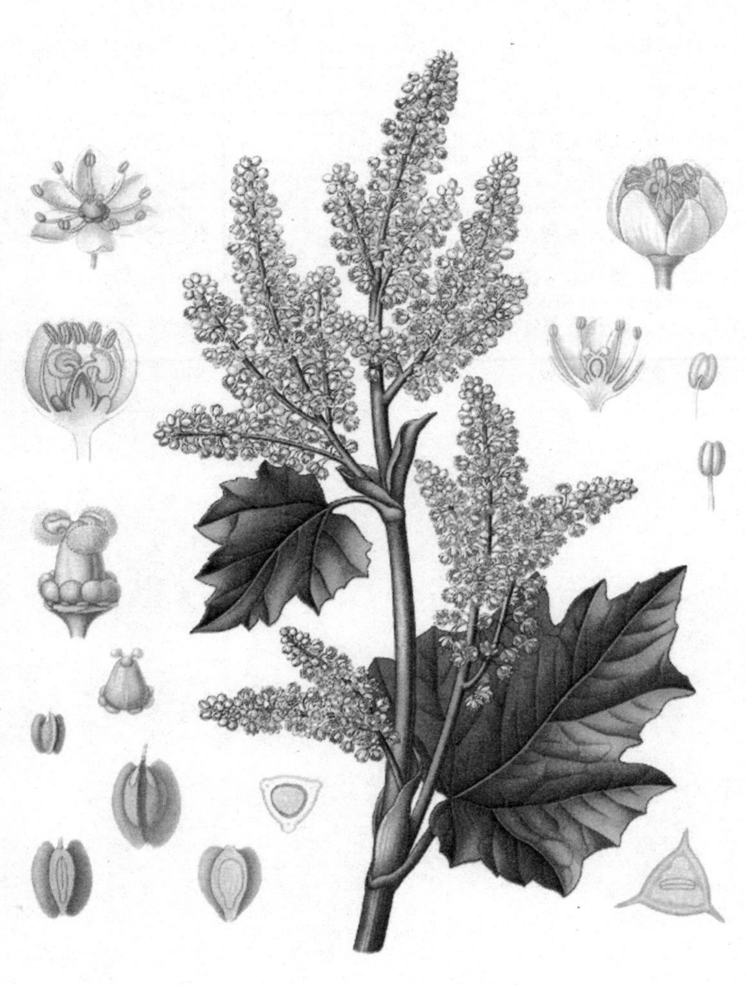

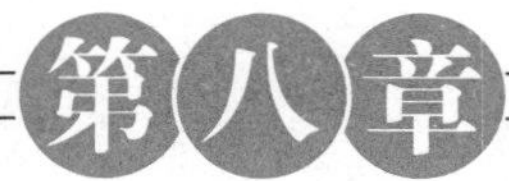


# 吐法的应用：

# 辨可吐与不可吐

本章主要论述发汗、可吐与不可吐的使用原则，这三种方法都是治疗伤寒的重要方法，该发汗的时候不发汗或发汗不彻底，都会使人烦躁不安，脉象硬涩。吐法是中医八种主要治疗方法之一，对一些疾病有特殊的疗效。

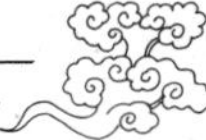

# 1.辨发汗后病脉证并治：

# 发汗后之疾病治疗

本节主要介绍了六经病经过发汗的方法后，出现的一系列症状以及该采用何种方法进行证治。

## 概述发汗后的疾病治疗

太阳与阳明并病，是在太阳病初起的时候，因发汗太轻，汗出不透彻，邪未尽解，内迫于里，邪气由太阳转属阳明，于是出现微微汗出，不怕冷的症状。假如二阳并病而太阳表证未解的，不能用泻下法治疗，误用攻下，就会引起变证，这种情况可以用轻微发汗法治疗。假如病人出现满面通红的，便是邪气郁

### 太阳与阳明并病之治疗

| 病证 | 表现 | 治疗 |
| --- | --- | --- |
| 太阳与阳明并病 | 太阳表证未解的，不能攻下，误用则会引起变证 | 宜用轻微发汗法治疗 |
| | 病人满面通红，便是邪气郁滞在肌表 | 宜用发汗法及熏蒸法治疗 |
| | 发汗太轻，汗出不透，导致烦躁不安，全身难受的 | 再行发汗即可治愈 |

### 重复发汗致耳聋

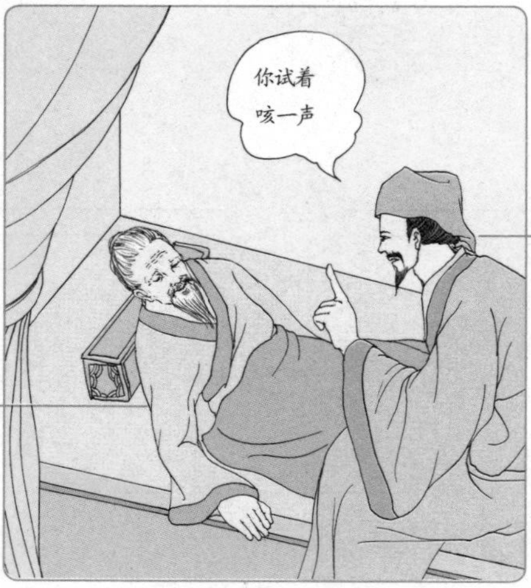

医生的误治——重复发汗，导致病人正气虚损，从而耳聋。

病人毫无反应，是因为耳聋，听不见。

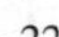

滞在肌表，应当用发汗法及熏蒸法治疗。如果太阳病发汗太轻，汗出不透，本应当汗出却不能汗出，邪热郁滞而不能外泄，病人就会出现烦躁不安，短气，全身难受，不可名状，不知痛处，一时腹中疼痛，一时四肢疼痛，触按不到确切疼痛的部位，这都是汗出不透彻、邪气郁滞所致，应当再行发汗，汗解邪散，就可以治愈。如何知道是汗出不透彻导致的呢？这是由于病人脉象涩，为邪气郁滞在表之象，所以是汗出不透彻导致的。

在诊脉前，看到病人双手交叉于心胸部位，假如医生叫病人咳嗽，病人却无反应的，这一定是病人耳聋的缘故。之所以这样，是因为重复发汗，损伤心肾阳气所致。

发过汗以后，饮冷水太多，冷饮伤肺，势必会引起气喘；用冷水洗浴，寒邪内迫，也会出现气喘。

发汗以后，出现水和药都不能入口下咽的，便是误治的变证。一旦再进行发汗，就会出现呕吐、腹泻不止的见证。

阳明病，本来就自汗出，医生又重复发汗，疾病虽然得以解除，但还微感心烦不舒适的，定是大便干结坚硬的缘故。大便之所以干燥，是由于汗出过多，损伤津液，津液亏乏，肠中干燥所致。此时，应当询问病人一天解几次小便，假如原来为一天三四次，现在只有两次，就可以推知大便不久将要解出。究其原因，是因小便次数较原来减少，津液应当还于肠中，肠中津液势必增加，硬便得以濡润，则大便会很快解出。

发汗太多，或重复发汗，阳气大伤，出现谵语，脉象短的，属于死候；假如脉不短而尚平和的，不属死候。

伤寒病发汗以后，出现全身及两目发黄，这是因为发汗太过，损伤中阳，寒湿郁滞在里不解的缘故，治疗应当温化寒湿，不可用攻下法。

病人素有内寒，不能用发汗法。一旦反发其汗，就会使胃中虚寒更甚，出现呕吐蛔虫的症状。

## 诸病发汗后的证治

太阳病发汗太多，导致汗出淋漓不止，病人怕冷，小便短少，四肢微感拘急疼痛，屈伸困难。如果头痛、发热等表证仍然存在的，可用桂枝加附子汤主治。

### 桂枝加附子汤方

桂枝三两，去皮　芍药三两　甘草二两，炙　生姜三两，切片　大枣十二枚，剖开　附子一枚，炮制，去皮，破成八片

**用法：**以上六味药，加水七升，煎煮成三升，去掉药渣，每次温服一升。旧本说：现用桂枝汤加入附子，其调养护理的方法同前。

太阳病，服了一遍桂枝汤，假如表证不解，反而增添了烦闷不安的感觉，便是邪气郁滞太甚所致。治疗应当先针刺风池穴和风府穴，以疏经泻邪，然后再给予桂枝汤即可痊愈。

### 桂枝汤方

**桂枝**三两，去皮 **芍药**三两 **生姜**三两，切片 **甘草**二两，炙 **大枣**十二枚，剖开

**用法：**以上五味药，加水七升，用微火煎煮成三升，去掉药渣，待药汁冷热适当时，服药一升，一日服三次。服药后一会儿，喝热稀粥一大碗，以助药力。

服桂枝汤发汗，汗不遵法，出现大汗出，脉象洪大，而发热、怕冷、头痛等表证仍然存在的，为病仍在表，应继续用桂枝汤治疗，服药方法同前。如果病人发热怕冷，发热的时间长，怕冷的时间短，好像发疟疾一样，一天发作两次的，用小发汗法就能治愈，适宜用桂枝二麻黄一汤。

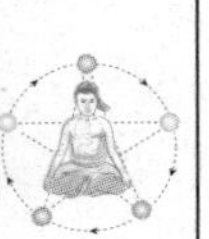

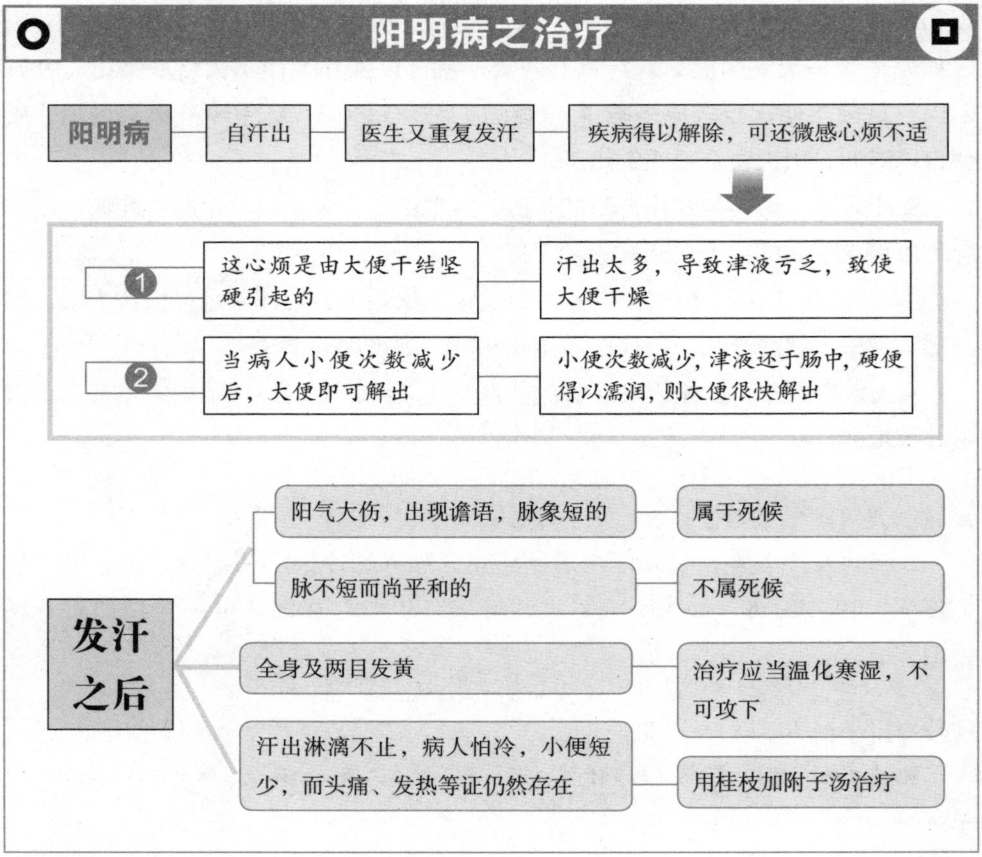

## 阳明病之治疗

阳明病 — 自汗出 — 医生又重复发汗 — 疾病得以解除，可还微感心烦不适

1. 这心烦是由大便干结坚硬引起的 — 汗出太多，导致津液亏乏，致使大便干燥
2. 当病人小便次数减少后，大便即可解出 — 小便次数减少，津液还于肠中，硬便得以濡润，则大便很快解出

**发汗之后**

- 阳气大伤，出现谵语，脉象短的 — 属于死候
- 脉不短而尚平和的 — 不属死候
- 全身及两目发黄 — 治疗应当温化寒湿，不可攻下
- 汗出淋漓不止，病人怕冷，小便短少，而头痛、发热等证仍然存在 — 用桂枝加附子汤治疗

### 桂枝二麻黄一汤方

桂枝一两十七铢，去皮 芍药一两六铢 麻黄十六铢，去节 生姜一两六铢，切片 杏仁十六个，去皮尖 甘草一两二铢，炙 大枣五枚，剖开

**用法：**以上七味药，用水五升，先加入麻黄，煮开一二滚，除去上面的白沫，再加入其他药物，煎煮成二升，去掉药渣，每次温服一升，一日服两次。旧本说：取桂枝汤两份，麻黄汤一份，混合成二升，分两次服。调养护理方法同前。

太阳中风证，服了桂枝汤后，汗出得很多，病人出现心烦，口渴很厉害，饮水不能缓解，脉象洪大的，便是邪传阳明，热盛而津伤，用白虎加人参汤主治。

### 白虎加人参汤方

知母六两 石膏一斤，打碎，用布包 甘草二两，炙 粳米六合 人参三两

**用法：**以上五味药，加水十升煎煮，待粳米煮熟，去掉药渣，每次温服一升，一天服三次。

伤寒病，证见脉浮、自汗出、小便频数、心烦、轻微怕冷，两小腿肚拘急疼痛、难以屈伸的，是太阳中风兼阳虚阴亏证，治当扶阳解表，反而单用桂枝汤来解表，这是错误的治法。服药后就出现了四肢冰冷、咽喉干燥、烦躁不安、呕吐等症状，是误治导致阴阳两虚。治疗应该先给予甘草干姜汤，来复阳气，如果服了甘草干姜汤后四肢厥冷转愈而见两腿温暖的，说明阳气已复。然后，再给予芍药甘草汤来复阴，阴液恢复，病人两小腿肚拘急疼痛解除，两腿即可自由伸展。假如误汗伤津，致肠胃燥实而气机不调和，出现谵言妄语等见证的，可以少量调胃承气汤治疗。如果反复发汗，再加上用烧针强迫发汗，汗多亡阳，

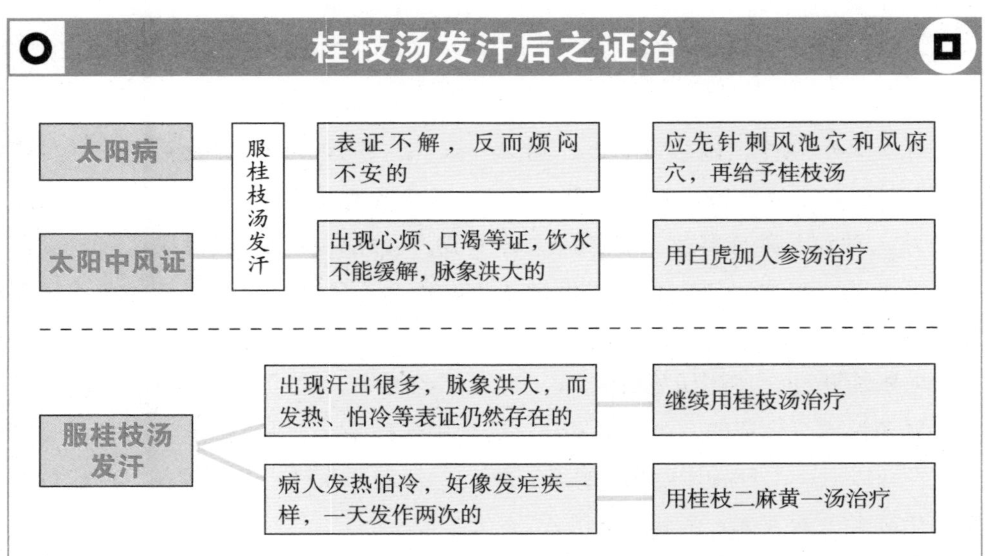




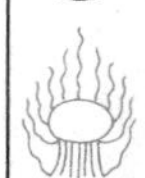

导致少阴阳衰的，应当用四逆汤主治。

### 甘草干姜汤方

甘草四两，炙　干姜二两

**用法：**以上二味药，用水三升，煎至一升五合，去掉药渣，分两次温服。

### 芍药甘草汤方

白芍药　甘草各四两，炙

**用法：**以上二味药，加水三升煎煮，煮至一升五合，去掉药渣，分两次温服。

### 调胃承气汤方

大黄四两，去皮，用陈米酒洗　甘草二两，炙　芒硝半升

**用法：**以上三味药，用水三升，先加入大黄、甘草，煎煮成一升，去掉药渣，再加入芒硝，然后放在火上稍煮至开即成，每次温服少量。

### 四逆汤方

甘草二两，炙　干姜一两半　附子一枚，用生的，去皮，破成八片

**用法：**以上三味药，用水三升，煎煮成一升二合，去掉药渣，分两次温服。身体强壮的人可以用大的附子一枚，干姜三两。

太阳病，脉象浮紧，无汗，发热，身体疼痛，病情迁延八九天而不除，表证证候仍然存在的，仍应当用发汗法治疗，可用麻黄汤主治。服了麻黄汤以后，病人病情已稍微减轻，出现心中烦躁、闭目懒睁的症状，严重的会出现鼻衄，衄血后，邪气得以外泄，其病才能解除。之所以出现这种情况，是因为邪气郁滞太甚的缘故。

### 麻黄汤方

麻黄三两，去节　桂枝二两，去皮　甘草一两，炙　杏仁七十个，去皮尖

**用法：**以上四味药，用水九升，先加入麻黄煎煮，煮去二升水分，除去上面的白沫，再加入其他药物，煎煮成二升五合，去掉药渣，每次温服八合。服药后，盖衣被，取暖保温，以获得微微汗出。药后不需喝热稀粥，其他调养护理方法均同桂枝汤。

太阳伤寒证，使用了发汗法后，病证已经解除。过了半天，病人又出现发热、脉象浮数等表证的，可以再发汗，适合用桂枝汤。

发汗以后，出现身体疼痛、脉象沉迟的，是发汗太过，营气损伤，用桂枝加芍药生姜各一两人参三两新加汤治疗。

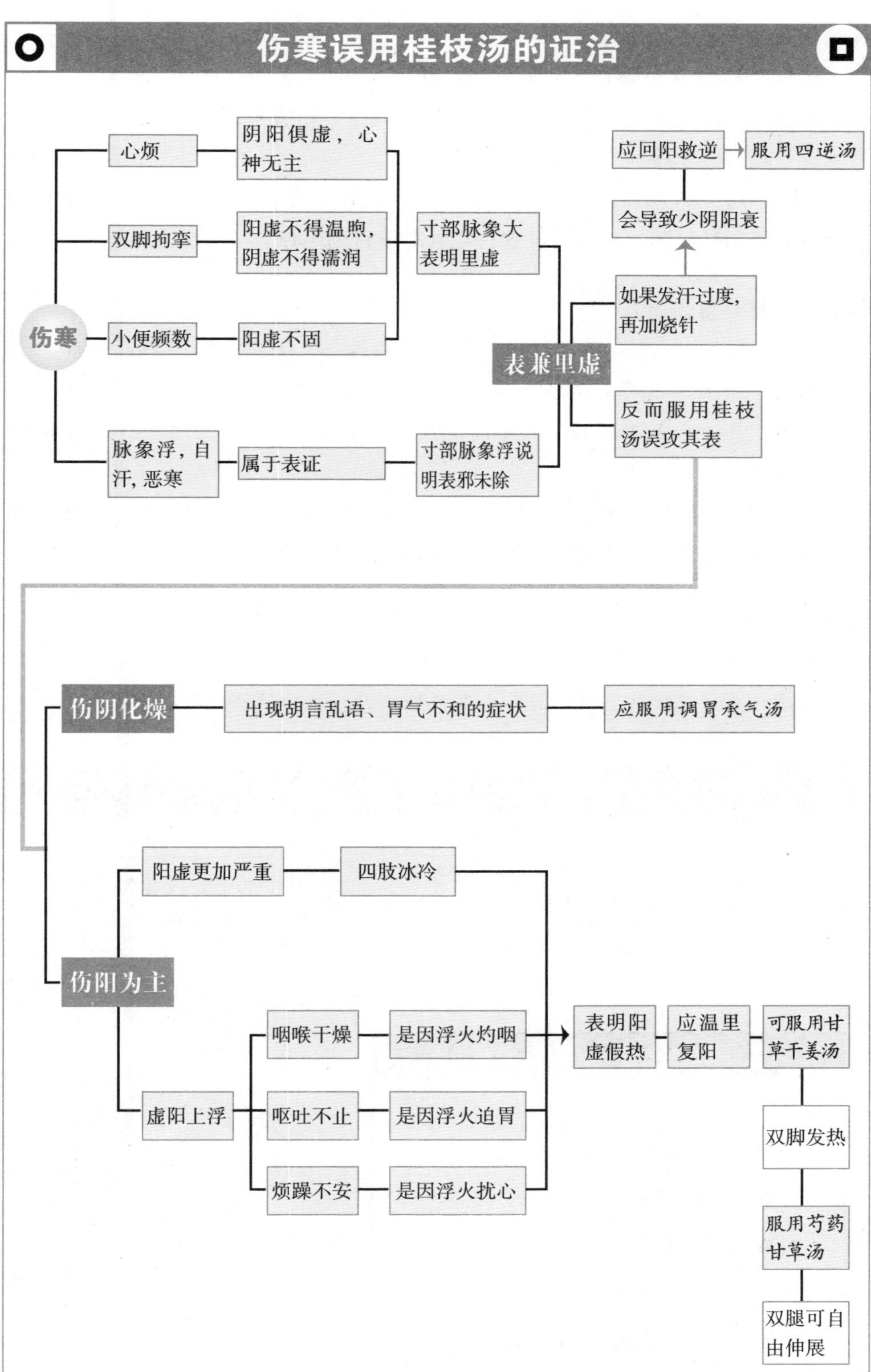
伤寒误用桂枝汤的证治
伤寒
心烦
阴阳俱虚，心神无主
双脚拘挛
阳虚不得温煦，阴虚不得濡润
小便频数
阳虚不固
寸部脉象大表明里虚
脉象浮，自汗，恶寒
属于表证
寸部脉象浮说明表邪未除
表兼里虚
如果发汗过度，再加烧针
会导致少阴阳衰
应回阳救逆
服用四逆汤
反而服用桂枝汤误攻其表
伤阴化燥
出现胡言乱语、胃气不和的症状
应服用调胃承气汤
伤阳为主
阳虚更加严重
四肢冰冷
虚阳上浮
咽喉干燥
是因浮火灼咽
呕吐不止
是因浮火迫胃
烦躁不安
是因浮火扰心
表明阳虚假热
应温里复阳
可服用甘草干姜汤
双脚发热
服用芍药甘草汤
双腿可自由伸展

### 桂枝加芍药生姜各一两人参三两新加汤方

桂枝三两，去皮　芍药四两　生姜四两　甘草二两，炙　人参三两　大枣十二枚，剖开

**用法：**以上六味药，用水十二升，煎煮成三升，去掉药渣，每次温服一升。旧本说：现用桂枝汤加芍药、生姜和人参。

发汗以后，出现汗出、气喘，而怕冷、头痛等表证已无的，为热邪壅肺所致，不能再用桂枝汤，可以用麻黄杏仁甘草石膏汤治疗。

### 麻黄杏仁甘草石膏汤方

麻黄四两，去节　杏仁五十个，去皮尖　甘草二两，炙　石膏八两，打碎，用布包

**用法：**以上四味药，用水七升，先加入麻黄煎煮，煮去二升水分，除去上面的白沫，再加入其他各药，煎煮成二升，去掉药渣，每次温服一升。旧本说：服一黄耳杯。

发汗太甚，汗出太多，致心阳虚弱，病人出现双手交叉于心胸部位，心慌不宁，须用手按捺方感舒适的，用桂枝甘草汤主治。

### 桂枝甘草汤方

桂枝二两，去皮　甘草二两，炙

**用法：**以上二味药，用水三升，煎煮成一升，去掉药渣，一次服下。

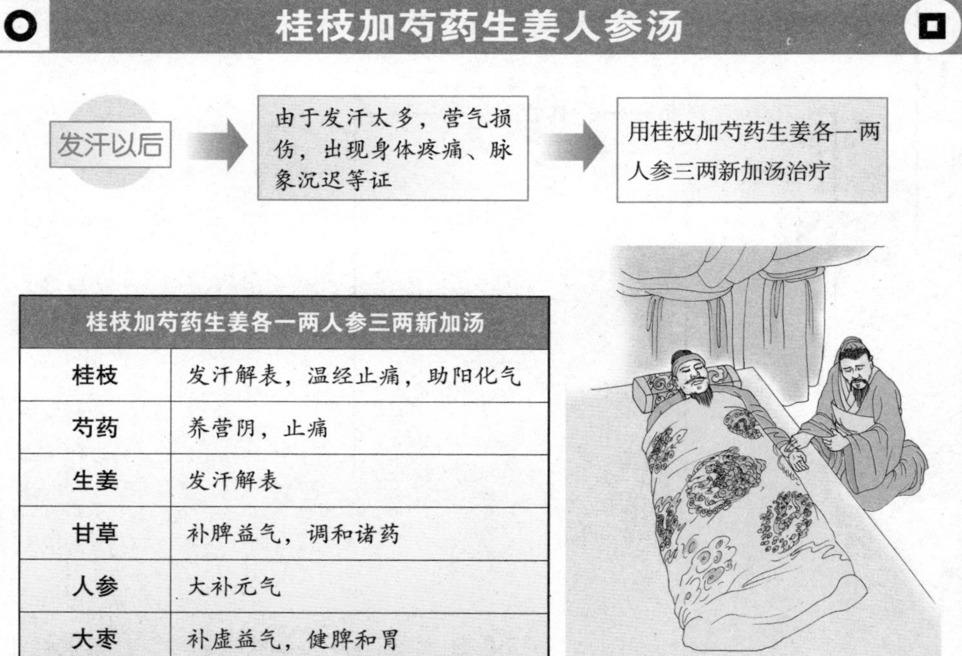


| 桂枝加芍药生姜各一两人参三两新加汤 | |
|---|---|
| 桂枝 | 发汗解表，温经止痛，助阳化气 |
| 芍药 | 养营阴，止痛 |
| 生姜 | 发汗解表 |
| 甘草 | 补脾益气，调和诸药 |
| 人参 | 大补元气 |
| 大枣 | 补虚益气，健脾和胃 |

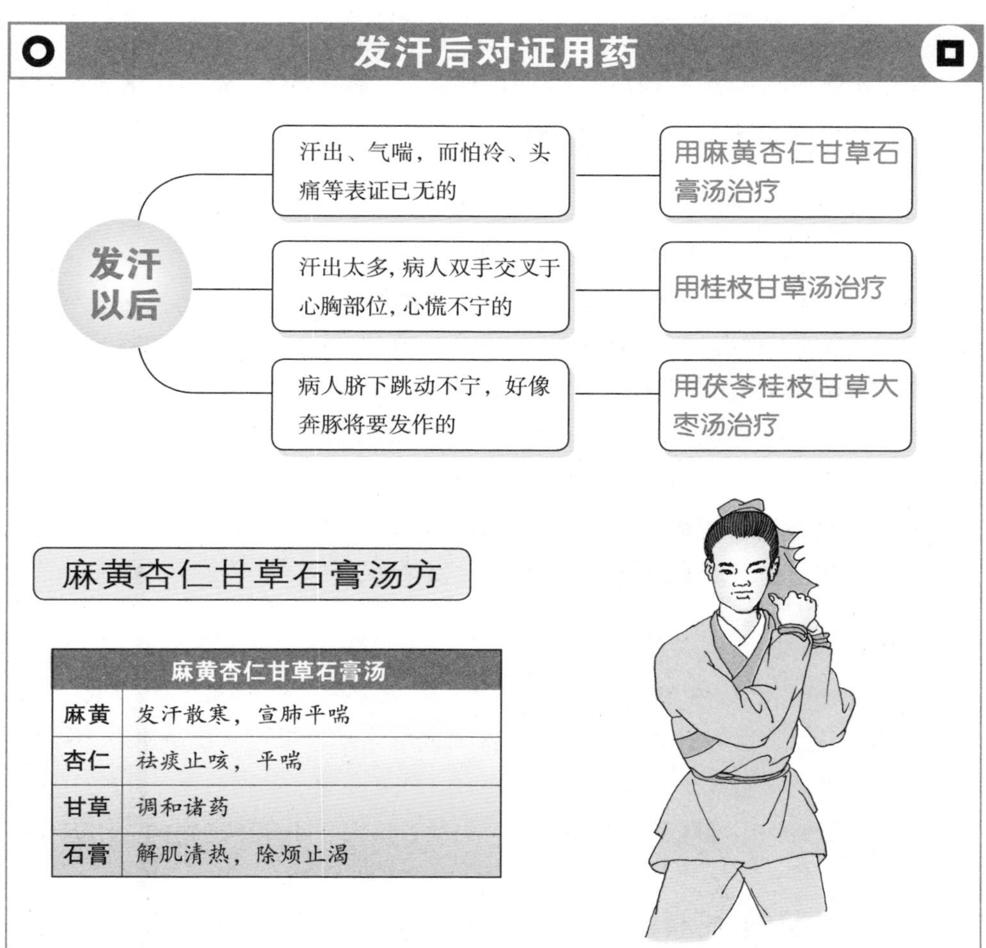


| 麻黄杏仁甘草石膏汤 | |
|---|---|
| 麻黄 | 发汗散寒，宣肺平喘 |
| 杏仁 | 祛痰止咳，平喘 |
| 甘草 | 调和诸药 |
| 石膏 | 解肌清热，除烦止渴 |

发了汗以后，病人出现脐下跳动不宁，好像奔豚将要发作的征象，用茯苓桂枝甘草大枣汤主治。

**茯苓桂枝甘草大枣汤方**

茯苓八两 桂枝四两，去皮 甘草二两，炙 大枣十五枚，剖开

**用法：**以上四味药，用甘澜水十升，先加入茯苓煎煮，煮去二升水分，再加入其他药物，煎煮成三升，去掉药渣，每次温服一次，一日服三次。

发了汗以后，致脾虚气滞，出现腹部胀满的，用厚朴生姜半夏甘草人参汤主治。

**厚朴生姜半夏甘草人参汤方**

厚朴八两，炙 生姜八两 半夏半升，用水洗 甘草二两，炙 人参一两

**用法：**以上五味药，用水十升，煎煮成三升，去掉药渣，每次温服一升，一

日服三次。

使用发汗法，病还没有解除，反而出现畏寒、脉沉微细等症状，这是正气不足、阴阳两虚的缘故，用芍药甘草附子汤主治。

**芍药甘草附子汤方**

芍药三两 甘草三两 附子一枚，炮，去皮，破成八片

**用法：**以上三味药，用水三升，煎煮成一升五合，去掉药渣，分三次温服。

发汗以后，怕冷的，这是正气虚弱的缘故；不怕冷，只有发热等症状的，是邪气盛实的表现，应当泻实和胃，可给予调胃承气汤治疗。

太阳表证，使用发汗法，汗出很多，损伤津液，致胃中津液不足，出现烦躁不安、不能安静睡眠，口干想要喝水的，可以给予少量的水，使胃津恢复，胃气调和，就可痊愈。假如出现脉象浮、轻微发热、怕冷、小便不通畅、口干饮水又不解渴等证的，是太阳蓄水证，用五苓散主治。

**五苓散方**

猪苓十八铢，去皮 泽泻一两六铢 白术十八铢 茯苓十八铢 桂枝半两，去皮

**用法：**以上五味药，捣成细末状，做成散剂，每次用白米汤冲服一方寸匕，一天服三次。并要多喝温开水，让病人出汗，就可痊愈。

发过汗以后，出现脉象浮数、发热、心烦、口渴、小便不通畅的，用五苓散主治。

外感病发热汗出而又口渴的，用五苓散主治，口不渴，并见四肢冷、心悸等症状，用茯苓甘草汤主治。

**茯苓甘草汤方**

茯苓二两 桂枝二两 甘草一两，炙 生姜一两

**用法：**以上四味药，用水四升，煎煮成二升，去掉药渣，分成三次温服。

太阳病经用发汗，汗出而病不解除，病人仍然发热，心慌，头目昏眩，全身肌肉跳动，身体震颤摇晃，站立不稳，像要跌倒，便是肾阳虚弱，水饮泛滥所致，可用真武汤主治。

**真武汤方**

茯苓三两 芍药三两 生姜三两，切片 附子一枚，炮，去皮，破成八片 白术二两

**用法：**以上五味药，加水八升，煎煮成三升，去掉药渣，每次温服七合，一天服三次。

伤寒表证经用发汗，汗出表证已解，而胃气损伤，胃中不和，水食停滞，出

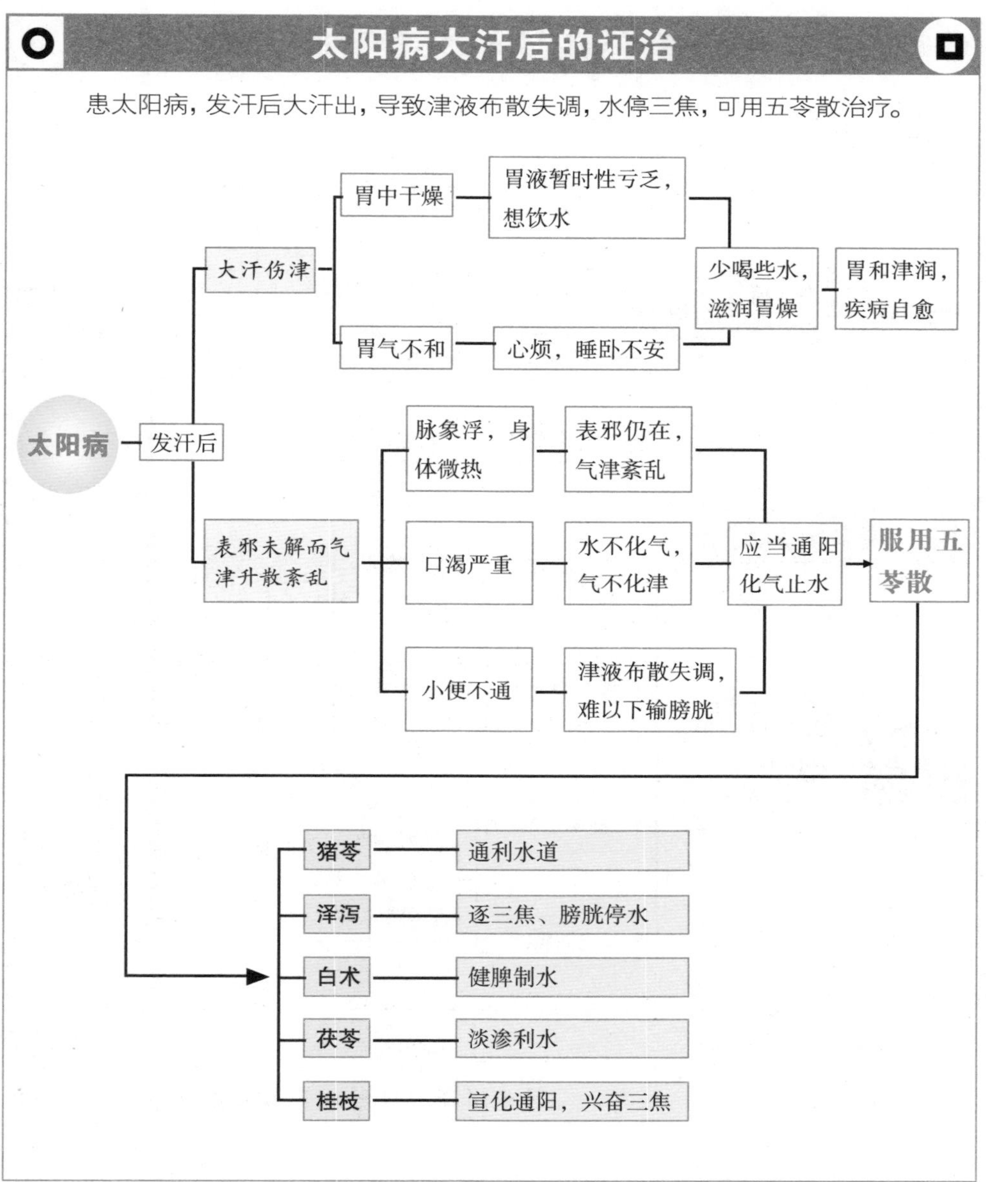


现胃脘部（心下）痞满硬结，嗳气有食物腐臭气味，腹中肠鸣厉害，腹泻的，用生姜泻心汤主治。

**生姜泻心汤方**

生姜四两　甘草三两，炙　人参三两　干姜一两　黄芩三两　半夏半升，用水洗　黄连一两　大枣十二枚，剖开

**用法：**以上八味药，加水十升，煮至六升，去掉药渣，再煎煮成三升，每次

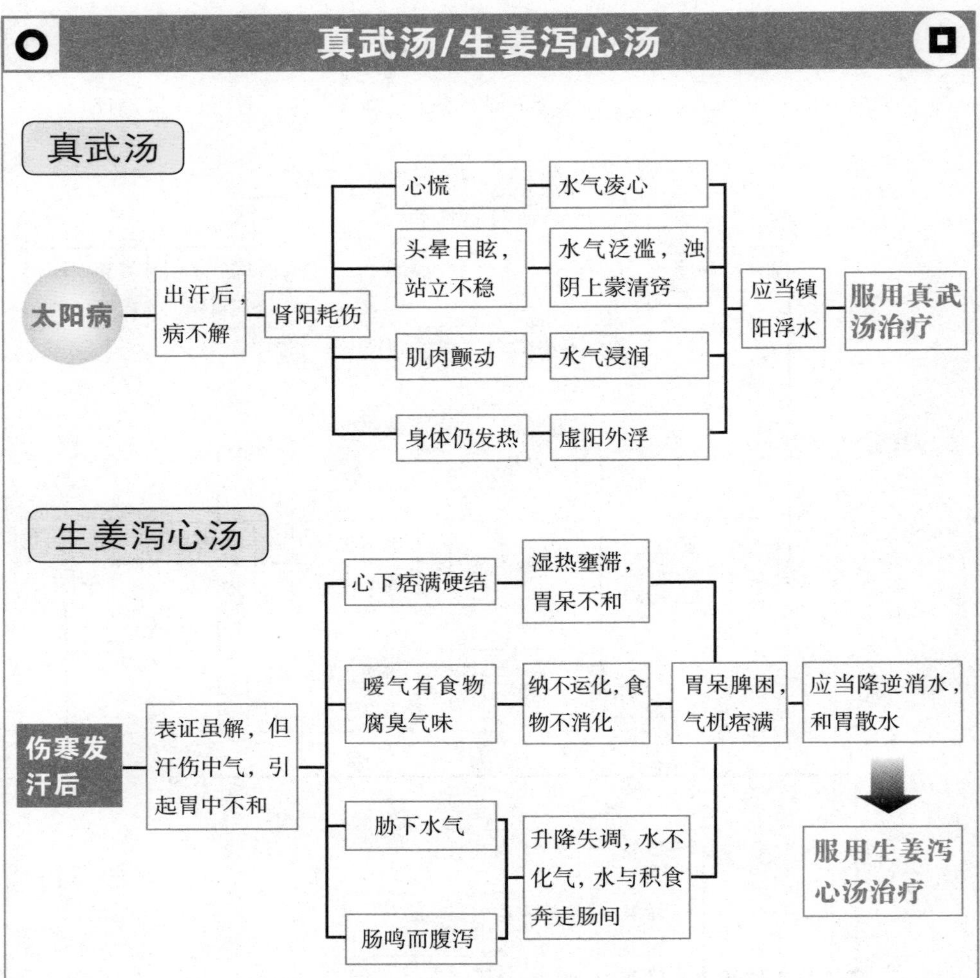


温服一升，一日服三次。生姜泻心汤是用理中人参黄芩汤去桂枝、白术，加黄连，并用泻肝之法。

外感病，证见发热，汗出而热不退，上腹部痞结胀硬，呕吐而又腹泻的，用大柴胡汤主治。

**大柴胡汤方**

柴胡八两　枳实四枚，炙　生姜五两　黄芩三两　芍药三两　半夏半升，用水洗　大枣十二枚，剖开

**用法：**以上七味药，用水十二升，煎煮至六升，去掉药渣，再煎煮成三升，每次温服一升，一日服三次。另一方加大黄二两，如果不加，则已不是大柴胡汤。

阳明病，自汗出，津液已伤，假如再行发汗，而又小便通畅的，则更伤津

## 《伤寒论》中的常用药物：黄芩

黄芩为唇形科植物黄芩的干燥根。春、秋二季采挖，除去须根和泥沙，晒后撞去粗皮，晒干。野生黄芩分布于山顶、路旁等向阳干燥的地方，喜温，耐旱，现已经广泛人工种植。黄芩不但是一味中药，而且其提取液对农业病害防治也有重大意义。

【性味与归经】苦，寒。归肺、胆、脾、大肠、小肠经。

【功能与主治】清热燥湿，泻火解毒，止血，安胎。用于湿温和暑湿、胸闷呕恶、湿热痞满、泻痢、黄疸、肺热咳嗽、高热烦渴、血热吐衄、痈肿疮毒、胎动不安。

【用法与用量】3 ～ 10 克。

【贮藏】置通风干燥处，防潮。

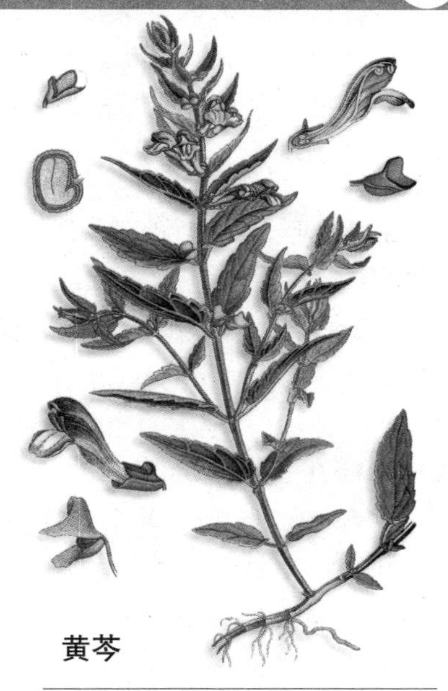

黄芩

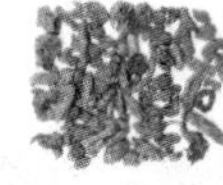

**黄芩炭**　主诸热黄疸，泻肺火上逆，疗上热，目中肿赤，安胎，养阴退阳。

## 大柴胡汤

外感病 ➤ 证见发热，汗出而热不退，出现上腹部痞结胀硬，呕吐而又腹泻的 ➤ 用大柴胡汤治疗

| 大柴胡汤 | | |
|---|---|---|
| 配方 | 用量 | 功效 |
| 柴胡 | 八两 | 和解表里，疏肝 |
| 枳实 | 四枚（炙） | 化痰散痞，破气消积 |
| 生姜 | 五两 | 温胃止呕 |
| 黄芩 | 三两 | 清热燥湿，泻火 |
| 芍药 | 三两 | 泻肝火 |
| 半夏 | 半升（用水洗） | 燥湿化痰，降逆止呕 |
| 大枣 | 十二枚（剖开） | 补虚益气，养血，健脾和胃 |

液，导致肠中津液枯竭，引起大便硬结。此时大便虽硬结，却也不能用泻下药攻下，必须待病人想解大便时，用蜜煎导引通便，或者土瓜根及大猪胆汁，均可作为导药，以引导大便解出（见第五章第一节）。

太阳病，经过三天，用发汗法治疗而病不解除，高热炽盛的，是转属阳明，宜用调胃承气汤主治。

大汗淋漓，发热却仍然不退，腹中拘急，四肢疼痛，又见腹泻，四肢厥冷而怕冷的，为阴盛阳亡的表现，可用四逆汤治疗。

发汗以后，不仅病未解除，反而出现腹部胀满疼痛，是发汗伤津，燥热迅速内结成实，应急下存阴，可用大承气汤治疗。

### 大承气汤方

大黄四两，用酒洗　厚朴八两，炙，去皮　枳实五枚，炙　芒硝三合

**用法：** 以上四味药，用水十升，先加入厚朴、枳实煎煮至五升，去掉药渣，再加入大黄，煎煮成二升，去掉药渣，加入芒硝，然后放在小火上煮一二滚，分两次温服。服药后假如大便已通，则停止再服剩余的药。

## 诸病发汗后的证治

| 症状 | 方剂 |
|---|---|
| 太阳病大汗淋漓，恶风，小便难，四肢难以屈伸 | 桂枝加附子汤 |
| 服桂枝汤后，大汗，口渴不解，脉洪大 | 白虎加人参汤 |
| 伤寒发汗已解，半天后又犯，脉浮 | 桂枝汤 |
| 发汗后，身体疼痛，脉沉而迟 | 桂枝加芍药生姜人参汤 |
| 发汗后喘，无大热 | 麻黄杏仁甘草石膏汤 |
| 发汗过多，心悸 | 桂枝甘草汤 |
| 发汗后，脐下悸 | 茯苓桂枝甘草大枣汤 |
| 发汗后，腹胀满 | 厚朴生姜半夏甘草人参汤 |
| 发汗后，不恶寒，但发热 | 调胃承气汤 |
| 发汗后，脉浮，心烦，口渴，小便不利 | 五苓散 |
| 伤寒发热，汗后仍不解，心中痞硬，呕吐而下利 | 大柴胡汤 |

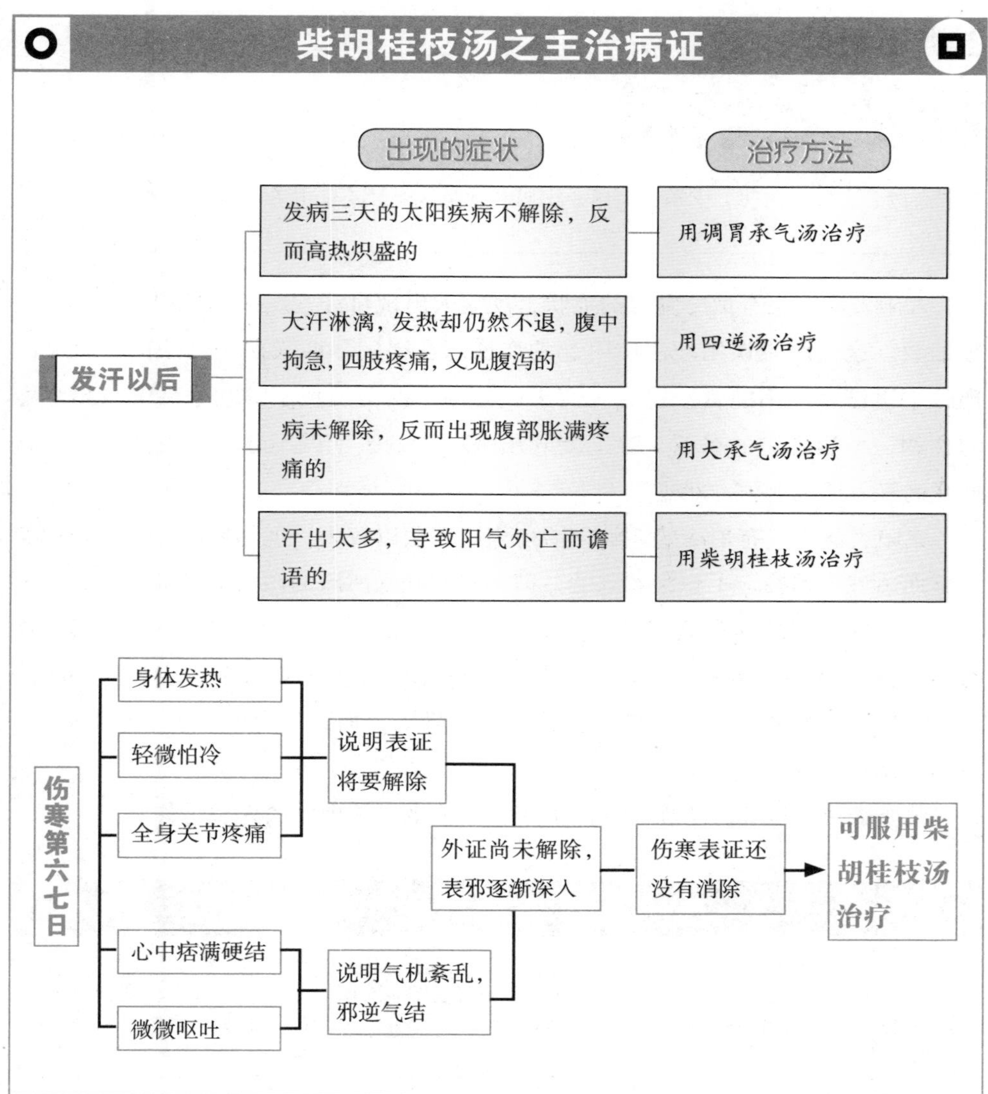


发汗过多，导致阳气外亡而谵语的，不可攻下，可用柴胡桂枝汤，以调和营卫，和解少阳，使邪气得散，经气得畅，津液得通，则疾病可愈。

### 柴胡桂枝汤方

柴胡四两 桂枝一两半，去皮 黄芩一两半 芍药一两半 生姜一两半 大枣六枚，剖开 人参一两半 半夏二合半，用水洗 甘草一两，炙

**用法：**以上九味药，用水七升，煎煮成三升，去掉药渣，每次温服一升，一日服三次。

## 2.辨不可吐：

# 吐法之禁用

本节介绍了太阳、阳明、少阳、太阴、少阴和厥阴这六经病证中不可以使用吐法的病例。

太阳表证应当有怕冷发热的症状，现病人出现自汗，反而不见怕冷发热，关脉细数，这是医生误用吐法所引起的变证。在得病一两天误用吐法的，就会出现腹中饥饿，却不能食；得病三四天误吐的，就会出现不喜欢吃稀粥，想吃冷的食物，早晨吃进的东西，晚上就吐出来。这是医生误用吐法所致的变证，其病变尚轻，所以叫作“小逆”。

太阳表证应当有怕冷的症状，治疗当用汗法以解表，现却使用吐法，吐后病人反而出现不怕冷，不想穿衣服的，即为误用吐法所致的内热的变证。

少阴病，假如饮食进口就吐，心中蕴结不适，想呕吐却又吐不出，初得病时，即见四肢冷，脉象弦迟的，便是痰实阻塞胸中，不能攻下，应当用涌吐法治疗。假如是肾阳虚弱，不能气化，寒饮停聚膈上而致干呕的，不能用涌吐法，应当用温法治疗。

凡属虚寒厥逆证，不能用吐法治疗，对素来身体虚弱的人也是如此。

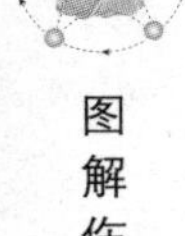



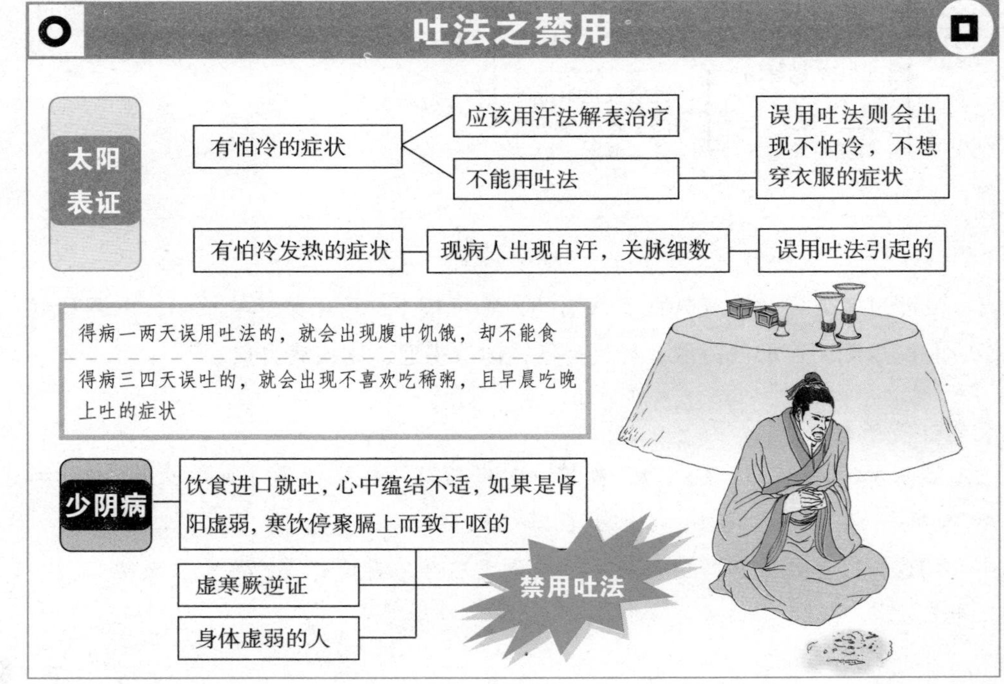

## 3.辨可吐：

# 吐法之使用原则

本节主要讨论了吐法的使用原则，以及介绍六经病证中可以使用吐法的病例。

就一般的治疗原则而言，春季宜使用吐法。

凡是使用涌吐的汤药，病已愈就应停止服药，不必要服完一剂药。

病的表现像桂枝汤证，但头不痛，项部不拘急，寸部脉微浮，胸脘痞胀硬结，气上冲咽喉，呼吸不畅，这是胸中有痰实之邪停滞，应当采用吐法。

证见胸中郁闷疼痛，想让人按压胸部，按后反而有痰涎唾出，腹泻一日十余次，脉象反迟，寸口脉微滑，便是实邪壅塞胸中，可用涌吐法治疗，吐后实邪得去，腹泻即可停止。

少阴病，饮食进口就吐，心中蕴结不适，想呕吐却又吐不出，应当用涌吐法治疗。

宿食停滞在上脘的，应当用涌吐法治疗。

病人手足厥冷，脉象突然现结的，这是实邪壅塞在胸中。由于实邪结于胸中，所以胸脘满闷、烦躁，想饮食却又吃不进东西，适宜用吐法治疗。

### 吐法的使用原则

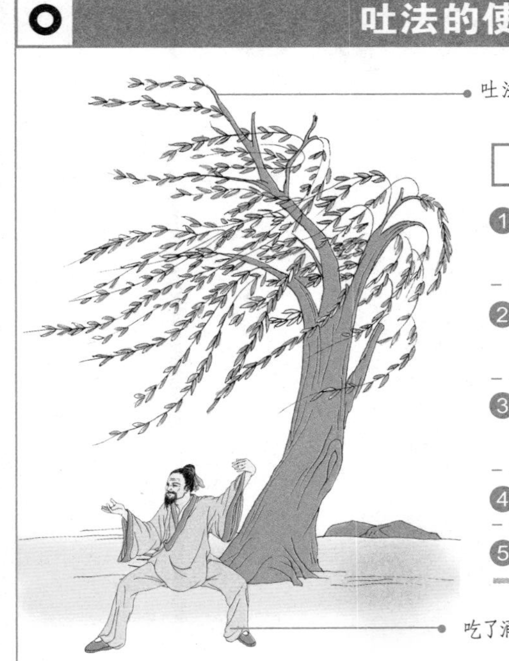

吐法适合在春季使用

**适宜用吐法的病例**

1. 病的表现像桂枝汤证，但头不痛，寸部脉微浮，胸脘痞胀硬结，呼吸不畅。
2. 病人胸中郁闷疼痛，按压后有痰涎唾出，腹泻一日十余次，脉象反迟，寸口脉微滑。
3. 少阴病，饮食进口就吐，心中蕴结不适，想呕吐却又吐不出。
4. 宿食停滞在上脘。
5. 病人手足厥冷，突然出现结脉。

吃了涌吐的汤药，疾病好了后，就不要再服剩下的汤药。

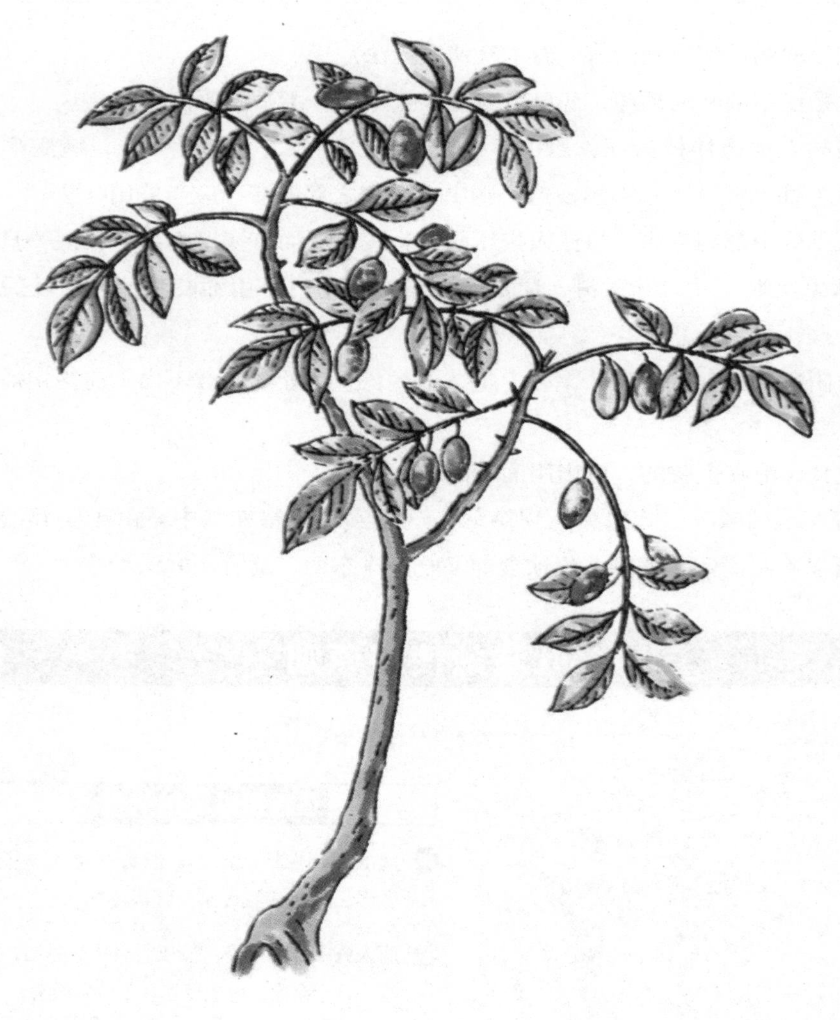

# 第九章

# 下法的应用：

# 辨可下与不可下

本章主要讨论的是下法，下法是中医八种主要治疗方法之一。本章提出了可攻下与不可攻下的辨别方法，共 48 种方法，17 个方剂，从虚实辨证角度对下法提出了全面的解决方案。

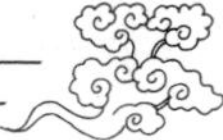

## 1.辨不可下病脉证并治：

# 不可攻下之病例

本节主要介绍了六经病中不可以攻下的病例，并对之进行了补充。

### 阳气不足不可攻下

关脉濡而弱，寸脉反见微，尺脉反见涩。微主阳气不足，涩主阴血亏虚。阳气不足，便容易出现中风多汗，烦躁；阴血不足，便会出现形寒怕冷，四肢厥冷。阳虚不能用攻下法治疗，误用攻下，则会导致心下痞结胀硬的变证。

### 从脐部征象辨可否攻下

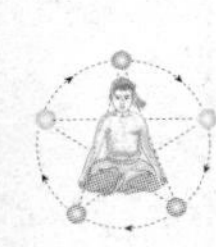



脐右有气筑筑然跳动，便是肺气虚，不能攻下。假如误用攻下，便会导致津液内竭，出现咽喉与鼻中干燥、头目昏眩和心慌等症状。

脐左有气筑筑然跳动，便是肝气虚，不能用攻下法。如果误用攻下，便会导致腹中拘挛疼痛，饮食不进，气筑筑然跳动更加厉害，即使身上发热，却要蜷曲而卧的症状。

脐上有气筑筑然跳动，便是心气虚，不能用攻下法。假如误用攻下，导致阴虚内热，便会出现掌心发热，身上体表觉冷，却又发热汗出，想用冷水浇洗的症状。

脐下有气筑筑然跳动，便是肾气虚，不能攻下。误用攻下则会导致肾阳更虚，阴寒更甚，从而出现腹部胀满，骤然站起即感头晕，饮食不消化，泻下尽是不消化的食物，心下痞塞等证。

### 咽痛、实邪、虚证均不可攻下

咽喉闭塞的病证，不能用攻下法治疗。假如误用攻下，则会导致汤水喝不进，蜷曲而卧，身体拘急疼痛，腹泻一天数十次等表证。

凡表有实邪的，不能用攻下法。假如误用攻下，便会引起身发微热，脉搏摸不到，四肢厥冷，脐腹中部发热等变证。

凡虚证的，不能攻下。如果误用攻下，则会导致很口渴。假如渴而想喝水的，便是阳气未竭，其预后较好，容易治愈；假如渴又不愿喝水的，便是阳气已竭，其病情严重。

### 从脉象辨可否攻下

关部脉濡而弱，寸部脉反弦，尺部脉反微。弦是阳气扰动在上，微是阴寒盛于下，上虽实而下焦虚寒，所以病人喜欢温暖。由于正气本虚，所以不能攻下。脉微而咳嗽、吐痰，是阳气虚弱、水寒犯肺所致，不能攻下。如果误用攻下，咳嗽虽止，却引起腹泻不止，胸中疼痛而烦扰不安，有如虫咬，食粥就立即吐出，小便不通畅，两胁拘急疼痛，气喘呼吸困难，颈部及背部拘急牵引不舒，臂部麻木，失去知觉。如果虚寒甚极，则反见汗出，身冷如冰，眼睛看不清物体，言语喋喋不休，食欲旺盛，进食很多，这就是除中，此时病人虽然想说话，却舌体缩短、强硬，不能运转。

关脉濡弱，寸脉浮，尺脉数。浮是阳虚，数为阴血少。阳气虚弱不能固外，因此自汗出而怕冷；阴血少，不能濡润温养，从而身体疼痛，畏寒战栗。假如关脉微弱，为中气虚衰，因此会出现胸中憋闷难受，喘息，出汗，呼吸困难，呼吸牵引胸胁疼痛，时发寒战，好像疟疾一样的症状。假如误用攻下，则会导致脉数，发热，发狂奔走，如见鬼状，胃脘部痞塞，小便淋漓不畅，小腹部坚硬，尿血等变证。

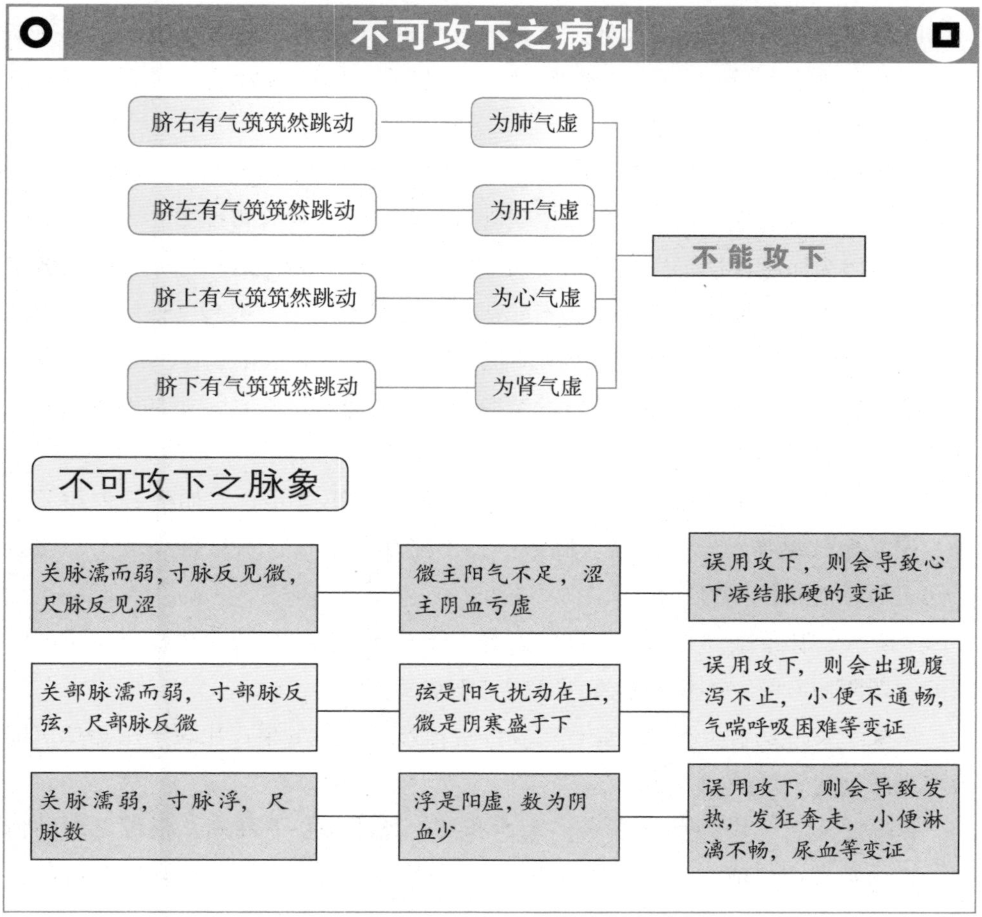

## 不可攻下之病例

|  |  |  |
|---|---|---|
| 脐右有气筑筑然跳动 | 为肺气虚 | 不能攻下 |
| 脐左有气筑筑然跳动 | 为肝气虚 | 不能攻下 |
| 脐上有气筑筑然跳动 | 为心气虚 | 不能攻下 |
| 脐下有气筑筑然跳动 | 为肾气虚 | 不能攻下 |

### 不可攻下之脉象

|  |  |  |
|---|---|---|
| 关脉濡而弱，寸脉反见微，尺脉反见涩 | 微主阳气不足，涩主阴血亏虚 | 误用攻下，则会导致心下痞结胀硬的变证 |
| 关部脉濡而弱，寸部脉反弦，尺部脉反微 | 弦是阳气扰动在上，微是阴寒盛于下 | 误用攻下，则会出现腹泻不止，小便不通畅，气喘呼吸困难等变证 |
| 关脉濡弱，寸脉浮，尺脉数 | 浮是阳虚，数为阴血少 | 误用攻下，则会导致发热，发狂奔走，小便淋漓不畅，尿血等变证 |

脉象濡而紧，濡代表卫气虚弱，紧代表营中受寒。阳气不足，卫中风邪，因此发热、怕冷；营受寒邪，胃中虚冷，所以微微呕吐，心烦不安。证属阳虚兼表，治当扶阳解表。医生却认为肌表热甚，单用解肌发表药治疗，致汗出亡阳，因此烦躁不安，胃脘部痞胀硬结；表里俱虚，所以骤然站起即感头晕，自觉肌表发热，苦闷不能安眠。医生仍不知道胃中虚寒、下焦寒甚，不循辨证论治规律，反而用冷水浇灌病人身上，体表之热虽然立即消退，却引起畏寒战栗，需盖几床棉被。结果又导致汗出，头目昏眩，全身筋肉跳动，身体震颤。里寒因用冷水浇灌治疗而更甚，所以出现腹泻不止、腹泻完谷不化、脱肛、呕吐、起卧不安、手足微有厥冷、身上发冷而心中烦躁的表证。如果治疗稍迟，便会无法挽救。

脉象浮而大，浮是气实，大为血虚。血虚则阴亏，阴虚则阳亢。假如膀胱空虚，阳热乘虚下趋，小便应当黄赤短涩，现在却是小便通畅而大汗出；照理阳气应虚衰，现阳气反而盛实，从而致使津液大量外泄，营血受到煎熬而虚竭，出现口干、心烦不能安睡、肉消形瘦等表证。医生如果再用峻猛药攻下，一定会使阴液更伤，阴竭而阳脱，势必出现大便泻下如污泥的变证，预后不良。

脉象浮而紧，浮是感受风邪，紧是感受寒邪。感受风邪则损伤卫阳，感受寒邪则损伤营阴。风寒之邪同时感受，则营卫俱病，因此有骨节疼痛等表证，应当发汗治疗，而不是攻下治疗。

趺阳脉迟而缓，即主胃气调和无病。假如趺阳浮而数，浮是胃气受损的表现，数是脾气被扰的表现，这些征象即说明脾胃两伤。并且这脾胃虚弱并不是原本就有，而是因为医生误用下法造成的。误下致脾气损伤，营卫之气内陷，故数脉变微，因而脉浮仍然存在。因为脾虚不能运化，所以大便硬，得嗳气证减；如果其脉仍浮，主邪之气独留胃中，所以即使腹中饥饿，也不能消化水谷，潮热，口渴。假如数脉转为迟缓，并且与病前脉的至数相同，同时知饥能食，便是脾胃功能恢复正常。假如病人脉数始终不去，即为邪热稽留不去，时间久了，就会生恶疮。

脉象数的，一般主热，表现为长时间跳得快而不歇止。假如数脉中而见歇止，便是邪气结滞，正气郁结。脉数的，不能攻下治疗，一旦误用攻下，便会引起心烦，下利不止的变证。

少阴病，脉象微，为阳气虚弱，因此不能发汗。假如阳气已虚，又见尺脉弱涩的，即阴血亦亏，不仅不能发汗，同样不能泻下。

脉象浮大，是表实邪胜，应该用发汗法治疗。医生如果反用攻下法治疗，即为严重的治疗错误。

脉象浮而大，浮为邪气在表，大为邪实。脉浮而心下硬满，则可见两种情况：如果热邪内结成实，并有便硬等证的，便可用下法治疗，不可使用发汗法；

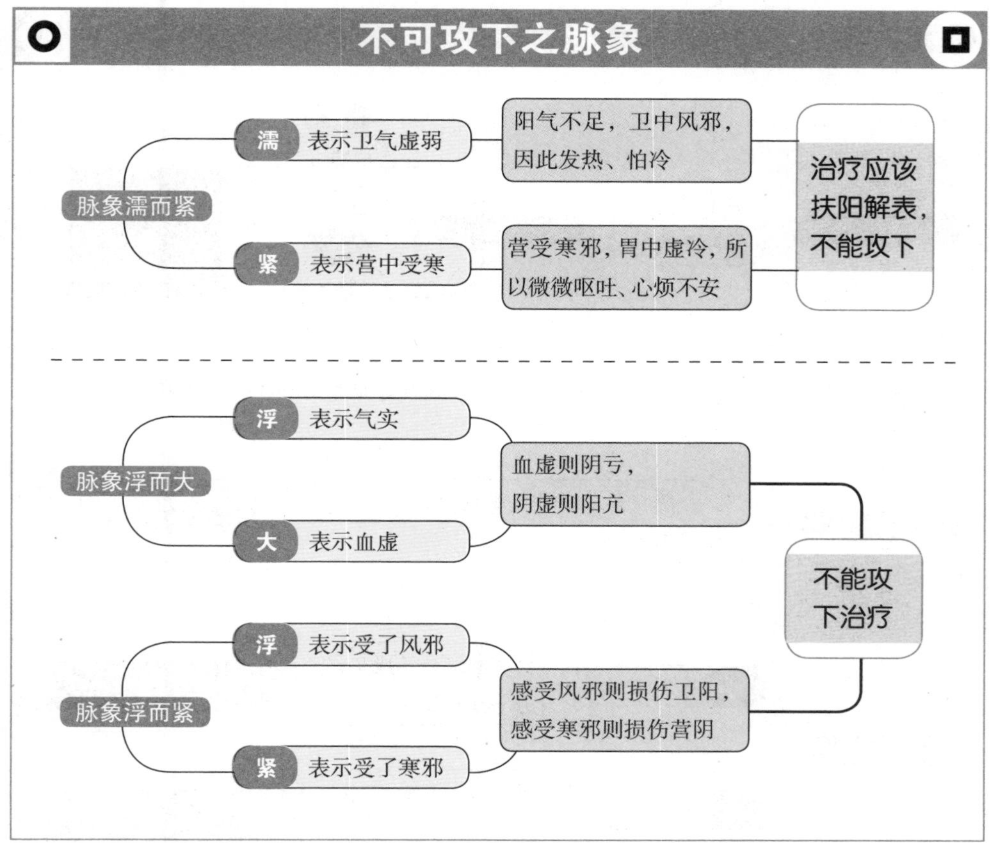


如果里实未成，病势偏于表时，就应当先用汗法，不可先攻里，也不可用渗利小便法。因为小便多，津液更伤，大便就会燥结。表证宜汗，如果汗出透，邪随汗泻，就会热退病愈；如果汗出不透，则热不得泻，津液受损，就会导致大便困难。假如出现迟脉且迟脉主寒时，攻下法就须慎用了。

### 太阳、阳明同病与结胸证的不可攻下病例

太阳与阳明并病是在太阳病初起的时候，因发汗太轻，汗出不透，邪未尽解，内迫于里，邪气由太阳转属阳明，于是出现微微汗出，不怕冷的症状。假如二阳并病而太阳表证未解的，不能用泻下法治疗，误用攻下，就会引起变证。

结胸证脉象浮大的，不能用攻下法治疗，假如攻下，便会导致病人死亡。

太阳与阳明同时感受外邪而发病，出现气喘而胸部胀闷的，表明表邪郁闭较甚，病情偏重于表，不可攻下，宜用麻黄汤发汗解表。

### 太阳病、太阴病的不可攻下病例

太阳病未解，又并发少阳病，出现胃脘部痞结胀硬，颈项拘急不舒，头目昏

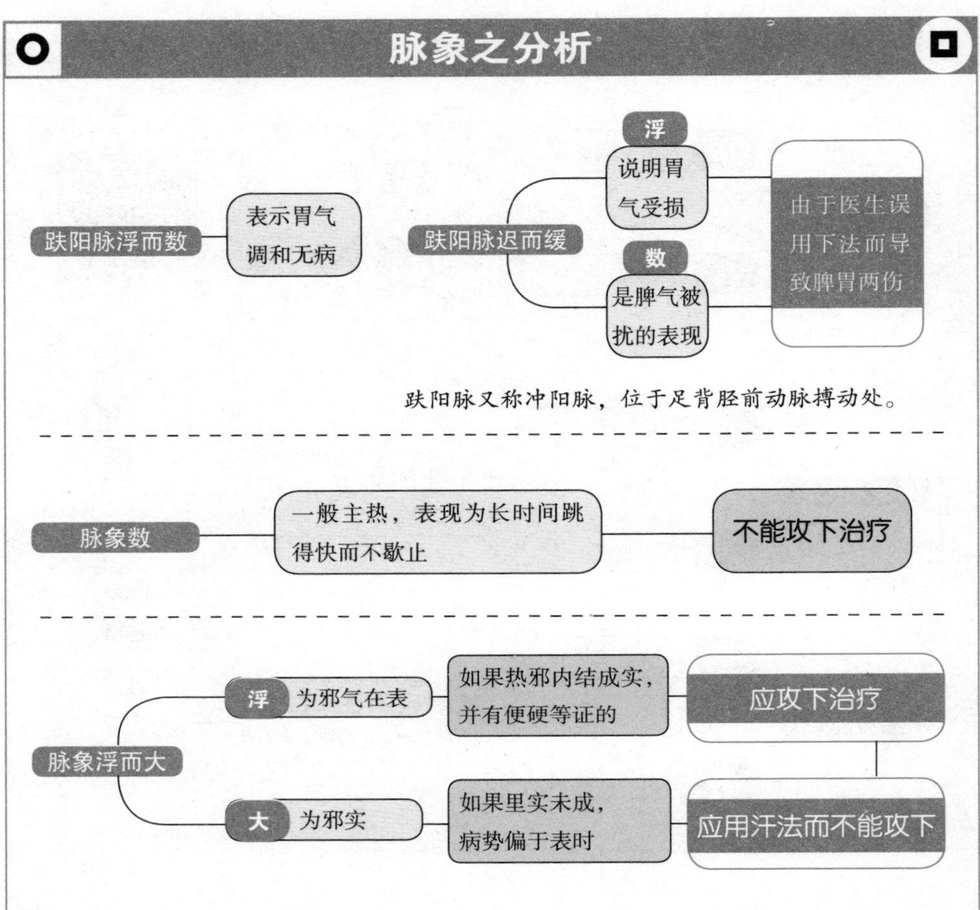


眩等证的，绝对不能用攻下的方法。

凡属虚寒厥逆证，不能用攻下药治疗。凡是身体虚弱的，也不能用攻下药治疗。

病人想要呕吐的，不能用攻下法治疗。

太阳病表证没有解除的，不可使用攻下法。如果使用攻下法，就违背了治疗规律，属于误治。

疾病在表却反而用攻下的方法治疗，邪热内入与水饮相结，因此形成结胸证。形成结胸是由于攻下太早的缘故。疾病在里，内无实邪，却反而用攻下法治疗，致胃虚气逆，因此形成痞证。

脉浮而紧是太阳伤寒证之脉，应发汗解表，却反而用攻下法治疗，致表邪入里，因而形成痞证。

凡病属阳气亢盛的发热，不能用攻下法治疗。假如误用攻下，便会引起心下痞结胀硬的变证。

病人脾胃原本虚弱，假如误攻其邪热，便会导致呃逆的变证。

阳虚阴盛，大便硬结者，不能用攻下法。假如误用攻下，则会引起腹泻完谷不化，腹部胀满的变证。

太阴病的主要证候特征，即腹部胀满，呕吐，吃不进食物，腹泻特别厉害，腹部时而疼痛。假如误用攻下，便会导致胃脘部痞结胀硬。

### 厥阴、少阴病的不可攻下病例

厥阴上热下寒证的主要证候特征，即口渴能饮水，气逆上冲心胸，胃脘部灼热疼痛，虽然腹中饥饿，但不想吃东西，倘若进食就会出现呕吐或吐出蛔虫之症状。假如误用攻下，则会导致腹泻不止。

少阴病，假如饮食进口就吐，心中蕴结不适，想呕吐却又吐不出，初得病时，即见四肢冷，脉象弦迟的，便是痰实阻塞胸中，不能用攻下法治疗。

### 外感病的不可攻下病例

外感病第五六天，没有结胸证的表现，腹部柔软，脉象虚软而又四肢厥冷的，这是血虚所致。不能用攻下法治疗，假如误用攻下，就会更伤其血，可导致死亡。

患伤寒病，头痛发热，微微出汗，证属阳明里热。假如误用发汗，则里热更甚，从而产生神昏不识人的变证；假如误用火熏法治疗，则火邪内迫，便会出现喘气，小便不通，胃脘及腹部胀闷等变证；假如误用攻下，则会耗伤津液，出现短气，小便解出困难，头痛，项背强急不舒等变证；误用温针，则会导致热盛动血，出现鼻衄等变证。

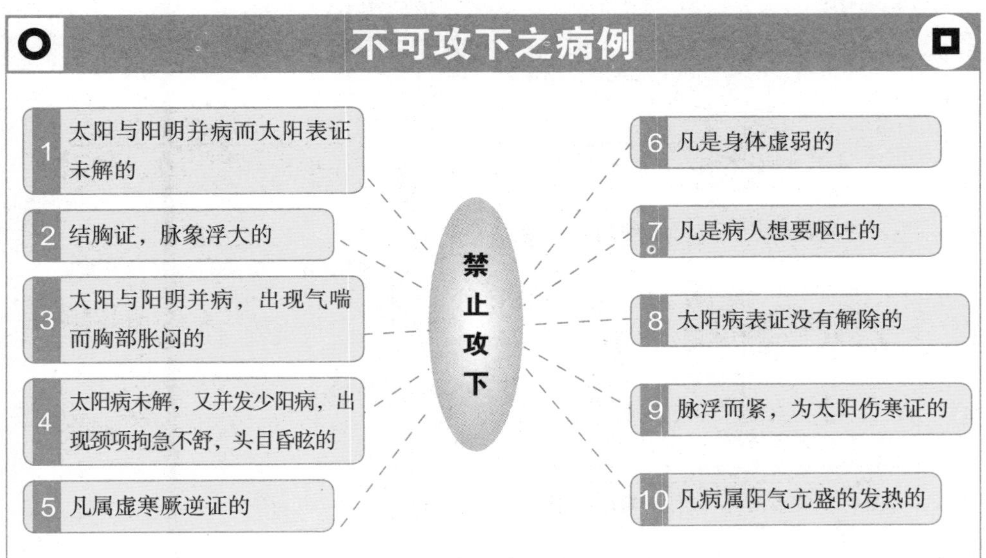

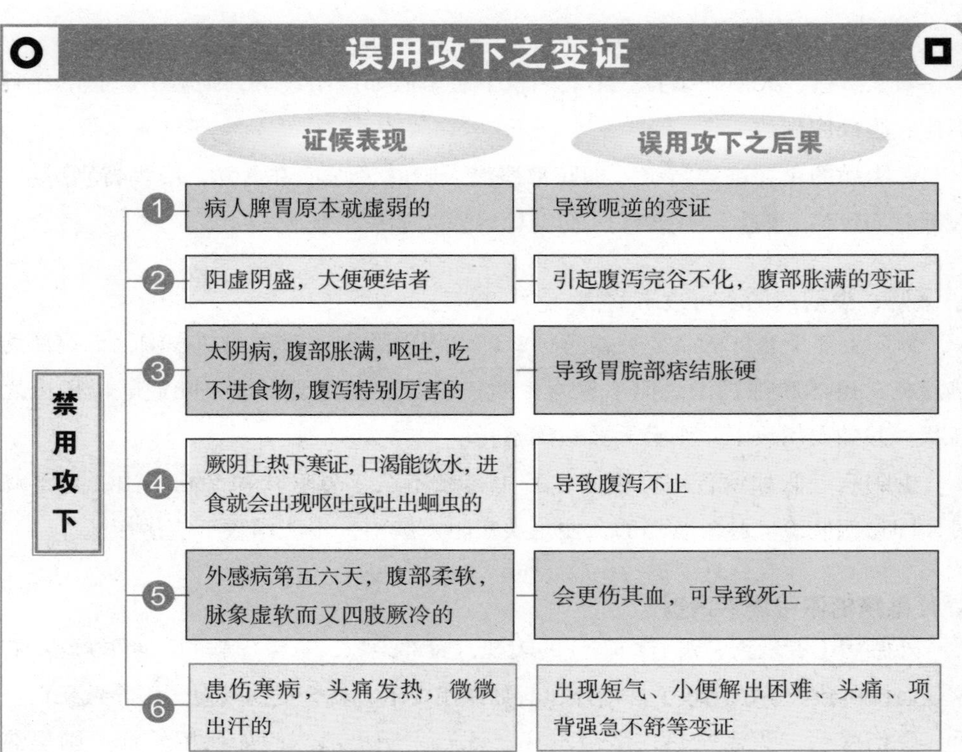


## 伤寒病之分析

- 患上伤寒病
  - 寸关尺三部脉俱紧，发热怕冷的 —— 少阴阳气内虚，便会出现厥脉
    - 如果病人怕冷严重 —— 会出现身体翕翕然汗出，咽喉中疼痛的症状
    - 如果病人发热严重 —— 会有目睛发红，脉络多，视物不清的症状
  - 误用发汗法治疗 —— 使咽中损伤，破溃
  - 再行攻下 —— 导致两目难睁，寒多的，就会腹泻完谷不化；热多的，就会泻下脓血便
    - 如果小便通利的，尚可治疗
    - 如果小便难出的，则属于危候
  - 误用火熏法治疗 —— 导致肌肤发黄
  - 误用火熨法治疗 —— 导致咽喉干燥

**厥脉**
指脉象初来时大，渐渐变小，再来又渐渐变大的症状

患伤寒病，寸关尺三部脉俱紧，发热怕冷的，属于太阳表实，假如少阴阳气内虚的，便会出现厥脉。所谓厥脉，是指脉象初来时大，渐渐变小，再来又渐渐变大的症状。出现这种证候的病人，如果怕冷严重的，便会出现身体翕翕然汗出，咽喉中疼痛的症状；如果发热重的，就会有目睛发红，脉络多，视物不清的症状。此时，假如医生再用发汗法治疗，便会使咽中损伤，破溃；如果再行攻下，就会导致两目难睁，寒多的，就会腹泻完谷不化，热多的，就会泻下脓血便；假如误用火熏法治疗，就会导致肌肤发黄；如果用火熨法治疗，就会导致咽喉干燥。这种种变证，如果小便通利的，尚可治疗；如果小便难出的，则属于危候。

外感病发热，口中热气勃勃而出，头痛，眼睛发黄，衄血不止。假如想要喝水的，喝水后就一定会呕吐；不愿喝水的，便会产生手足厥冷。如果误用攻下，则会导致咽中溃烂生疮，其手足温暖的，还会出现泻下脓血，里急后重的症状。病人头痛目黄的，一旦误用攻下，则会导致双目紧闭懒睁。病人想喝水的，如果误用攻下，便会引起脉厥，声音不清晰，咽喉闭塞疼痛；误用发汗，则会导致阴阳俱虚，出现畏寒战栗的症状。病人不愿喝水的，如果误用攻下，则会阴寒内感，出现不思饮食、大便完谷不化的症状；误用发汗，就会引起口中生疮、烦躁不安、舌生白苔等变证。假如脉象数实，不解大便六七天，是热瘀于内，以后可能出现便血，倘若再用发汗法治疗，则会引起小便自遗的变证。

患病两三天，脉象弱，无太阳、少阳见证，烦躁不安，胃脘部痞胀硬结。到了四五天，虽已可饮食，也应先给予少量小承气汤，以微微调畅胃气，使病情稍挫。到了第六天，再给予小承气汤一升。假如大便不解六七天，而小便短少的，则津液当还于肠中，虽然不能饮食，却也不是燥屎内结，而是大便初出干硬，后出稀溏，假如攻下必成溏泄。只有小便通利，大便始会坚硬，才可攻下。

脏结没有阳热证证候表现，不发往来寒热，病人不烦躁而安静，舌苔滑，不可用泻下法治疗。

伤寒病呕吐剧烈的，虽然有阳明腑实证，也不能用攻下法治疗。

## 不可攻下的病例及其证治

阳明病，发潮热，大便微有硬结的，为燥屎内阻，里实已成，可以用大承气汤攻下里实；假如大便不硬结的，是内无燥屎，不能用大承气汤。假如六七天不解大便，恐有燥屎内阻，预测的方法，可给予少量小承气汤。服药后如果矢气转动而放屁的，这是有燥屎的征象，才能够攻下；假如服药后不放屁的，则是大便初出硬结，后部稀溏，不能攻下，一旦攻下就会形成腹部胀满，不能进食，甚至饮水就呃逆的变证。如果攻下后又出现发热的，这一定是燥屎复结，大便再次变硬而量较少，此时，应当用小承气汤和畅胃气而攻下。总而言之，假如服小承气汤不转矢气的，千万不能攻下。

### 大承气汤方

大黄四两，用酒洗 厚朴八两，炙，去皮 枳实五枚，炙 芒硝三合

**用法：**以上四味药，用水十升，先加入厚朴、枳实煎煮至五升，去掉药渣，再加入大黄，煎煮成二升，去掉药渣，加入芒硝，然后放在小火上煮一二滚，分两次温服。服药后假如大便已通，则停止服剩余的药。

### 小承气汤方

大黄四两 厚朴二两，炙，去皮 枳实大的三个，炙

**用法：**以上三味药，用水四升，煎煮成一升二合，去掉药渣，分两次温服。

太阳伤寒或中风证，本应发汗解表，医生反而用攻下法，损伤脾胃，导致病人一日腹泻数十次，泻下不消化食物，肠鸣厉害，胃脘部痞满硬结，干呕，心中烦躁不安。医生见胃部痞硬，认为是邪热内结，病邪未尽，又行攻下，致痞胀更甚。这种情况不是邪热内结，而是中气虚弱，浊气上逆，气结心下，因此胃脘部痞硬，用甘草泻心汤主治。

### 甘草泻心汤方

甘草四两，炙 黄芩三两 干姜三两 大枣十二枚，剖开 半夏半升，用水洗 黄连一两

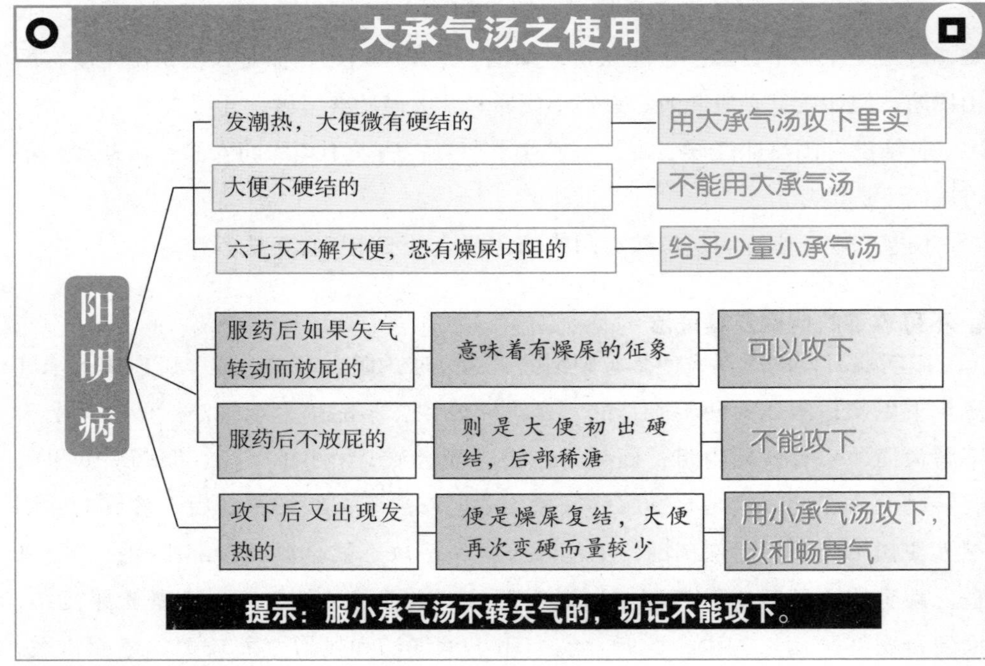

**用法：** 以上六味药，加水十升，煮至六升，去掉药渣，再煎煮成三升，每次温服一升，一日服三次。

腹泻而脉象大的，属正气虚弱，是由于强行攻下而造成的。如果脉象浮革，并见肠鸣的，便是血虚里寒，宜用当归四逆汤治疗。

### 当归四逆汤方

当归三两　桂枝三两，去皮　细辛三两　甘草二两，炙　通草二两　芍药三两　大枣二十五枚，剖开

**用法：** 以上七味药，用水八升，煎煮成三升，去掉药渣，每次温服一升，一日服三次。

阳明病满面通红的，不能用攻下法治疗。误用攻下就会产生发热，肌肤发黄，小便不通畅的变证。

阳明病胃脘部痞满硬结的，不能用攻下法治疗。假如误用攻下，便会损伤脾胃而致腹泻。如果腹泻不停的，则会有生命危险；如果腹泻停止，疾病便会痊愈。

阳明病自汗出，津液已伤，假如再行发汗，而又小便通畅的，则更伤津液，导致肠中津液枯竭，引起大便硬结。此时大便虽硬结，却也不能用泻下药攻下，必须待病人想解大便时，用蜜煎导引通便，或者土瓜根及大猪胆汁，均可作为导药，以引导大便解出。

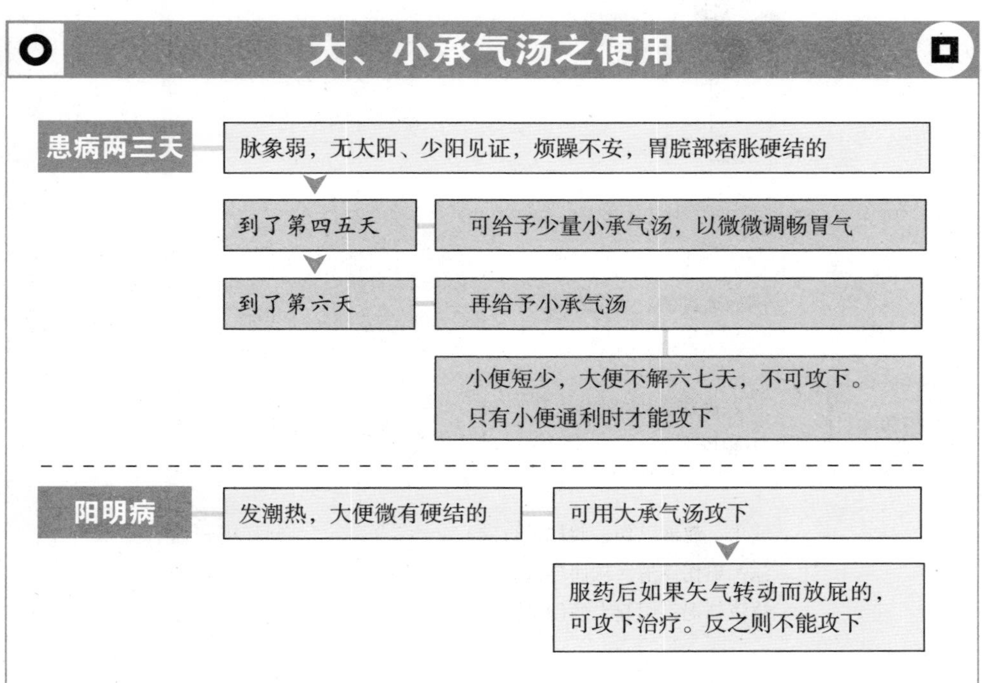


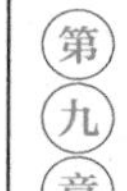
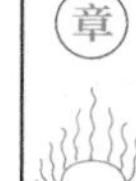

## 太阳病、阳明病误攻下的证治

**太阳伤寒或中风证**

- 正确方法为发汗解表
- 医生误用攻下法 → 导致病人出现一日腹泻数十次，胃脘部痞满硬结，干呕等证 → 医生见胃部痞硬，认为病邪未尽，又行攻下，导致痞胀更加严重 → 宜用甘草泻心汤治疗

### 甘草泻心汤方

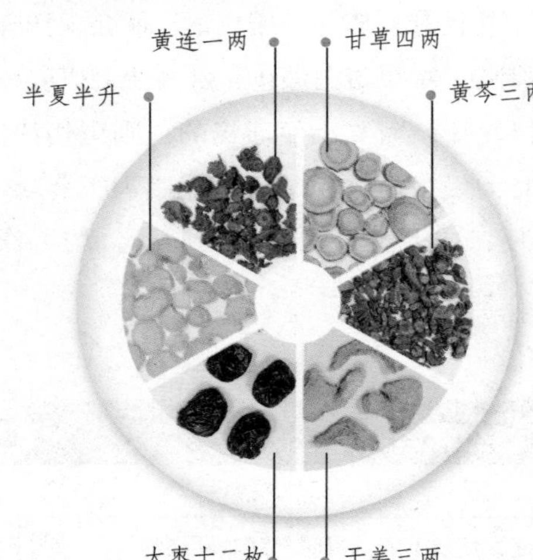


### 各药材功效

|  |  |
| --- | --- |
| 甘草 | 补脾益气 |
| 黄芩 | 清热燥湿，泻火 |
| 干姜 | 温中散寒 |
| 大枣 | 补虚益气，养血，健脾和胃 |
| 半夏 | 燥湿化痰，降逆止呕 |
| 黄连 | 清热燥湿，泻火 |

**阳明病**

- 满面通红的，不能攻下 — 误用攻下就会产生发热，肌肤发黄，小便不通畅的变证
- 胃脘部痞满硬结的，不能攻下 — 误用攻下，便会损伤脾胃而致腹泻
- 汗出，津液已伤，假如再行发汗，更伤津液，从而导致肠中津液枯竭，引起大便硬结的 — 不能攻下 — 可用蜜煎、土瓜根或者大猪胆汁导引通便

# 2.辨可下病脉证并治：

# 可攻下之病例

本节主要讨论了攻下法的使用原则，并对六经病中不可攻下的病例进行了总结，同时进行了相应的补充。

---

## 可攻下的病例及其证治

就一般的治疗原则而言，秋季适宜使用攻下法治疗。

凡是可以攻下的病证，使用汤剂的疗效要比使用丸剂、散剂的好，但要注意邪去病愈即应停止服药，不需要把一剂药都服完。

阳明腑实证，发热出汗多的，应急以攻下，可用大柴胡汤治疗。

### 大柴胡汤方

柴胡八两　枳实四枚，炙　生姜五两　黄芩三两　芍药三两　大枣十二枚，剖开　半夏半升，洗

**用法：**以上七味药，用十二升水煮取六升，去渣，再煎取三升，温服一升，每天三次。

少阴病，经过两三天，里实证具备，又见咽喉干燥的，应当急以攻下，宜用大承气汤。

### 大承气汤方

大黄四两，用酒洗　厚朴八两，炙，去皮　枳实五枚，炙　芒硝半升

**用法：**以上四味药，用水十升，先加入厚朴、枳实煎煮至五升，去掉药渣，再加入大黄，煎煮成二升，去掉药渣，加入芒硝，然后放在小火上煮一二滚，分两次温服。服药后假如大便已通，则停止再服剩余的药。

少阴病，第六七天，腹部胀满，大便不通的，应当急以攻下，用大承气汤主治。

少阴病，腹泻稀水，颜色青黑，胸口疼痛，口干燥的，应当急以攻下，用大承气汤治疗。

腹泻，寸关尺三部脉象都平实有力，脘腹部按之坚硬的，便是阳明燥屎内结、热结旁流之证，应当急以攻下，可用大承气汤。

腹泻，脉象迟而滑的，是里有实邪，热结旁流之证，实邪不去，则腹泻不会停止，应当攻下，可用大承气汤。

阳明少阳两经合病，邪热下迫大肠，势必发生腹泻。假如木不克土，而见实



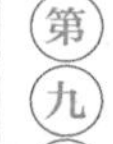

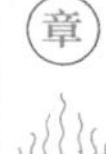

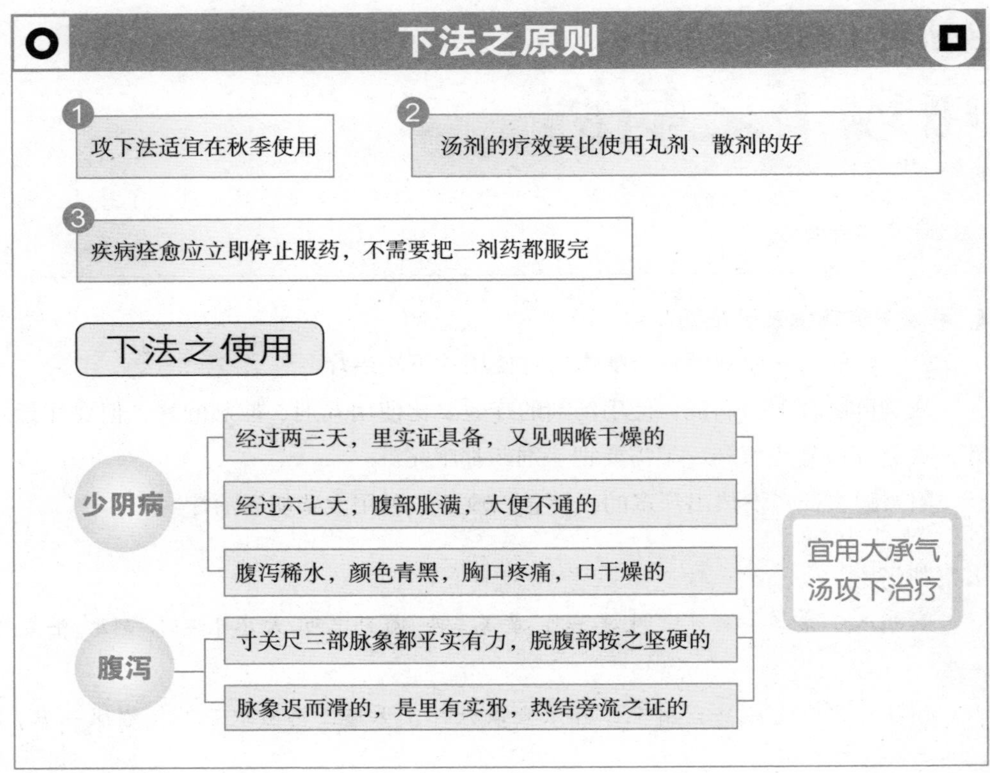


大滑数之脉，与阳明实热相符的，即为顺证；假如木邪克土，纯见少阳弦脉的，即为逆证。现脉象滑而数，是阳明有宿食内停，宿滞内阻，应当攻下宿滞，宜用大承气汤。

病人寸口脉浮大，按之反现涩象的，尺部脉也微微见涩的，便是宿食内停之象，应当攻下治疗，可用大承气汤。

腹泻，不想饮食的，即为内有宿食的表现，应当攻下，可用大承气汤。

腹泻愈后，到了次年的同一时间又复发的，便是病邪没有除尽的缘故，应当攻下治疗，可用大承气汤。

证见腹中胀满疼痛的，便是内有实邪的征象，应当攻下，可用大承气汤，或是大柴胡汤。

腹泻，脉反见滑的，为内有宿食之象，攻下宿食即可痊愈，可用大承气汤治疗。

腹部胀满持续不减轻，即使减轻也微不足道的，这是内有实邪，应当攻下，可用大柴胡汤，或是大承气汤。

伤寒病后，脉象沉实有力，是内有实邪的表现，攻下则实邪可除，宜用大柴胡汤。

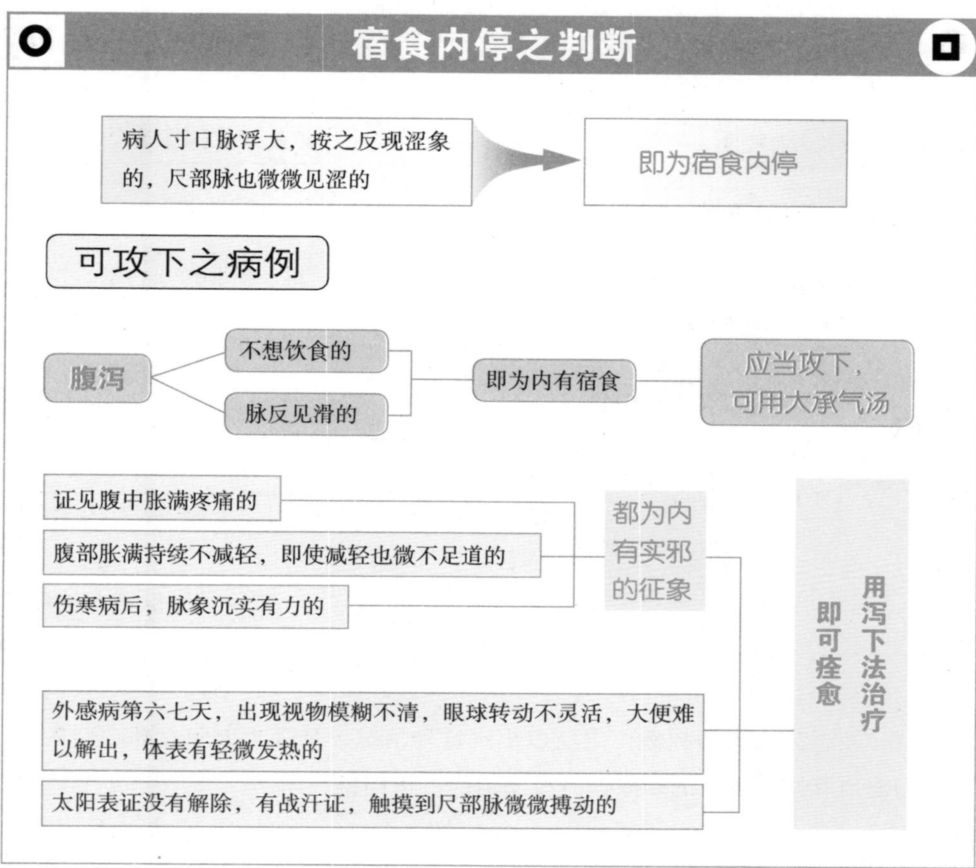


外感病第六七天，出现视物模糊不清，眼球转动不灵活，既无头痛怕冷等表证，又无谵语、腹满痛等里证，大便难以解出，体表有轻微发热的，便是燥热内结成实，而又真阴欲涸，应急下存阴，宜用大承气汤，或大柴胡汤。

太阳表证没有解除，如果出现畏寒战栗，并见尺部寸部的脉象皆沉伏不显，继而高热汗出而病解的，便是战汗证。此时，如果先触摸到尺部脉微微搏动，即主病在里，用泻下法则病可愈，宜用大柴胡汤。

脉象左右都弦而迟，便是寒饮内停之象，病人多有心下痞胀硬结。脉象大而紧的，是阳盛邪实之象，可以攻下治疗，宜用大承气汤。

有结胸证的表现，假如出现项部拘急不柔和，与柔痉的症状相似的，用攻下的方法治疗即可痊愈，适宜用大陷胸丸（见第四章）。

病人发热七八天，既无头痛、怕冷等太阳表证，又无腹满谵语等阳明里证，虽然脉象浮数，也可用泻下法泻热，宜用大柴胡汤。

太阳病第六七天，表证仍然存在，脉象沉滞不起，没有结胸的见证，神志发狂的，便是邪热与瘀血互结于下焦的缘故，当有小腹部坚硬胀满，小便通畅

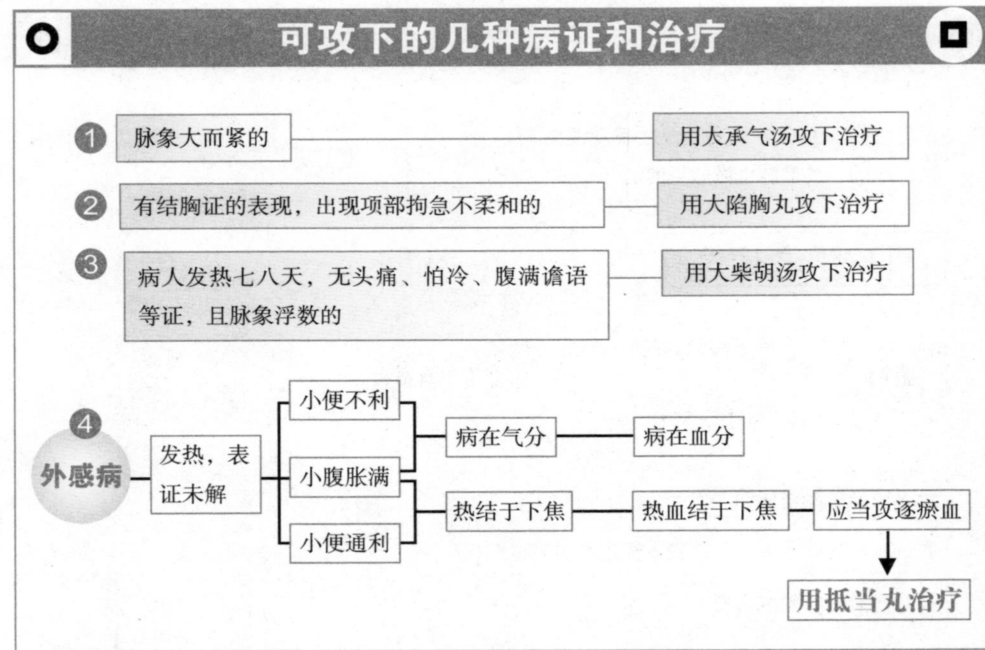




等症状，攻下瘀血就可痊愈。之所以出现这种情况，是因为太阳之邪随经入里，邪热与瘀血互结于下焦的缘故，宜攻下治疗，可用抵当汤。

## 抵当汤方

**水蛭**三十个，炒 **桃仁**二十个，去皮尖 **虻虫**三十个，去翅足，炒 **大黄**三两，去皮，用酒洗

**用法**：以上四味药，用水五升，煎煮成三升，去掉药渣，每次温服一升，服药后不下血的，可以继续服。

太阳病，证见皮肤发黄，脉象沉结，小腹坚硬，假如小便不通畅，则不是蓄血证，而是湿热发黄证；如果小便通畅，并有狂乱征兆的，则是蓄血发黄证无疑，用抵当汤主治。

外感病，发热，小腹部胀满，如果水饮内蓄的，应当小便不通畅，现小便反而通畅的，是下焦蓄血证，应当攻下瘀血，适宜用抵当丸。

## 抵当丸方

**大黄**三两 **桃仁**二十五个，去皮尖 **虻虫**二十个，去翅足，炒 **水蛭**二十个，炒

**用法**：以上四味药，共捣成细末，分作四个药丸。用水一升，取一个丸药煎煮，煮至七合，连药渣一起服下。服后二十四小时应当下血，如果不下血的，可以再服。

阳明病，发热汗出的，这是热邪能够发越于外，不能形成发黄证。假如仅见头部出汗，到颈部为止，身上无汗，小便不通畅，口渴想喝汤水，便是湿热郁滞在里，一定会出现肌肤发黄，应当攻下，可用茵陈蒿汤。

**茵陈蒿汤方**

**茵陈蒿**六两　**栀子**十四枚，剖开　**大黄**二两，去皮

**用法：**以上三味药，用水十二升，先加入茵陈煎煮，煮去水分六升，再加另两味药，煎煮成三升，去掉药渣，分三次温服。服药后小便应当通畅，并见尿色红，像皂荚汁一样，经过一晚上后，腹胀应当减轻，这是由于湿热之邪从小便而去的缘故。

阳明病，病人健忘的，一定是体内有蓄血。因为瘀血久停，气血阻滞，所以使人健忘。其大便虽然硬结，但容易解出，并且颜色一定是黑的，可用抵当汤攻下治疗。

汗出谵语的，便是外有太阳中风，内有燥屎阻结。燥屎内结必须用泻下法治疗，但是须待太阳表证解除后才能攻下。假如攻下过早，就会导致表邪尽陷而里实益甚，出现神志昏昧语言错乱。假如表证已解而里实未去，用攻下法治疗就会痊愈，可用大柴胡汤，或是大承气汤。

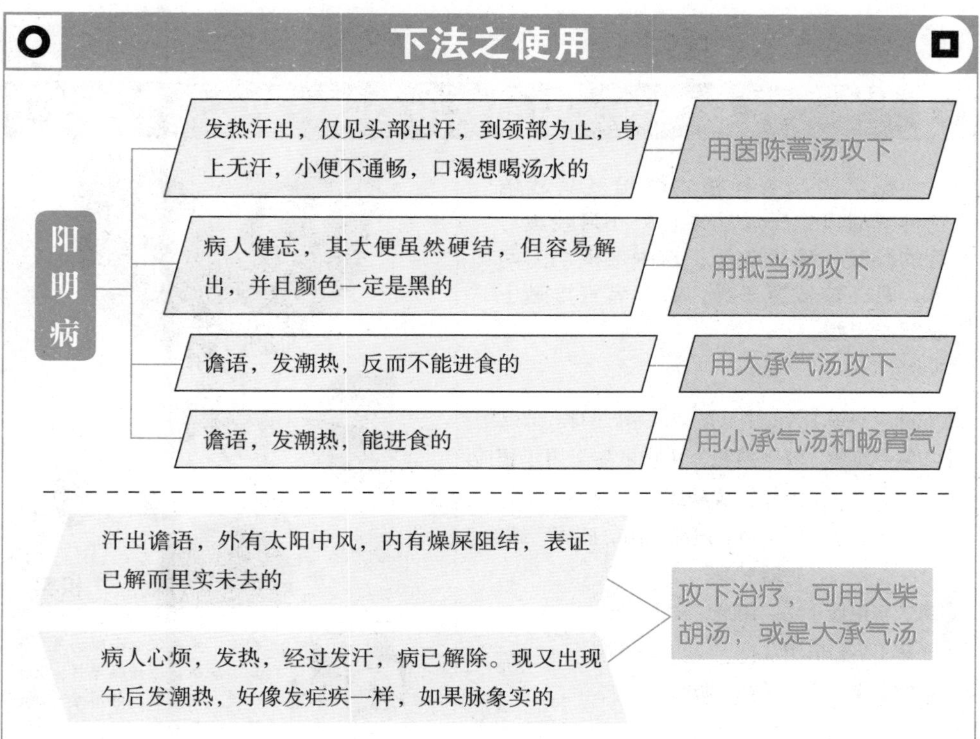


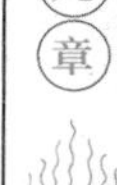

病人心烦，发热，经过发汗，病已解除。现又出现午后发潮热，好像发疟疾一样的，便是邪传阳明。假如脉象实的，可用攻下法治疗，可用大柴胡汤，或是大承气汤。

阳明病，谵语，发潮热，反而不能进食的，是肠中燥屎已成，宜用大承气汤攻下燥屎；假如尚能进食的，只是大便硬结，宜用小承气汤和畅胃气。

腹泻并见谵语、腹部硬痛的，即肠中有燥屎阻结，宜用小承气汤主治。

### 小承气汤方

大黄四两 厚朴二两，炙，去皮 枳实大的三个，炙

**用法：**以上三味药，用水四升，煎煮成一升二合，去掉药渣，分两次温服。

患病两三天，脉象弱，无太阳、少阳见证，烦躁不安，胃脘部痞胀硬结。到了第四五天，虽已可饮食，也应先给予少量小承气汤，以微微调畅胃气，使病情稍挫。到了第六天，再给予小承气汤一升。假如大便不解六七天，而小便短少的，则津液当还于肠中，虽然不能饮食，却也不是燥屎内结，而是大便初出干硬，后出稀溏，假如攻下必成溏泄。只有小便通利，大便始会坚硬，才可攻下，宜用大承气汤。

太阳中风表证未解，又见下利、呕逆等水饮证，证属表里同病，治当先解表，表证解后，才能攻逐在里的水饮。假如见微微出汗，定时而发，头痛，胸

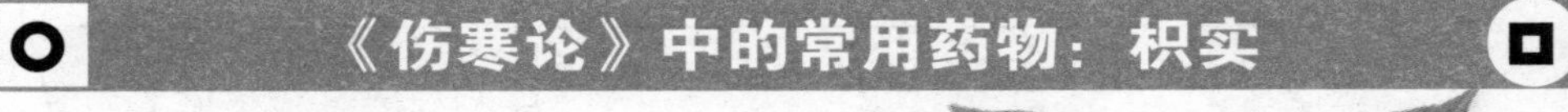

## 《伤寒论》中的常用药物：枳实

枳实为芸香科植物酸橙及其栽培变种或甜橙的干燥幼果。5～6月收集自落的果实，除去杂质，自中部横切为两半，晒干或低温干燥，较小者直接晒干或低温干燥。

【性味与归经】苦、辛、酸，微寒。归脾、胃经。

【功能与主治】破气消积，化痰散痞。用于积滞内停、痞满胀痛、泻痢后重、大便不通、痰滞气阻、胸痹、结胸、脏器下垂。

【用法与用量】3～10克。

【注意】孕妇慎用。

【贮藏】置阴凉干燥处，防蛀。

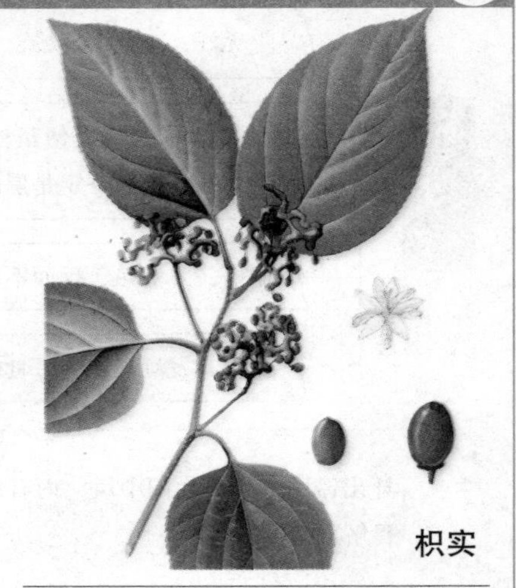

枳实

**枳皮** 主头风、小腹拘急，可止渴除烦，去横膈燥热，利大小便，润五脏，解酒毒，止吐逆，辟寄生虫。

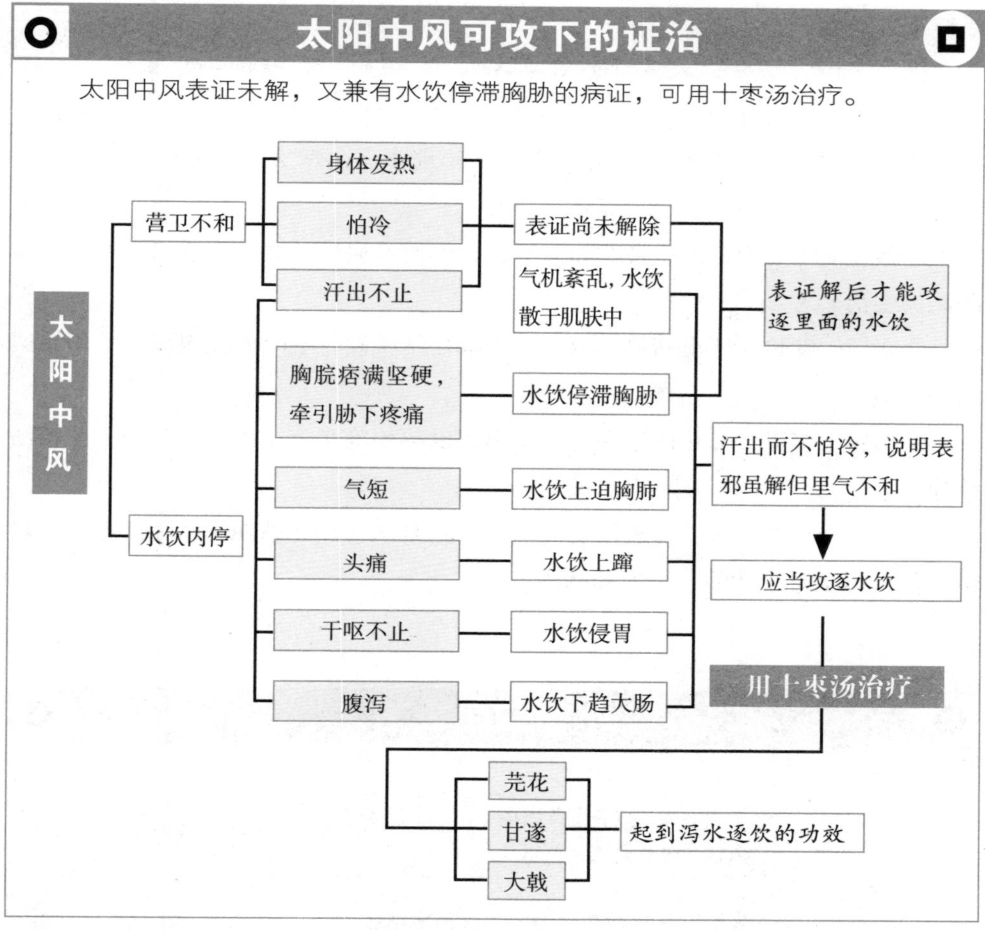


脘部痞结胀硬，牵引胸胁疼痛，干呕、短气、汗出不怕冷的，便是表证已解，而水饮停聚胸胁，用十枣汤主治。

### 十枣汤方

**芫花，**炒 **甘遂　大戟**各等份

以上三味药，各取等份，分别捣细混合成散，用水一升五合，先加入肥大的大枣十个，煎煮至八合，去渣，再加入上药药末服用，强壮的人服一钱匕，瘦弱的人服半钱匕，在清晨温服。服药后假如泻下太少，病不解除的，第二天可以增加半钱匕药量继续服用。服药后迅速出现腹泻的，用稀粥调养。

太阳表证没有解除，邪热内入与瘀血互结于下焦膀胱部位，出现有似发狂、少腹拘急硬痛等症状，假如病人能自行下血的，即可痊愈。如果表证还没有解除，尚不能攻里，则应当先解表，待表证解除后，只存在小腹拘急硬痛等里证的，才能攻里，适宜用桃核承气汤。

**桃核承气汤方**

桃仁五十个，去皮尖　大黄四两　甘草二两，炙　芒硝二两　桂枝二两，去皮

**用法**：以上五味药，用水七升，先加入前三味药煎煮成二升五合，去掉药渣，再加入芒硝，然后放在火上，微微煮开后离火，每次饭前温服五合，一日服三次。服药后应当出现轻度腹泻。

外感病第六七天，皮肤发黄如橘子色，小便不通畅，腹部稍感胀满的，用茵陈蒿汤主治。

外感病，发热，汗出而热不退，上腹部痞结胀硬，呕吐而又腹泻的，用大柴胡汤主治。

外感病十多天，邪热内结在里，又出现发热怕冷交替往来的，可用大柴胡汤治疗。

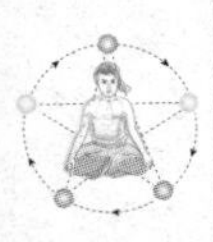

只有结胸证的表现，体表没有高热的，这是水与热互结在胸胁，假如头上轻微汗出，而全身无汗的，用大陷胸汤主治。

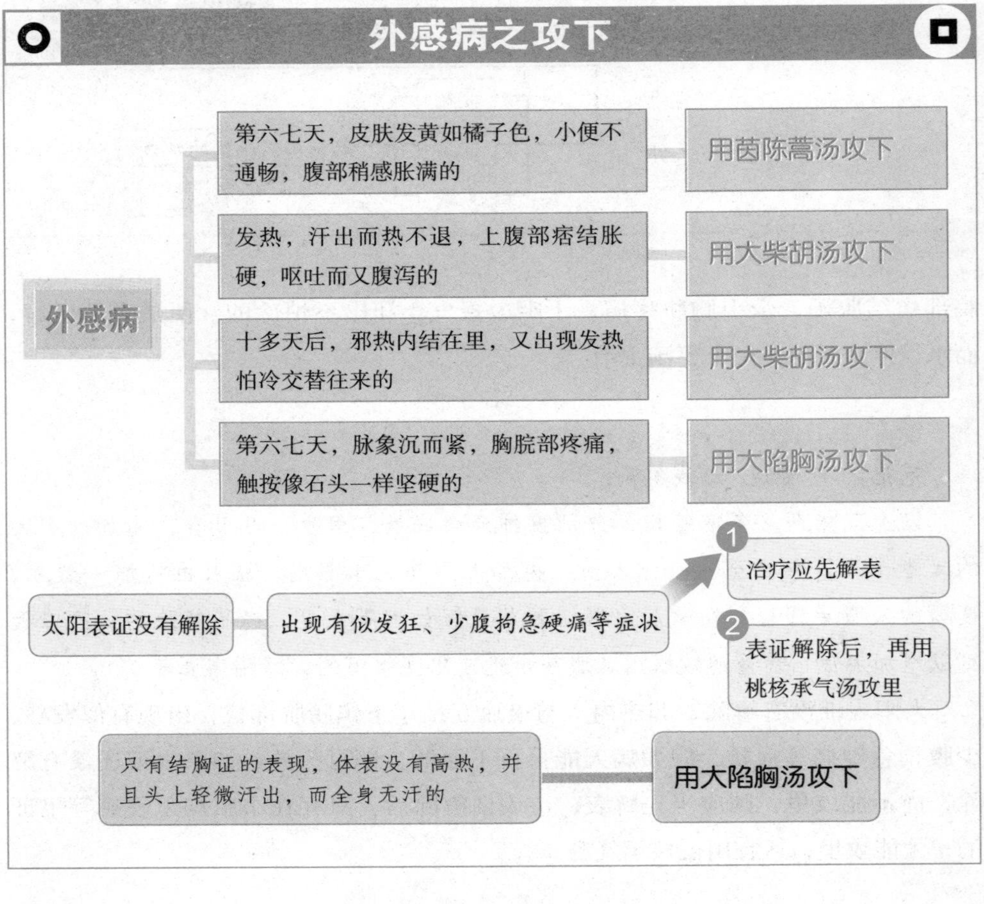

## 外感病之攻下

外感病：

- 第六七天，皮肤发黄如橘子色，小便不通畅，腹部稍感胀满的 → 用茵陈蒿汤攻下
- 发热，汗出而热不退，上腹部痞结胀硬，呕吐而又腹泻的 → 用大柴胡汤攻下
- 十多天后，邪热内结在里，又出现发热怕冷交替往来的 → 用大柴胡汤攻下
- 第六七天，脉象沉而紧，胸脘部疼痛，触按像石头一样坚硬的 → 用大陷胸汤攻下

太阳表证没有解除 → 出现有似发狂、少腹拘急硬痛等症状 →
1. 治疗应先解表
2. 表证解除后，再用桃核承气汤攻里

只有结胸证的表现，体表没有高热，并且头上轻微汗出，而全身无汗的 → 用大陷胸汤攻下

## 大陷胸汤方

大黄六两　芒硝一升　甘遂末一钱匕

**用法：**以上三味药，用水六升，先煮大黄至二升，去掉药渣，再加入芒硝煮一二滚，然后再加进甘遂末，每次温服一升。

外感病第六七天，形成热实结胸证，脉象沉而紧，胸脘部疼痛，触按像石头一样坚硬的，用大陷胸汤主治。

阳明病，病人汗出太多，导致津液外泄，肠中干燥，大便势必硬结；大便硬结，腑气不通，浊邪上扰，则发生谵语，用小承气汤主治。假如服一次药谵语就停止的，就不要再服剩余的药。

阳明病，没有使用涌吐或泻下法治疗，外邪内入，化热化燥成实，而见心中烦躁不安的，可用调胃承气汤治疗。

## 调胃承气汤方

大黄四两，用酒洗　甘草二两，炙　芒硝半升

**用法：**以上三味药，加水三升，煎煮成一升，去掉药渣，再加入芒硝，然后放在小火上煮一二滚即可。一次温服，用来调和胃气。

阳明病，脉象迟，汗出而不怕冷，身体沉重，短气，腹部胀满，喘息，假如发潮热，便是表证将要解除而里实已成，可以攻下里实；假如手足不断汗出的，

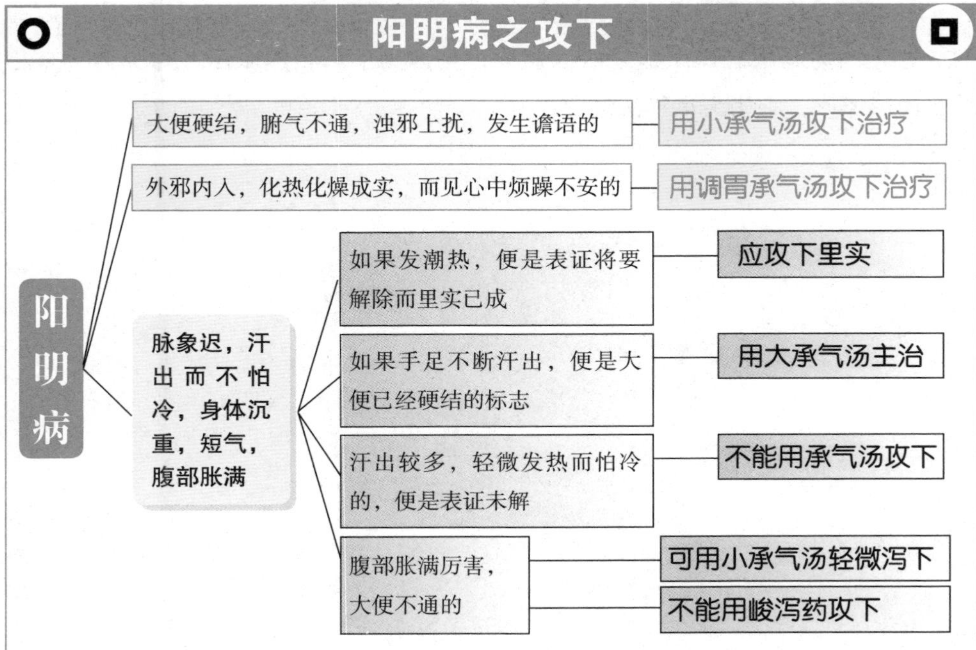


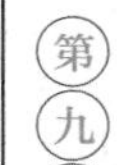
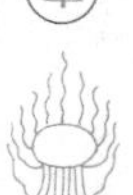

这是大便已经硬结的标志，用大承气汤主治。假如汗出较多，轻微发热而怕冷的，即为表证未解，病人不发潮热，不能用承气汤攻下。假如腹部胀满厉害，大便不通的，可用小承气汤轻微泻下来和畅胃气，不可用峻泻药攻下。

阳明病，发潮热，大便微有硬结的，为燥屎内阻，里实已成，可以用大承气汤攻下里实；假如大便不硬结的，是内无燥屎，不能用大承气汤。假如六七天不解大便，恐有燥屎内阻，若要预测，可给予少量小承气汤。服药后如果矢气转动而放屁的，这是有燥屎的征象，才能够攻下；假如服药后不放屁的，则是大便初出硬结，后部稀溏，不能攻下，一旦攻下就会形成腹部胀满，不能进食，甚至饮水就呃逆的变证。如果攻下后又出现发热的，这一定是燥屎复结，大便再次变硬而量较少，此时，应当用小承气汤和畅胃气而攻下。总而言之，假如服小承气汤不转矢气的，千万不能攻下。

阳明病谵语，发潮热，脉象滑而疾的，用小承气汤主治。可以给病人服小承气汤一升，服药后腹中转矢气而放屁的，可以再服一升；服药后腹中不转矢气的，就不要再服。假如第二天又不解大便，脉象反见微弱而滞涩的，便是正气虚弱而实邪阻滞，正虚邪实，攻补两难，治疗十分棘手，不能再用承气汤了。

太阳、阳明两经并病，太阳表证已解，仅见发潮热，手足微微出汗，大便解出困难而谵语的，是属阳明里实，攻下里实就可痊愈，适宜用大承气汤。

病人小便不通畅，大便忽而困难，忽而容易，时而有轻度发热，气喘，头昏目眩，不能平卧的，便是肠中有燥屎，适宜用大承气汤攻下燥屎。

用峻泻药攻下后，病人又出现六七天不解大便，烦躁不解，腹部胀满疼痛的，这是因为肠中有燥屎，之所以这样，是因为下后余热未尽，与肠内宿食相结合而成燥屎，宜用大承气汤治疗。

## 补益气血的名药

根据“虚则补之”的原则，可用某些药来补益人体气血的不足，这就是补益药。补益药中有几味大名鼎鼎的草药：山药、当归、枸杞子、杜仲等。

**气血不足**

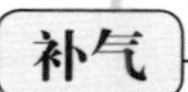


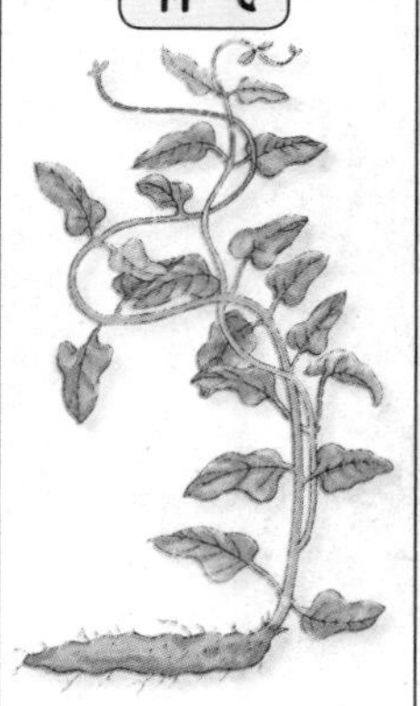

主伤中，补虚羸，除寒热邪气，补中，益气力，长肌肉，强阴。

山药

**补血**

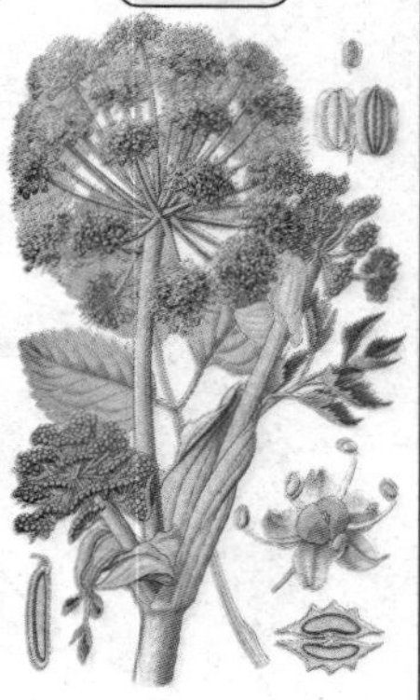

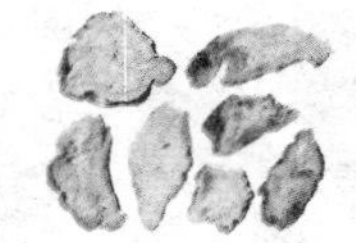

治咳逆上气、温疟寒热，以及女人月经不调、不孕不育。

当归

**补阴**

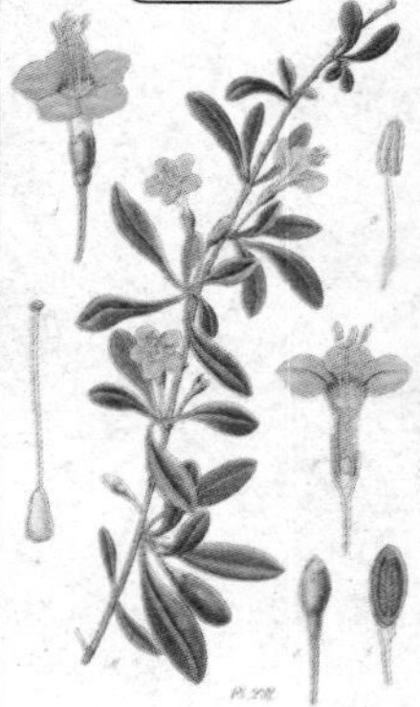

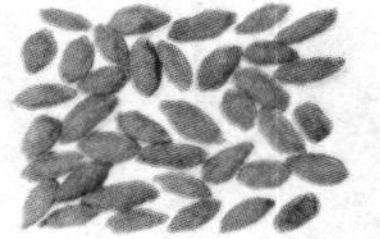

壮筋骨，耐老，除风，去虚劳，补精气。

枸杞子

**补阳**

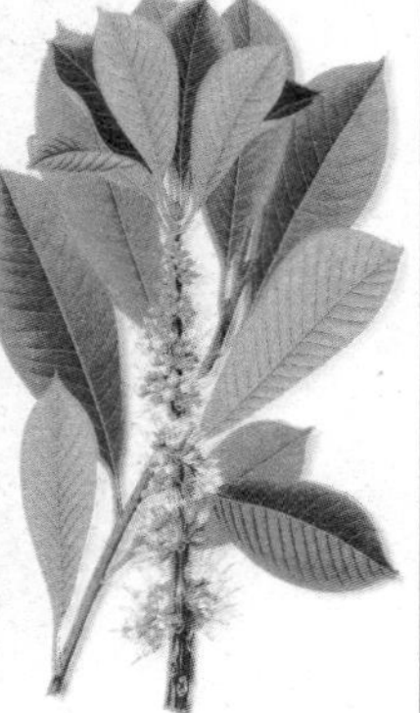

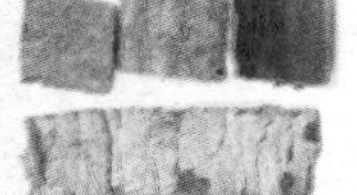

治腰膝痛，益精气，壮筋骨，强意志。

杜仲

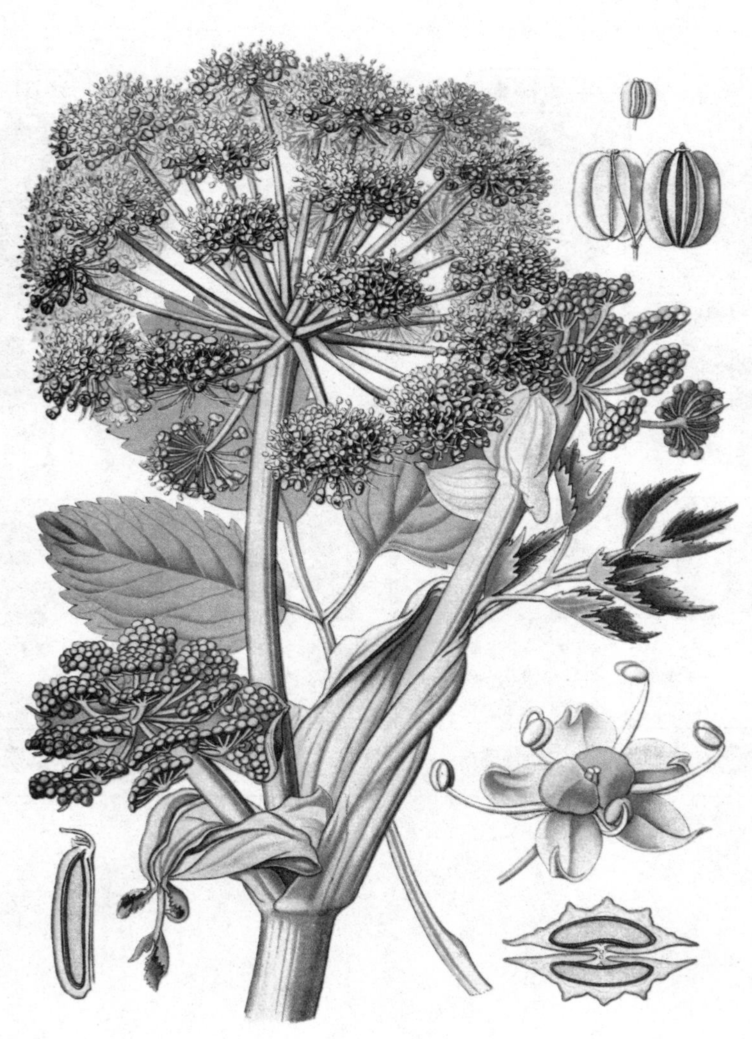

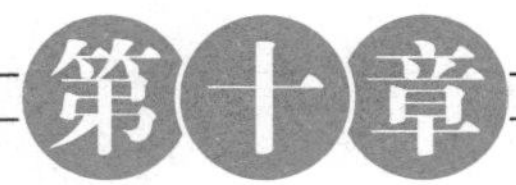

# 第十章

# 变证的治疗：

# 伤寒病的综合疗法

本章介绍的是六经病经过了发汗、涌吐、攻下等方法后引起的变化，以及应对方案。发汗和攻下都需要先查明疾病的阴阳属性，无论是汗法还是下法，最终目的是使人体内的阴阳二气重新达到平衡。

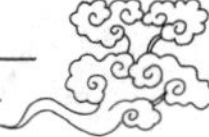

## 辨发汗吐下后病脉证并治：

# 汗、吐、下三法后疾病之证治

本节主要介绍了六经病证经过了发汗、涌吐、攻下三种方法或是其中任意一种或两种方法后，引起的变证以及治疗的方法。

### 通过脉象辨误治

老师说：如果病人脉微而涩，便是医生误治所造成的病变。由于误用峻汗药发汗，致阳气虚弱，又多次用峻泻药攻下，损伤了阴液，导致阴阳俱虚，所以病人畏寒，接着又会发热，并且导致发热畏寒没有休止。夏天天气炎热，会想多穿衣服；冬季天气寒冷，却想裸露身体。之所以这样，主要是因为阴阳俱损，阳气衰弱就畏寒，阴血不足就发热。因为五月的天气正值盛夏，阳气趋表，里阳微弱，不能胜阴寒，所以会想多穿衣服；十一月正值冬令，阳气内潜，阴气内弱，不能胜内热，所以胃中烦热，想减衣裸体。此外，病人尺部脉迟涩，更是营血不足的有力证据。

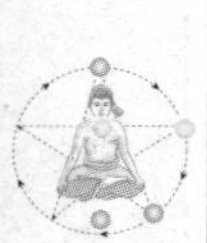

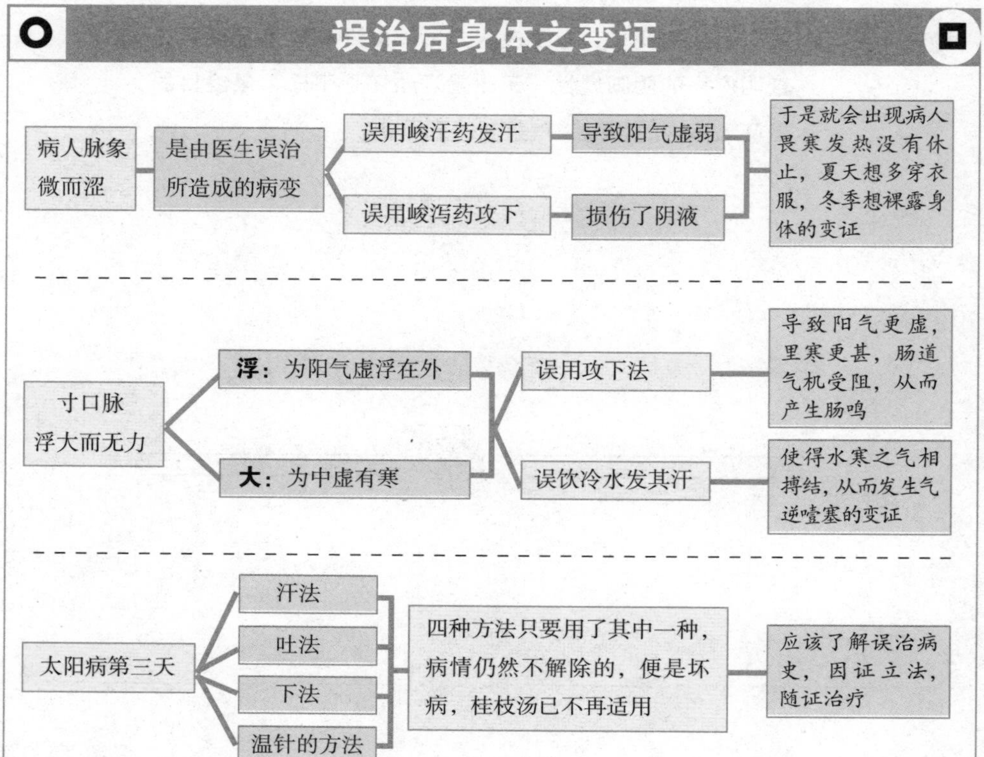

#### 误治后身体之变证

病人脉象微而涩 → 是由医生误治所造成的病变
- 误用峻汗药发汗 → 导致阳气虚弱
- 误用峻泻药攻下 → 损伤了阴液
→ 于是就会出现病人畏寒发热没有休止，夏天想多穿衣服，冬季想裸露身体的变证

寸口脉浮大而无力
- **浮**：为阳气虚浮在外
- **大**：为中虚有寒
→ 误用攻下法 → 导致阳气更虚，里寒更甚，肠道气机受阻，从而产生肠鸣
→ 误饮冷水发其汗 → 使得水寒之气相搏结，从而发生气逆噎塞的变证

太阳病第三天
- 汗法
- 吐法
- 下法
- 温针的方法
→ 四种方法只要用了其中一种，病情仍然不解除的，便是坏病，桂枝汤已不再适用 → 应该了解误治病史，因证立法，随证治疗

## 虚证误下的后果

寸口脉浮大而无力，浮为阳气虚浮在外，大为中虚有寒，浮大相合，则里寒盛而虚阳外浮，其证属虚。医生反而使用攻下之法，这是很严重的错误。误下后将会导致阳气更虚，里寒更甚；里寒凝滞，肠道气机受阻，就会产生肠鸣。医生如果不懂得这个道理，反而使用饮冷水的方法，来发其汗，使得水寒之气相搏结，那么，就会发生气逆噎塞的变证。

## 坏病的证治

太阳病第三天，已经用了发汗的方法，或者用了吐法，或者用了攻下法，或者用了温针的方法，病情仍然不解除的，便是坏病，桂枝汤已不再适用。对于坏病，应该审查现有的脉象证候，了解既往的误治病史，因证立法，随证治疗。

## 自愈病的误治

脉象浮数，为病在表，照理说通过发汗治疗，则疾病自可痊愈。如果用泻下法治疗，误下损伤在里的阳气，出现身体沉重、心慌的，就不能再发汗了。此时，应扶正补虚，使正气充实，津液自和，就能自然汗出而病愈。之所以这样，是因为病人尺部脉象微细，是里虚的征象，所以必须通过治疗，待表里正气充盛，津液自和，就会自然汗出而病愈。

凡是疾病，用发汗法、涌吐法或泻下法治疗，而致耗血、伤津液的，如果阴阳能够自趋调和，就能够自行痊愈。

## 汗、下法皆误用的后果

用峻泻药攻下后，又再发汗，出现小便短少的，这是误汗、下后损伤津液的缘故，不要用通利小便的方法治疗，等到津液恢复而小便自行通畅时，就会自然痊愈。

泻下之后，又行发汗，多会出现畏寒战栗、脉象微细的症状，之所以会这样，是由于表里阳气俱虚的缘故。

本应先用发汗法治疗表证，然后再用泻下法治疗里证，却反而先用泻下法治疗里证，便是错误的治疗方法；先用发汗法治疗表证，才是正确的治疗方法。本应先用攻下法治疗里证，然后用发汗法治疗表证，却反而先用发汗法治疗表证，便是错误的治疗方法；先用泻下法治疗里证，才是正确的治疗方法。

太阳表证，先使用泻下法治疗而没有痊愈，再用发汗法治疗，则会导致内外俱虚，出现昏冒的症状。昏冒的病人如果正能胜邪，得到汗出，汗解邪散，便会自行痊愈。之所以这样，是因为汗出邪散，表气得以调和的缘故。表气已得到调和的，再用泻下法治疗。

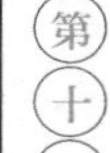

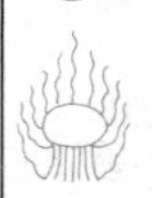

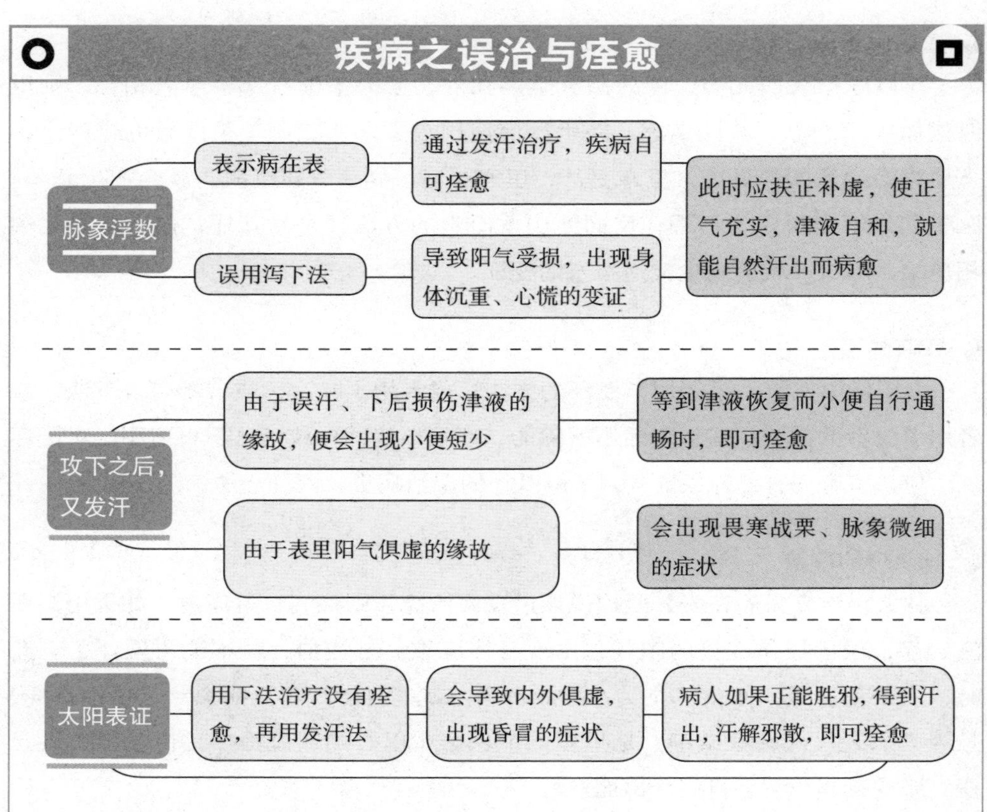


## 诸病误攻下的后果

得病六七天，脉象迟而浮弱，怕寒，手足温暖，是太阴虚寒兼表证未解，医生却屡次攻下，导致脾阳虚弱，寒湿内郁，出现不能进食，胁下满闷疼痛，面目及全身发黄，颈项拘急不舒，小便解出困难等症状。假如误予小柴胡汤治疗，一定会重伤脾胃而出现泻利后重的症状。本来就有口渴，饮水即作呕的，是脾虚水饮内停所致，不能使用小柴胡汤治疗。如果误予小柴胡汤，就会导致中气衰败，出现进食后呃逆的变证。

太阳病二三天，不能平卧，只想起身，胃脘部痞结胀硬，脉象微弱的，这是寒饮结聚在里的缘故。如果反用攻下法治疗，便会形成腹泻，腹泻停止的，会形成结胸；腹泻无法停止的，到第四天又再攻下，则会引起协热下利的证候。

太阳表证，误用攻下，脉象急促，又不形成结胸的，便是疾病将要解除的征象；脉象浮的，多会形成结胸；脉象紧的，多会出现咽痛；脉弦的，多会两胁拘急；脉象细数的，则会头痛不停止；脉象沉紧的，大多想呕吐；脉象沉滑的，多会出现协热下利；脉象浮滑的，多会出现大便下血。

太阳与少阳并病，反而攻下治疗，则会形成结胸，出现心下硬结，腹泻不

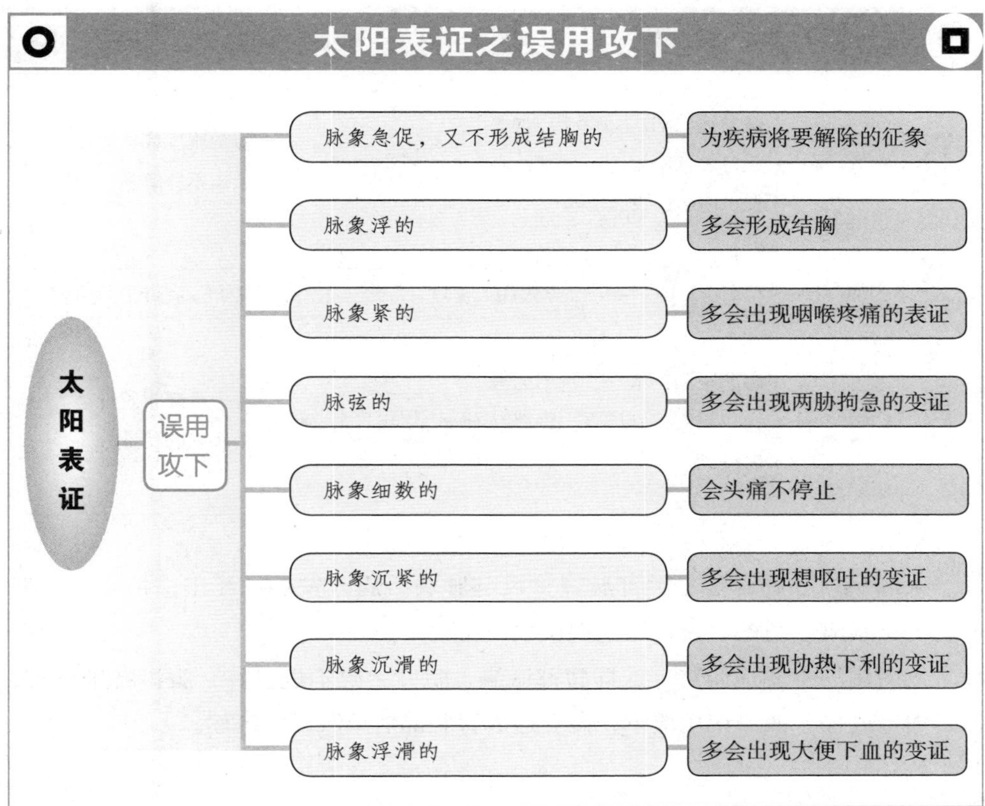


止，汤水不能下咽，烦躁不安的症状。

脉浮而紧，是太阳伤寒证之脉，应发汗解表，却反而用攻下法治疗，致表邪入里，于是形成了痞证。由于是无形气机痞塞所致，所以按之柔软不痛。

太阳伤寒证，误用涌吐、泻下和发汗法之后，导致心烦不安，脉象十分微弱，病情迁延八九天，又出现胃脘部痞结胀硬，胁下疼痛，气上冲咽喉，眩晕昏冒，全身经脉跳动等症状，如果时间久了还不痊愈，便会形成痿证。

阳明中寒证，尚能进食，泻下后病证没有解除，反而出现不能进食的症状，如果再用苦寒药泻热，便会产生呃逆。之所以这样，是由于胃中虚寒的缘故。因为病人胃气本虚，再用苦寒泻热，就使得胃气更虚而产生呃逆的变证。

阳明病，脉象迟，饮食不能吃饱，假如饱食就会微感心烦，头目昏眩，小便必不通畅，腹部胀满，这是将要形成谷疸的表现。即使用泻下的方法，腹部胀满也会依然如故。之所以会这样，是由于病人脉迟，迟脉主寒，其证属寒湿内郁，所以攻下无效。

大凡阳气盛的病证多见发热，用泻下的方法治疗，就会导致大便干硬；汗出很多的病人，再去发汗，也会导致大便干硬。

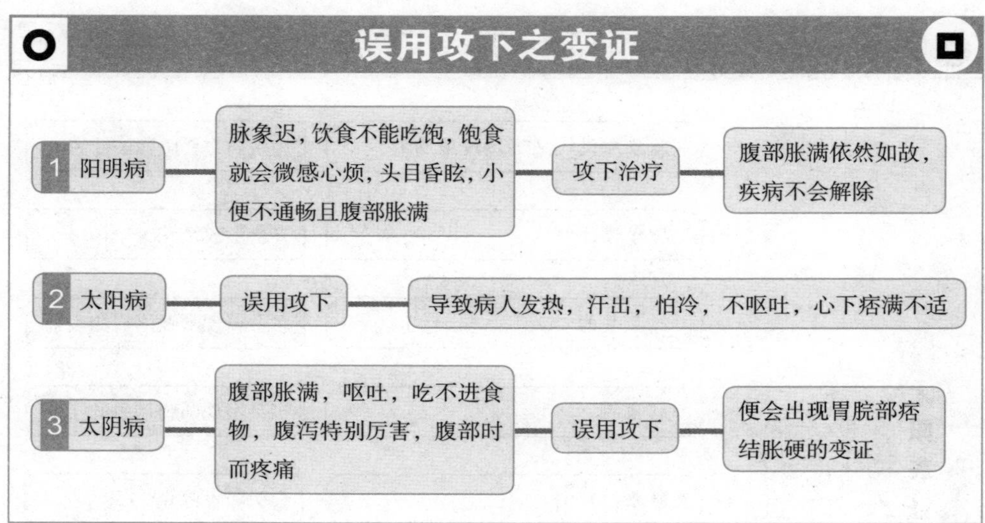


太阳病，寸部脉缓，关部脉浮，尺部脉弱，病人发热，汗出，怕冷，不呕吐，心下痞满不适的，便是医生误用攻下所致。

太阴病的主要证候特征，即腹部胀满，呕吐，吃不进食物，腹泻特别厉害，腹部时而疼痛。假如误用攻下，便会造成胃脘部痞结胀硬的证候。

### 伤寒病误治的后果

伤寒病，经过大吐大下之后，正气极其虚弱，又施行发大汗的方法，但病人表气仍然郁滞不畅，于是医生又给饮水以发汗，因而导致了呃逆。之所以这样，是因为胃中寒冷，气机上逆的缘故。

### 呕吐、腹泻误发汗的后果

呕吐，腹泻，汗出以后，脉呈平和之象，只是有轻微心烦，这是因为疾病刚好，脾胃之气尚弱，不能消化食物的缘故。

### 太阳病误治的后果

医生使用发汗法治疗太阳病，可汗后仍然发热怕冷，于是又用攻下法治疗，以致表里正气均虚，阴阳之气同时虚竭，表证已无而独有里证，因此出现心下痞满。医者再用烧针法治疗，致脏气大伤，出现心胸烦躁不安，面色青黄，筋肉跳动等证候，就难以治疗了；如面色微黄，手足温暖的，表示胃气尚存，较容易治愈。

### 诸病误用汗、吐、下三法后的证治

太阳病已经得了八九天，病人发热怕冷，发热的时间较长，怕冷的时间较短，一天发作两三次，好像疟疾一样，病人不呕吐，大小便正常，是邪气郁滞在表的表现。此时，如果脉象渐趋调匀和缓的，是病将要痊愈的表现。如果脉象微弱而怕冷的，便是表里阳气均虚，可能是误用汗、吐、下所致，因此，就不能再用发汗、攻下、涌吐的方法治疗。假如面部反而出现红色的，表明邪气仍郁滞在肌表未能解除，那么病人皮肤则一定有痒的症状，适宜用桂枝麻黄各半汤治疗。

### 桂枝麻黄各半汤方

桂枝一两十六铢 芍药一两 生姜一两，切片 甘草一两，炙 麻黄一两，去节 大枣四枚，剖开 杏仁二十四个，用水浸泡，去皮尖及双仁

**用法**：以上七味药，用水五升，先加入麻黄煎煮，待煮一二滚，除去上面的白沫，再加入其余各药，煎煮成一升八合，去掉药渣，每次温服六合。旧本说：取桂枝汤三合，麻黄汤三合，合为六合，一次服完。

服了桂枝汤，或使用了泻下法后，病人仍然头痛，项部拘急不柔和，像皮毛覆盖身上一样发热，无汗，胃脘部胀满，微感疼痛，小便不通畅的，用桂枝去桂加茯苓白术汤主治。

### 桂枝去桂加茯苓白术汤方

芍药三两 甘草二两，炙 生姜三两，切片 白术三两 茯苓三两 大枣十二枚，剖开

**用法**：以上六味药，用水八升，煎煮成三升，去掉药渣，每次温服一升，服

## 《伤寒论》中的常用药物：茯苓

茯苓为多孔菌科真菌茯苓的干燥菌核。多于7～9月采挖，挖出后除去泥沙，堆置“发汗”后，摊开晾至表面干燥，再“发汗”，反复数次至现皱纹、内部水分大部散失后，阴干，称为“茯苓个”；或将鲜茯苓按不同部位切制，阴干，分别称为“茯苓块”和“茯苓片”。

【性味与归经】甘、淡，平。归心、肺、脾、肾经。

【功能与主治】利水渗湿，健脾，宁心。用于水肿尿少、痰饮眩悸、脾虚食少、便溏泄泻、心神不安、惊悸失眠。

【用法与用量】10～15克。

【贮藏】置干燥处，防潮。

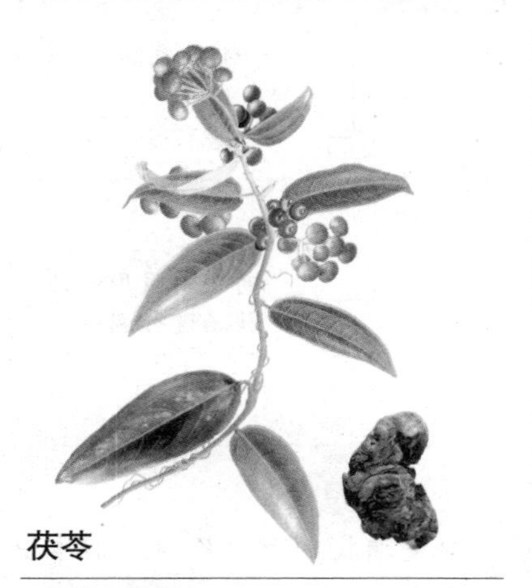

茯苓

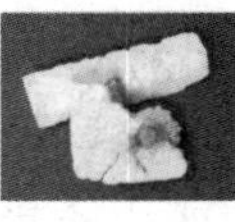

**茯苓** 治胸胁逆气，忧恐惊邪，心下结痛，寒热烦满咳逆，口焦舌干，利小便。

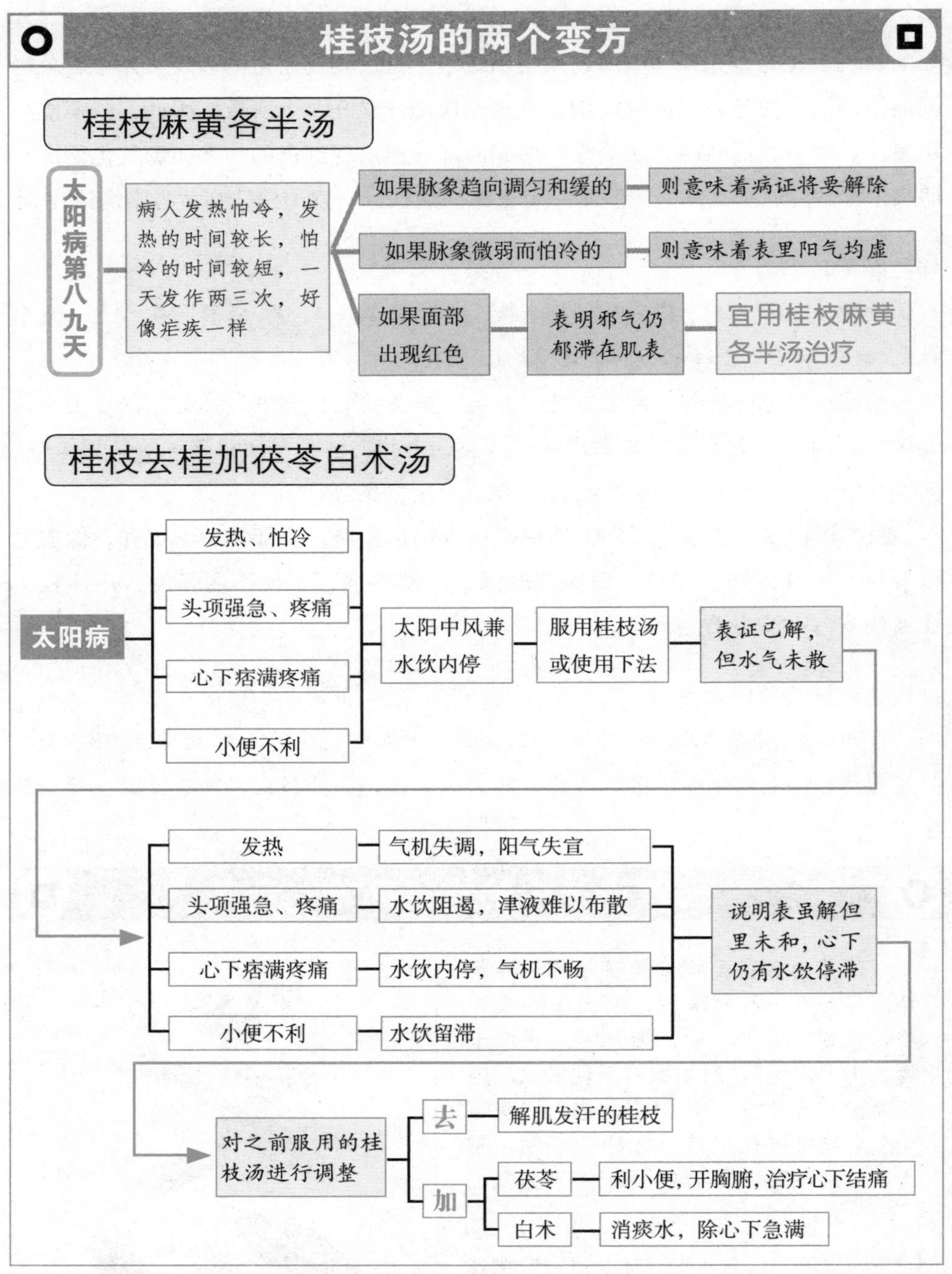


药后小便通畅的就可痊愈。旧本说：现用桂枝汤去掉桂枝，加入茯苓、白术。

太阳病，先使用发汗法而表证不解，然后反而用泻下的治法，假如脉象仍浮的，则表示疾病还没有痊愈。这是由于脉浮主病在表，应用汗法以解表散邪，却反而用泻下法治疗，所以不能治愈。现在虽经误下，但脉象仍浮，所以可以推断邪未内陷，其病仍在表，应当解表才能治愈，适宜用桂枝汤治疗。

### 桂枝汤方

**桂枝**三两，去皮 **芍药**三两 **生姜**三两，切片 **甘草**二两，炙 **大枣**十二枚，剖开

**用法：**以上五味药，加水七升，用微火煎煮成三升，去掉药渣，待药汁冷热适当时，服药一升，一日服三次。服药后一会儿，喝热稀粥一大碗，以助药力，并盖棉被约两个小时，取暖保温来帮助发汗。

误用泻下之后，又误发其汗，致肾阳虚弱，病人出现白天烦躁不能闭目静息、夜晚安静等证。不作呕，无口渴，没有表证，脉象沉微，身有微热的，用干姜附子汤主治。

### 干姜附子汤方

**干姜**一两 **附子**一枚，用生的，去皮，切成八片

**用法：**以上两味药，用水三升，煎煮成一升，去掉药渣，一次服下。

外感病，经过涌吐或泻下以后，出现胃脘部胀满不适，气逆上冲胸膈，起立时就感头昏目眩，脉象沉紧的，假如使用发汗法治疗，就会耗伤经脉之气，出现身体震颤摇晃、站立不稳的变证，用茯苓桂枝白术甘草汤主治。

## 《伤寒论》中的常用药物：附子

附子为毛茛科植物乌头的子根的加工品。六月下旬至八月上旬采挖，除去母根、须根及泥沙，习称“泥附子”。

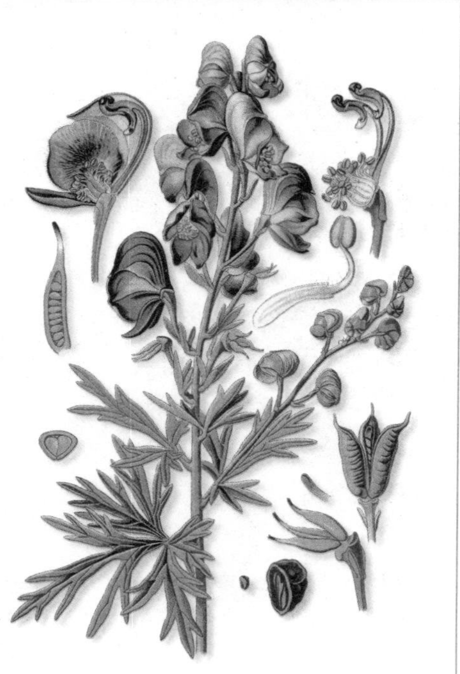

【性味与归经】辛、甘，大热；有毒。归心、肾、脾经。

【功能与主治】回阳救逆，补火助阳，散寒止痛。用于亡阳虚脱、肢冷脉微、心阳不足、胸痹心痛、虚寒吐泻、脘腹冷痛、肾阳虚衰、阳痿宫冷、阴寒水肿、阳虚外感、寒湿痹痛。

【用法与用量】3 ~ 15 克，先煎，久煎。

【注意】孕妇慎用；不宜与半夏、栝蒌、栝蒌子、栝蒌皮、天花粉、川贝母、浙贝母、平贝母、伊贝母、湖北贝母、白蔹、白及同用。

【贮藏】盐附子密闭，置阴凉干燥处；黑顺片及白附片置干燥处，防潮。

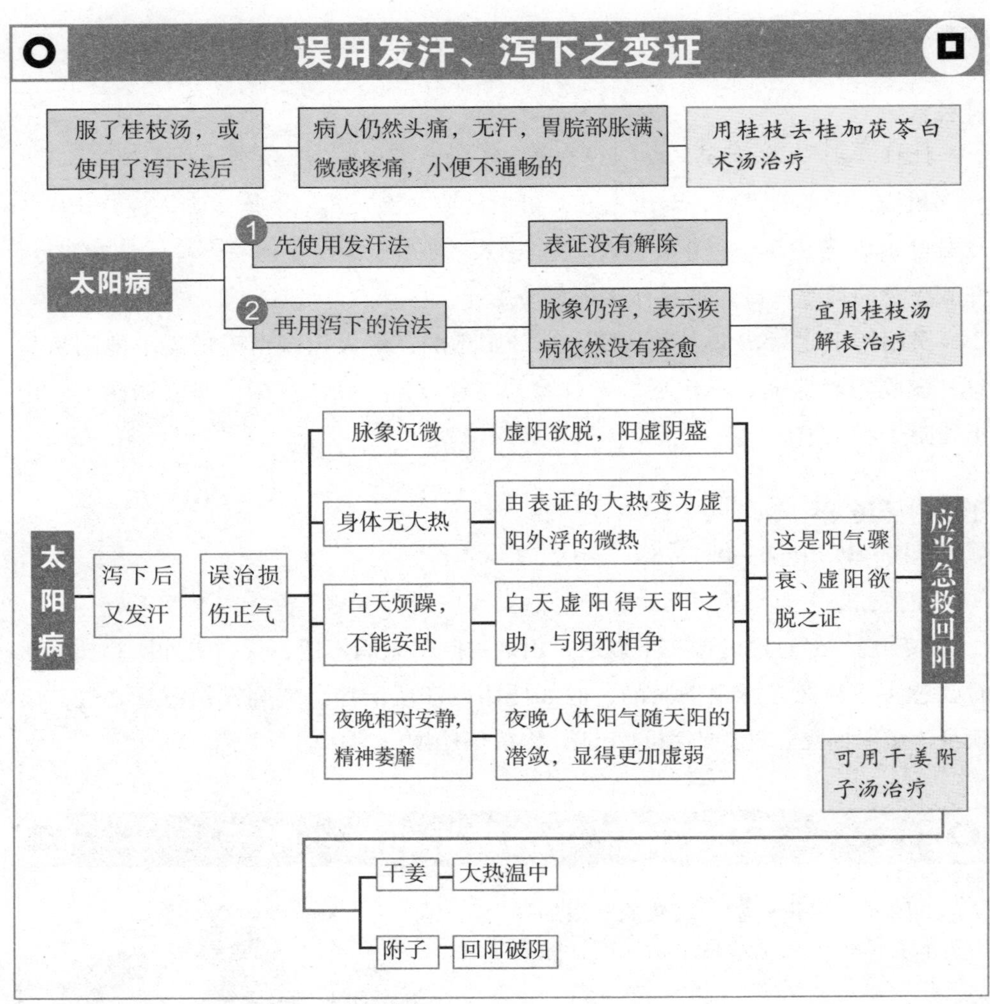


**茯苓桂枝白术甘草汤方**

茯苓四两　桂枝三两，去皮　白术二两　甘草二两，炙

**用法：**以上四味药，用水六升，煎煮成三升，去掉药渣，分三次温服。

经用发汗，或泻下以后，病证仍然不解除，出现烦躁不安的，用茯苓四逆汤主治。

**茯苓四逆汤方**

茯苓四两　人参一两　附子一枚，用生的，去皮，破成八片　甘草二两，炙　干姜一两半

**用法：**以上五味药，用水五升，煎煮成二升，去掉药渣，每次温服七合，每日服三次。

发汗、涌吐、泻下以后，无形邪热内扰，出现心烦不能安眠，严重的，就会出

现心中烦闷尤甚，翻来覆去，不可名状，可用栀子豉汤主治。假如出现气少不足以息的，用栀子甘草豉汤主治；假如出现呕吐的，用栀子生姜豉汤主治。

### 栀子豉汤方

栀子十四个，剖开　香豉四合，用布包

**用法：** 以上两味药，用水四升，先加入栀子煎煮至二升五合，再加入香豉，煎煮成一升五合，去掉药渣，分两次服。如果温服一次，出现呕吐的，停服剩余之药。

### 栀子甘草豉汤方

栀子十四个，剖开　甘草二两，炙　香豉四合，用布包

**用法：** 以上三味药，用水四升，先加入栀子、甘草煎煮，煮至二升五合，再加入香豉煎煮成一升五合，去掉药渣，分两次服。如果温服一次，出现呕吐的，停止服剩余的药。

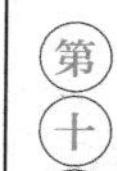

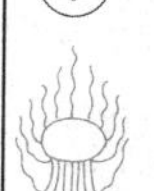

### 栀子生姜豉汤方

栀子十四个，剖开　生姜五两，切　香豉四合，用布包

**用法：** 以上三味药，用水四升，先加入栀子、生姜煎煮至二升五合，再加入香豉共煎煮成一升五合，去掉药渣，分两次服。如果温服一次，出现呕吐的，停止服剩余的药。

发汗或泻下以后，出现心胸烦热不适，胸中满闷窒塞不舒的，是热郁胸膈、气机阻滞，可用栀子豉汤主治。

太阳病，病传阳明已经十余天，病人胃脘部烦闷不适，泛泛欲呕，胸部疼痛，大便反而稀溏，腹部微有胀满，心中郁闷烦躁。假如是误用峻猛涌吐或泻下药所致的，可用调胃承气汤治疗；假如不是吐下所致的，则不能用调胃承气汤。此证虽有只想呕吐，胸部疼痛，大便稍溏泄的症状，但不是小柴胡汤证。因为有呕吐的症状，所以可以推知是峻吐峻下所造成的。

### 调胃承气汤方

大黄四两，用陈米酒洗　甘草二两，炙　芒硝半升

**用法：** 以上三味药，用水三升，先加入大黄、甘草煮成一升，去掉药渣，然后加入芒硝，再煮一二滚即成，一次服下。

太阳表证，反复发汗而又行攻下，出现五六天不解大便，舌上干燥，口渴，午后微有潮热，从心下一直到少腹部坚硬胀满疼痛，不能用手触摸的，用大陷胸汤主治。

# 发汗、泻下、涌吐后疾病之治疗

**外感病** — 涌吐或泻下后 — 出现胃脘部胀满不适，气逆上冲胸膈，起立时就感头昏目眩，脉象沉紧的

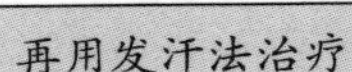


再用发汗法治疗 — 则会耗伤经脉之气，出现身体震颤摇晃、站立不稳的变证 — 用茯苓桂枝白术甘草汤治疗

---

发汗或泻下后
- 病证仍然不解除，出现烦躁不安的 — 用茯苓四逆汤治疗
- 心胸烦热不适 — 用栀子豉汤治疗

---

发汗、涌吐、泻下后
- 心烦不能安眠的 — 用栀子豉汤治疗
- 出现气少不足以息的 — 用栀子甘草豉汤治疗
- 出现呕吐的 — 用栀子生姜豉汤治疗

---

## 茯苓桂枝白术甘草汤方

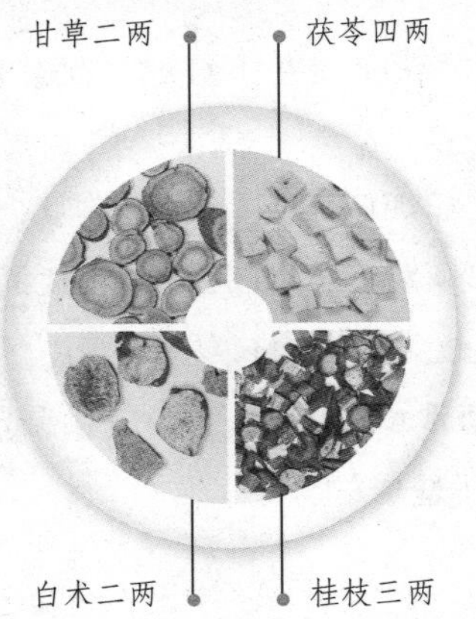


## 茯苓四逆汤方

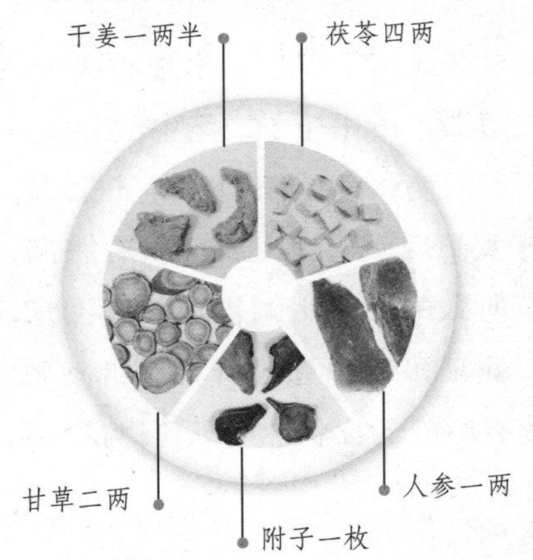


### 各药材功效

| | |
|---|---|
| 白术 | 温运脾阳，健脾制水 |
| 茯苓 | 健脾养心，利水渗湿 |
| 桂枝 | 通阳化水行气，降逆平冲 |
| 甘草 | 厚脾土 |

### 各药材功效

| | |
|---|---|
| 四逆汤 | 回阳救逆 |
| 人参 | 安精神，定魂魄，可益气养阴复脉 |
| 茯苓 | 安神宁心定志 |

## 《伤寒论》中的常用药物：大黄

大黄为蓼科植物掌叶大黄、唐古特大黄或药用大黄的干燥根和根茎。秋末茎叶枯萎或次春发芽前采挖，除去细根，刮去外皮，切瓣或段，绳穿成串干燥或直接干燥。

【性味与归经】苦，寒。归脾、胃、大肠、肝、心包经。

【功能与主治】泻下攻积，清热泻火，凉血解毒，逐瘀通经，利湿退黄。用于实热积滞便秘、血热吐衄、目赤咽肿、痈肿疔疮、肠痈腹痛、瘀血经闭、产后瘀阻、跌打损伤、湿热痢疾、黄疸尿赤、淋证、水肿；外治烧烫伤。酒大黄善清上焦血分热毒，用于目赤咽肿、齿龈肿痛。熟大黄泻下力缓，泻火解毒，用于火毒疮疡。大黄炭凉血化瘀止血，用于血热有瘀出血症。

【用法与用量】3 ~ 15克；用于泻下不宜久煎。外用适量，研末敷于患处。

【注意】孕妇及月经期、哺乳期慎用。

【贮藏】置通风干燥处，防蛀。

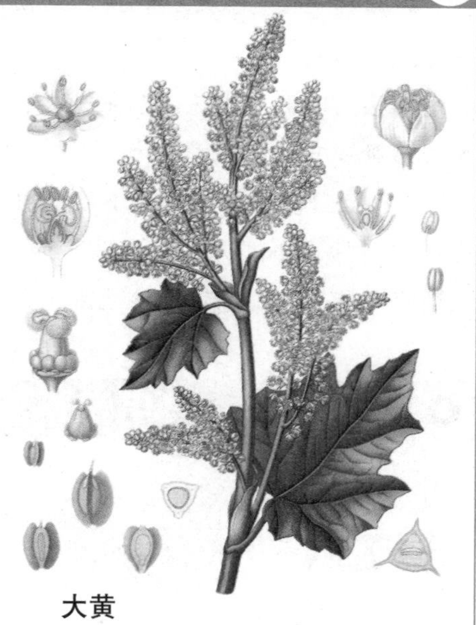

大黄

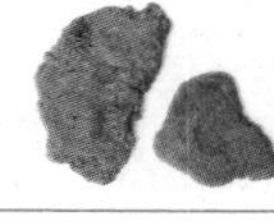

**大黄炭** 下瘀血，血流不畅，寒热，破胸腹包块，消化不良。

### 大陷胸汤方

大黄六两，去皮，用酒洗 芒硝一升 甘遂末一钱匕

**用法：**以上三味药，用水六升，先煮大黄至二升，去掉药渣，再加入芒硝煮一二滚，然后再加进甘遂末，每次温服一升。服药后很快腹泻的，停服后药。

外感病第五六天，已经发汗又用泻下法治疗，出现胸胁满闷微有硬结、口渴、不呕、头部出汗、发热怕冷交替而作、心中烦躁不安等证的，即表示病没有解除，用柴胡桂枝干姜汤主治。

### 柴胡桂枝干姜汤方

柴胡八两 桂枝三两，去皮 干姜二两 栝蒌根四两 黄芩三两 甘草二两，炙 牡蛎二两，炒

**用法：**以上七味药，用水十二升，煎煮至六升，去掉药渣，再煎煮成三升，每次温服一升，每日服三次。服第一次药后可出现轻度心烦，服第二次药后汗出即会痊愈。

太阳伤寒证，经用发汗、涌吐、攻下等方法治疗，表证已解而胃气损伤，胃虚气逆，出现胃脘部痞胀而硬、嗳气不止的，可用旋覆代赭汤主治。

**旋覆代赭汤方**

旋覆花三两 人参三两 生姜五两 代赭石一两 甘草三两，炙 半夏半升，用水洗 大枣十二枚，剖开

**用法**：以上七味药，加水十升，煮至六升，去掉药渣，再煎煮药汁成三升，每次温服一升，一日服三次。

伤寒表证，用峻泻药攻下后，再发其汗，出现心下痞塞、恶寒等证的，是表证还未解除，不能先泻热消痞，而应先解表，表证解除以后才能泻热消痞。解表适宜用桂枝汤，泻热消痞适宜用大黄黄连泻心汤。

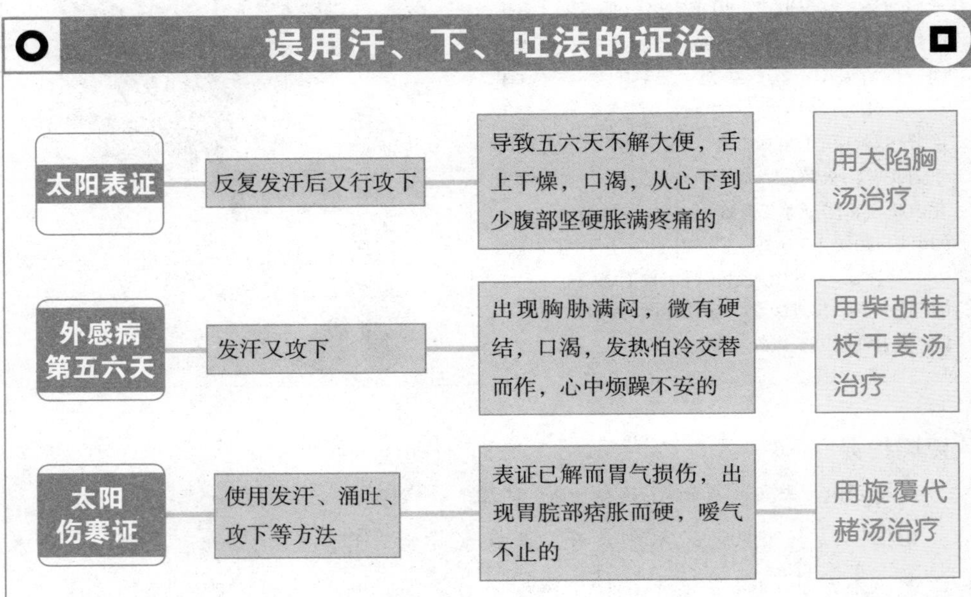


**旋覆代赭汤**

| 配方 | 用量 | 功效 |
|---|---|---|
| 旋覆花 | 三两 | 性主沉降，消痰降逆散结 |
| 代赭石 | 一两 | 重坠降逆，下气平冲 |
| 生姜 | 五两 | 味辛散，开结化痰 |
| 半夏 | 半升（洗） | 和胃散饮，化痰，降逆 |
| 人参 | 三两 | 补气固本 |
| 大枣 | 十二枚(剖开) | 补脾健运，养气补阴 |
| 甘草 | 三两（炙） | 健脾，养护正气 |

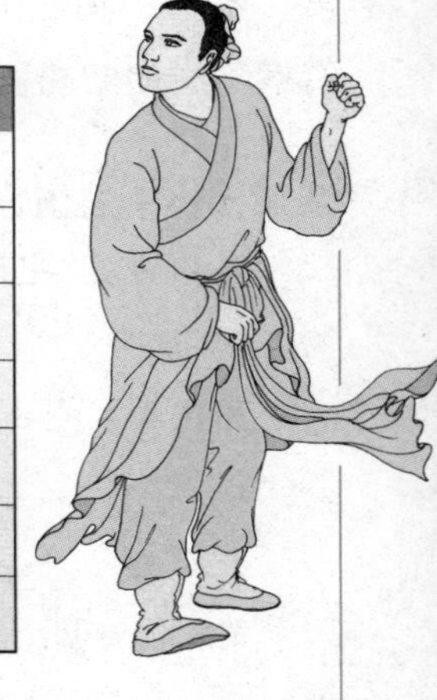

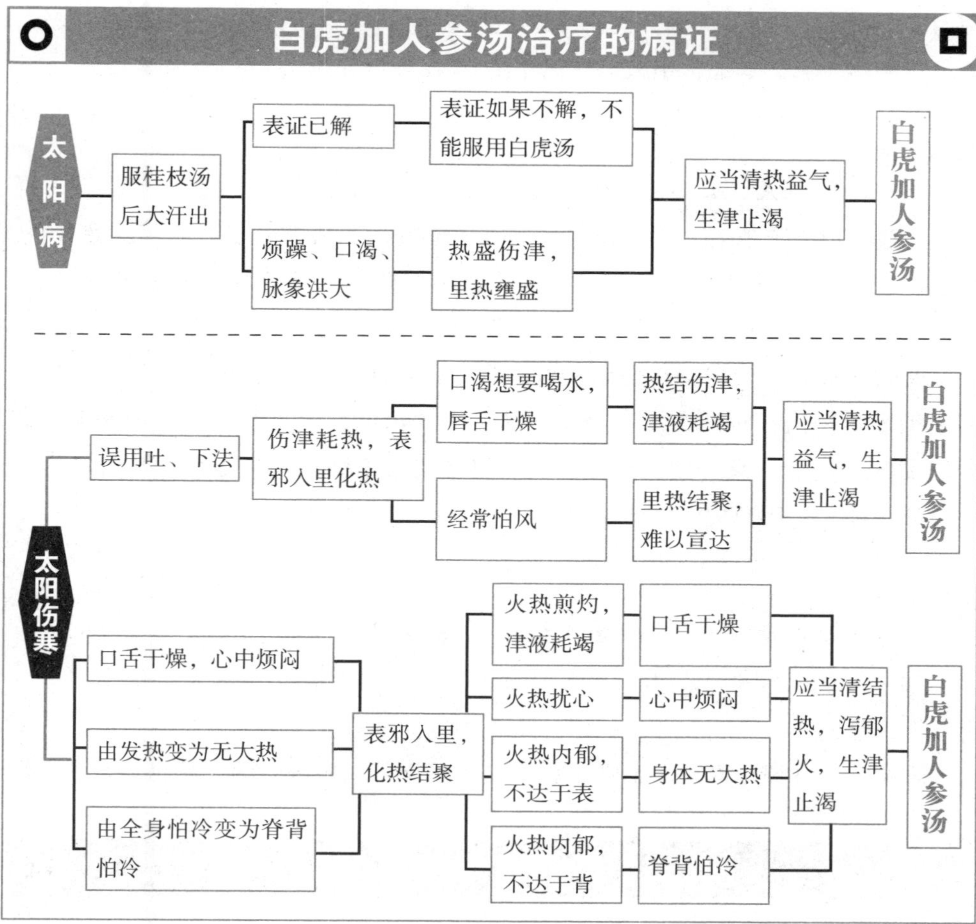


**大黄黄连泻心汤方**

大黄二两，酒洗　黄连一两

**用法：**以上两味药，用麻沸汤二升浸泡，片刻后绞去渣，分两次温服。

伤寒表证，用涌吐或泻下法后，病经七八天仍不解除，邪热内入，结聚在里，热邪充斥内外，表现为时有畏风，非常口渴，想喝水数升，舌干燥，心烦不安的，用白虎加人参汤主治。

**白虎加人参汤方**

知母六两　石膏一斤，打碎　甘草二两，炙　粳米六合　人参三两

**用法：**以上五味药，加水十升煎煮，待米熟汤成，去掉药渣，每次温服一升，一日服三次。

伤寒表证，误用吐法或下法之后，病仍然不解除，出现五六天甚至十余天不解大便，午后发潮热，不怕冷，谵言妄语，如见鬼神一样。病情严重的，即会出现神志昏糊，目不识人，两手无意识地乱摸衣被床帐，惊惕不安，微微喘息，

两目直视等证。脉象弦的，尚有生机；脉象涩的，属于死候。假如病情较轻，只见发潮热、谵语等证，用大承气汤主治。

### 大承气汤方

大黄四两，去皮，用酒洗 厚朴八两，炙 枳实五枚，炙 芒硝三合

**用法：**以上四味药，用水十升，先加入厚朴、枳实煎煮至五升，去掉药渣，再加入大黄，煎煮成二升，去掉药渣，加入芒硝，然后放在小火上煮一二滚，分两次温服。服药后假如大便已通，则停止再服剩余的药。

太阳、阳明、少阳三经合病，腹部胀满，身体沉重，转侧困难，口中麻木，面部垢浊，谵语，小便失禁。如见身热，自汗出的，便是邪热偏重于阳明。假如用发汗法治疗，只会使谵语更甚；一旦妄行攻下，就会造成额上出汗、四肢冰冷的变证，可用白虎汤主治。

### 白虎汤方

知母六两 石膏一斤，打碎 甘草二两，炙 粳米六合

**用法：**以上四味药，用水十升煎煮，待米熟汤成，去掉药渣，每次温服一升，一日服三次。

阳明病，脉象浮而紧，咽喉干燥，口中感觉苦，腹部胀满，喘息，发热，汗

## 《伤寒论》中的常用药物：半夏

半夏为天南星科植物半夏的干燥块茎。夏、秋二季采挖，洗净，除去外皮和须根，晒干。

【性味与归经】辛、温；有毒。归脾、胃、肺经。

【功能与主治】燥湿化痰，降逆止呕，消痞散结。用于湿痰寒痰、咳喘痰多、痰饮眩悸、风痰眩晕、痰厥头痛、呕吐反胃、胸脘痞闷、梅核气；外治痈肿痰核。

【用法与用量】内服一般炮制后使用，3 ~ 9克。外用适量，磨汁涂或研末以酒调敷患处。

【注意】不宜与川乌、制川乌、草乌、制草乌、附子同用；生品内服宜慎。

【贮藏】置通风干燥处，防蛀。

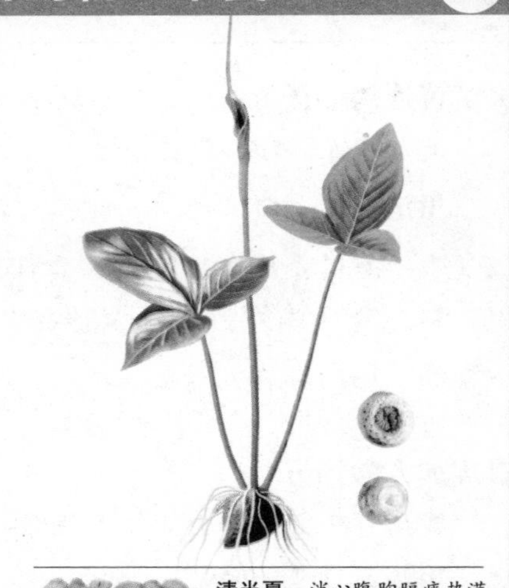

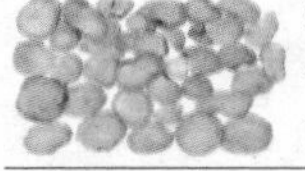

**清半夏** 消心腹胸膈痰热满结，咳嗽上气，消痈肿，疗痿黄，悦泽面目，堕胎。

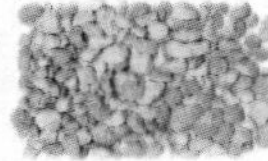

**法半夏** 主伤寒寒热，心下坚，胸胀咳逆，头眩，咽喉肿痛，肠鸣，下气止汗。

出，不怕冷反而怕热，身体沉重的，是属阳明里热证。假如用发汗法治疗，就会出现心中烦乱不安，甚或神昏谵语的变证；假如用温针治疗，就会导致恐惧不安、烦躁失眠的变证；假如用攻下法治疗，就会损伤胃气，致邪热扰于胸膈，出现心中烦躁厉害，舌上生薄黄苔，用栀子豉汤主治。

阳明病，用泻下药攻下后，出现心中烦躁异常。假如是肠中燥屎阻结所致的，可以攻下，适宜用大承气汤。假如腹部轻微胀满，大便始出干硬，后出稀溏的，则不能攻下。

太阳表证，用催吐、攻下或发汗后，出现轻微心烦，小便频数，大便硬结的，用小承气汤和畅胃气，攻下里实，即可痊愈。

### 小承气汤方

**大黄**四两，用酒洗　**厚朴**二两，炙　**枳实**三个，炙

**用法：**以上三味药，用水四升，煎煮成一升二合，去掉药渣，分两次温服。服第一次药应当解大便，假如服药后大便不解，可将剩下的药服完；假如大便已通，不要再服剩下的药。

大汗淋漓，假如腹泻很厉害，而四肢又厥冷的，宜用四逆汤主治。

## 《伤寒论》中的常用药物：人参

人参为五加科植物人参的干燥根和根茎。多于秋季采挖，洗净经晒干或烘干。栽培的俗称“园参”；播种在山林野生状态下自然生长的称“林下山参”，习称“籽海”。

【性味与归经】甘、微苦，微温。归脾、肺、心、肾经。

【功能与主治】大补元气，复脉固脱，补脾益肺，生津养血，安神益智。用于体虚欲脱、肢冷脉微、脾虚食少、肺虚喘咳、津伤口渴、内热消渴、气血亏虚、久病虚羸、惊悸失眠、阳痿宫冷。

【用法与用量】3～9克，另煎兑服；也可研粉吞服，一次2克，一日2次。

【注意】不宜与藜芦、五灵脂同用。

【贮藏】置阴凉干燥处，密闭保存，防蛀。

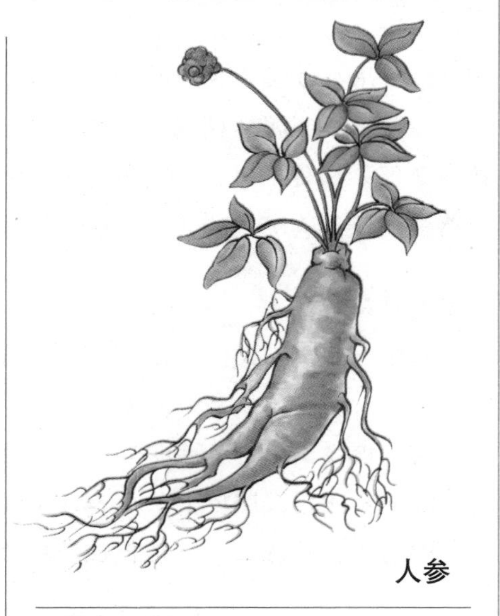

人参

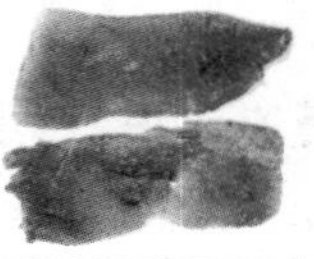

**根**　补五脏，安精神，止惊悸，明目开心益智。久服可轻身延年。

### 四逆汤方

甘草二两，炙 干姜一两半 附子一枚，用生的，去皮，破成八片

**用法：**以上三味药，用水三升，煎煮成一升二合，去掉药渣，分两次温服。身体强壮的人可以用大的附子一枚，干姜三两。

太阳病，误用了泻下药之后，病人自觉胸中有气逆上冲感觉的，可以用桂枝汤治疗，服药方法同前。假如误下后没有气逆上冲感觉的，则不能用桂枝汤治疗。

太阳病，误用攻下之后，出现脉象急促、短促，胸部胀闷的，用桂枝去芍药汤主治。

### 桂枝去芍药汤方

桂枝三两，去皮 甘草二两，炙 生姜三两 大枣十二枚，剖开

**用法：**以上四味药，用水七升，煎煮成三升，去药渣，每次温服一升。旧本说：现用桂枝汤去掉芍药，调养护理方法同前。

假如误下后出现胸部满闷，脉微，畏风寒较重的，用桂枝去芍药加附子汤主治。

### 桂枝去芍药加附子汤方

桂枝三两，去皮 甘草二两，炙 生姜三两，切片 大枣十二枚，剖开 附子一枚，炮制去皮，破成八片

**用法：**以上五味药，用水七升，煎煮成三升，去掉药渣，每次温服一升。旧本说：现用桂枝汤去掉芍药加入附子，其调养护理方法同前。

太阳病，证属桂枝汤证，本当用汗法，医生却反而用下法，导致腹泻不止，脉象急促、短促的，是表证尚未解除的表现，如果出现气喘、汗出等内热证的，用葛根黄芩黄连汤主治。

### 葛根黄芩黄连汤方

葛根八两 甘草二两，炙 黄芩三两 黄连三两

**用法：**以上四味药，用水八升，先加入葛根煎煮，煮去二升水分，再加入其他药物，煎煮成二升，去掉药渣，分两次温服。

太阳表证，误用攻下法，表证未除，而又出现轻度气喘的，这是因为表邪郁闭、内迫于肺的缘故，用桂枝加厚朴杏子汤主治。

### 桂枝加厚朴杏子汤方

桂枝三两，去皮 芍药三两 生姜三两，切片 甘草二两，炙 厚朴二两，炙，去皮 大枣十二枚，剖开 杏仁五十枚，去皮尖

# 白虎汤与桂枝去芍药汤

阳明病
- 脉象浮而紧，咽喉干燥，腹部胀满，发热，汗出，身体沉重
  - 误用发汗法治疗 → 出现心中烦乱不安，甚或神昏谵语的变证
  - 误用温针治疗 → 导致恐惧不安、烦躁失眠的变证
  - 误用攻下法治疗 → 出现心中烦躁厉害，舌上生薄黄苔的变证
- 用泻下药攻下后，导致心中烦躁异常
  - 如果是肠中燥屎阻结所致 → 可以攻下，宜用大承气汤
  - 如果腹部轻微胀满，大便始出干硬，后出稀溏的 → 不能攻下

太阳病
- 误用攻下
  - 病人自觉胸中有气逆上冲感觉的 → 可用桂枝汤治疗
  - 病人没有气逆上冲感觉的 → 不能用桂枝汤治疗
- 误用攻下 → 出现脉象急促、短促，胸部胀闷等变证 → 用桂枝去芍药汤治疗

谵语，小便失禁，如见身热、自汗出的
- 误用发汗法治疗 → 使谵语更甚
- 误用攻下 → 出现额上出汗、四肢冰冷的变证

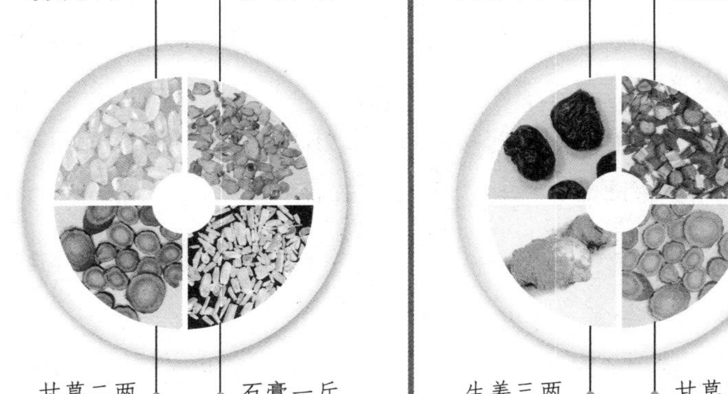


第十章 变证的治疗：伤寒病的综合疗法

**用法：**以上七味药，加水七升，用小火煎煮成三升，去掉药渣，每次温服一升。

外感病，不解大便六七天，头痛发热，如果小便黄赤的，是阳明里热结实，可用承气汤泻其在里的实热；如果小便清的，是内无邪热，病不在里，仍然在表，应当用发汗法治疗，可用桂枝汤。如果头痛发热等证持续不解，表示表邪郁滞较甚，多会出现衄血证。

外感病，得了五六天，用峻泻药攻下后，身热不去，胃脘部支结疼痛的，是热郁胸膈，气机郁结不畅，其病尚未解除，用栀子豉汤主治。

外感病，使用泻下药以后，出现心烦不宁、腹部胀闷、坐卧不安等证的，是热郁胸膈、气滞于腹所致，用栀子厚朴汤主治。

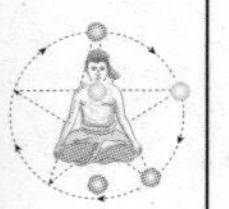



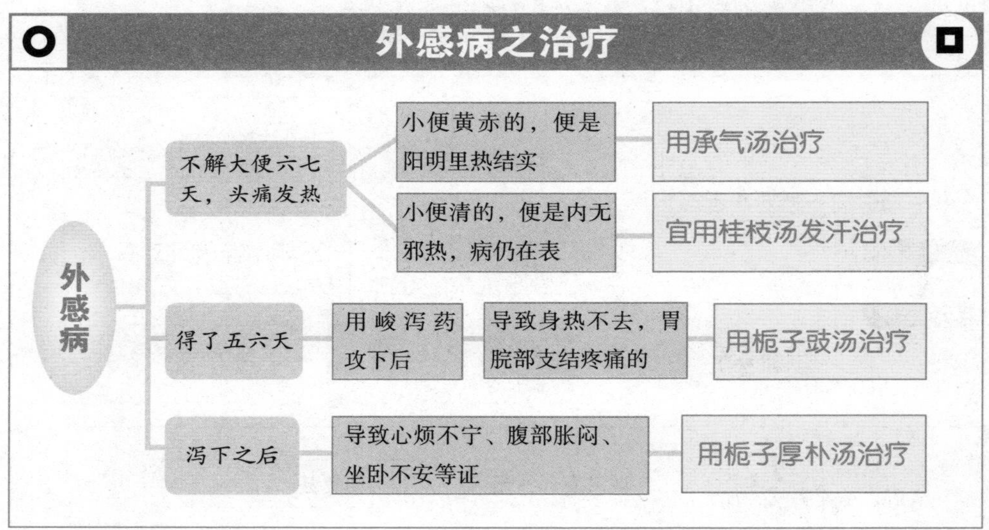


### 栀子厚朴汤方

栀子十四个，剖开 厚朴四两，炙 枳实四枚，用水浸泡，炙成黄色

**用法：**以上三味药，加水三升五合，煎煮成一升五合，去掉药渣，分两次服。温服后出现呕吐的，则停服剩下的药。

太阳伤寒证，医生用泻下丸药峻猛攻下，出现身热不退，轻度心烦不安，并见腹满疼痛便溏等中寒证的，用栀子干姜汤主治。

### 栀子干姜汤方

栀子十四个，剖开 干姜二两

**用法：**以上两味药，加水三升五合，煎煮成一升五合，去掉药渣，分两次服。温服一次后出现呕吐的，停服剩下的药。

凡是使用栀子豉汤，只要病人平素有大便稀溏的，便应禁止使用。

太阳伤寒证，本应用发汗法治疗，医生却反而使用泻下法，致脾肾阳衰，出现腹泻，完谷不化，泻下不止，虽有身体疼痛等表证存在，却也应该急以治疗里证。经治疗后，里证解除，大便转正常，身体疼痛仍未去的，再治疗表证。治疗里证用四逆汤，治疗表证用桂枝汤。

太阳病，邪传少阳十多天，医生反而多次攻下，又经过四五天，小柴胡汤证仍然存在的，可先用小柴胡汤治疗。假如出现呕吐不止，上腹部拘急疼痛，心中郁闷烦躁的，则是少阳兼阳明里实，病情未能解除，用大柴胡汤攻下里实，即可痊愈。

### 大柴胡汤方

柴胡八两 黄芩三两 芍药三两 半夏半升，用水洗 生姜五两，切片 枳实四枚，炙 大枣十二枚，剖开

**用法：** 以上七味药，用水十二升，煎煮至六升，去掉药渣，再煎煮成三升，每次温服一升，一日服三次。另一方加大黄二两，如果不加，则已不是大柴胡汤。

外感病第十三天不解除，胸胁满闷而呕吐，午后发潮热，接着出现轻微腹泻。这本来是大小柴胡汤证，应该用大柴胡汤攻下，医生却反而用峻下的丸药攻下，便是错误的治法。最终导致实邪未去而正气损伤，出现潮热、腹泻等证。潮热，是内有实邪的见证，治疗应当先服小柴胡汤以解除少阳之邪，然后用柴胡加芒硝汤主治。

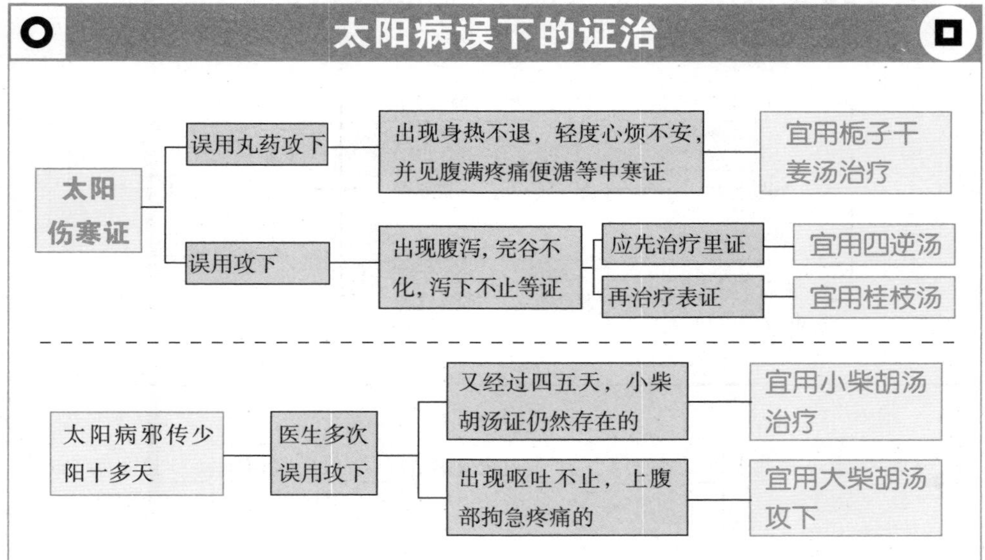




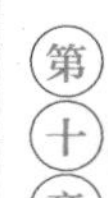
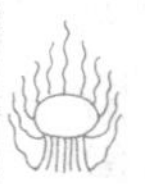

**柴胡加芒硝汤方**

柴胡二两十六铢 黄芩一两 人参一两 甘草一两，炙 生姜一两 半夏二十铢（旧本为五枚），用水洗 大枣四枚，剖开 芒硝二两

**用法：**以上八味药，以水四升，先加入前七味药煎煮成二升，去掉药渣，再加入芒硝，煮至稍开，分两次温服。服药后大便不解的，可继续服。

外感病第十三天，邪传阳明而见谵语的，是胃肠有实热的缘故，应当用汤药攻下。假如小便通利的，大便应当坚硬，现却反而出现腹泻、脉象实大，可以断定这是医生误用丸药攻下所致，属错误的治法。假如不是误治而是邪传三阴的腹泻，脉象应当微细，四肢应冷，现脉象反而实大，即是内有实邪的标志，说明是医生误用丸药攻下，其大便虽通而实邪未去，应当用调胃承气汤主治。

外感病第八九天，用攻下法治疗，出现胸部满闷、烦躁惊惕不安、小便不通畅、谵语、全身沉重、不能转侧等证的，用柴胡加龙骨牡蛎汤主治。



**柴胡加龙骨牡蛎汤方**

柴胡四两 龙骨一两半 黄芩一两半 生姜一两半，切片 铅丹一两半 人参一两半 桂枝一两半，去皮 茯苓一两半 半夏二合半，用水洗 大黄二两 牡蛎一两半，炒 大枣六枚，剖开

**用法：**以上十二味药，将大黄切成围棋子大小，余药用水八升，煎煮成四

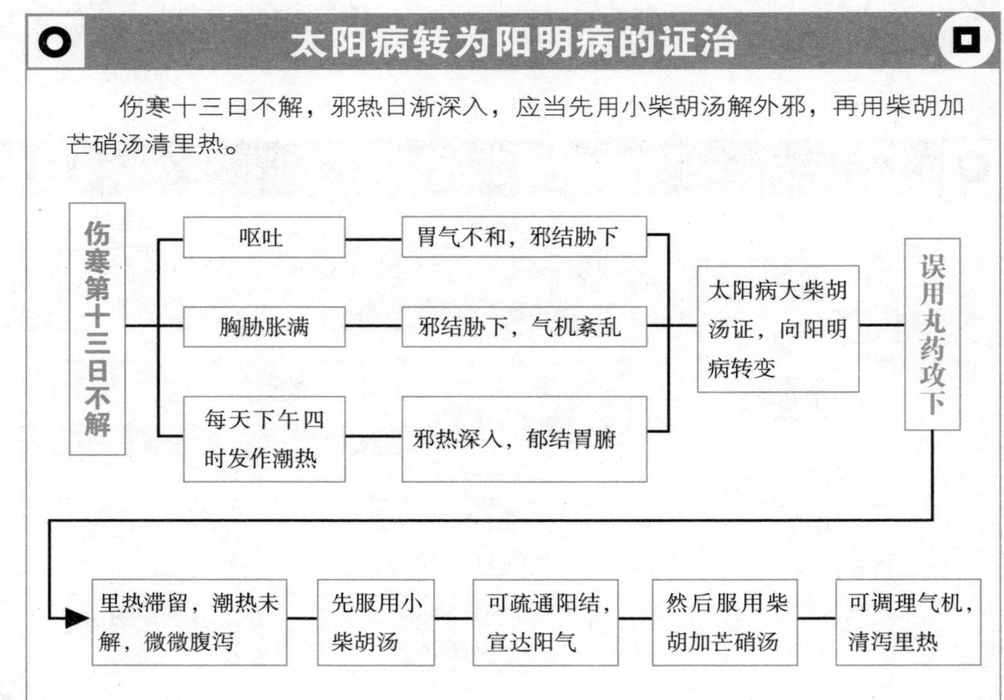


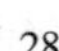

升，然后加入大黄，再煮一二滚，去掉药渣，每次温服一升。旧本说：现用小柴胡汤加入龙骨等药。

误用火攻而又行攻下，因火攻发汗致心阳损伤，出现烦躁不安的，用桂枝甘草龙骨牡蛎汤主治。

### 桂枝甘草龙骨牡蛎汤方

桂枝一两，去皮 甘草二两，炙 龙骨二两 牡蛎二两，炒

**用法：**以上四味药，用水五升，煎煮成二升五合，去掉药渣，每次温服八合，每日服三次。

太阳病，脉象浮而动数，脉浮主风邪在表，数主有热，动脉主痛，数又主虚，证见头痛发热，轻微盗汗，反而怕冷，这是太阳表证未解。本应从表论治，医生反而用攻下的方法治疗，因为胃中空虚而无实邪，误下后邪气内陷，邪热与水饮相结于胸膈，所以出现脉动数变迟，胸胁心下疼痛拒按，短气，烦躁不安，这样就形成了结胸证，用大陷胸汤主治。假如不形成结胸，只见头部汗出，到颈部为止，其他部位不出汗，小便不通畅，身体发黄的，则是湿热郁蒸发黄证。

外感病第五六天，呕吐而发热的，则小柴胡汤证已经具备，本应用小柴胡汤治疗，却用其他药攻下，误下后假如小柴胡汤证仍然存在的，可以再给予小柴胡汤治疗。这里虽然误用攻下，但尚未形成变证。因为误下正气受损，所以服小柴胡汤后，一定会出现先振振畏寒，继之蒸蒸发热，随之汗出而病解的战汗现象。假如误下后邪气内陷，与水饮相结，出现心下坚硬胀满疼痛的，便是结胸，用大陷胸汤主治。假如误下损伤胃气，胃虚气逆，气结心下，出现胃脘胀满而不疼痛的，便是痞证，不能用小柴胡汤治疗，适宜用半夏泻心汤。

### 半夏泻心汤方

半夏半升，用水洗 黄芩三两 干姜三两 人参三两 甘草三两，炙 黄连一两 大枣十二枚，剖开

**用法：**以上七味药，加水十升，煎煮至六升，去掉药渣，再煎煮成三升，每次温服一升，每日服三次。

本来因为误下，形成胃脘部痞满，给予泻心汤治疗，痞满却不消除，并见口干燥、心烦、小便不通畅的，则是水饮内蓄所致，用五苓散主治。

### 五苓散方

猪苓十八铢，去黑皮 白术十八铢 茯苓十八铢 泽泻一两六铢 桂心半两，去皮

**用法：**以上五味药，研成细末做成散剂，每次用白米汤冲服一方寸匕，一天

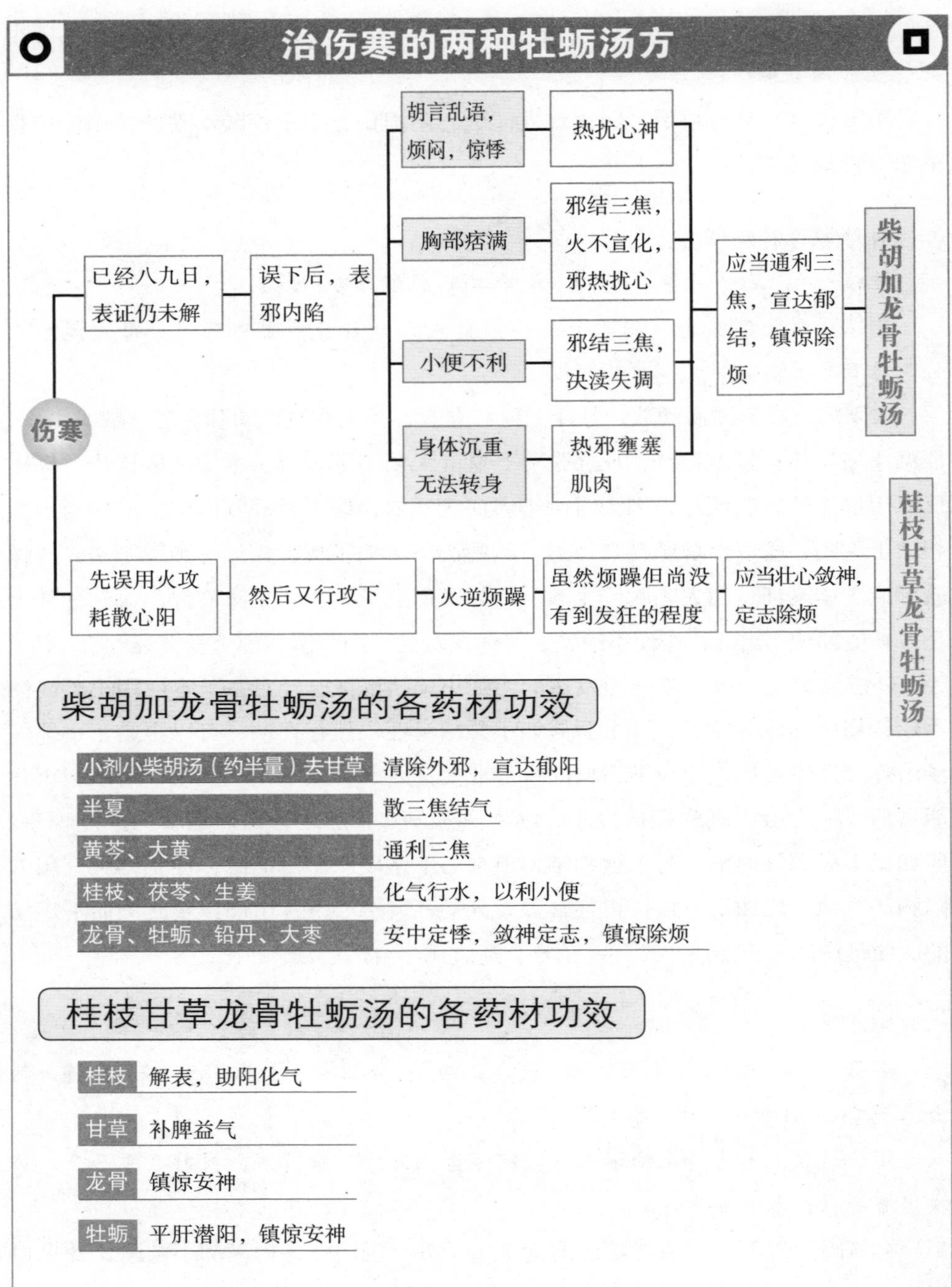


服三次。并要多喝温开水，让病人出汗，就可痊愈。

太阳伤寒或中风证，本应发汗解表，医生反而用攻下法，损伤脾胃，导致病人一日腹泻数十次，泻下不消化食物，肠鸣厉害，胃脘部痞满硬结，干呕，心中烦躁不安。医生见胃部痞硬，便认为是邪热内结，病邪未尽，又行攻下，致痞胀更甚。这并不是邪热内结，而是中气虚弱，浊气上逆，气结心下，所以才造成胃脘部痞硬，可用甘草泻心汤主治。

### 甘草泻心汤方

甘草四两，炙　黄芩三两　干姜三两　半夏半升，用水洗　大枣十二枚，破开　黄连一两

**用法：**以上六味药，加水十升，煮至六升，去掉药渣，再煎煮成三升，每次温服一升，一日服三次。

伤寒表证，服了泻下的汤药，导致腹泻不止，胃脘部痞胀硬结。医生用泻心汤治疗，又用其他药攻下，导致腹泻不止，医生又以理中汤投之，结果腹泻更甚。究其原因，是因为理中汤是治疗中焦虚寒腹泻证之剂，而此种下利则在下焦不固，应当用赤石脂禹余粮汤主治。假如用赤石脂禹余粮汤后仍然腹泻不止



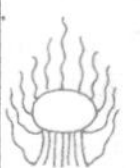

#### 伤寒或中风误下的证治

伤寒或中风误用下法后，一日腹泻数十次，脾困胃呆，心下痞满坚硬，可用甘草泻心汤治疗。

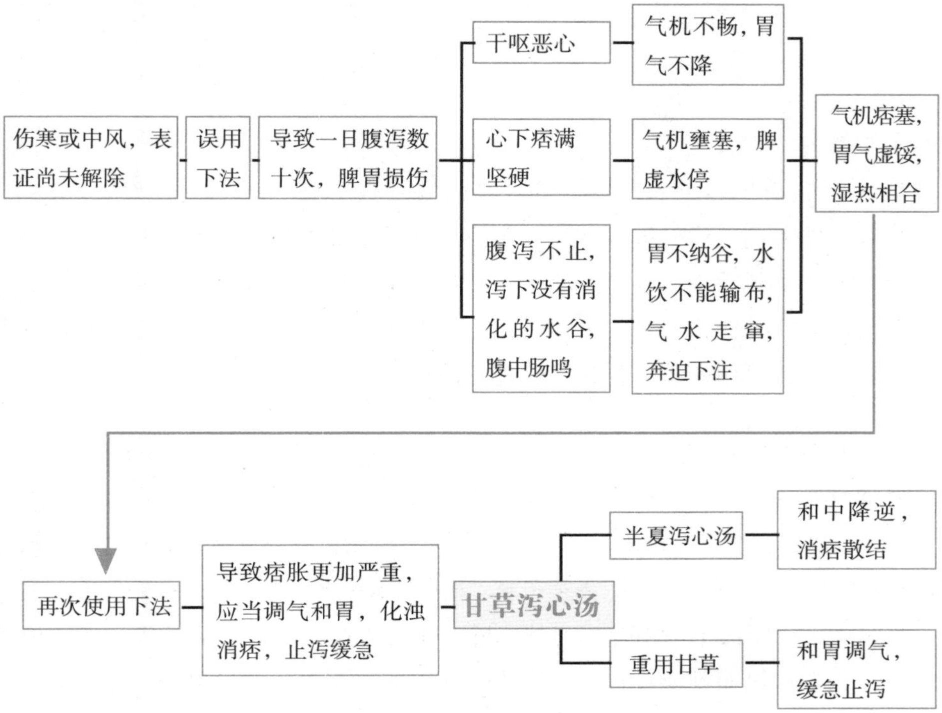

伤寒或中风，表证尚未解除 — 误用下法 — 导致一日腹泻数十次，脾胃损伤

- 干呕恶心 — 气机不畅，胃气不降
- 心下痞满坚硬 — 气机壅塞，脾虚水停
- 腹泻不止，泻下没有消化的水谷，腹中肠鸣 — 胃不纳谷，水饮不能输布，气水走窜，奔迫下注

→ 气机痞塞，胃气虚馁，湿热相合

再次使用下法 — 导致痞胀更加严重，应当调气和胃，化浊消痞，止泻缓急 — **甘草泻心汤**

- 半夏泻心汤 — 和中降逆，消痞散结
- 重用甘草 — 和胃调气，缓急止泻

的，则恐怕属水湿内盛之腹泻，应当用分利小便法治疗。

**赤石脂禹余粮汤方**

赤石脂一斤，打碎　太一禹余粮一斤，打碎

**用法：**以上两味药，用水六升，煎煮成二升，去掉药渣，分三次温服。

太阳病表证没有解除，却反而屡次攻下，导致脾气损伤，出现腹泻不止、胃脘部痞结胀硬等证，而发热畏寒等表证仍在，可用桂枝人参汤主治。

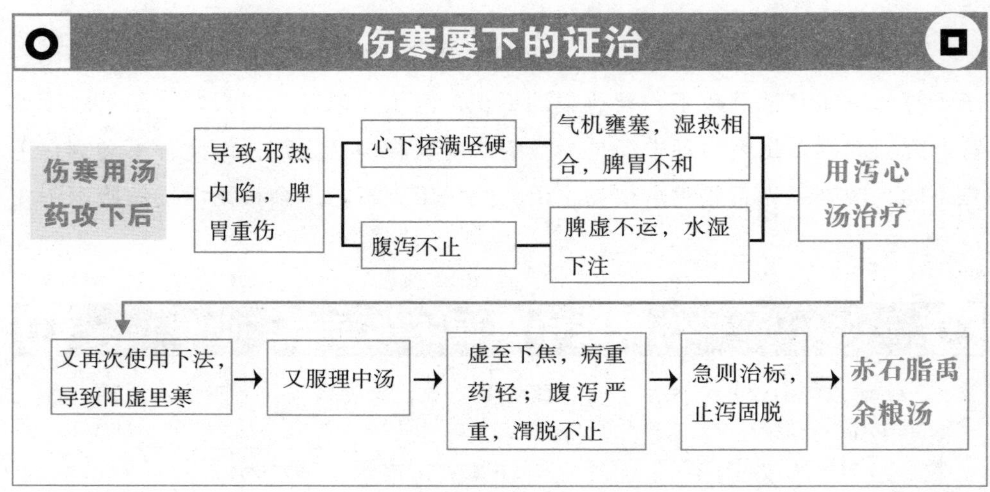


**桂枝人参汤方**

桂枝四两，另外切，去皮　甘草四两，炙　白术三两　人参三两　干姜三两

**用法：**以上五味药，用水九升，先加入后四味药煎煮至五升，再加入桂枝共煎煮成三升，去掉药渣，每次温服一升，白天服两次，晚上服一次。

表证攻下后，外邪内入，热邪壅肺，出现汗出，气喘，且表热证已无的，不能再用桂枝汤，可用麻黄杏仁甘草石膏汤治疗。

**麻黄杏仁甘草石膏汤方**

麻黄四两，去节　杏仁五十个，去皮尖　甘草二两，炙　石膏八两，打碎

**用法：**以上四味药，用七升水，先煮麻黄，消耗掉二升水时，去掉药液上的浮沫，加入其他药物，煮至三升，去掉药渣，每次温服一升。旧本为：一黄耳杯。

阳明病，经用泻下法治疗，身热未除，手足温暖，没有结胸的表现，心中烦躁异常，嘈杂似饥而不能进食，仅见头部汗出的，用栀子豉汤主治。

伤寒表证，使用吐法后，出现腹部胀满硬痛的，可用调胃承气汤治疗。

病人发热七八天，既无头痛、怕冷等太阳表证，又无腹满谵语等阳明里证，虽然脉象浮数，也可用泻下法泻热。如果已经攻下而脉数不解，是气分之热已解而血分之热未除，邪热与瘀血相合，因此出现容易饥饿，能够饮食，六七天不解大便等证。这是瘀血停蓄的表现，可用抵当汤攻下瘀血。

### 抵当汤方

**大黄**三两，用酒洗 **桃仁**二十个，去皮尖 **水蛭**三十个，炒 **虻虫**三十个，去翅足，炒

**用法：**以上四味药，用水五升，煎煮成三升，去掉药渣，每次温服一升，服药后不下血的，可以继续服。

本来是太阳表证，医生反而用攻下法治疗，出现腹部胀满时而疼痛的，便是误下伤脾，邪陷太阴所致，用桂枝加芍药汤主治。



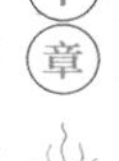

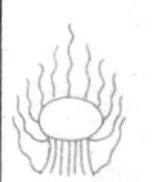

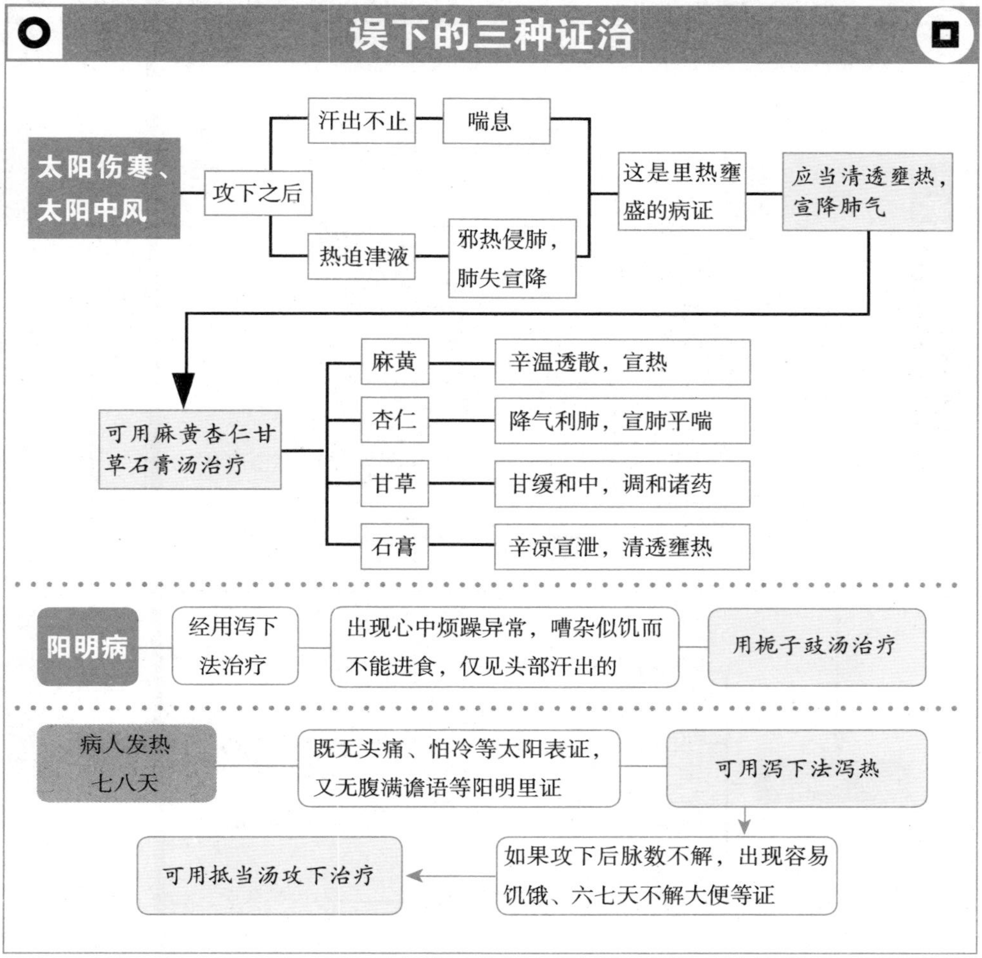

**误下的三种证治**

太阳伤寒、太阳中风 — 攻下之后 — 汗出不止 — 喘息；热迫津液 — 邪热侵肺，肺失宣降 — 这是里热壅盛的病证 — 应当清透壅热，宣降肺气 → 可用麻黄杏仁甘草石膏汤治疗

| 药物 | 功效 |
|---|---|
| 麻黄 | 辛温透散，宣热 |
| 杏仁 | 降气利肺，宣肺平喘 |
| 甘草 | 甘缓和中，调和诸药 |
| 石膏 | 辛凉宣泄，清透壅热 |

阳明病 — 经用泻下法治疗 — 出现心中烦躁异常，嘈杂似饥而不能进食，仅见头部汗出的 — 用栀子豉汤治疗

病人发热七八天 — 既无头痛、怕冷等太阳表证，又无腹满谵语等阳明里证 — 可用泻下法泻热 → 如果攻下后脉数不解，出现容易饥饿、六七天不解大便等证 → 可用抵当汤攻下治疗

## 桂枝加芍药汤方

桂枝三两，去皮　芍药六两　甘草二两，炙　大枣十二枚，剖开　生姜三两，切片

**用法**：以上五味药，用水七升，煎煮成三升，去掉药渣，分三次温服。旧本说：现用桂枝汤加芍药。

外感病第六七天，峻下以后，出现寸部脉沉而迟，尺部脉不现，手足厥冷，咽喉疼痛，吞咽困难，唾吐脓血，腹泻不停的，便是难治的证候，可用麻黄升麻汤治疗。

## 麻黄升麻汤方

麻黄二两半，去节　升麻一两六铢　当归一两六铢　知母十八铢　黄芩十八铢　萎蕤十八铢，一方用菖蒲　芍药六铢　天门冬六铢，去心　桂枝六铢，去皮　茯苓六铢　甘草六

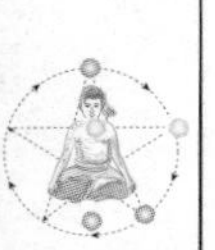



### 伤寒大下后的证治

伤寒表证未解，大下后，导致邪热内结，中阳挫伤，可用麻黄升麻汤治疗。

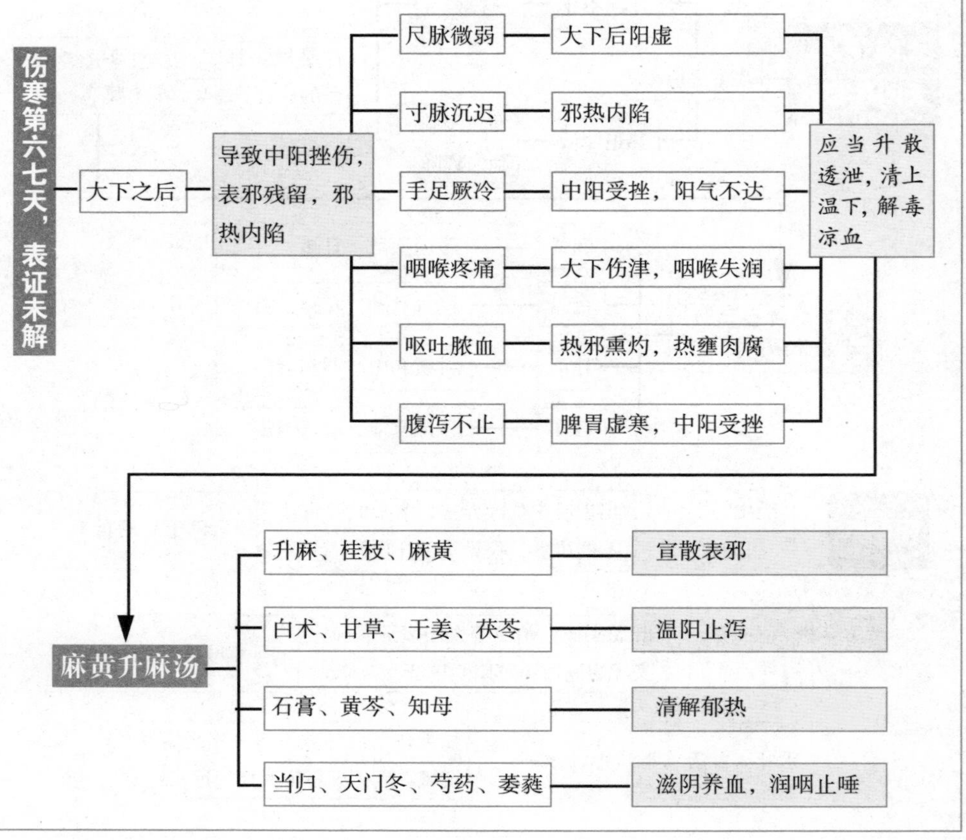

伤寒第六七天，表证未解 — 大下之后 — 导致中阳挫伤，表邪残留，邪热内陷

- 尺脉微弱 — 大下后阳虚
- 寸脉沉迟 — 邪热内陷
- 手足厥冷 — 中阳受挫，阳气不达
- 咽喉疼痛 — 大下伤津，咽喉失润
- 呕吐脓血 — 热邪熏灼，热壅肉腐
- 腹泻不止 — 脾胃虚寒，中阳受挫

→ 应当升散透泄，清上温下，解毒凉血 → 麻黄升麻汤

麻黄升麻汤

- 升麻、桂枝、麻黄 — 宣散表邪
- 白术、甘草、干姜、茯苓 — 温阳止泻
- 石膏、黄芩、知母 — 清解郁热
- 当归、天门冬、芍药、萎蕤 — 滋阴养血，润咽止唾

铢，炙　石膏六铢，打碎，布包　白术六铢　干姜六铢

**用法：**以上十四味药，用水十升，先加入麻黄煮一二滚，除去上面的白沫，再加入其他药物，共煎煮成三升，去掉药渣，分三次温服。在大约做熟一顿饭的时间内把药服完，药后汗出即可痊愈。

外感病，本属虚寒腹泻，医生却用涌吐、泻下法治疗，致使上热与下寒相格拒。假如再次误用吐下，出现饮食进口就吐的，用干姜黄芩黄连人参汤主治。

### 干姜黄芩黄连人参汤方

干姜　黄芩　黄连　人参各三两

**用法：**以上四味药，用水六升，煎煮成二升，去掉药渣，分两次温服。

## 诸病发汗吐下后的治疗方法

| 症状 | 方剂 |
| --- | --- |
| 服桂枝汤后，头项仍痛，发热但无汗，心下微痛，小便不利 | 桂枝去桂加茯苓白术汤 |
| 下后发汗，白天烦躁，夜晚安静，不呕，不渴，脉沉微，身无大热 | 干姜附子汤 |
| 伤寒吐或下后，心下逆满，气上冲胸，头眩，脉沉而紧 | 茯苓桂枝白术甘草汤 |
| 发汗或下后，病仍不解，烦躁 | 茯苓四逆汤 |
| 发汗、吐或下后，烦躁难眠 | 栀子豉汤 |
| 发汗或下后，烦热胸闷 | 栀子豉汤 |
| 伤寒吐或下后，经过七八天仍不解，表里俱热，恶风，大渴，舌上干燥，心烦 | 白虎加人参汤 |
| 谵语，遗尿，下后则额头出汗，手足逆冷 | 白虎汤 |
| 太阳病吐、下或发汗后，微烦，小便多，大便硬 | 小承气汤 |
| 大汗，腹泻很厉害，四肢厥冷 | 四逆汤 |
| 太阳病下之后，脉促，胸满 | 桂枝去芍药汤 |
| 伤寒下后心烦，腹满，坐立不安 | 栀子厚朴汤 |

# 附录

# 《伤寒论》对脉象的论述

脉诊为中医“四诊”之一，是辨证施治的重要组成部分。《伤寒论》中对此尤为重视，平脉辨证为其辨证论治的精髓。其中《辨脉法》《平脉法》两篇着重论述了脉学的理论及实践，是著者张仲景结合自己生平的行医经验而作，尤其为后世中医所重视，现将两篇原文辑录于此。

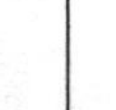



## 1 辨脉法第一

问曰：脉有阴阳者，何谓也？答曰：凡脉大、浮、数、动、滑，此名阳也；脉沉、涩、弱、弦、微，此名阴也，凡阴病见阳脉者生，阳病见阴脉者死。

问曰：脉有阳结、阴结者，何以别之？答曰：其脉浮而数，能食，不大便者，此为实，名曰阳结也，期十六日当剧。其脉沉而迟，不能食，身体重，大便反硬，名曰阴结也，期十四日当剧。

问曰：病有洒淅恶寒而复发热者，何？答曰：阴脉不足，阳往从之；阳脉不足，阴往乘之。曰：何谓阳不足？答曰：假令寸口脉微，名曰阳不足，阴气上入阳中，则洒淅恶寒也。曰：何谓阴不足？答曰：假令尺脉弱，名曰阴不足，阳气下陷入阴中，则发热也。

阳脉浮（一作微），阴脉弱者，则血虚，血虚则筋急也。其脉沉者，荣气微也。其脉浮，而汗出如流珠者，卫气衰也。荣气微者，加烧针，则血留不行，更发热而躁烦也。

脉蔼蔼（一云秋脉），如车盖者，名曰阳结也。

脉累累（一云夏脉），如循长竿者，名曰阴结也。

脉瞥瞥，如羹上肥者，阳气微也。

脉萦萦，如蜘蛛丝者，阳气（一云阴气），衰也。

脉绵绵，如泻漆之绝者，亡其血也。

脉来缓，时一止复来者，名曰结。脉来数，时一止复来者，名曰促（一作纵），脉阳盛则促，阴盛则结，此皆病脉。

阴阳相搏，名曰动。阳动则汗出，阴动则发热。形冷恶寒者，此三焦伤也。若数脉见于关上，上下无头尾，如豆大，厥厥动摇者，名曰动也。

阳脉浮大而濡，阴脉浮大而濡，阴脉与阳脉同等者，名曰缓也。

脉浮而紧者，名曰弦也。弦者，状如弓弦，按之不移也。脉紧者，如转索无常也。

脉弦而大，弦则为减，大则为芤。减则为寒，芤则为虚。寒虚相搏，此名为革。妇人则半产漏下，男子则亡血失精。

问曰：病有战而汗出，因得解者，何也？答曰：脉浮而紧，按之反芤，此为本虚，故当战而汗出也。其人本虚，是以发战，以脉浮，故当汗出而解也。若脉浮而数，按之不芤，此人本不虚；若欲自解，但汗出耳，不发战也。

问曰：病有不战而汗出解者，何也？答曰：脉大而浮数，故知不战汗出而解也。

问曰：病有不战不汗出而解者，何也？答曰：其脉自微，此以曾发汗、若吐、若下、若亡血，以内无津液，此阴阳自和，必自愈，故不战不汗出而解也。

问曰：伤寒三日，脉浮数而微，病人身凉和者，何也？答曰：此为欲解也，解以夜半。脉浮而解者，濈然汗出也；脉数而解者，必能食也；脉微而解者，必大汗出也。

问曰：病脉，欲知愈未愈者，何以别之？答曰：寸口、关上、尺中三处，大小、浮沉、迟数同等，虽有寒热不解者，此脉阴阳为和平，虽剧当愈。

师曰：立夏得洪（一作浮），大脉，是其本位，其人病身体苦疼重者，须发其汗。若明日身不疼不重者，不须发汗。若汗濈濈自出者，明日便解矣。何以言之？立夏脉洪大，是其时脉，故使然也。四时仿此。

问曰：凡病欲知何时得，何时愈。答曰：假令夜半得病者，明日日中愈；日中得病者，夜半愈。何以言之？日中得病，夜半愈者，以阳得阴则解也；夜半得病，明日日中愈者，以阴得阳则解也。

寸口脉浮为在表，沉为在里，数为在府，迟为在藏。假令脉迟，此为在藏也。

趺阳脉浮而涩，少阴脉如经者，其病在脾，法当下利。何以知之？若脉浮大者，气实血虚也。今趺阳脉浮而涩，故知脾气不足，胃气虚也。以少阴脉弦而浮（一作沉），才见，此为调脉，故称如经也。若反滑而数者，故知当屎脓（《玉涵》作溺）也。

寸口脉浮而紧，浮则为风，紧则为寒。风则伤卫，寒则伤荣，荣卫俱病，骨节烦疼，当发其汗也。

趺阳脉迟而缓，胃气如经也。趺阳脉浮而数，浮则伤胃，数则动脾，此非本病，医特下之所为也。荣卫内陷，其数先微，脉反但浮，其人必大便硬，气噫而除。何以言之？本以数脉动脾，其数先微，故知脾气不治，大便硬，气噫而除。今脉反浮，其数改微，邪气独留，心中则饥，邪热不杀谷，潮热发渴，数脉当迟缓，脉因前后度数如法，病者则饥。数脉不时，则生恶疮也。

师曰：病人脉微而涩者，此为医所病也。大发其汗，又数大下之，其人亡血，病当恶寒，后乃发热，无休止时，夏月盛热，欲著复衣，冬月盛寒，欲裸其身。所以然者，阳微则恶寒，阴弱则发热，此医发其汗，使阳气微，又大下之：令阴气弱。五月之时，阳气在表，胃中虚冷，以阳气内微，不能胜冷，故欲著复衣。十一月之时，阳气在里，胃中烦热，以阴气内弱，不能胜热，故欲裸其身。又阴脉迟涩，故知血亡也。

脉浮而大，心下反硬，有热，属藏者，攻之，不令发汗；属府者，不令溲数，溲数则大便硬。汗多则热愈，汗少则便难，脉迟尚未可攻。

脉浮而洪，身汗如油，喘而不休，水浆不下，形体不仁，乍静乍乱，此为命绝也。又未知何藏先受其灾，若汗出发润，喘不休者，此为肺先绝也。阳反独留，形体如烟熏，直视摇头者，此为心绝也。唇吻反青，四肢漐习者，此为肝绝也。环口黧黑，柔汗发黄者，此为脾绝也。溲便遗矢，狂言，目反直视者，此为肾绝也。又未知何藏阴阳前绝，若阳气前绝，阴气后竭者，其人死，身色必青；阴气前绝，阳气后竭者，其人死，身色必赤，腋下温，心下热也。

寸口脉浮大，而医反下之，此为大逆，浮则无血，大则为寒，寒气相搏，则为肠鸣，医乃不知，而反饮冷水，令汗大出，水得寒气，冷必相搏，其人即噎。趺阳脉浮，浮则为虚，浮虚相搏，故令气噎，言胃气虚竭也。脉滑，则为哕，此为医咎，责虚取实，守空迫血，脉浮，鼻中燥者，必衄也。

诸脉浮数，当发热而洒淅恶寒。若有痛处，饮食如常者，畜积有脓也。脉浮而迟，面热赤而战惕者，六七日当汗出而解。反发热者，差迟。迟为无阳，不能作汗，其身必痒也。

寸口脉阴阳俱紧者，法当清邪中于上焦，浊邪中于下焦。清邪中上，名曰洁也；浊邪中下，名曰浑也。阴中于邪，必内栗也。表气微虚，里气不守，故使邪中于阴也。阳中于邪，必发热头痛，项强颈挛，腰痛胫酸，所为阳中雾露之气。故曰清邪中上，浊邪中下。阴气为栗，足膝逆冷，便溺妄出。表气微虚，里气微急，三焦相溷，内外不通。上焦怫郁，藏气相熏，口烂食断也。中焦不治，胃气上冲，脾气不转，胃中为浊，荣卫不通，血凝不流。若卫气前通者，小便赤黄，与热相搏，因热作使，游于经络，出入藏府，热气所过，则为痈脓。若阴气前通者，阳气厥微，阴无所使，客气内入，嚏而出之。声嗢咽塞。寒厥相追，为热所拥，血凝自下，状如豚肝。阴阳俱厥，脾气孤弱，五液注下。下焦不盍（一作图），清便下重，令便数难，齐筑湫痛，命将难全。

脉阴阳俱紧者，口中气出，唇口干燥，蜷卧足冷，鼻中涕出，舌上胎滑，勿妄治也。到七日以来，其人微发热，手足温者，此为欲解；或到八日以上，反大发热者，此为难治。设使恶寒者，必欲呕也；腹内痛者，必欲利也。

脉阴阳俱紧，至于吐利，其脉独不解；紧去入安，此为欲解。若脉迟，至六七日不欲食，此为晚发，水停故也，为未解；食自可者，为欲解。病六七日，手足三部脉皆至，大烦而口噤不能言，其人躁扰者，必欲解也。若脉和，其人大烦，目重，睑内际黄者，此为欲解也。

脉浮而数，浮为风，数为虚，风为热，虚为寒，风虚相搏，则洒淅恶寒也。

脉浮而滑，浮为阳，滑为实，阳实相搏，其脉数疾，卫气失度。浮滑之脉数疾，发热汗出者，此为不治。

伤寒咳逆上气，其脉散者死。谓其形损故也。

## 2 平脉法第二

问曰：脉有三部，阴阳相乘，荣卫血气，在人体躬。呼吸出入，上下于中，因息游布，津液流通。随时动作，效象形容，春弦秋浮，冬沉夏洪。察色观脉，大小不同，一时之间，变无经常，尺寸参差，或短或长，上下乖错，或存或亡。病辄改易，进退低昂。心迷意惑，动失纪纲。愿为具陈，令得分明。师曰：子之所问，道之根源。脉有三部，尺寸及关，荣卫流行，不失衡铨。肾沉心洪，肺浮肝弦，此自经常，不失铢分。出入升降，漏刻周旋，水下二刻，一周循环。当复寸口，虚实见焉。变化相乘，阴阳相干。风则浮虚，寒则牢坚；沉潜水畜，支饮急弦；动则为痛，数则热烦。设有不应，知变所缘，三部不同，病各异端。太过可怪，不及亦然，邪不空见，终必有奸，审察表里，三焦别焉。知其所舍，消息诊看，料度府藏，独见若神。为子条记，传与贤人。

师曰：呼吸者，脉之头也。初持脉，来疾去迟，此出疾入迟，名曰内虚外实也。初持脉，来迟去疾，此出迟入疾，名曰内实外虚也。

问曰：上工望而知之，中工问而知之，下工脉而知之，愿闻其说。

师曰：病家人请云，病人苦发热，身体疼，病人自卧。师到，诊其脉，沉而迟者，知其差也。何以知之？表有病者，脉当浮大，今脉反沉迟，故知愈也。假令病人云腹内卒痛，病人自坐。师到，脉之，浮而大者，知其差也。何以知之？若里有病者，脉当沉而细，今脉浮大，故知愈也。

师曰：病家人来请云，病人发热，烦极。明日师到，病人向壁卧，此热已去也。

设令脉不和，处言已愈。设令向壁卧，闻师到，不惊起而盼视，若三言三止，脉之，咽唾者，此诈病也。设令脉自和，处言汝病大重，当须服吐下药，针灸数十百处，乃愈。

师持脉，病人欠者，无病也。脉之，呻者，病也。言迟者，风也。摇头言者，里痛也。行迟者，表强也。坐而伏者，短气也。坐而下一脚者，腰痛也。里实护腹，如怀卵物者，心痛也。

师曰：伏气之病，以意候之，今月之内，欲有伏气。假令旧有伏气，当须脉之。若脉微弱者，当喉中痛似伤，非喉痹也。病人云：实咽中痛。虽尔，今复欲下利。

问曰：人恐怖者，其脉何状？师曰：脉形如循丝，累累然，其面白脱色也。

问曰：人不饮，其脉何类？师曰：脉自涩，唇口干燥也。

问曰：人愧者，其脉何类？师曰：脉浮而面色乍白乍赤。

问曰：经说，脉有三菽、六菽重者（菽者，小豆也），何谓也？师曰：脉者，人以指按之，如三菽之重者，肺气也；如六菽之重者，心气也；如九菽之重者，脾气也；如十二菽之重者，肝气也；按之至骨者，肾气也。假令下利，寸口、关上、尺中，悉不见脉，然尺中时一小见，脉再举头（一云按投）者，肾气也；若见损脉来至，为难治（肾为脾所胜，脾胜不应时）。

问曰：脉有相乘，有纵有横，有逆有顺，何谓也？师曰：水行乘火，金行乘木，名曰纵；火行乘水，木行乘金，名曰横；水行乘金，火行乘木，名曰逆；金行乘水，木行乘火，名曰顺也。

问曰：脉有残贼，何谓也？师曰：脉有弦、紧、浮、滑、沉、涩，此六脉名曰残贼，能为诸脉作病也。

问曰：脉有灾怪，何谓也？师曰：假令人病，脉得太阳，与形证相应，因为作汤，比还送汤，如食顷，病人乃大吐，若下利，腹中痛。师曰：我前来不见此证，今乃变异，是名灾怪。又问曰：何缘作此吐利？答曰：或有旧时服药，今乃发作，故名灾怪耳。

问曰：东方肝脉，其形何似？师曰：肝者，木也，名厥阴，其脉微弦濡弱而长，是肝脉也。肝病自得濡弱者，愈也。假令得纯弦脉者，死。何以知之？以其脉如弦直，是肝藏伤，故知死也。

南方心脉，其形何似？师曰：心者，火也，名少阴，其脉洪大而长，是心脉也。心病自得洪大者，愈也。假令脉来微去大，故名反，病在里也。脉来头小本大，故名复，病在表也。上微头小者，则汗出，下微本大者，则为关格不通，不得尿。头无汗者，可治，有汗者死。

西方肺脉，其形何似？师曰：肺者，金也，名太阴，其脉毛浮也。肺病自得此脉，若得缓迟者，皆愈。若得数者，则剧。何以知之？数者，南方火，火克西方金，法当痈肿，为难治也。

问曰：二月得毛浮脉，何以处言至秋当死？师曰：二月之时，脉当濡弱，反得毛浮者，故知至秋死。二月肝用事，肝属木，脉应濡弱，反得毛浮者，是肺脉也。肺属金，金来克木，故知至秋死。他皆仿此。

师曰：脉，肥人责浮，瘦人责沉。肥人当沉，今反浮；瘦人当浮，今反沉，故责之。

师曰：寸脉下不至关，为阳绝；尺脉上不至关，为阴绝。此皆不治，决死也。若计其余命死生之期，期以月节克之也。

师曰：脉病人不病，名曰行尸，以无王气，卒眩仆不识人者，短命则死。人病脉不病，名曰内虚，以无谷神，虽困无苦。

问曰：翕奄沉，名曰滑，何谓也？师曰：沉为纯阴，翕为正阳，阴阳和合，故令脉滑。关尺自平，阳明脉微沉，食饮自可。少阴脉微滑，滑者紧之浮名也，此为阴实，其人必股内汗出，阴下湿也。

问曰：曾为人所难，紧脉从何而来？师曰：假令亡汗，若吐，以肺里寒，故令脉紧也。假令咳者，坐饮冷水，故令脉紧也。假令下利，以胃中虚冷，故令脉紧也。

寸口卫气盛，名曰高（高者，暴狂而肥）。荣气盛，名曰章（章者，暴泽而光）。高章相搏，名曰纲（纲者，身筋急，脉强直故也）。卫气弱，名曰惵（惵者，心中气动迫怯）。荣气弱，名曰卑（卑者，心中常有羞愧）。惵卑相搏，名曰损（损者，五藏六府俱乏气，虚惙故也）。卫气和，名曰缓（缓者，四肢不能自收）。荣气和，名曰迟（迟者，身体俱重，但欲眠也）。迟缓相搏，名曰沉（沉者，腰中直，腹内急痛，但欲卧，不欲行）。

寸口脉缓而迟，缓则阳气长，其色鲜，其颜光，其声商，毛发长。迟则阴气盛，骨髓生，血满，肌肉紧薄鲜硬。阴阳相抱，荣卫俱行，刚柔相得，名曰强也。

趺阳脉滑而紧，滑者胃气实，紧者脾气强。持实击强，痛还自伤，以手把刃，坐作疮也。

寸口脉浮而大，浮为虚，大为实。在尺为关，在寸为格。关则不得小便，格则吐逆。

趺阳脉伏而涩，伏则吐逆，水谷不化，涩则食不得入，名曰关格。

脉浮而大，浮为风虚，大为气强，风气相搏，必成隐疹，身体为痒。痒者名泄风，久久为痂癞（眉少发稀，身有干疮而腥臭也）。

寸口脉弱而迟，弱者卫气微，迟者荣中寒。荣为血，血寒则发热。卫为气，气微者心内饥，饥而虚满，不能食也。

趺阳脉大而紧者，当即下利，为难治。

寸口脉弱而缓，弱者阳气不足，缓者胃气有余，噫而吞酸，食卒不下，气填于膈上（一作下）也。

趺阳脉紧而浮，浮为气，紧为寒。浮为腹满，紧为绞痛，浮紧相搏，肠鸣而转，转即气动，隔气乃下。少阴脉不出，其阴肿大而虚也。

寸口脉微而涩，微者卫气不行，涩者荣气不逮，荣卫不能相将，三焦无所仰，身体痹不仁。荣气不足，则烦疼，口难言。卫气虚者，则恶寒数欠。三焦不归其部，上焦不归者，噫而酢吞；中焦不归者，不能消谷引食；下焦不归者，则遗溲。

趺阳脉沉而数，沉为实，数消谷，紧者病难治。

寸口脉微而涩，微者卫气衰，涩者荣气不足。卫气衰，面色黄；荣气不足，面色青。荣为根，卫为叶，荣卫俱微，则根叶枯槁而寒栗咳逆，唾腥吐涎沫也。

趺阳脉浮而芤，浮者卫气虚，芤者荣气伤，其身体瘦，肌肉甲错，浮芤相搏，宗气微衰，四属断绝（四属者，谓皮、肉、脂、髓。俱竭，宗气则衰矣）。

寸口脉微而缓，微者胃气疏，疏则其肤空；缓者胃气实，实则谷消而水化也。谷入于胃，脉道乃行，而入于经，其血乃成。荣盛，则其肤必疏，三焦绝经，名曰血崩。

趺阳脉微而紧，紧则为寒，微则为虚，微紧相搏，则为短气。

少阴脉弱而涩，弱者微烦，涩者厥逆。

趺阳脉不出，脾不上下，身冷肤硬。

少阴脉不至，肾气微，少精血，奔气促迫，上入胸膈，宗气反聚，血结心下，阳气退下，热归阴股，与阴相动，令身不仁，此为尸厥。当刺期门、巨阙（宗气者，三焦归气也，有名无形，气之神使也。下荣玉茎，故宗筋聚缩之也）。

寸口脉微，尺脉紧，其人虚损多汗，知阴常在，绝不见阳也。

寸口诸微亡阳，诸濡亡血，诸弱发热，诸紧为寒。诸乘寒者，则为厥，郁冒不仁，以胃无谷气，脾涩不通，口急不能言，战而栗也。

问曰：濡弱何以反适十一头？师曰：五藏六府相乘，故令十一。

问曰：何以知乘府？何以知乘藏？师曰：诸阳浮数为乘府。诸阴迟涩为乘藏也。

# 附录

## 《伤寒论》方剂索引



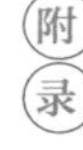

**图书在版编目（CIP）数据**

图解伤寒论 / ( 东汉 ) 张仲景著 ;《图解经典》编辑部编著 . -- 成都 : 四川科学技术出版社 , 2020.5（2024.3 重印）

ISBN 978-7-5364-9797-9

Ⅰ . ①图… Ⅱ . ①张… ②图… Ⅲ . ①《伤寒论》- 图解 Ⅳ . ① R222.28

中国版本图书馆 CIP 数据核字 (2020) 第 064409 号

**图 解 伤 寒 论**

TUJIE SHANGHANLUN

---

出 品 人　程佳月
原　　著　( 东汉 ) 张仲景
编　　著　《图解经典》编辑部
监　　制　黄　利　万　夏
审　　读　吴　曦
责任编辑　戴　玲
助理编辑　王星懿
特约编辑　曹莉丽
营销支持　曹莉丽
装帧设计　**紫图装帧**
责任出版　欧晓春
出版发行　四川科学技术出版社
成都市锦江区三色路 238 号　邮政编码 610023
官方微博：http://weibo.com/sckjcbs
官方微信公众号：sckjcbs
传真：028-86361756
成品尺寸　170mm × 240mm
印张 19.5　插页 1　字数 320 千
印　　刷　艺堂印刷 ( 天津 ) 有限公司
版次 / 印次　2020 年 5 月第 1 版 / 2024 年 3 月第 5 次印刷
定　　价　79.90 元
ISBN 978-7-5364-9797-9

---